U0803934

中医临床必读丛书

医学入门

上册

明·李梴　编撰

田代华　张晓杰

何　永　李怀芝　整理

人民卫生出版社

图书在版编目（CIP）数据

医学入门．上册/明·李梴编撰；田代华等整理．
—北京：人民卫生出版社，2006.11
（中医临床必读丛书）
ISBN 978-7-117-07645-6

Ⅰ.医… Ⅱ.①李… ②田… Ⅲ.中国医药学-中国-明代 Ⅳ.R2

中国版本图书馆CIP数据核字(2006)第048274号

中医临床必读丛书
医学入门
上册

编　　撰：明·李　梴
整　　理：田代华　张晓杰　何　永　李怀芝
出版发行：人民卫生出版社（中继线 010-59780011）
地　　址：北京市朝阳区潘家园南里19号
邮　　编：100021
E - mail：pmph @ pmph.com
购书热线：010-59787592　010-59787584　010-65264830
印　　刷：北京铭成印刷有限公司
经　　销：新华书店
开　　本：850×1168　1/32　　印张：21.5
字　　数：533千字
版　　次：2006年11月第1版　2023年2月第1版第13次印刷
标准书号：ISBN 978-7-117-07645-6/R·7646
定　　价：37.00元（上、下册总定价：73.00元）

出版者的话

中医要发展创新，提高临床疗效是必由之路。而提高临床疗效的捷径，就是继承前人宝贵的诊疗理论和丰富的临床经验。古今大凡著名医家，无不是在熟读古籍，继承前人经验的基础上而成为一代宗师的。厚积薄发，由博返约，是读书成才的必然过程。步入21世纪，中医的发展与创新仍然离不开继承，而继承的第一步必须是熟读中医古籍，奠定基础。这好比万丈高楼，筑基必坚；参天大树，扎根必深。

为了在新世纪进一步发展中医，提高中医临床疗效水平，针对目前中医现状，国家中医药管理局启动了“优秀中医临床人才研修项目”。该计划首批精选培养名中医200名左右，期望在新世纪再培养一大批中医临床大家，为我国人民的医疗保健再做贡献。做临床，必读古籍；做名医，更需要熟悉古籍并能灵活应用。为了适应中医临床人才培养计划，我们从“优秀中医临床人才研修项目”必读书目中先期精选了中医各科必读的20种予以整理出版，后51种相继出版发行，《中医临床必读丛书》的出版渐臻完备。本丛书共71种，所选精当，涵盖面广，多为历代医家推崇，尊为必读经典著作，在中医学发展的长河中，占有重要的学术地位。

本次整理突出了以下特点：①力求原文准确，每种医籍均由各科专家遴选精善底本，加以严谨校勘，为读者提供精确的原文。②原则上只收原文，不作校记和注释，旨在使读者在研习之中渐得旨趣，体悟真谛。③每书撰写了导读，介绍该书的作者生平、成书背景、学术特点，及对临床的指导意义以及如何学习运用等内容，提要钩玄，以启迪读者。为便于读者检索，书后附以索引。

期望本丛书的出版，能真正起到读古籍，筑根基，做临床，提疗效的作用，有助于中医临床人才的培养和成长，以推动我国中医药事业的发展与创新。

一、经典著作

《黄帝内经素问》
《灵枢经》
《伤寒论》
《金匮要略》
《温病条辨》
《温热经纬》

二、通用著作

《素问玄机原病式》
《素问病机气宜保命集》
《儒门事亲》
《脾胃论》
《兰室秘藏》
《格致余论》
《丹溪心法》
《景岳全书》
《医贯》
《理虚元鉴》
《慎柔五书》
《医宗金鉴》
《石室秘录》
《杂病源流犀烛》
《类证治裁》
《医林改错》
《血证论》
《本草备要》
《医方集解》
《名医类案》
《医学衷中参西录》

三、各科著作

(一)内科

《金匮钩玄》
《秘传证治要诀及类方》
《医宗必读》
《医学心悟》
《证治汇补》
《医门法律》
《张氏医通》
《张聿青医案》

《临证指南医案》
《症因脉治》
《医学入门》
《医醇賸义》

(二)外科

《外科证治全生集》
《外科发挥》
《疡科心得集》
《外科精义》

(三)妇科

《妇人大全良方》
《女科经纶》
《傅青主女科》
《竹林寺女科秘传》
《济阴纲目》

(四)儿科

《小儿药证直诀》
《活幼心书》
《幼科发挥》
《幼幼集成》

(五)眼科

《秘传眼科龙木论》
《审视瑶函》
《银海精微》
《目经大成》
《眼科金镜》

(六)耳鼻喉科

《重楼玉钥》
《口齿类要》
《喉科秘诀》

(七)针灸科

《针灸甲乙经》
《针灸大成》
《针灸聚英》

(八)骨伤科

《永类钤方》
《仙授理伤续继秘方》
《世医得效方》
《正体类要》
《伤科汇纂》
《厘正按摩要术》

(九)养生

《遵生八笺》
《老老恒言》

人民卫生出版社

2006年5月

序

中医药学是具有中国特色的生命科学，是科学与人文融合得比较好的学科，在人才培养方面，只要遵循中医药学自身发展的规律，只要把中医理论知识的深厚积淀与临床经验的活用有机的结合起来，就能培养出优秀的中医临床人才。

近百余年西学东渐，再加上当今市场经济价值取向的作用，使得一些中医师诊治疾病，常以西药打头阵，中药作陪衬，不论病情是否需要，一概是中药加西药。更有甚者不切脉、不辨证，凡遇炎症均以解毒消炎处理，如此失去了中医理论对诊疗实践的指导，则不可能培养出合格的中医临床人才。对此，中医学界许多有识之士颇感忧虑而痛心疾首。中医中药人才的培养，从国家社会的需求出发，应该在多种模式多个层面展开。当务之急是创造良好的育人环境。要倡导求真求异，学术民主的学风。国家中医药管理局设立了培育名医的研修项目，首先是参师襄诊，拜名师制订好读书计划，因人因材施教，务求实效。论其共性则需重视"悟性"的提高，医理与易理相通，重视易经相关理论的学习；还有文献学、逻辑学，生命科学原理与生物信息学等知识的学习运用。"悟性"主要体现在联系临床，提高思想思考思辩的能力，破解疑难病例获取疗效。再者是熟读一本临证案头书，研修项目精选的书目可以任选，作为读经典医籍研修晋阶保底的基本功。第二是诊疗环境，我建议城市与乡村、医院与诊所、病房与门诊可以兼顾，总以多临证多研讨为主。若参师三五位以上，年诊千例以上，必有上乘学问。第三是求真务实,“读经典做临床”关键在“做”字上苦下功夫,敢于置疑而后验证、诠释进而创新,诠证创新自然寓于继承之中。

中医治学当溯本求源,古为今用,继承是基础,创新是归宿,认真继承中医经典理论与临床诊疗经验,做到中医不能丢,进而才是中医现代化的实施。厚积薄发、厚今薄古为治学常理。所谓勤求古训、融汇新知,即是运用科学的临床思维方法,将理论与实践紧密联系,以显著的疗效、诠释、求证前贤的理论,寓继承之中求创新发展,从理论层面阐发古人前贤之未备,以推进中医学科的进步。

综观古往今来贤哲名医均是熟谙经典,勤于临证,发遑古义,创立新说者。通常所言的“学术思想”应是高层次的成就,是锲而不舍长期坚持“读经典做临床”在取得若干鲜活的诊疗经验的基础上,应是学术闪光点凝聚提炼出的精华。笔者以弘扬中医学学科的学术思想为己任而决不敢言自己有什么学术思想,因为学术思想一定要具备有创新思维与创新成果,当然是在继承为基础上的创新;学术思想必有理论内涵指导临床实践,能以提高防治水平;再者学术思想不应是一病一证一法一方的诊治经验与心得体会。如金元大家刘完素著有《素问玄机原病式》,自述“法之与术,悉出《内经》之玄机”,于刻苦钻研运气学说之后,倡“六气皆从火化”,阐发火热症证脉治,创立脏腑六气病机、玄府气液理论。其学术思想至今仍能指导温热、瘟疫的防治。非典型传染性肺炎(SARS)流行时,运用玄府气液理论分析证候病机,确立治则治法,遣药组方获取疗效,应对突发公共卫生事件造福群众。毋庸置疑刘完素是“读经典做临床”的楷模,而学习历史,凡成中医大家名师者基本如此,即使当今名医具有卓越学术思想者,亦无例外,因为经典医籍所提供的科学原理至今仍是维护健康防治疾病的准则,至今仍葆其青春,因此“读经典做临床”具有重要的现实意义。

值得指出,培养临床中坚骨干人才,造就学科领军人物是当务之急。在需要强化“读经典做临床”的同时,以唯物主义史观学习易经易道易图，与文、史、哲，逻辑学交叉渗透融合，提高“悟性”指导诊疗工作。面对新世纪东学西渐是另一股潮流，国外学者研究老聃、孔丘、朱熹、沈括之学，以应对技术高速发展与理论相对滞后的矛盾日趋突出的现状。譬如老聃是中国宇宙论的开拓者，惠施则注重宇宙中一般事物的观察。他解释宇宙为总包一切之“大一”与极微无内之“小一”构成，大而无外小而无内，大一寓有小一，小一中又涵有大一，两者相兼容而为用。如此见解不仅对中医学术研究具有指导作用，对宏观生物学与分子生物学的链接，纳入到系统复杂科学的领域至关重要。近日有学者撰文讨论自我感受的主观症状对医学的贡献和医师参照的意义；有学者从分子水平寻求直接调节整体功能的物质，而突破靶细胞的发病机制；有医生运用助阳化气，通利小便的方药能同时改善胃肠症状治疗幽门螺杆菌引起的胃炎，还有医生使用中成药治疗老年良性前列腺增生，运用非线性方法，优化观察指标，不把增生前列腺的直径作为惟一的“金”指标，用综合量表评价疗效而获得认许，这就是中医的思维，要坚定地走中国人自己的路。

人民卫生出版社为了落实国家中医药管理局设立的培育名医的研修项目，先从研修项目中精选20种古典医籍予以出版，余下50余种陆续刊行，为我们学习提供了便利条件，只要我们“博学之，审问之，慎思之，明辩之，笃行之”，就会学有所得、学有所长、学有所进、学有所成。治经典之学要落脚临床，实实在在去“做”，切忌坐而论道，应端正学风，尊重参师，教学相长，使自己成为中医界骨干人才。名医不是自封的，需要同行认可，而社会认可更为重要。让我们互相勉励，为中国中医名医战略实施取得实效多做有益的工作。

王永炎

2005年7月5日

导读

一、本书的作者与主要内容

《医学入门》为明代著名医家李梴编撰。李梴字健斋，南丰（今江西南丰）人。生卒年已不可详考，大约生活于明代嘉靖至万历年间。自幼好学，负奇才，轻名利，青年时期因病习医，博览历代医籍，精究各家医论，行医于江西、福建等地，疗效颇著，声望极高。晚年有感于医籍浩繁，散漫无统，初学者苦无门径可寻，于是收集医书数十种，“论其要，括其词，发其隐而类编之，分注之”，而编成是书，并于万历三年（1575）刊行于世。

该书共8卷。其中卷首1卷，正文7卷。卷首载集例、先天图、天地人物气候相应说及图、明堂仰伏脏腑图、释方、历代医学姓氏、原道统说、阴骘、保养、运气等。卷一记述经络、脏腑、诊法、针灸等；卷二叙述本草总论和各论；卷三阐述外感和内伤病机，对刘河间温暑、张仲景伤寒及李东垣内伤理论做了简要分析；卷四介绍朱丹溪杂病证治；卷五介绍妇人、小儿、外科疾病证治；卷六为内科杂病用药歌赋；卷七为妇儿外科用药歌赋、杂病妇人小儿外科总方、通用古方诗括，急救诸方、怪疾、治法及习医规格等。全书内容广博，分类详明，取材切要，具有重要参考价值，故受到国内外医家的高度重视和赞扬。如日本曾掀起近百年的“《医学入门》热”，朝鲜许浚的《东医宝鉴》中则引用了本书的大量内容。《潜德录》云：“其论以不欺为本，养性为功，行仁为要，博极群书为究竟。”对该书作了公允的评价。

二、本书的学术特点及其对临床的指导意义

1. 集明代以前医学之大成

本书在编著过程中，吸收了大量明代以前重要医学著作的内容。据本书卷首《集例》所载，该书除以刘纯《医经小学》等书作为蓝本外，还选取了数十种前代的医学著作，上自《素问》、《灵枢》、《难经》、《伤寒》、《金匮》、《脉经》，下迄唐、宋、金元、明代医家著作，如《大观本草》、《针灸铜人》、《伤寒六书》、《南阳活人书》、《妇人良方》、《仁斋直指》、《世医得效方》、《玉机微义》、《素问玄机原病式》、《脾胃论》、《丹溪心法》、《外科枢要》等。内容所涉，包括医学人物、天人相应、保养、运气、经络、脏腑、四诊、针灸、本草，外感温暑、伤寒及内伤、杂病证治，妇人、小儿、外科证治，内妇儿外各科方剂，治法及习医规格等，内容宏富，繁而有序，实集明代以前医学之大成。

2. 以歌赋为主文的形式编写

李氏为了便于初学者记诵，书中主文采用歌赋的形式撰写，而以注文加以阐释说明，其歌赋与注文均根据前人的著作内容自行编写，不仅符合经典之旨，汇集历代各家学说，而且阐明了自己的见解。如卷二“本草总括”云：“天有阴阳彰六气，温凉寒热四时行；地有阴阳化五味，酸苦辛甘咸淡成。辛散酸收淡渗泄，咸软苦泻甘缓平；酸苦涌泄阴为味，辛甘发散气阳轻。轻清成象亲乎上，亲下重浊阴成形。清之清者发腠理，阳中阳味厚之至；清之浊者实四肢，阳中之阴薄气使。浊之浊者走五脏，阴中之阴乃厚味；浊之清者归六腑，阴中之阳薄味尔。……”正由于该书歌赋朗朗上口，易记易诵，注文阐释细致全面，易读易懂，故成为具有重要影响的医学门径书，受到国内外医家的重视和欢迎。

3. 分类介绍医学人物

李梴认为，学医必须了解古代医家，故备采《医林史传》、《外传》及《原医图赞》之书，将明代以前215名著名医家进行了分类介绍。其中，上古圣贤13名，儒医41名，名医98名，世医26名，德医18名，仙禅道术19名。其论或多或少，均能示人以规范准绳，使初学者有所遵循。如论“朱震亨”云：“字彦修，学者尊之曰丹溪先生，元末婺之义乌人也。自幼好学，日记千言，稍长从乡先生治举业，后闻许文懿公得朱子四传之学，讲道八华山，复往拜焉。益闻道德性命之说，宏深密粹，遂为专门。一日文懿公谓曰：吾卧病久，非精于医者不能起，子聪明异常，肯游于医乎？公以母病脾，于医亦粗习，及闻懿公之言，即慨然曰：士苟精一艺，以推及物之仁，虽不仕于时，犹仕也。乃弃举业，一于医致力焉。有《丹溪心法》、《日用纂要》、《格致余论》、《局方发挥》、《伤寒辨疑》、《本草衍义补遗》、《外科精要论》等书传世。其论脏腑气化有六，而于湿热相火三气致病最多，有阴虚火动，有阴阳两虚、湿热自甚者，又当消息而用。谓李东垣论饮食劳倦，内伤脾胃，则胃中之阳不能升举，并及心肺之气陷入中焦，而用补中益气汤之剂治之，此亦前人之所无也。然天不足西北，地不满东南。天，阳也；地，阴也。西北之人阳气易于降，东南之人阴火易于升，苟不知此，而徒守其法，则气之降者固可愈，而于其升者亦从而用之，吾恐反增其病。乃以张、刘、李三家之论去其短，又参之以《内经》而作《相火论》。……”又如论“王纶”云：“字汝言，号节斋，浙江慈溪人。弘治时，官至广东布政，因父病精医，著《名医杂著》，发丹溪所未发，后世甚尊信之。……又著《本草集要》，尽皆大行于世。”论述繁简得当，又多有所本。

4. 分类汇集重要本草

李梴非常重视本草药性，认为“人知用药之为难，而不知识药之真伪为尤难；人知《素问》之难读，而不知本草之尤难读。有所受而历年多者，方可以言知药之性，知药之性则知病机矣，故曰本草为医之祖。”基于此，李氏乃收集历代医家本草，折衷于李东垣、朱丹溪、方广、王纶之论，“总法象于前，分五品于后”，将754种药物分为治风、治热、治湿、治燥、治寒、治疮、食治7门，对重要药物均参前人歌括加以改编，使其更加符合临床实际。如“黄芪”条云：“黄芪甘温性无毒，补益三焦呼羊肉，内托痈疽外敛汗，生津退热效尤速。”将其补气、固表、托疮、退热之功，尽皆涵盖于歌括之中。其他药物，亦多类此，可谓对药物进行了一次系统的总结。

5. 对河间仲景东垣丹溪学说进行纂要解说

李梴对刘河间温暑、张仲景伤寒、李东垣内伤、朱丹溪杂病学说大加赞赏，指出:“汉长沙太守张仲景者，揣本求源，探微赜隐，取其大小奇偶之制，定君臣佐使之法而作医方，表里虚实，真千载不传之秘，乃大贤亚圣之资，有继往开来之功也。……幸而守真刘子《指要论》、《原病式》二书既作，则《内经》之理，昭如日月之明；《直格》、《宣明论》二书既作，则长沙之法，约如枢机之要。……若东垣老人，明《素问》之理，宗仲景之法，作《济生拔粹》、《十书》以传于世，明脉取权衡规矩，用药体升降浮沉，是以有王道、霸道譬焉。至于丹溪朱氏，伤寒、内伤、杂病，无不精研，痰火奥义，犹其独得，宋太史濂谓其集医家之大成，诚哉是言也。”于是分别对其内容进行了纂要解说。特别是对张仲景的《伤寒论》，从六经正病、正伤寒、类伤寒、伤寒初证、伤寒杂证、传阳变阴、瘥危死证及妇人伤寒、伤寒用药赋、汗吐下渗和解温补方等方面进行了详述，有歌有解，十分详悉。对刘完素的温暑，除简要介绍了刘氏对《素问》病机十九条的阐发外，还介绍了轻、调、缓、淡、清、暑、湿、解、和、平、火、夺、寒、吐、补、甘、温、涩等十八剂的运用，指出“已上一十八剂，二十四方，四十四味药品，调治温暑初证、杂证、余证及杂病痰火、湿热，曲尽其妙，男妇俱同。”对李东垣的内伤，除介绍了李氏的内外伤辨外，重点介绍了他的脾胃虚实传变论，和治疗内伤饥饱劳倦的总方，如补中益气汤、清暑益气汤等。对朱丹溪的杂病，李梴亦非常赞赏，先列杂病提纲，对外感风、寒、暑、湿、燥、火及内伤调理脾胃、气、血、痰、郁、积热、诸虚、沉寒痼冷等进行简要介绍，然后分别对外感、内伤各类近80种病证进行详细论述，如论“寒类·咳嗽”云：“咳嗽须分痰与声，痰声俱有肺脾经；实者痰稠声且重，虚者声利痰亦清。外因四气随时令，内伤火郁劳食情；痰咳胸满水咳悸，瘀血碍气胀且腥；治分新久求其本，久甚还将脾肾宁。”指出：“新咳，有痰者，外感随时解散；无痰者，便是火热，只宜清之。久咳，有痰者，燥脾化痰；无痰者，清金降火。盖外感久则郁热，内伤久则火炎，俱宜开郁润燥。其又有七情气逆者，则以枳壳、香附顺气为先；停水宿食者，则以南星、槟榔分导为要……。”又云：“久咳，曾经利下及劳倦饥饱，以致肺胃寒而饮食少进者，只理脾而咳自止。然肾为气脏，咳嗽动引百骸，自觉从脐下逆奔而上者，乃肾虚气不归原，宜所服药中加补骨脂、五味子，或三味安肾丸。阴虚者，肾气丸；阳虚者，黑锡丹以镇之。”实开“肾不纳气”理论之滥觞。

6. 重视妇人小儿外科疾病

李梴非常重视妇人、小儿、外科病证，认为它们是中医的重要组成部分，故收集历代相关著作，如妇人以陈自明《妇人良方》为主，小儿以杨仁斋《直指小儿方论》为主，外科以薛己《外科枢要》为主，然后参酌诸家，结合己意，编以歌括，释以微义，撰著而成。在“妇人门”中，主要对经候、崩漏、带下、癥瘕以及胎前、临产、产后诸病进行了论述，如“崩漏”云：“崩漏有虚亦有热，热则流通虚溜泄；虚多房劳挟火邪，热只饮食不调节。或因四气苦相侵，或为悲忧心痛切；势急须宜止且行，养胃安心还旧血。”对崩漏的病因、病机、治则、治法以及方药等进行了简明的介绍。在“小儿门”中，首先介绍了观形、察脉、五脏形症、乳子调护，然后对小儿病机、治法进行了分类阐述，指出：“大半胎毒，小半内伤乳食，十分之一外感风寒，大率属脾与肝。多因脾胃娇嫩，乳食伤精，精伤则生湿，湿生痰，痰生火，湿热结滞而然。且真水未旺，心火独炎，故肺金受制，肝常有余，脾肾不足。”将初生诸疾、撮口、噤口、脐风、胎惊夜啼、诸惊、痫痉、客忤、天钓、变蒸、龟胸龟背、五软五硬、丹毒等证列于胎毒类，将吐泻、五疳、诸积列于内伤乳食类，并将外感、诸热、痘、麻单列叙述，尤以痘证列述最详。在“外科”中，首列“痈疽总论”，然后分脑颈部、手部、胸腹部、背腰部、臀腿部、足膝部、遍身部等共 80 余种病证进行了论述。如“痈疽总论”云：“痈疽毒要气血胜，内外皆因湿热凝。纯阳焮赤溃敛易，纯阴色黯全不疼。半阴半阳肿痛慢，用药回阳乃可生。风则多痒气则痛，湿肿食则热寒增……”简明扼要地介绍了痈疽的病因、病机和属性。其他各证，亦多如此，为临床治疗妇人、小儿、外科疾病提供了良好的借鉴。

7. 分别介绍各科常用方剂

李梴认为治病必用方剂，只有方剂掌握数量多而熟练，才能更好地为临床辨治服务。故除在卷二“本草”附有食治方 127 首、卷三“伤寒”列有“伤寒用药赋”256 首、“汗吐下渗和解温补总方”48 首、“内伤”列有“内伤饥饱劳倦总方”28 首、卷五“小儿门”随证列有 140 首方剂外，还在卷六列有“杂病用药赋”，介绍治疗杂病的 930 余首常用方剂；在卷七列有“妇人小儿外科用药赋”，介绍 490 余首常用方剂；并在“拾遗”中列有 47 首，在“杂病妇人小儿外科总方”中列有气、血、痰、郁类共 10 首，“通用古方诗括”中列有近 250 首，总计约有 2300 余首方剂。且主方后多有药物加减变化，以便使初学者能够灵活运用，可见李氏的一片良苦用心。

8. 强调治病求本

李氏特别强调治病求本，认为“本”即受病之源。他在“治法·求本论”中说：“将以施其疗病之法，当以穷其受病之源。盖疾疢不离阴阳二邪，风热火病属阳，湿燥寒病属阴。苟不求而治之，则阴阳邪气滋蔓而难制矣。”又在“杂治赋”中说：“阳虚火衰，甘温易于补益；阴虚水泛，苦寒难以滋荣。阴阳两虚，惟补其阳而阴自长；气血俱病，只调其气而血自宁。”又云：“有寿者，阳平阴秘；无病者，火降水升。抑又闻男子阳多乎阴，宜补阴以配阳；女子气滞于血，宜开血而行气。肥人气虚多痰，豁痰补气自古传；瘦人血虚有火，泻火滋阴为定议。少壮病浅兮，攻标何疑？老弱病深兮，固本乃是。”所云皆为至理，足为医家永记。

三、如何学习运用本书

1. 认真阅读“引”和“集例”

《医学入门引》为李梴自述，谈及著书之由。《集例》亦为李梴所书，谈及学医经过、本书所引古籍、该书主要内容和所据蓝本，以及如何阅读本书等。故认真阅读以上两篇，可以帮助读者了解作者的良苦用心和学习本书的方法。《医学入门》篇卷浩大，内容丰富，是一部综合性医学全书，而又采取歌括为主文、注解释其义的方法撰写，且歌括中有一句两读者，有大字夹有小字者；释文中有只见方名而无药物者，有既有方名也有药物者。只有认真阅读《集例》，才能前后照应，灵活运用，不致感到困惑。

2. 结合临床实践体验作者用心

《医学入门》虽然内容庞杂，但总以临床治病为主，故书中详列内外妇儿诸病，详论病因病机，分述证治方药，曾选方2300余首，每方又有药物加减变化，尽量能让初学者掌握辨证要领。故学习本书，应紧密结合临床实践，体验作者用心，在复杂的病证中，学会治疗疾病的方法。

田代华

2006年10月

整理说明

《医学入门》为明代著名医家李梴编著。李梴字健斋，南丰（今江西南丰）人。生卒年代已难详考，大约生活于明代嘉靖至万历年间。自幼好学，负奇才，轻名利，青年时期因病学医，博览群书，精究各家医论，行医于江西、福建等地，疗效卓著，医声斐然。晚年有感于医籍浩繁，散漫无统，初学者苦无门径可寻，乃收集医书数十家，"论其要，括其词，发其隐而类编之，分注之"，著为本书，并于万历三年（1575）刊行于世。

本书自刊行后流传甚广，今存国内外刊本达30种之多，此不一一列载。本次整理，乃以明万历三年（1575）初刻本为底本，以清光绪十八年（1892）翰宝楼刻本、光绪二十四年（1898）翰文堂刻本、日本京都大学图书馆藏近卫本（年代未详）为主校本，以民国二年（1912）扫叶山房石印本为参校本，以书中所引诸书为他校本，并参考建国后有关排印本，详加校勘整理而成。

对本书的整理，主要采取了以下方法：

一、将原书繁体竖排改为简体横排，并以现代标点符号对原书进行重新句读。凡底本中代表前文的"右"字改为"上"字，代表后文的"左"字改为"下"字。

二、凡底本因写刻致误的明显错别字及俗写字，予以径改；凡底本与校本互异，若显系底本误脱衍倒者，予以勘正；若难以判定是非，或两义均通者，则不改原文；若节引、义引他书之文而无损文义者，或显系校本讹误者，则不予处理。若底本与校本虽同，但原文仍属错误者，亦据理校予以勘正。

三、对书中俗写之药名，一律改为现行标准用名，如班猫改为斑蝥、山查改为山楂、白芨改为白及等。对本书常用的部分古今字、异体字、通假字，如膏作羔、荥作荣、翻作番、肢作支、渣作查、癫作颠、斑作班、膈作鬲、掺作糁等，均改为今字、正字、本字。原书中证、症不分，为便于理解，今视具体情况加以区别用之。

四、原书目录繁简不一，不便检阅，今据正文标题重新整理，另行编排。原书卷二“本草目录”、卷四“杂病提纲”、卷五“小儿门·胎毒类”等标题下均有细目，与正文标题重复，今删。

五、原书每卷标题前均有“编注医学入门”6字，无实义，今删。原书卷首列有“音字”一节，系对疑难繁体字的注释，因本次整理已采用简化字，无须再注，故删。原书卷首尚有“用药检方总目”，列有全书用方页码，今因附有“方剂索引”，故删。原书卷一至卷二标题前均有“内集”2字，卷三至卷七标题前均有“外集”2字，此“内集”、“外集”亦无实义，且卷首“集例”中已有说明，故删。原书卷三“外感”、“内伤”标题前均有“病机”2小字，与他卷标题体例不合，亦删。卷三“伤寒序”原在“温暑”之前，今移至“伤寒”之后。原书段落之后偶有“见某卷某某页”之提示，为避免因改横排发生页码错误，今改为“见卷某·某标题”。原书卷七“通用古方诗括”病证标题较为混乱，有的缺少标题，今据内容进行了调整或补充。

由于本书篇卷浩大，引书繁多，体例不一，而我们的整理水平有限，故疏漏之处在所难免，敬请同道指正。

医学入门引

客有窥瓮牖而诮之曰：子值离索之失，而考诸《素问》、《玄语》，知本者欤？曰：本，身也；枝叶，子姓云仍也。欲枝繁实茂而不先培其本，智乎？身病多矣，遍百药而不竟痊，必所尝汤液而犹未达。其所以倏尔闭户四祀，寓目古今方论，论其要，括其词，发其隐而类编之，分注之，令人可读而悟于心，临证应手而不苦于折肱，沉潜之下，因以洞察纤疴，曲全生意于霜雪之余，正以祈三春之敷荣也。不然，以司马氏之《通鉴》，而犹自谓枉却精神，某曷人斯，而敢擅艺自成哉！客曰：然。第世人血脉同而受病异，或因禀受，或因染袭，知大黄可以导滞而不知其寒中，知附子可以补虚而不知其遗毒，子能一一救诸？曰：志也！未能。敢不瞑眩药诸身心，以立万世之本，而后谋诸仁人也。客曰：勖之。

万历乙亥仲春上丁日南丰李梴谨述

目录

上册

目录

下　　册

卷之首

集　　例

因病陟医，苦无统要入门，叔和《脉诀》、东垣《药性》、《编注病机》、《西方捷径》、《医学权舆》，非不善也，然皆各自成帙，有所不便；《伤寒论》、《活人书》、《百问歌》，非不美也，然非幼读不能成诵；《医经小学》法全辞略，真可以入门也；而《局方》又有所未备，且意太简古，学者亦难了悟。是以少瘥，将前数书合并成帙，中分内外。内集详于运气、经络、针灸、脉、药，外集详于温暑、伤寒、内伤、杂病、方论。医能知此内外门户，而后可以设法治病，不致徇象执方，夭枉人命，故题之曰《医学入门》。

阴骘，病家元气，医家本领。国朝为善阴骘，当时置一册座右，则意向自别。

保养以助药力，若专恃药而不知养性，则药亦难效。古人皆先养性，不愈而后服药，故纂《素问》及丹溪二说于前，而附以己意断之于后。

运气理微，一遵《素问》、《灵枢》及各名家要括。

历代名医姓氏，上古者遵名医图及原医药性，俾人知所自而不忘其本也；汉唐以后名家纂《医林史传》、《外传》而载其治验，俾人知所法也。

经络，修明堂仰人伏人图歌，而注以《内经》寸数穴法主治，与《铜人针灸经》及徐氏、庄氏皆同。

脏腑遵《素》、《难》，兼采华佗《内照》、《编注药性》等书。

灸必依古，针学曾受五家手法，取其合于《素》、《难》及徐氏、何氏，录之以备急用。

形色脉诀，遵《素》、《难》及《医经小学》、《脉经》、《脉图》、《权舆》、《脉诀》。

本草用《医经小学》及《捷径》、《释药》、《集韵》，得《大观》旨也，更采《集要》等书，注其未备。

温暑全纂刘河间《原病式》。

伤寒以陶氏《六书》为主，并入《伤寒论注》及《活人书》、《百问》、《百证》、王氏《家宝》、《仁斋直指》等书，而其分段次序，用《活人赋》改补，拆为病机、用药二篇，则愚之管见也。后阅《溯洄集》所论次序颇同，惜其未暇编耳。

内伤纂东垣并各名家而编次之。

杂病窃危氏《得效方》意，及丹溪用药总法，而提其风、寒、暑、湿、燥、火、气、血、痰、郁大纲于前，稍从《丹溪附余》小目分类于后。其歌括一以《捷径》、《权舆》为主而改补之，更用《玉机微义》、《袖珍》、《仁斋直指》、万氏等方分注于下。

女科以《妇人良方》为主及参名家。

小儿以《仁斋》为主，并《安老怀幼书》；痘疹以《医学正传》为要，并《仁斋》、陈氏、魏氏、闻人氏三要等书。

外科以《外科枢要》为主。

治法集古而去其重复耳。

杂病用药赋及古方诗括，依《仁斋》、《捷径》而修补之。凡病机注下有方名而无药品，又不书见何门，必见伤寒杂病用药赋与古方诗括，或本草注，目录可查。

正方名，凡单方如抑青丸，则改为单黄连丸。二味者加一古字于上，所以遵神农也。三味者如三补丸，改为黄连黄芩黄柏丸，若黄连为君，则先连次芩、柏，汤药亦然，所以效仲景也。又如四君子之类，加一二味便易其名者，则去其新立名目，只云即四君子汤加某药。又有君臣佐使，以多者为君，合以君药立名，中间有以臣药及佐使药立名者，悉易之。凡此皆厌方之太多而理益湮塞，又令人易记也。其间有二十四五味已上者，决不录入。盖太杂太多，非神农本意。又方以药味为名者，下却更不载其药，如芎辛汤，白术甘草水煎，下更不载芎、辛二药。

歌括多有一句两读者，大字既可成句，又可接下小注成一句者，多是汤散名字。大字止载其名，汤散二字注下，凡此皆省字故耳。虽然，欲简省者心也，不能省而简帙八九帙者，学之无要依样画成，聊为初学入门。若大方专精，徒为嗤笑之资云。

先　天　图

学《易》而后可以言医，非学乎画也，学乎爻也。试观之心，果有画乎？果有爻乎？元理元气浑合无间而已。生天生地，生人生物，皆由此造化以为之主也。颐生者知此，则自然惩忿窒欲而水火交泰；济人者知此，则自然辨物居方而沉疴顿复。圈之于首，以便不识字者开卷肃然，至简至易而玩之有趣耳。敢曰且于羲皇心地上着力，以窃轩岐之微意哉！是为说。

☲

☵

人之百病，皆由水火不交，故以后天坎离继之。血属水，气属火，血阴而气阳也。离中虚，真阴存焉；坎中满，真阳寓焉。阴阳虚实之机，医道思过半矣。

天地人物气候相应说

经十二，络十五，凡二十七，气血相贯，无有休息。故一岁阴阳升降，会于立春；一日阴阳晓昏，会于寅时。荣卫循环，上应天之度数，下应地之分野。天有宿度，地有经水，人有经脉。宿谓二十八宿，度谓天之三百六十五度也。经水者，谓海水、清水、渭水、湖水、沔水、汝水、江水、淮水、漯水、河水、漳水、济水也，以其内合经脉，故名之曰经水焉。经脉者，谓手足三阴三阳之脉，所以言者，以内外参合，人气应之，故言及也。内足阳明，外合海水；内足太阳，外合清水；内足少阳，外合渭水；内足太阴，外合湖水；内足厥阴，外合沔水；内足少阴，外合汝水；内手阳明，外合江水；内手太阳，外合淮水；内手少阳，外合漯水；内手太阴，外合河水；内手心主，外合漳水；内手少阴，外合济水，内外输应。气卫于外，以充皮肤；血荣于中，以营经络。周一体而无间，应漏水百刻而不违，一日一夜，一万三千五百息，乃平人之常也。察阴阳，决生死，虽经络流注，如环之无端，岂能逃于脉之三部耶？至于草木昆虫，尽皆得气之先，所以虽干枯陈朽，亦可以调脏腑而治疾病，其气同也，学者玩之。

天地人物气候相应图

凡五日为一候，三候为一气，二气为一月，六十日为一气，三月为一时，四时为一岁，周天三百六十五度四分度之一，以为期岁之数。

凡五日一候变者，土化也。五日足而候不变者，即一候生灾。四月阳土，育生万物；十月阴土，收藏万物。土也者，万物之所以成始而成终也。

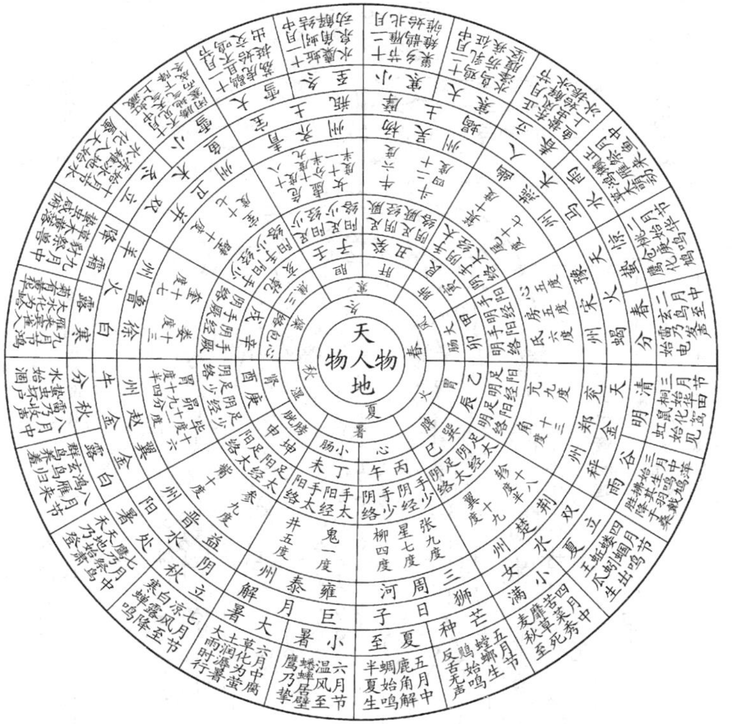

明堂仰伏脏腑图

脑者髓之海，诸髓皆属于脑，故上至脑，下至尾骶，髓则肾主之。

膻中名气海，在两乳之间，为气之海也，气所居焉，能分布阴阳。气者生源，乃命之主，故为人父母，不可损也。

膈膜在心肺之下，与脊、肠、腹周回相着，如幕不漏，以遮蔽浊气，使不上薰于心肺。

阑门、神阙，津液渗入膀胱，秽浊流入大肠。

人之一身，经络脏腑、百骸九窍，尽皆贯通。足太阳行身之背，足阳明行身之前，足少阳行身之侧。外有感伤，内有传变，今小绘图，以便熟玩。

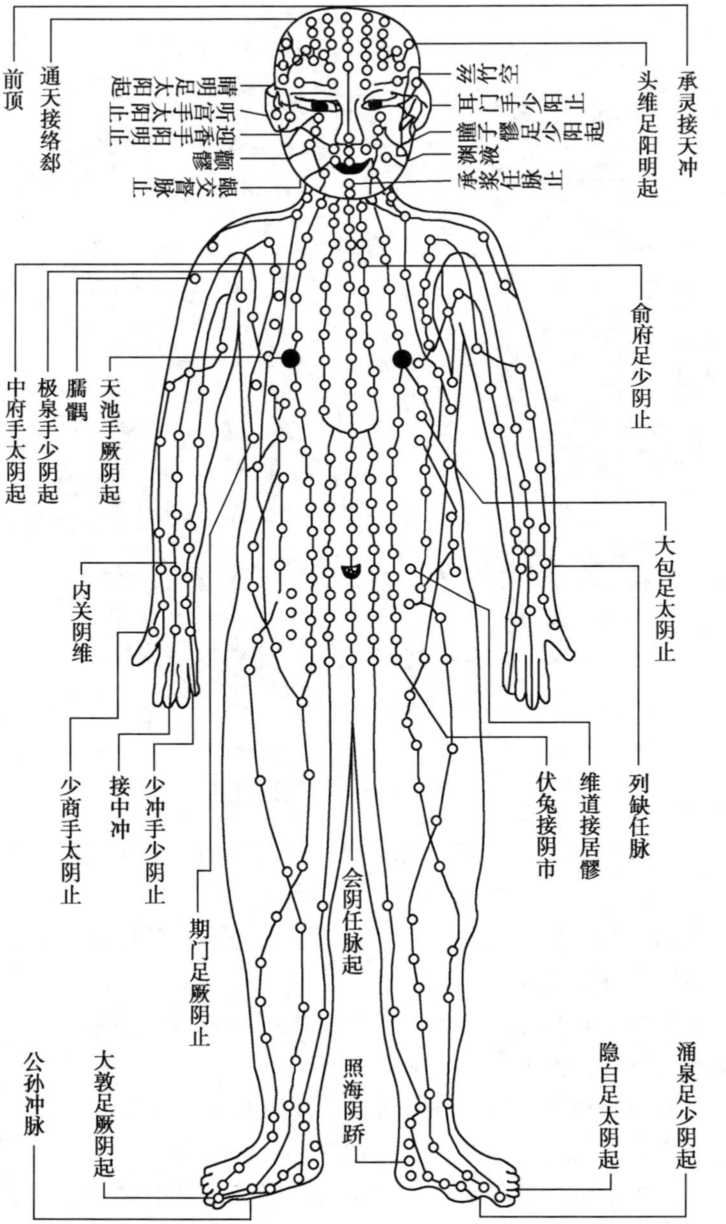
前顶
通天接络郄
睛明足太阳起
听宫手太阳止
迎香手阳明止
颧髎
龈交督脉止
丝竹空
耳门手少阳止
瞳子髎足少阳起
承浆任脉止
头维足阳明起
承灵接天冲
中府手太阴起
极泉手少阴起
臑髃
天池手厥阴起
俞府足少阴止
大包足太阴止
内关阴维
少商手太阴止
接中冲
少冲手少阴止
期门足厥阴止
会阴任脉起
伏兔接阴市
维道接居髎
列缺任脉
公孙冲脉
大敦足厥阴起
照海阴跻
隐白足太阴起
涌泉足少阴起

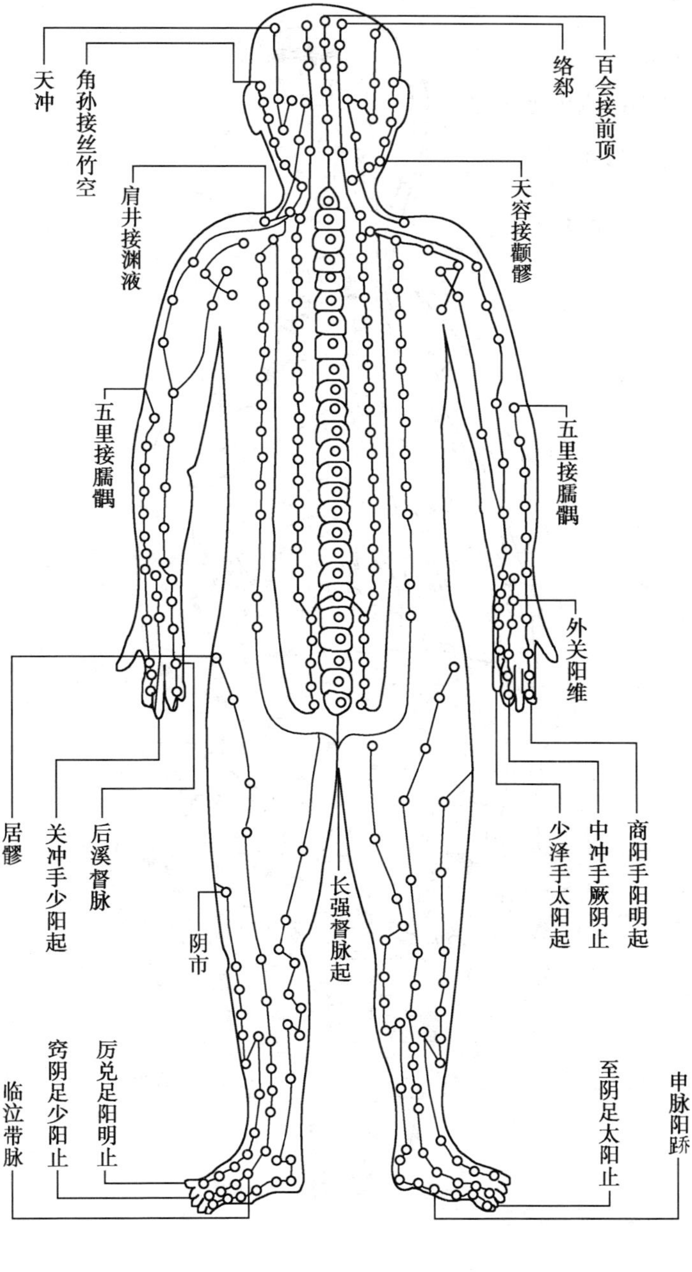
天冲
角孙接丝竹空
肩井接渊液
络郄
百会接前顶
天容接颧髎
五里接臑髃
五里接臑髃
外关阳维
居髎
关冲手少阳起
后溪督脉
阴市
长强督脉起
少泽手太阳起
中冲手厥阴止
商阳手阳明起
临泣带脉
窍阴足少阳止
厉兑足阳明止
至阴足太阳止
申脉阳跻

心系六节七节之旁，中有小心，肾脉系七节，肾系十四柱。

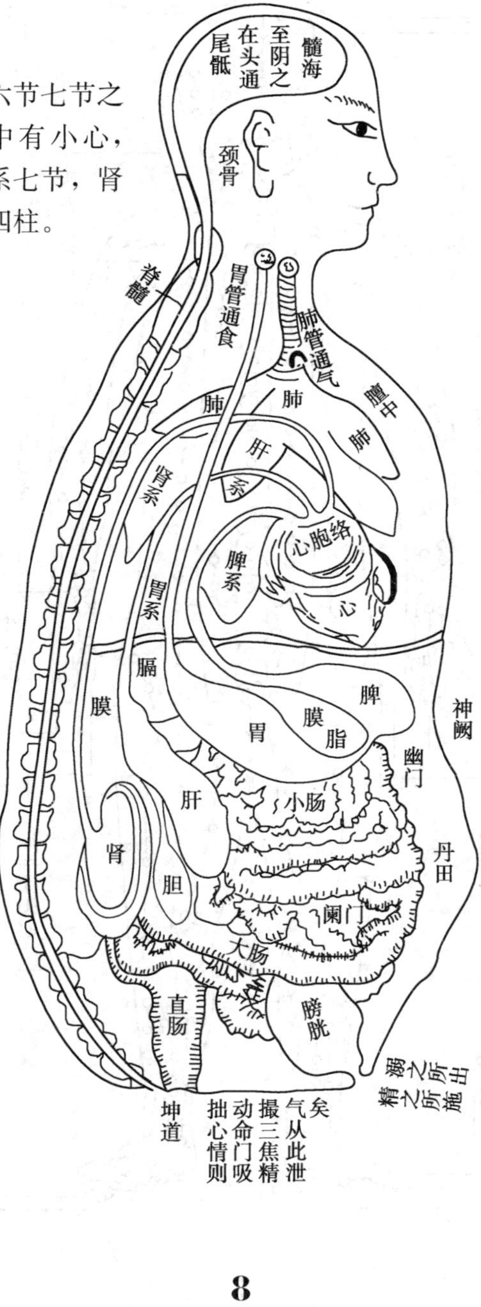

释　　方

以程氏为主。汉魏尚实，以药品名方，不必释也。唐宋后，方尚奇而名好异，苟不知立名之义，将何以用其方耶?

三生饮　三药皆生用也。

急救稀涎散　稀，化而少也。风痰壅盛，急用此化痰救之。

三建汤　三种尽出建平也。

乌药顺气散　人气顺则安，气逆者必乌药之辛以顺之。

星香散　二药偶方之制以通喉也。

星附汤　三药奇方之制以达下也。

排风汤　排，推也。用药推去其风也。

左经汤　左，佐也；经，脉络也。血少经滞，手足挛搐，用药佐之也。

三化汤　三药化痰、化滞、化风也。

防风通圣散　预防风疾，通灵如圣。

玉真丸　言如玉之白也。

一字散　古方一钱四字，一字二分半也。

三痹汤　风寒湿三气合而为痹也。

四神丸　四药有神验也。

五苓散　五件以苓为主。

抵当汤　畜血住于下焦，用药挤去，邪不能抵当也。

泻青丸　泻东方青色肝木也。

三一承气汤　三方合为一也。

白通汤　葱白之辛以通阳也。

六一顺气汤　一方可兼六方。

大柴胡汤　泄热之功大也。

五积散　积寒、积食、积气、积血、积痰，五者之积可散也。

小柴胡汤　力小而和缓也。

藿香正气散　言能正气之不正也。

黑奴　釜底煤黑色；奴，小麦奴也。

紫雪　丁香、麝香熬膏色紫，药屑如雪。

桃花散　言其色如之。

雄黄锐散　丸如小指尖锐，纳谷道中也。

双解散　表里俱解。

霹雳散　如雷之击动阳气也。

调中汤　泻胃火以和胃气也。

六和汤　六腑不和，用此以和之也。

六一汤　一名天水散，取天一生水，地六成之之义也。又名益元散者，除中热以益元气也。

诱行丸　夏月服之不渴，诱人行路。

大顺散　热因热用，从治之法也，故谓大顺；冷饮者，不伤肺也。

一清饮子　诸热能一一清之。

桂苓甘露饮　桂甘辛，苓甘淡，止渴如甘露也。

来复丹　一阳之气来复也。

二气丹　硝石气寒为阴，硫黄气热为阳，以二气理二气也。

肾着汤　湿气附着于肾，方能去之。

三和汤　血秘、气秘、风秘，三者皆可和也。

七气汤　治七情之气也。

清燥汤　治肺金之火，清其干燥，则生化之源滋润而达也。

神保丸　言药之效，如神保全也。

导滞通幽汤　导引肠中积滞，使通幽门而下也。

盐煎散　用盐引入肾也。

越鞠丸　鞠，郁也。药能发越其郁结之气。方多误为越曲。

鸡舌香散　药气如鸡舌之香也。

分心气饮　分开心胸间郁气也。

流气饮子　流行滞气也。

蟠葱散　葱能通气，蟠曲其葱，入药为引。

失笑散　病忽去而不觉发笑。

复元通气散　元气复，则通而不滞。

抑气散　高者抑之。

一块气丸　积气结成一块，方能治之。

阿魏撞气丸　撞散气块痞积。

交感丹　茯神阳中阴，香附血中气，阴阳交感而气血和矣。

补天丸　药能补阴，天元一气也。

大造丸　药能大生气血，如天地造成也。

梦授天王补心丹　终南山宣律诵经劳心，昆沙门天王梦授此方。

双和散　气血两和也。

十全大补汤　十药全而大，能补虚。

威喜丸　松脂入地，三千年化为威喜，食之令人长生，方名茯苓。言威喜者，美之也。

二至丸　夏至阴生，鹿解角；冬至阳生，麋解角。方用二角者，取二至之阴阳以生气血也。

鹿首四斤丸　八药各半斤也。

人参养荣汤　人参补气，言养荣者，气盛则血生也。

瑞莲丸　莲实用之有奇效，故曰瑞。

打老儿丸　妇人年过百岁，打其年老儿子不服此丸也。

天真丸　天真，精气也，此药能补之。

补中益气汤　黄芪补中，人参益气。

虎潜丸　凡人龙常出于水，龙飞而汞轻；虎常出于火，虎走而铅枯，虎潜火伏而滋阴也。用胫骨者，虎一身筋力，皆出于前足胫中，性气藏焉。

草还丹　非金非石，惟草是饵。

清震汤　头风如震，药能清之。

清空膏　人首，天之象空虚。药能清头昏，故曰清空。

五蒸汤　五脏蒸热。

单白芷丸　又名都梁丸，白芷出都梁山。

妙香散　木香和气，麝香通气。经曰：通则不痛，痛则不通。香药之妙如此。

抑青丸　泻肝也。

归脾散　忧思伤脾，健忘怔忡，用此复还脾气。

潜行散　潜行，水底行也，脚疾有湿故云。

舒经汤　凡筋虚则痛，血虚则蜷，故养血以舒经也。

黑虎丹　黑豆、虎胫骨也。

二妙散　黄柏除热，苍术除湿，二妙药也。

八正散　八药能正膀胱之水道也。

导赤散　导引膀胱水道，而治小便赤也。

火腑丹　言治心热小便赤也。

清心莲子饮　清心降火，莲子之功。

神芎丸　川芎散热如神。

舟车丸　药能通经络而治水，犹舟以通水，车以通陆也。

感应丸　感之即应。

温白丸　白乃西方金色，寒气袭而成积，药能温之也。

保和丸　保脾气以去食积。

见晛丸　晛，日气也。药之消积，如雪之见日也。

金花丸　色如金也。

龙脑鸡苏丸　龙脑，地名，在苏州。鸡苏，薄荷之别名。

左金丸　左，佐也；金，肺也。火旺烁金，药能辅佐肺金而平肝木也。又名回令丸，泻火以回金之令也。

清脾饮　疟病多起于脾，故清之也。

四兽饮　青龙、白虎、朱雀、玄武应四脏，方治四脏邪，以辅脾土。

对金饮子　可敌金也。

露姜饮　姜性热，假露之阴以治热燥也。

交加散　药半生半熟，取阴阳交加之义。

顺元散　分解阴阳，利散痰涎，以顺元气也。又名分利顺元散。

华盖散　肺为五脏华盖，药专治肺。

三拗汤　拗，不顺也。言甘草不炙，麻黄留节，杏仁不去皮尖也。

手拈汤　如手拈去其病也。

五拗汤　五药不制，存其悍烈之性，以为劫病之功也。

千缗汤　一服而获千缗之谢，故云。

苏沉九宝饮　苏沈二内翰所制之方。古沉、沈通用。

温中化痰丸　中气温而痰自化。

青州白丸子　州有范公亭，其下井泉至美，和药皆白。

滚痰丸　滚转而下痰也。

海藏五饮汤　王海藏治五饮之方也。

控涎丹　控，引也；涎，痰涎也。

小胃丹　治胃中之积痰，药丸如麻子，故曰小。

导滞汤　导引暑热积滞之气下行。

通玄二八丹　五药共二两，黄连独八两，言药之妙通神。

大已寒丸　已，止也。大止脾胃寒冷。

戊己丸　戊，胃土；己，脾土。治脾胃泻利之药也。

四柱散　四药如四柱之支大厦也。

升阳除湿汤　升阳以升、柴、羌、防，除湿以陈、半、苍、苓。

凝神散　收敛神气也。

调中益气汤　调中甘草，益气参、芪，中调气益，脾胃自健。

升阳顺气汤　阳气本上行，郁逆于下则不能发生，故顺其气使上行也。

金液丹　水银乃白金之液也。

金锁正元丹　药能止泻而锁固真元之气也。

清六丸　清热也。

四君子汤　四药不燥不热，禀中和之气而补益，故称君子。

温六丸　温寒也。

生胃丹　用南星、用黄土以生胃土也；用粟米入胃而生谷气。

平胃散　胃中宿滞不化，即成痞满腹胀，故用苍、陈、厚朴，苦以泻之；恐泻太过，又用甘草以和之，平胃之义也。

五膈宽中散　一曰气，二曰血，三曰痰，四曰寒，五曰热。言药能散胃中滞塞，使饮食下行，豁然而中宽也。

抽刀散　药能定痛，如抽刀夺回命也。

胃爱散　胃喜甘而恶苦，此药味甘，故胃爱之。

四七汤　四药能治七情气结之痰。

三仙丸　谓星、半为曲，香附去毛，皆脱其本性，用之如人脱凡成仙。

聚金丸　言芩、连之色也。

寿星丸　南方有极星，曰老人，主寿。方用天南星，假而名之也。

肠风黑散　血见黑而止，以色克也。

玉壶丸　玉壶为器，清可彻底。言药能化痰，而使肺极清也。

结阴丹　固结其阴血也。

玉屏风散　屏风，防风别名；玉，美之也。言能御风如屏障也。

茜梅丸　二药酸以收之也。

明目流气饮　七情气攻眼，用药流利其气，则目可明也。

春雪膏　药色白，点之自化，如春雪也。

驻景丸　日光之影为景，没则昏矣。言药能驻景，使不昏也。

镇宫散　言安镇子宫也。

逍遥散　言药能使病安，则逍遥翱翔自适也。

仓公散　太仓公淳于意所制方也。

玉烛散　《尔雅》云：四时和气，谓之玉烛。言药能和气也。

夺命丹　言能下死胎以夺回母命也。

达生散　达，羊子也。言此药服之，如羊之易产而无患也。

涌泉散　无乳者服之，乳出如涌泉也。

观音散　释氏有千眼观音，能救百难苦，故名之也。

紫霜丸　紫，碧色也；霜，巴豆霜也。

调解散　陈皮、甘草以调中，紫苏、葛根以解肌。

红绵散　苏木、胭脂、红绵裹药煎也。

脱甲散　言表解则身轻快，如脱去铠甲也。

鸡鸣散　日交巽木而鸡鸣，鸡鸣则阳气随动，而人之血气亦应时而行，故于此时服药以行瘀血也。

江鳔丸　鳔，鱼鳔也。江鱼鳔可为胶。

五福化毒丹　言药能化诸毒而致五福也。

醉仙散　服之令人瞑眩如醉仙也。

太乙膏　太乙，天之贵神。以此名方，神之也。

一粒金丹　一粒，一丸。以金箔为衣。

紫金丹　方有紫金皮也。

历代医学姓氏

按《医林史传》、《外传》及《原医图赞》而类编之，俾后学知所观感云。

上古圣贤

三代以前，圣君贤相，创为医药，以济死生者也。

伏羲氏　有《天元玉册》，乃鬼臾区十世祖口诵而传之，《素问》中多载其语。

神农氏　有《本草》传世。

黄帝氏　与下九人更相问答，作《灵枢》、《素问》内外一十八卷。素者，本也，五行之本也；问者，黄帝问也。赞于《易》，载于《史》，序于《大学》，古之圣人也。后世辄言黄老之学，不知黄乃黄石公也。

僦贷季　三皇时岐伯师也。定经络穴道、脏腑阴阳度数，以人法天地万物，理色脉而通神明，医之端肇于此。

岐伯　黄帝时臣也。与帝更相问难而作《内经》，以垂教万世。

伯高、少俞、鬼臾区　黄帝三臣也。发明五行，详论脉理，以为经论。又有少师，亦同时臣也。

俞跗　黄帝臣。治病不用汤液，割皮解肌，决脉结筋，搦髓脑，揲荒爪幕，湔浣肠胃，漱涤五脏，炼精易形，以去百病。

桐君　黄帝臣也。多识草木性味，定三品药物为君臣佐使，撰《采药对》四卷、《采药别录》十卷。

雷公　名敩，黄帝臣也。善医术，著《至教论》及《药性炮炙》二册。

巫咸　尧臣也，药方之始。

伊尹　殷时圣人。制《汤液本草》，后世多祖其法。

儒　医

秦汉以后，有通经博史，修身慎行，闻人巨儒，兼通乎医。

张机　字仲景，东汉南阳人。举孝廉，官至长沙太守。作《伤寒论》，医方大备，扁鹊、仓公无以加焉。后世称为医圣。其门人卫汛撰《四逆三部厥经》及《妇人胎脏经》、《小儿颅囟经方》。

皇甫谧　幼名静，字士安，西晋安定朝那人，汉太尉嵩之曾孙也。居贫，年二十始感激读书，带经而锄，博通典籍百家，以著述为务。沉静寡欲，高尚其志，征辟不就，号玄晏先生。后得风痹羸疾知医，著《甲乙经》及《针经》。

裴颜　字逸民，西晋河东人也。多学术，善医经，官至尚书左仆射，校正《太医权衡》及上古药物轻重分两。

范汪　字玄平，东晋颖阳人，雍州刺史略之孙也。博学，善谈性理，以拯恤为心，著方书百余卷。

殷仲堪　东晋陈郡人。性至孝，善属文谈理。祖融吏部尚书，父师骠骑咨议参军。因父病精医，执药挥泪，遂眇一目。

孝武帝召为太子中庶子。

殷浩　字深源，陈郡长平人。好古《易》，精医术，妙解经脉，著方书。

徐熙　南宋东海人。早好黄老，隐秦望山，遇道士授以《扁鹊镜经》。晚精心学，名振海内，官至濮阳太守。世医徐秋夫、道度、文伯、徐雄、之才等，皆其子孙也。

褚澄　字彦通，齐河南阳翟人。宋武帝之甥，尚书左仆射湛之子。博学善医，官尚书。论僧道尼姑异乎妻妾，求嗣必有子妇人，如未笄之女则不宜也。著《医论》一帙，发身中造化之秘。治一人服鸡子多而得奇疾，煮苏汁一升饮之，吐涎升许，其中有一鸡雏，翅距已全而能走，后吐三十余枚而瘳。

王显　字世荣，后魏阳平乐平人。好学精医，少历本州从事，明敏有断才，领军有功，迁廷尉御史，官至太子詹事，兼吏部行事，仍在侍御营进御药。著《医方》三十五卷，颁行天下。

徐之才　字士茂，后周雄之子。幼隽发，年十三召为太学生，通《礼》、《易》，善医术，兼有机辨，药石多效。官尚书，赠司徒公，录尚书事，谥曰文明。撰《药对》。治一人患足跟肿痛，诸医莫识，公曰：蛤精疾也，由乘舡入海，垂脚水中而得。为剖出二蛤子而愈。治一人酒色过度，眼见空中有五色物，稍近变成一美妇人，去地数尺，亭亭而立。公曰：此色欲多，大虚所致。乃处补药饮之，数剂而愈。

孙思邈　唐京兆华原人。幼称圣童。隋文帝召不拜。太宗即位召见，拜谏议大夫，固辞，隐太白山，学道养气，求度世之术，洞晓天文，精究医业，著《千金方》三十卷，《脉经》一卷，独于伤寒不及。朱子《小学笺注》谓思邈为唐名进士，因知医贬为技流，惜哉！孟诜、卢照邻师事之，与论心欲小、胆欲大、智欲圆、行欲方之语。

狄梁公　知针术。有富儿鼻端生赘，为脑下针，赘应手而落。

王绩　字无功，绛州人，王通之弟。唐太宗秘书正字，不乐在朝，还里莳药自供，或以济人。以《周易》置床头，他书罕读，游北山东皋著书，自号东皋子。

孟诜　唐汝州梁人。举进士，累迁凤阁舍人。睿宗即位，加银青光禄大夫，后致仕，以药饵为事。常曰：保身养性者，善言莫离口，良药莫离手。年九十三卒。著《补养方》、《必效方》各三卷，《食疗本草》。

陈藏器　唐开元中，京兆府三原县县尉。撰《神农本经》，总曰《本草拾遗》，共一十卷。

许胤宗　唐义兴人，仕陈为新蔡王外兵参军，后为散骑侍郎。王太后病风不能言，脉沉难对，医家告术穷，公以黄芪、防风煮汤数十斗置床下，气如雾熏薄之，是夕语。关中多蒸骨病，递相传染，得者皆死，公疗必愈。或劝其著书贻后世者，答曰：医者意也，思虑精则得之，脉之候幽而难明，吾意所解，口莫能宣也。古之上医，要在视脉，病乃可识，病与药值，唯用一物攻之，气纯而愈速；今人不善为脉，以情度病，多其物以幸有功，譬猎不知兔，广络原野，冀一人获之，术亦疏矣。一药偶得，他药相制，弗能专力，此难愈之验也。脉之妙处，不可言传，虚著方论，终无人能悟，此吾所以不著书也。卒年九十余。

许叔微　字知可，宋白沙人。尝获乡荐，省闱不利而归，舟次吴江平望，夜梦白衣人曰：汝无阴德，所以不第，何不学医？吾助汝智慧。归践其言，果得扁鹊之妙。人无高下，皆急赴之，后绍兴登科第五。著《本事方》，撰《伤寒辨疑》。

郑樵　莆田人。博学强记，搜奇访古，好著方书。绍兴中，以荐召对，授枢密院编修。尝居夹漈山，学者称夹漈先生。

纪天锡　字齐卿，宋泰安人。弃进士业，精医，注《难经》五卷。太定十五年上其书，授医博士。

杨文修　字中理，浙人。性纯孝，因母病遂去举业，读轩岐氏书，药不效，割股和饘粥以进，母疾即起。母死，庐墓有群鸟随文修起止，府县旌表其宅。修曰：某之事亲，不足以起名哉！朱文公就见，与谈性理及天文、地理、医学之书，竟夕乃去。晚年著《医衍》二十卷，编《地理拨沙经图》。卒年九十九。

李惟熙　舒州人。博学通医，善论物理。云：菱、芡皆水物，菱寒而芡暖者，菱花开背日、芡花开向日故也。又曰：桃、杏双仁辄杀人者，其花本五出，六出必双仁。草木花皆五出，惟山栀、雪花六出，此殆阴阳之理。今桃、杏六出双仁杀人者，失其常也。

麻九畴　字知几，金易州人。三岁识字，七岁能草书作大字，有神童之目。章宗召见，问：汝入宫殿惧否？对曰：君臣，父子也，子宁惧父耶？上大奇之。弱冠往太学，有声场屋间。南渡后，读书北阳山中，始以古学自力，博通五经，于《易》、《春秋》为尤长。少时有恶疾，就道士学服气数年，疾遂平复。又从张子和学医，子和以为能得其不传之妙。大率九畴于学也专，故所得者深，饥寒劳苦，人所不能堪者，处之怡然，不以略其业也。

刘完素　字守真，金河间人。少聪明博学，忽遇异人，以酒饮之，大醉，及寤，洞达医术。撰《运气要旨论》、《精要宣明论》、《素问玄机原病式》。然好用凉剂，以降心火、益肾水为主，自号通元处士。

张元素　字洁古，金易州人。八岁试童子举，二十七岁试经义进士，犯庙讳下第。乃学医，洞彻其术，治病不用古方。其说曰：运气不齐，古今异轨，古方新病，不相能也。自为家法云。故其书不传，其学则李东垣深得之。

李庆嗣　洛人。少举进士不第，弃而读《素问》，洞晓其义，著《伤寒纂类》四卷，《改正活人书》二卷，《伤寒论》三卷，《针经》一卷。年八十，无疾而逝。

李杲　字明之，号东垣，元之镇人也。幼好学，博经史，尤乐医药，捐千金从张元素，尽传其业，家富自重，人不敢以医名之。大夫士或病，其资性高謇，少所降屈，非危急之疾不敢谒也。其学于伤寒、痈疽、眼目病为尤长，当时称为神医。《东垣十书》多其著述。治伤寒发热，误服白虎汤，面黑脉细，小便不禁，公曰：白虎汤大寒，非行经之药，止寒脏腑，不善用之，则伤寒本病隐曲于经络之间，或更以大热之药救之，则他症必起，但宜温药升阳行经。盖病隐于经络，阳不升则阴不行，经行而本症见矣，治之何难？又治十五岁人病伤寒，烦渴目赤，脉七八至，按之不鼓，用古姜附汤冷饮而愈。

王好古　字进之，号海藏，元古赵人。任赵州教授，兼提举管内医学。性识明敏，博通经史，笃好医方，师事李东垣，尽得所学，遂为明医。著有《医垒元戎》、《医家大法》、《仲景详辨》、《活人节要歌括》、《汤液本草》、《此事难知》、《斑疹论》、《光明论》、《标本论》、《小儿吊书》、《伤寒辨惑论》、《守真论》、《十二经络药图》。

滑寿　字伯仁，世为许襄城大家，元初祖父官江南，自许徙仪真而公生焉。性警敏，习儒，日记千言，操笔为文，尤长于乐府。受王居中习医，而理识契悟过之。著《素问钞》。治妇人病小便涩，中满喘渴，脉三部皆弦而涩，医投以瞿麦、栀、苓诸滑利药而秘益甚。公曰：水出高源，膻中之气不化，则水液不行，病因于气，徒行水无益，法当治上焦。乃与朱雀汤，倍枳、梗，长流水煎，一服而溲，再服气平而愈。治一妇人，年六十余，亦病小便秘若淋状，小腹胀，口吻渴，脉沉且涩。公曰：此病在下焦血分，阴火盛而水不足，法当治血。血与水同，血有形而气无形，有形之疾，当以有形之法治之。乃与滋肾丸，服之而愈。治一妇人有孕，九月病滞下，日五七十起，后重下迫，公以消滞导气丸药下之，病愈而孕不动。《素问》曰：有故无殒是也。殒者，损也。治一妇经水将来，三五日前脐下疞痛如刀刺状，寒热交作，下如黑豆汁，既而水行，因之无孕，两尺沉涩欲绝，余部皆弦急。公曰：此下焦寒湿，邪气搏于冲任。冲主血海，任主胞胎，为妇人血室。故经事将来，邪与血争作痛，寒湿生浊，下如豆汁，宜治下焦。遂以辛散苦温理血之药，令先经期日日服之，凡三次，而邪去，经调有孕。治一人因心高志大，所谋不遂，怔忡善忘，口淡舌燥，多汗，四肢疲软，发热，小便白浊。诸医以内伤不足，拟进茸、附。公视其脉，虚大而数，曰：此思虑过度，厥阳之火为患耳。夫君火以名，相火以位，相火代君火行事也。相火一扰，能为百病，况厥阳乎！用补中益气汤、朱砂安神丸，空心则进坎离丸，月余而愈。治一孕妇，五月病咳痰气逆，恶寒，咽膈不利，不嗜食者浃旬，脉浮紧，形体瘦，公曰：此上受风寒也。投以辛温，与之致津液，开腠理，散风寒，而嗽自止矣。治一妇暑月身冷自汗，口干烦躁，欲卧泥水中，脉浮而数，沉之豁然虚散，公曰：脉至而从，按之不鼓，为阴盛格阳，得之饮食生冷，坐卧风露。乃与玄武汤，冷饮，三服而愈。治一妇病寒疝，自脐下上至心皆胀满攻痛，而胁疼尤甚，呕吐烦满，不进饮食，两手脉沉结不调。公曰：此由寒在下焦，宜亟攻其下，无攻其上。为灸章门、气海、中脘，内服玄胡索、官桂、胡椒，佐以茴、木诸香，茯苓、青皮等而愈。

葛乾孙　字可久，平江吴人，膂力绝伦，击刺战阵，百家众技，靡不精究。及长折节读书，应进士亚选，遂不复应试。传药书坊论，有《医学启蒙》，又《经络十二论》、《十药神书》。勇力之士，争言其长于武；逢掖之士，争言其长于文；方论之士，争言其长于医。然皆未睹其学之所至也。君于血气既定，资质既变之时，方将举圣人之道而修之，凡所称誉，皆君所厌弃而羞道者，使当世知君而用之，功业岂少哉！治伤寒疾不得汗，发狂循河而走，公就捽置水中，使禁不得出，良久出之，裹以厚被，得汗而解。

吕复　字元膺，号沧州，吕东莱之后。其先河东人，后徙婺、徙鄞。习《尚书》、《周易》，后以母病攻岐扁术，师事郑礼，受读一年，诊治效无不神。治一病，睡则心悸神摄，如处孤垒，而四面受敌兵，达旦目眵眵无所见，耳聩聩无所闻，虽坚卧密室，睫未尝交也。诊其脉，左关阳浮而虚；察其色，少阳之支外溢于目眦。公曰：此得之胆虚而风，诸医独治其心，而不能祛胆之风，非法也。因投乌梅汤、抱胆丸，熟睡而愈。治一女孩病嗜卧，面颇赤而身不热，医以慢惊治之，兼旬不愈。公诊其脉，左关独滑而数，他部大小等而和，曰：此女无病，关滑为有积食，意乳母嗜酒，酒后辄乳，故令女醉，非风也。及诘其内，果然。遂以枳壳、葛花，日二三服而愈。治病伤寒，身热人静，脉伏而无，舌胎滑而两颧赤如火，语言不乱。公曰：此子血为热搏，气无可依，必大发斑而后脉出。及揭其衾，赤斑烂然，即用化斑汤，继投承气汤下之。发斑无脉，长沙未论，公以意消息耳。治一妇病喘不得卧，气口盛人迎一倍，厥阴弦动而疾，两尺俱短而离经，公曰：得之毒药动血，以致胎死不下，奔迫而上冲，非风寒作喘也。乃用催生汤倍芎、归，煮二三盏服之，夜半果下一死胎，喘止。治一人下利完谷，脉两尺俱弦长，右关浮于左关一倍，目外眦如草滋。盖肝风传脾，因成飧泄，非脏寒所致。以小续命汤损麻黄加术，三五服而愈。治一室女经闭五月，腹大如有孕，公诊之，面色乍白乍赤者，鬼也，非有异梦，则鬼灵所凭耳。乃以桃仁煎，下血如猪肝五七枚而愈。治一人偶搔腘中疥，出血如泉不止，公视时已困极无气可言，脉唯尺部如丝，他部皆无。乃以四逆汤加荆芥、防风，其脉渐出，更服十全大补汤，一剂遂痊。治因见杀人，惊风入心，疾作奔走，不避水火，或哭或笑，脉上部皆弦滑，左部径于右。公曰：乃痰溢膻中，灌于心胞，因惊而风缠五脏耳。即为涌痰一斗许，徐以惊气丸服之而愈。治一人嗜酒善食忽瘦，前溲如脂，脉两手三部皆洪数，而左寸尤躁。公曰：此三阳病，由一水不胜五火，乃移热于小肠，不癃则淋。乃以琥珀、滑石、石膏、黄柏之剂清之，继以龙脑、辰砂末，稗柿蘸食方寸匕即愈。治因惊恐飧泄弥年，众皆谓休息痢，治以苦坚辛燥弗效。公诊其脉，双弦而浮，非饮食劳倦所致，乃惊风也。以肝主惊，故虚风日甚，困脾而成泄，当平木太过，扶土之不及，其泄自止。乃用黄牸牛肝，和以攻风健脾之剂，服之逾月而愈。治一妇癃病，小腹痛，众皆以为瘕聚。公循其少阴脉，如刀刃之切手，胞门芤而数，知其阴中痛，痈结小肠，脓已成，肿迫于玉泉，当不得前后溲，溲则痛甚。遂用国老膏，加将军、血竭、琥珀之类以攻之，脓自小便出而愈。治一贵客患三阳合病，脉皆长弦，以方涉海为风涛所惊，遂吐血一升许，且胁痛、烦渴、谵语，适是年岁运，左尺当不应，诸医以为肾绝。公曰：此天和脉，无忧也。遂投小柴胡汤，减参加生地，半剂，后俟其胃实，以承气汤下之，得利而愈。治一人伤寒逾月，既下而热不已，胁及小腹偏左满，肌肉色不变。俚医以为风。浃四旬其毒循宗筋流入睾丸，赤肿若瓠子。疡医刺溃之，而胁肿痛如故。公诊尺中皆数滑而芤，脉数不时则生恶疮，关内逢芤则内痈作，季胁之肿，痈作肿。经曰：痈疽不得顷时，急下之，慎勿晚。乃与云母膏作丸，衣以乳香，而用硝黄煎汤送下，下脓五升，明日再下余脓而愈。治一妇人病，公切其脉，左寸口弦而芤，余部皆和，病作阴中痛而出血，且少阴对化在玉泉，心或失宁，则玉泉应心痛，痛则动血，而与经水不相干，盖得之因大惊，神摄而血菀。乃制益荣之剂，再纳药幽隐中，再剂而愈。

周真　字子固，号玉田隐者，仪真人。性敏好学，元贞间，被荐不仕，乃取医书习之。每遇奇疾，以意与药辄效。治一妇因产子舌出不能收，公以朱砂傅其舌，令作产子状，以两女扶掖之，乃于壁外置瓦盆，堕地作声，声闻而舌收矣。治一女子，或嗜食泥，日食河中污泥三碗许。公取壁间败土调饮之，遂不食。

黄子厚　江西人，与滑寿同时。至治天历间，其术甚行，与虞文靖公相善。治富家子，年十八，病遍身肌肉折裂，公乃屏人诘病者，曰：幼童时曾近女色否？曰：当十二三岁曾近之矣。公曰：古云精未通而御女，则四体有不满之处，后日有难状之疾，在法为不可治。后果恶汁淋沥，痛绝而死。治一富翁病泄泻弥年，公诊治浃旬不效，忽一日读《易》至乾卦天行健，朱子有曰：天之气运转不息，故阁得地在中间，如人弄碗珠，只运动不住，故在空中不坠，少有息则坠矣。因悟向者富翁之泻，乃气不能举，所以脱下。即为灸百会穴，未三四十壮而泄止矣。

朱震亨　字彦修，学者尊之曰丹溪先生，元末婺之义乌人也。自幼好学，日记千言，稍长从乡先生治举业，后闻许文懿公得朱子四传之学，讲道八华山，复往拜焉。益闻道德性命之说，宏深密粹，遂为专门。一日文懿公谓曰：吾卧病久，非精于医者不能起，子聪明异常，肯游于医乎？公以母病脾，于医亦粗习，及闻懿公之言，即慨然曰：士苟精一艺，以推及物之仁，虽不仕于时，犹仕也。乃弃举业，一于医致力焉。有《丹溪心法》、《日用纂要》、《格致余论》、《局方发挥》、《伤寒辨疑》、《本草衍义补遗》、《外科精要论》等书传世。其论脏腑气化有六，而于湿、热、相火三气致病最多。有阴虚火动，有阴阳两虚、湿热自甚者，又当消息而用。谓李东垣论饮食劳倦，内伤脾胃，则胃中之阳不能升举，并及心肺之气陷入中焦，而用补中益气汤之剂治之，此亦前人之所无也。然天不足于西北，地不满于东南。天，阳也；地，阴也。西北之人阳气易于降，东南之人阴火易于升，苟不知此，而徒守其法，则气之降者固可愈，而于其升者亦从而用之，吾恐反增其病。乃以张、刘、李三家之论去其短，又参之以《内经》而作《相火论》。治病痢忽昏仆，目上视，溲注而汗泻，脉无伦次。公曰：此阴虚阳暴绝也，得之病后犯酒色。与灸气海，顷之手动，又顷唇动；更以人参膏三服而苏，后服尽数斤而愈。治妇人病不知人，稍苏即号叫数欠而复昏，肝脉弦数且滑。公曰：此得之怒后强酒也。乃以流痰降火之剂，而加香附散肝分之郁立愈。治一女子病不食，面北卧者半载，肝脉弦出寸口。公曰：此思夫不归，气结于脾也，必激其怒，怒之气属木，故能冲土之结。怒已进食。公曰：思气虽解，必得喜，庶不再结。乃诈言夫旦夕且归，遂愈矣。先生道学渊源，医其一艺也。其详见于宋太史濂墓志。

盛寅　字起东，国朝姑苏吴县人也。少习举子业，五试弗售，遂攻轩岐诸经，受业戴元礼，得丹溪先生正传，治奇疾辄效。始为医学正科，升太医院御医，赐为医中状元，祀南京太医院名宦祠。

周敷　字时荣，号煦庵，无锡人。初习进士业，经史皆涉大义。既而业医，患近世医家止于《局方》，遂究炎黄岐雷越人诸书，治人之疾病，十愈八九，又不责报。

刘溥　字元博，吴郡人。幼不好弄，举止异于常儿，稍长博学善吟，常慕濂溪窗前草不除，故以草窗自号。用药惟主东垣，守而不攻，荐为御医。

汪机　字省之，号石山居士，渭之子。邑庠生，屡科举，父命弃举业，尝言士不至于相，则其泽之所顾，不若医之博耳。乃肆力医书、《周易》性理。所著有《重集脉诀刊误》二卷，《内经补注》、《本草会编》。治一人中满，用参、术初服膈胀，久则宽矣。或问参术之性，曰：药无定性，以血药引之则从血，以气药引之则从气，佐之以热则热，佐之以寒则寒，在人善用之耳。治一人体瘦，左腹痞满，谷气偏行于右，不能左达，饮食减，大便滞。用补脾泻肝、和血润燥、宽胀散郁之剂而安。治痫发晨时，见黄狗走前，则昏瞀仆地，良久乃苏，诸医无效。公曰：早晨，阳分；狗，阳物；黄，土色；胃属阳土，土虚为木火所乘矣。经云：诸脉皆属于目。故目系异物，宜实胃泻肝而火自息。遂以参、术、归、芪、陈皮、神曲、茯苓、黄芩、麦门冬、荆芥服月余而安。治一妇忍饥过劳发狂，公曰：二阳之病发心脾。二阳者，胃与大肠也。忍饥过劳，胃伤而火动矣。延及心神，脾意扰乱，安得不狂？用独参汤加竹沥饮之，愈。

程明佑　字良吉，号岩泉，歙人，梁忠公庄公之后。幼好读玩，理后攻医。尝曰：人皆知补之为补，而不知泻之为补；

知泻之为泻，而不知补之为泻。阴阳迭用，刚柔互体。故补血以益荣，非顺气则血凝；补气以助卫，非活血则气滞。盖脾为中州，水火交济，而后能生万物。真妙论也。

陈景魁　字叔旦，号斗岩，句曲人，陈太丘之后。幼习举业，授《易》于陆秋崖，拜湛甘泉讲学。因父病习医，善针灸，著《五诊集》。授王府良医，竟不赴任，每成诗文，以乐其志。治素无病，忽吐血半升，脉弦急，薄厥证也。得于大怒气逆，阴阳奔并，服六郁汤而愈。治遍体生瘾瘾，岁久罔效，乃太阴风邪化为虫也。以百部、蛇床子、草乌、楝树叶煎汤浴洗，越月遍身如白癜风状而愈。治孕妇堕下，逾旬腹肿发热，气喘脉决，面赤舌青口臭。公曰：胎未堕也。面赤，心火盛而血干也；舌青口臭，肝气竭而胎死矣。遂用蛇蜕煎汤，调平胃散加芒硝、归尾一倍服之，须臾胎下痛亦获安矣。

刘纯　字宗厚，关中人。博学群书，尤精医道。父叔渊，得丹溪之业，公继之，纂《伤寒治例》、《医经小学》、《玉机微义》等书。

王纶　字汝言，号节斋，浙江慈溪人。弘治时，官至广东布政。因父病精医，著《明医杂著》，发丹溪所未发，后世甚尊信之。方古庵重刻于《心法》之后，名曰《丹溪附余》。又著《本草集要》，尽皆大行于世。兄经举进士第，亦知医。

明　医

医极其明者也。

扁鹊　姓秦名越人，号扁鹊，齐之卢国渤海郡郑人。得仙客长桑君之传，知俞跗之术，发明《素问》、《灵枢》之旨，设为问答，作《八十一难经》，以释疑义。不待切脉、望色、听声、写形，言病之所在。闻病之阳，论得其阴；闻病之阴，论得其阳。不出千里，决者至众。虢太子尸厥已死而治之复生，齐桓侯未病而知其后五日不起，名闻天下。过邯郸闻贵妇人，则为带下医；过雒阳闻周人爱老人，即为耳目痹医；入咸阳闻秦人爱小儿，即为小儿医。尝曰：病有六不治：骄恣不论于理，一不治也；轻身重财，二不治也；衣食不能适，三不治也；阴阳脏气不定，四不治也；形羸不能服药，五不治也；信巫不信医，六不治也。后世脉理由此而起，为医之祖，后学当祀之，而配以张、刘、李、朱。

淳于意　临淄人，西汉文帝时为太仓长。笃信扁鹊，精医道及导引法。司马迁备志之，封赠仓公。

郭玉　广汉雒人，和帝时为太医丞。帝奇之，试令嬖臣美手腕者，与女子杂处帷中，使玉各诊一手，问所疾苦。玉曰：左阴右阳，脉有男女，状若异人，臣疑其故。帝叹息称善。

医缓　春秋时秦人也，姓高名缓。晋景公疾，求缓治之。未至时，梦二竖子，相谓曰：我居肓之上，汝居膏之下。缓至曰：疾在膏肓，药不可为。

医和　春秋时秦人也。未详其姓。晋平公疾，医和视之，知其近女室，内热蛊疾，不可为也。

文挚　战国时宋之良医也。洞明医道，亦兼异术，观人之背，而能知人之心窍也。

华佗　字元化，汉末沛国谯人。举辟不就。通五经，养性术，精方脉，善导引。尝体中不快，起作五禽戏，微汗而愈。年百岁有壮容，人以为仙。其疗病合汤，不过数种，心解分剂，不复称量，煮熟便饮，语其节度，舍去辄愈。若当灸，不过一两处，每处七八壮，病亦应除。若当针，亦不过一两处，下针言当引某许，若至语人，病者言已到，即便拔针，病亦行瘥。若病结积在内，针药所不能及，当须刳割者，便饮其麻沸散，须臾便如醉死无所知，因破取。病若在肠中，便破肠洗浣，缝腹摩膏，四五日瘥，不痛，人亦不自寤，一月间即平复矣。《魏志》曰：甘陵夫人有孕六个月，腹痛不安，召公诊。曰：胎已死矣。使人手摸所在，在右则女，在左则男。其人曰：在左。于是为汤下之，果男形而愈。又治一郡守笃病，以为盛怒则瘥，乃多受其货，无何弃去，留书骂之，郡守瞋恚，吐黑血数升而愈。治一人腹中攻痛十有余年，鬓发皆堕。公诊曰：是脾之半腐，可刳腹治之。使病者服药稳卧，以刀破腹，不觉痛，既视脾果半腐，以刀割去恶肉，然后以膏敷之，更以药缝之，数日即愈。魏太祖闻而异之，召公常在左右。太祖一日苦头风，每发作心乱目眩，针其膈，其疾应针而愈。后召不至，竟为所害。汉魏以来，名医益众，张机、华佗辈，始因古学，附以新说，编药品三百六十五种，谓之《神农本经》、《华佗内照》。门人吴普撰《寒温五味本草》一卷，李当之修《神农本经》。

纪朋　观人颜色谈笑，知病浅深，不待诊脉。玄宗闻之，召于掖庭中看一宫人，每日昃则笑歌啼号，若狂疾而足不能履地。朋视之曰：此必因食饱而大促力顿仆于地而然。乃饮以云母汤，令熟寐，觉而失所苦。问之乃言：因太华公主载筵宫中，大陈歌吹，某乃主讴，惧其声不能清且长，吃豘蹄羹，饱而当筵歌大曲，曲罢觉胸中甚热，戏于砌台上，高而坠下，久而方苏，病在足不能步也。

范九思　业医善针。昔人母患喉生蛾，只肯服药不许针，无可奈何。九思云：我有一药，但用新笔点之。暗藏铍针在笔头内刺之，蛾破血出即愈。医者贵乎有机也，学者知之。

于法开　善医。治产难，令食羊肉十余脔而针之，须臾儿从羊背裹下。

任度　不知何许人，老医也。有患者尝饥，吞食则下至胸便即吐出，医作噎疾膈气，治之无验。任视之曰：非此疾，盖因食蛇肉不消而致斯病，但揣心腹上有蛇形也。病者曰：素有大风，尝求蛇肉食，风稍愈，复患此疾矣。遂用硝、黄合而治之，微下利则愈。医皆记其验而知蛇瘕也。

莫君锡　大业中为医丞。炀帝好色，服丹发燥，进剂治之。又置冰盘于前，俾朝夕观望，亦治烦躁之一术也。

张苗　不知何郡人。雅好医术，烧地铺叶出汗其法也。

唐慎微　字审元，蜀之华阳人。貌陋言讷，中极明敏，治病百不失一。著《备用本草》及《经史证类》。

王叔和　西晋高平人，为太医令。性度沉静，博通经史，精研医道，洞识修养，纂岐伯、华佗等书为《脉经》、《脉诀》，次仲景《伤寒方论》，遂使其本书不行于世，后人不免有遗议焉。

马嗣明　南齐河内野王人。善诊脉，知一年前死生。针灸孔穴与明堂不同，艺术精妙，一时名医皆为所轻。治背痈肿，炼石涂之便瘥。其法以粗黄色石如鹅鸭卵者，猛火烧令赤，入醇醋中，自有石屑落醋里，频烧至石尽，取石屑晒干为末，醋调涂肿上，无不愈。

姚僧垣　字法卫，后周吴兴武康人。仕梁为太医政，历魏、周、隋，进爵北绛郡公，年八十五乃卒，赠本官加荆湖三州刺史。先生医术高妙，诸蕃外域，咸请托之。著《集验方》十二卷，撰《行记》三卷。其长子察，《南史》有传。

姚最　字士会，僧垣次子。博通经史，官学士。天子敕习家业，十余年中，略尽其妙，效验尤多。

李修　字思祖，本阳平馆陶人。得沙门姚僧垣针灸术，撰《药方》百卷。官太医令，赠青州刺史。

巢元方　隋人，大业中为太医令。撰《病源》五十卷，不为无见，但言风寒二气而不及湿热之文，后人不免遗议。治风逆坐起不得，用半年羔羊，杀而取腔，以和药末，药未尽而病愈。

韦讯　号慈藏，唐人。医中之圣，人皆仰之，今医家多图其像以祀之。

元珠先生　王冰之师，洞明《素问》。

王冰　号启玄子，唐宝应中为太仆令。注《素问》，作《玄珠密语》，其大要皆论五运六气，《皇极经世》注亦载其语。

张鼎　补孟诜《食疗本草》。

张文仲　唐之洛州洛阳人。少与李虔、韦讯并以医知名，则天初为侍御医，特进苏良嗣，方朝疾作仆廷中，公诊曰：忧愤而成，若胁痛者，殆未可救。顷告胁痛，又曰：及心则殆。

饿心痛而死。公论风与气尤精，风状百二十四，气状八十，治不以时，则死及之，惟头风与足气，药可常御。病风之人，春秋末月可使洞利，乃不困剧，自余须发，则治以时消息。乃著《四时轻重术》凡十八种，《随身备急方》三卷。

肖炳 唐之兰陵处士，撰《四声本草》。

杨损之 唐开元后人，润州医博士，兼节度随军，撰《删繁本草》。

陈士良 伪唐陪戎副尉，剑南医学助教。取诸家本草有关于饮食者类之，附以调养脏腑之术，名《食性本草》。

于志宁 字仲谧，京兆人。唐永徽间迁太傅，与李勣修定本草，并图合五十四篇，其书大行。

甘伯宗 撰历代明医姓氏，自伏羲至唐，凡一百二十人，出《辍亲录》。

孙兆 宋时宫殿中丞，尚药奉御太医令用和之子，父子皆以医知名。治平中间有显官坐堂，忽耳鸣，公诊曰：心脉太盛，肾脉不能归耳。以药凉心，则肾脉复归，耳鸣立愈。

王纂 宋海陵人。少习经方，尤精针石。治一女子，每夜被獭精假作其夫迷惑，鬼穴一针，獭从穴出。

庞时 字安常，宋蕲水人。世医，不足父所授《脉诀》，独取《素》、《难》，通其说，时出新意。注《难经》，辨数万言；作《本草补遗》，补仲景论。尝言华佗术，非人所能及，乃史氏之妄乎！治难产，以手隔腹扪儿手所在，针其虎口既痛，即缩手产下。治富家子走仆刑尸，大惊发狂，时取绞囚绳烧灰，酒调服而愈。

朱肱 号无求子，宋吴兴人。深于伤寒，著《活人书》。道君朝诣阙投进，授奉议郎医学博士。在南阳时，太守疾作，用小柴胡为散，连进三服，胸满。公曰：小柴胡汤煎清汁服之，能入经络，攻病取快，今乃为散，滞在膈上，宜乎作满。因煮二剂与之，顿安。

吴廷绍 为太医令。烈祖食饴，喉中噎，医莫能疗，公进楮实汤而愈。或叩之，答曰：噎因甘起，故以楮实汤治之。

许希　开封人，以医为业。宋景佑元年，仁宗不豫，公为针心胞络之间而愈，命为翰林医官。著《神应针经要诀》。

赵自化　宋德州平原人。高祖尝为景州刺史，后举家陷于契丹，父知岩脱身南归，寓居洛阳。习经方名药之术，官翰林医学，撰《四时养颐录》及《名医显帙传》三卷。

陈文中　字文秀，宋宿州人。为安和郎，判太医局，兼翰林良医。明大、小方脉，于小儿痘疹尤精其妙。淳佑中，与保安翰林医正郑惠卿同编《幼幼新书》，又著《小儿病源方论》一卷。

宋道方　字毅叔，宋南京人。以医名天下，不肯赴请，病者扶携以就求脉。政和中，有太守母病在膏肓，能以良药缓其旬日乃死。

僧智缘　随州人。善《太素脉》，诊父而能道其子之吉凶。王安石信之曰：昔医和诊晋侯而知其良臣将死，视父知子，何足怪哉！

皇甫垣　蜀之夹江人。以善医目疾，高宗、孝宗皆称皇甫先生而不名。对高宗言：心无为则身安，人主无为则天下治。又言：长生之术，先禁诸欲，勿令放逸，丹经万卷，不如守一。

王克明　字彦昭，饶州乐平人。初生时，母乏乳，饵粥得脾疾。长益甚。医以为不治，乃读《素》、《难》，刻意处药乃愈。针灸尤精。有难疗者，必沉思得其要乃与药，病虽数症，只用一药以除本，亦有不药期某日自安者。任内翰医官。

张锐　字子刚，宋郑州人。官成州团练使，以医知名。政和中，治伤寒已死一昼夜而面赤者，即用药灌之，次早遗屎尿而苏，更进平胃散一贴遂安。治一产妇大泄喉闭，用附子理中丸裹以紫雪，一服两疾皆愈。

郝允　宋博陵人，授异人医术，世称神医。有一妇夜间口禁而死，公曰：血脉滞也，不用药，闻鸡鸣自愈。一行踸踔辄踣，公曰：脉厥也，当治筋。以药熨之，自快。一孕妇极壮健，公诊曰：母气已死，壮健者恃儿气耳。如期子生母死。

王贶　字子亨，本士人，乃宋道方之婿，尽传其术，后以医得幸，宣和中为朝请大夫。著《全生指迷论》。有盐商失惊，吐舌不能入，经旬不食，尪羸日甚，公为针舌之底，抽针之际，其人若委顿状，顷刻舌缩如故。

杨介　字吉老，泗州人。以医闻四方，著有《存真图》。徽庙因食水，尝苦脾疾。诸医用理中汤不效。公以水煎与服，立愈。治广州府判杨立之喉间生痈，脓血流注，寝食俱废。公以生姜一片，试尝甘香，服至半斤，痛处已宽，一斤始觉辛辣，脓血顿尽，饮食无滞。盖因其居南方，多食鹧鸪、竹鸡，此二禽好啖半夏，久而毒发，故以姜制。

孙琳　路钤，本殿前司健儿。善医。宋宁宗为郡王，病淋，日夜凡三百起，遂以淡豆豉、大蒜、蒸饼三物研烂为丸，温水下三十丸，日进三服，三日而愈。或问其说，公曰：小儿何缘有淋？只是水道不通利，蒜、豉皆通利，无他巧也。

刘元宾　号通真子，宋人，著《脉诀》。

程约　字孟博，宋婺源人。世工医，精针法，著《医方图说》。

张济　无为军人。善用针，治孕妇因仆地而腹偏左，针右手指而正。脱肛针顶心而上。伤寒反胃呕逆，累日不食，针眼眦立能食。凡草木金石，悉辨酸咸淡甘辛等味。

唐与正　不知何许人。治因饮热酒顶高数分，用葛花倍服自愈。治因服黑锡丹，卧则小便微利，立则不能涓滴，服诸通利药不效。公诊曰：乃结砂时铅不死，硫黄飞去，铅入膀胱，卧则偏重犹可溲，立则正塞水道，故不能通。用金液丹三百丸，分为十服，煎瞿麦汤下。盖膀胱得硫黄，积铅成灰，从水道下，累累如细砂，其病即愈。

潘璟　字温叟，名医也。治一妇孕五岁，一妇孕十有四月，皆未育，公视曰：疾也。作大剂饮之。孕五岁者堕肉块百余枚，有眉目状；孕十四月者，堕大蛇而愈。

刘从周　韶州曲江人。医有自得之见，著书十篇。论痢疾以手足和暖为热，厥冷为寒。如盛夏发热有进退者为冒暑，一向热不止者为伤寒，至当之言也。

僧奉真　四明人，良医也。天章阁侍制，许元为江淮发运使，奉课于京师，方欲入对，而子病亟不治，元强公延寿数日，公曰：诸脏皆衰，惟肝脏独过，脾为肝所胜，急泻肝补脾，可缓三日，过此无术也。

周顺　鄱阳人。医有十全之功。治士人得脚弱病，积药如山，悉令屏去，用杉木为桶濯足，及令排樟脑于两股间，以布系定，月余脚健如故。

赵峦　晋阳山人，善诊候。治一病因边水行次，有大虾蟆跃高数尺，蓦作一声，忽惊叫，便觉右胁牵痛，胁下作声，尚似虾蟆声，声声相接，以手按之则可，其脉右关伏结。公用利药取下青涎，类虾蟆之衣，遂愈。

石藏用　蜀人。一士人因承檐溜洗手，觉为物触入指爪中，初若丝发，至数日稍长如线，伸缩不能如常，始悟其为龙藏伏也，乃求公治之。公曰：方书所不载，当以意去之，归可末蜣螂涂指，庶不深入胸膈，他日免震厄之患。士人如其言，后因迅雷见火光遍身，士人惧怕，急以针穴其指，果见一物自针穴跃出，遂不为害。

赵卿　不知何许人，良医也。有机警。一少年眼中尝见一小镜子，诸医不效。公视之，与少年期来晨以鱼鲙奉候。少年及期赴之，延于内，且令从容，俟客退方接，俄设台施一瓯芥醋，更无他味，公亦未入，迨禺中久候不至，少年饥甚，且闻醋香，不免轻啜之，逡巡又啜之，觉胸中豁然，眼花不见，因竭瓯啜之。公方突入，少年以啜醋惭谢。曰：郎君先因食鲙太多，芥醋不快，又有鱼鳞在胸中，所以眼花，适所备芥醋，欲郎君因饥以啜之。鲙会，诈权也。

杜任　汶阳人。善医，尤精于幼科。多先温胃，令进饮食，而后攻治他疾。

窦太师　讳汉卿，金朝合肥人。善针术，撰有《标幽赋》。

成无己　金之聊摄人。家世儒医，注《伤寒论》十卷，《明理论》三卷，《论方》一卷。

张从正　字子和，金之睢州考城人。精《素》、《难》，法宗刘河间，著《六门三法》。

罗天益　字谦甫，东垣先生之高弟，元朝真定人。著《卫生宝鉴》、《药误永鉴》、《药类法象》。

吴恕　字如心，号蒙斋，元之仁和人。著《伤寒指掌图》。

直鲁古　吐谷浑人。初元太祖破吐谷得之，淳钦皇后收养。长能针灸，官太医，撰脉诀、针灸书。

危亦林　号达斋，元时其鼻祖自抚迁于南丰。高祖云仙，游学东京，遇董奉二十五世方脉，至公五叶而学益备，技益工，所活者益众。官本州医学教授，刻苦凡十稔，编成《世医得效方》十有九卷。

徐文中　字用和，宣州人。始为县吏，复为安陆府吏，授绍兴路知事，善针灸。

王仲光　吴郡人，志不愿仕，自坏其面貌，终身独居无妻子，髽髻布袍游行市中，卖药自给。郡守求见，逾屋逸出，他日却仪，独候门下，始接焉。据坐受拜，以道诲之，若师弟子也。姚少师广孝既贵，归亦来访，弗肯见之。

葛应雷　字震父，吴人。攻医，官医学提举，著《医学会同》二十卷。

项昕　字彦昌，号抱一翁，元之东教人。世医，年未成童，暗诵岐扁《素》、《难》、叔和《脉经》，稍长学《易》，因母误药，励志医术。拜越江大儒韩明善，又往浙见葛可久，论刘、张之学，授太医院使。善按摩，作《脾胃论》以补东垣未备。治一病胁痛，众以为痈，投诸香、姜、桂之类益甚，阳脉弦，阴脉微涩。公曰：弦者，痛也；涩者，肾邪有余也。肾上薄于胁不能下，且肾恶燥，今服燥药过多，非得利不愈。先用神保丸，下黑溲痛止，更服神芎丸。或疑其太过，公曰：向用神保丸者，以肾邪透膜，非全蝎不能引导，然巴豆性热，非得硝、黄荡涤，后遇热必再作。乃大泄数次病愈。《经》曰痛随利减是也。治一妇腹胀如鼓，四体骨立，医以为孕、为蛊、为瘵。公诊曰：此气搏血室耳。服血药多而失于顺气，《经》曰气血同出而异名，故治血必先顺气，俾经隧得通，而后血可行。乃以苏合香丸投之，三日而腰痛作。曰：血欲行矣。急以硝、黄峻逐之，下瘀血如瓜者十余枚而愈。所以知其病者，以其六脉弦滑而数。弦者气结，滑者血聚，实邪也，故气行而大下之。又一女子病同而诊异，公曰：不治，法当数月死。向者女子脉滑为实邪，今脉虚为元气夺矣。又一女子病亦同而六脉独弦，公曰：真脏脉见，法当逾月死。后皆如其言。治一人夏月病甚，众以为瘵。公诊其脉细数而实。细数者，暑也。暑伤气宜虚，今不虚而反实，乃热伤血，药为之也。与白虎汤饮之立瘥。治一人胸膈壅满甚笃，昏不知人。公诊其脉，阳脉浮滑，阴脉不足。浮为风，滑为血聚，始为风伤肺，阴脉不足，乃过于宣逐也。诸气奔肺，肺气治则出入易，菀陈除，故行其肺气而病当自已。初以杏仁、薏苡之剂，灌之立苏。继以升麻、黄芪、桔梗消其脓，服之逾月而愈。

赵良仁　字以德，号云居，元之浦江人。从丹溪先生学医，著《医学宗旨》、《金匮方衍义》。

王履　字安道，国朝昆山人。学医于丹溪先生，尽得其术，博学能诗。著《溯洄集》、《百病钩玄》、《医学韵统》。

周汉卿　国朝松阳人。善针灸。治一女子生瘰疬，环颈及腋九十九窍，窍破白沈出，右手拘挛不可动，身体火热。公为剔窍母，长二寸，其余以火次第烙之，数日成痂而愈。治一人背苦曲杖而行，人以风治之。公曰：非风也，血涩不行也。为针两足昆仑穴，顷之投仗而去。

张颐　字养正，国朝吴下明医。中年以瞽废，而气岸峭直不衰，周文襄公巡抚吴中宾礼之，议论侃侃不屈。其医大概以保护元气为主，处剂多用参、术，而每著奇效。能预刻年月日，决人生死，往往奇中。尝叹世言东垣、丹溪医中王道，信然，以其效迟也，然善用数著奇效。

钱瑛　字良玉，世传颅囟医。宣德中入太医院。宁阳侯孙生九月，惊悸频啼而汗，百方莫效。公命坐儿于地，使掬水为戏，惊啼顿止。人问之，曰：时当季春，儿丰衣帷处，不离怀抱，其热郁安所泄耶？使之近水则火邪杀，得土气则脏平，故不药而愈。吴下小儿医善钱氏云。

刘遵道　国朝草窗先生族弟。有渔人误吞钓钩，公令溶蜡为丸，以线灌下，钩锐入蜡，即曳而出。

吴杰　字士奇，国朝武进人。自号旸谷。谷者，谷神也。世医荐入御药房，与唐荆川相善。

殷傅　字朝相，号壶仙，国朝瓜州人。治伤寒误服热药将死，舌黑不硬，两颊肿而咽尚通，公曰：舌不硬，咽尚通，太阴、少阴经尚未绝。乃与火剂，一饮汗出，二饮热去，三饮病已。治淋沥忽变口禁厥逆，他医以为风，公诊尺脉沉大，知病属下焦，投以八正散而愈。

汗忱　字益敬，号孚庵，国朝歙人。因体弱与母病习医，著《折肱录》。

倪维德　字仲贤，号敕山，国朝三吴名医，宋和州防御使昌嗣之后。其家世业《坟》、《典》、《丘》、《索》，著《医说》及《原机启微》。公尤以急济为务。小儿八岁忽得昏惫疾，数日方苏，呆戆如木偶人，寒暑饥饱皆不知，尝食土炭至口，不得出音，用疏风助脾之剂，数服而愈。盖脾藏智意，挟风则不知人事矣。

吕复　国朝四明人，深于医道。有因大醉甚大吐，熟睡至次早，眼中视物皆倒置，诊其脉左关浮促，复用藜芦、瓜蒂平旦吐之，视物如常。盖伤酒吐时，上焦反复，致倒其胆腑，故视物皆倒，法当复吐，以正其胆。

胡重礼　真州人，国朝初以医名世。

沈绎　字诚庄，吴郡人，好学笃行。洪武中肃王嗜乳酪获疾，饮浓茶数碗，荡涤膈中而愈。王神之，奏授本府良医。

何彦征　讳渊，以字行，镇江丹徒人，家世医。永乐中，以名医征隶太医院院使。

黄瑀　字梦祥，号熙春，存礼之子。业儒精医。正统初，征为太医院太医，其术愈精。

陆彦功　国朝歙人。世医，至公尤精。征太医不拜，晚年编《伤寒类证便览》十卷。

陶华　字尚文，号节庵，余杭名医。幼读儒书，旁通百氏，著《伤寒琐言》，大行于世。正统间被征，引疾归，时论高之。

邹福　字鲁济，国朝瓯宁人。善察脉，著《经验良方》。仲子逊亦传其业，有司荐为医官，不就。

熊宗立　号道轩，国朝建阳人。从刘剡学，兼通阴阳医卜之术。注解《难经》、《脉诀》，撰《药性赋补遗》，集《妇人良方》。

王时勉　善观色察脉，能预言人病。

张至和　精医，二人俱国朝吴郡人。

刘毓　字德美，号益斋，国朝金陵人，徙苏之长洲。业儒既成，不忍违养，乃学医，荐为太医，善学丹溪者也。

汪渭　字以望，号古朴，国朝祁门临清之朴墅人，出唐越国公之后。世医，至先生益精，尝曰：东垣主于升阳补气，丹溪主于滋阴降火，若阴虚阳亢，当合东垣、丹溪两法治之。

刘全备　字克用，国朝柯城人。注《编注病机》、《编注药性》。

虞抟　字天民、号恒德老人，正德花溪人。著《医学正传》、《医学权舆》、《医学集成》。

方广　字约之，号古庵，嘉靖休宁人。读儒之暇，留意医经，为名医。善用丹溪法，著《丹溪心法附余》、《药性书》、《伤寒书》。

薛己　字新甫，号立斋，吴郡人。家世明医，至公尽会诸家之法。嘉靖时，官南京太医院院使。著《外科枢要》。

程伊　字宗衡，新安人，国朝淮府良医。纂《医林史传》、《外传》、《拾遗》。

世　医

以医为业，世代相承者也。

楼护　字君卿，西汉人。少随父为医，游五侯家，咸得其欢心，后以经学为京兆令。

徐秋夫　南宋徐熙之子，为射阳令。医术尤精，曾针鬼腰。

徐道度　秋夫长子，以医官兰陵太守。

徐叔向　秋夫次子，亦精医。

徐謇　字成伯，道度次子，后魏丹阳人，家本东莞。善医药，以医官至光禄大夫，赠东将军齐州刺史，谥曰靖。

徐践　字景升，袭爵建兴太守，亦精医。

徐雄　德医徐文伯之子，传父术尤精。

徐之范　儒医徐之才之弟，以医官太常寺卿。

徐敏齐　之范之子。攻医，博览多艺，隋赠朝散大夫。

褚该　字孝通，褚澄之弟，善医术。仕梁归周，与姚僧垣同时，进授车骑大将军。其子则亦传其家业。

许智藏　隋高阳人。因母疾览医。历仕梁、陈、隋，皆为员外散骑侍郎，炀帝即位时致仕，年八十卒于家。

许澄　智藏宗人。以医术与姚僧垣齐名，拜上仪同三司。

甄权　唐许州扶沟人。以母病究集方书，遂为高医。仕隋为秘书省正字，称疾免。鲁州刺史库狄嵚风痹不得挽弓，公使彀矢响堋，立针其肩髃一穴，进曰：可以射矣。果如言。贞观中公已百岁，太宗幸其舍，视饮食，访其术，擢朝散大夫，赐几杖、衣服。寻卒，年百三岁。撰《脉经》、《针方》、《明堂》等图。

甄立言　权之弟，为太常丞，撰《本草音义》七卷，《古今录验方》五十卷。治一道人心腹烦满弥二岁，公诊曰：腹有蛊，误食发而然。令饵雄黄一剂，少顷，吐一蛇，如拇无目，烧之有发气，乃愈。

江哲　字明远，宋婺源人，以医名家十五世。公益通儒书，务以其术活人，则大所居为施药室，抗层楼，扁以登云，远近病者群集，一剂辄瘥。理宗召至赐坐，屡官之，不愿，赐宅一区。其子世良为供检郎，其孙雷举进士。

刘翰　宋沧州临津人。世习医业，为翰林医官，著《经用方书》三十卷，《论候》十卷。

张扩　字子充，宋歙县人。受业于庞时及王朴之脉，善《太素》，与弟张挥同著《医说》。

张挥　字子发，就学于兄，尽究其术，以医名家，亦精于《太素》。

徐枢　字叔拱，国朝南桥人。其先世遇异人授《扁鹊神镜经》，公传其术，召为太医院院使。

徐彪　字文蔚，徐枢之子，亦以医知名，官至御医院判。

程明助　字良辅，国朝儒医程明佑之弟，世居新安岩镇。少婴寒疾，医误投附子几殆，遂成热病，鼻赤如火，药之弗效。乃发愤学医，博极古先禁方。以世承平早婚，厚味重茵，故多痰火阴虚之病，法遵河间、丹溪。

殷矩　字度卿，号方山，国朝仪真人。家世名医，读轩岐书，暗解默诵，诊脉用药，以意消息，不尚奇怪。

蒋武生　字用文，国朝杨州仪真人。世业儒医，祖孟雷扬州医学教授，父伯雍举进士。公少有颖悟，过目成诵，肆力经籍，得圣人深意，善诗文，乃习医业，郡县交辟不就。父母没，始荐入太医院，寻升院判，为戴元礼所重，赠奉议大夫、太医院使，特谥恭靖官，其长子主善为院判。

祝仲宁　号橘泉，四明人。世为医家，至公益精。永乐初，被召治小儿八岁哮喘不得卧，喉中声如拽锯，用泻火清气之剂而愈。或云：小儿无火。公曰：人有老稚，诸气贲郁，肺火之发则一。治坠马不醒人事，他医用理伤断续之药不效，公与降火消痰立愈。治周身百节痛及胸腹胀满，目闭肢厥，爪甲青黑，医以伤寒治之，七日昏沉弗效。公曰：此得之怒火与痰相搏。与四逆散加芩、连，泻三焦火而愈。

顾俊　字时雍，国朝长州人。世业医，早以孝友闻，不转祖上世，一以丹溪为主。

许国祯　字进之，世医，征至翰海留守，掌医药。

德　医

乃明医、世医中之有德者。

徐文伯　字德秀，南宋道度之子。有学行，虽精医术，不以为业。治患腰痛牵心，每至辄气欲绝，众以为肉癥。公曰：此发癥。以油投之，即吐物如发，稍引之长三尺，头已成蛇能动，挂门上滴尽一发而已。治孕妇欲去其胎，泻足太阴补手阳明，胎便应针而下。

徐嗣伯　字叔绍，南宋叔向之子。有孝行，善清言，位正员郎诸府佐。治服五石剂患冷，夏月常复衣，公诊曰：伏热。须水发，非冬月不可。至十一月冰雪大盛之时，令二人夹捉病者，解衣坐石，以冷水从头浇之，尽二三斗。病人口禁气绝，家人啼哭请止，公遣人执仗，敢有谏者挝之。又尽水百斗，病人始觉能动，而见背上彭彭有气，俄而起坐，曰热不可忍，乞冷饮。公以水与之。一饮一升，病愈后冬月犹单衣，体更肥壮。治一妪体痛而处处有黖黑无数。公曰：此疔疽也，二日后必死。乃与十余汤服之，服后痛势愈甚，跳投床者无数，须臾黑处拔出疔，长寸许，以膏涂之，三日而愈。治一病积滞久年不愈，公曰：尸注也。一病腹胀而黄，公曰：石疣也。一病眼痛多见鬼物，公曰：邪气入肝也。三病不同，皆用死人枕煎汤，服之而瘥。盖尸注者，鬼气伏而未起，故令沉滞，得死人枕促之，魂气飞越，不得复附体，故尸注可瘥。石疣者，久蛔也，医疗即癖，蛔虫搏坚，世间药不能遣，须鬼物祛之，然后可散。邪气入肝，使眼痛而见鬼物，须邪物以钩之，气因枕散，复埋于冢间也。

钱乙　字仲阳，宋之钱塘人。父颢善针医，然嗜酒，一旦匿姓名，游东海不归。公时三岁，随母嫁医吕氏，稍长从吕君问医。母将没，告以家世，公号泣请往迹父。二十余年，往返六次，迎父以归。后自患周痹，杜门阅书史，非独医可称也。得仲景之阃奥，建为五脏之方，各随所宜。谓肝有相火，则有泻而无补；肾为真水，则有补而无泻。皆启《内经》之秘。厥后张元素、刘守真、张从正尽皆取法，今人但知其为婴儿医也。著《伤寒指微论》五卷，婴儿百篇。治一乳妇因大怒目张不得瞑，公煮郁李酒饮之，使醉则愈。所以然者，目系内连肝胆，恐则气结，胆衡不下，惟郁李去结，随酒入胆，结去胆下，则目能瞑矣。

杨士瀛　字登父，号仁斋。宋三山名医，以济人利物为心，著《仁斋直指》。

刘润芳　字仲阳，宋之饶州鄱阳人。以医为隐。治贫家疾，辄怀金置席下，别时令其家人自得之，病者一喜而疾以解半。其子孙繁盛，世传家业。

吴源　字德信，休宁人，号神医。任翰林医官，晚弃官隐于儒。尝曰：五世活人功已积，一经教子意难忘。乾道癸巳冬，自诊无春脉，至期果摄衣而逝。

陆蒙　不知何许人，号东园散人。博学经史，精篆隶，遇异人得子午按摩法，疗疾不施针灸，对坐谈笑，顷疾即脱，未尝须人值。或劝其仕，则嘿不应。

王珪　字均章，号中阳老人，吴郡人。元盛时制行高，见道明；壮岁慕丹术，尤邃于医。屏世累，隐吴之虞山，居环堵三十年，目瞳炯然，身不践廛间。著《泰定养生主论》，制滚痰丸。

李仲南　字乃季，号碧山，元之天池人。平生无世俗嗜好，欲寿双亲，与孙允贤著《永类钤方》。

戴元礼　号复庵，国朝浦江人。生儒家，习《诗》、《礼》之训，惓惓有志于泽物，乃从医丹溪先生。先生见其颖悟倍常，倾心授之。公自是识日广，学日笃，出而治疾，往往奇验。永乐初，召为太医院使，著《证治要诀》。尝谓医道本于《内经》，一坏于开元，再坏于大观，习俗相仍，惟执《局方》，恶事《内经》，惟钱、刘、李、朱出，而后发明《内经》之学。治一人六月患大热，谵语发斑，六脉浮虚无力，用附子理中汤冷饮，大汗而愈。治痁疾多汗，因怒遂昏厥若死，灌以苏合香丸而苏；后闻人步鸡犬声亦发厥，乃汗多亡阳也，以参芪日补之，其惊渐减，浃旬而安。治一妇人娩乳后病惊，身翩翩然如升浮云上，举目则室亦旋转，持身弗定，医以补虚治惊弗效。公曰：左脉虽芤涩，神色不动，是因惊致心胞络积瘀血耳，法宜下之。下积血如漆者一斗，即愈。

徐鏊　不知何许人，太医院医士。正德时谏南巡，下狱戍边，忠臣也。

沙金　字廷玺，号杏轩，国朝仪真人。以医济人，不责其报，贫甚者或反资给。其子稷登第，赠工部主事。

沈鹤　字寿祥，国朝杨之昭阳人。家世医，通轩岐及仲景、河间术，恫瘝切身，勤于活人，名齿公卿。年未四旬，丧偶不娶，有司扁其门曰：义夫。

胡宗仁　字彦德，国朝晋陵人。父祯善医术，常州路医学录，母徐氏亦知医，学录早丧，守节四十余年，常药济人。至公医业尤精，其配李氏，有妇德，亦知医。

陆仲远　国朝九华山人。挟仓公、扁鹊之技，常曰：医家之书近于仁，医家之事近于利，不志于利，仁者心也。

陈立兴　国朝姑苏蠡口人。家贫笃孝，因母病遇异人授以药瓢，方药济人如神。及卒，乡人立祠祀之。

沈以潜　明医沈绎之侄，以医名家。太医蒋武病革，荐以自代，遂拜御医。长于诗律，杜门不妄与人交接。谣言：骑驴教学张公瑾，闭户行医沈以潜。

黄孝子　国朝余姚人。生两岁，其母不乳，鞠于祖母冯居常成人。父继取厉氏，生三子，父为后母所惑，孝子泣不忍，号于门，往复不纳，乃勉力医经以给衣食，当道荐入春宫直尚医事。父母没，庐墓三年，奏旌其门曰：孝子。

仙禅道术

长桑君　姓长桑，名过，扁鹊师也，以禁方传之。

凤纲　汉阳人。常采百草花水渍之，瓮盛封泥，自正月始迄九月末，又取瓮埋之百日，煎膏为丸，有卒死者，以此药纳口中，水下之皆生。

玄俗　西汉河间人。饵巴豆，卖药都市，七丸一钱，治百病。河间王病瘕，买药服之，下蛇十余头。问药意，俗云：王瘕乃六世余殃下堕，非王所招也。王常放乳鹿邻母也，仁心感天，故遭俗耳。王家老舍人自言父世见俗，俗有形无影，王乃呼俗，日看实无影，王欲女配之，俗夜亡去，后人见于常山下。

董奉　字君异，吴之侯官人。居庐山，有道术，为人治病，愈者令种杏五株，轻者一株，数年杏已成林，号台仙杏林，杏熟易谷以赈贫乏。

幸灵者　西晋豫章建昌人。父母乡人，初以为痴，后有灵术济人，不取报谢。长不娶妻，及受货赂娶妻，蓄车马奴婢，其术稍衰。

葛洪　字稚川，号抱朴子，丹阳句容人。少贫，躬自伐薪以贸纸笔，抄书诵习，以儒学知名。性寡欲，无所爱玩，闭门却扫，不妄交游。惟寻书问义，不远千里，期于必得，遂究典籍，博文深浩，江左绝伦。仕晋为勾漏令，善为政治，后隐于罗浮山，尤好神仙导引之法。著《金匮药方》、《肘后救卒方》、《备急方》。

单道开　东晋敦煌人。有禅学，疗目疾颇验，赞曰：马明、龙树。

陶弘景　字通明，丹阳秣陵人。十岁得葛洪《神仙传》，昼夜研寻，便有养生之志；既长，辞相禄挂冠神武门，隐于茅山中。梁武帝即位，书问不绝，谓山中宰相，年逾八十而有壮容。

注《本草效验方》、《肘后百一方》。

陆法和　梁时辞刺史，隐于江陵百里洲，信道术，采药疗人。

李筌　号少室山达观子，唐人。于嵩山虎口岩石壁得《黄帝素问阴符经》，本题云魏道士寇谦之传诸名山，至骊山老姥传其说。

马湘　字自然，唐之杭州盐官县人。世为县吏，湘独好经史，攻文学，善诗，有神术，治病以竹杖打之，应手便愈。

卖药翁　唐人，不知姓名。有自童稚见之，迨于暮齿，复见其颜状不改。常提一葫芦卖药，人告疾求医，得钱不得钱悉与之，或无疾戏而求药，得必失之。尝骂人曰：有钱不买药吃，尽作土馒头去。人莫晓其意，益笑之。后于长安卖药，抖擞葫芦已空，内只有一丸出，极大有光明，安在掌中，无人肯买，遂自吃，腾空而去。

日华子　宋开宝中明人。不著姓氏，但云日华子，撰《诸家本草》。

王怀隐　宋州睢阳人。初为道士，善医，为翰林医官。宋太宗时，吴越遣子惟浚入朝被疾，诏公视之得愈。与陈承、裴宗元、陈师文同著《太平圣惠方》。

许逊　字敬之，为旌阳令。郡中大疫，乃以所授神方拯治之，沉疴之病亦无不痊者。

施岑　字太玉，沛郡人，旌阳弟子，善治疗之术。

萨守坚　蜀西河人。少学医，误用药杀人，遂弃医，学虚静张天师及建昌王拱宸、福州林灵素三人道法，有咒枣之术，治病如神，称曰真人。

李诇　字孟言，国朝钱塘人，号樗散生。善为诗，卖药金陵市，咸称其为知道者。

韩悫　号飞霞道人，国朝蜀之泸州人。本将家子，弘治成化时少为诸生，因不第，褫缝掖，往峨眉诸山访医，升庵杨太史称之曰：真隐世传道人也。《医通》二卷，特其土苴云耳。

原道统说 纂《绀珠经》

大哉医乎，其来远矣！粤自混沌既判，洪荒始分，阳之轻清者，以气而上浮为天；阴之重浊者，以形而下凝为地。天隆然而位乎上，地隤然而位乎下。于是阳之精者为日，东升而西坠；阴之精者为月，夜见而昼隐。两仪立矣，二曜行焉。于是玄气凝空，水始生也；赤气炫空，火始生也；苍气浮空，木始生也；素气横空，金始生也；黅气际空，土始生也。五行备，万物生，三才之道著矣。是以惟人之生，得天地之正气，头圆象天，足方象地；天有阴阳，人有气血；天有五行，人有五脏。盖葛天氏之民，巢居穴处，茹毛饮血，动作以避其寒，阴居以避其暑，大朴未开，何病之有？迨夫伏羲氏占天望气而画卦，后世有《天元玉册》，目为伏羲之书者，乃鬼臾区十世口诵而传之也。神农氏尝百草，一日而七十毒，厥后本草兴焉。黄帝垂衣裳而天下治，与岐伯天师更相问难，上推天文，下穷地理，中极民瘼，《内经》自此而作矣。此经即作，民之有疾，必假砭针以治其外，汤液以疗其内。厥后大朴散而风化开，民务繁而欲心纵，灾沴多端，非大毒、小毒、常毒、无毒之药，弗能蠲矣。医之大原，《素问》一书而已矣。二十四卷，八十一篇，其间推原运气之加临，阐明经络之标本，论病必归其要，处治各得其宜，井然而有条，粲然而不紊，若《天元纪大论》、《六元正纪大论》、《五常政大论》、《气交变大论》、《至真要大论》数篇，乃至精至微之妙道，诚万世释缚脱难、全真导气、拯黎元于仁寿、济羸劣以获安者之大典也。轩岐以下，代不乏人，扁鹊得其一二，演而述《难经》，皇甫士安次而为《甲乙》，杨上善纂而为《太素》，如全元起之解，启玄子之注，所谓源洁则流清，表端则形正，历代之明医也。独有汉长沙太守张仲景者，揣本求源，探微赜隐，取其大小奇偶之制，定君臣佐使之法而作医方，表里虚实，真千载不传之秘，乃大贤亚圣之资，有继往开来之功也。汉唐以下，学者岂不欲涉其渊微之旨，矧《内经》之理深幽，无径可入，如巢元方之作《病源》书，孙思邈之作《千金方》，辞益繁而理愈昧，方弥广而法失真，《内经》之书，施用者鲜矣。及朱奉议宗长沙太守之论，编《南阳活人》之书，仲景训阴阳为表里，奉议解阴阳为寒热，差之毫厘，谬以千里，其活人也固多，其死人也不寡矣。幸而守真刘子《要旨论》、《原病式》二书既作，则《内经》之理，昭如日月之明；《直格》书、《宣明论》二书既作，则长沙之法，约如枢机之要。如改桂枝麻黄各半汤为双解散，变十枣汤为三花神佑丸，其有功于圣门也不浅矣。同时有张子和者，出明《内经》之大道，续河间之正源，与麻知几讲学而作《儒门事亲》之书，乃曰：吐中有汗，泻中有补，圣人止有三法，无第四法。乃不易之确论，至精之格言，于是有刘、张之派矣。若东垣老人，明《素问》之理，宗仲景之法，作《济生拔萃》、《十书》以传于世，明脉取权衡规矩，用药体升降浮沉，是以有王道、霸道譬焉。至于丹溪朱氏，伤寒、内伤、杂病，无不精研，痰火奥义，犹其独得，宋太史濂谓其集医家之大成，诚哉是言也！迨及我朝，修《大观本草》，制《铜人俞穴针灸经》，御赐《医方》等书，设太医以辅圣躬，立良医以佐王府，惠民药局以济民间夭扎，其仁天下之心，宛与轩岐一揆而远迈汉唐。是以名医迭出，如陶节庵之伤寒，发仲景之所未发；薛己之外科，补东垣之未备；葛可久之内伤、钱瑛之小儿，亦无忝于丹溪。昭代作人之功，其盛矣乎！后学知道统之自，则门径不差，而医道亦可近矣。故曰：知其要者，一言而终。

阴　　骘

《永类钤方》、《体仁汇编》等书，皆载阴骘方论，何也？盖自古得医道之传者，皆以好生为心，不务声名，不计货利，不忌人识能，不论人恭慢，惟知救人之命，愈人之病而已。有此心胸，然后医可明可行，至于病久不痊，尤当恐惧修省，以自重其生，如虚损、痨瘵、痈疽、耳目废坏等症，皆天刑也，可不知所务乎？是以恪遵圣制，为说于后。

恒言医通仙道，半积阴功，然阴功可半积而已乎？我朝为善阴骘录者，阴功之大用也。

富或效其平粜焚券，归妾葬友，嫁孤保孤，施药施棺，举丧助葬，赈贫赈饥，代偿代纳，还金还产。贵或效其雪冤理枉，活降出罪，洁狱禁溺，救灾兴利。贱则效其补敝履，检漏屋。贫则效其习医救疾，娶瞽娶哑，放鹤放鱼，渡蚁疗鹊，倾囊活命。

孝顺事实录者，阴功之大本也。

生则效其养口养志，死则效其善继善述，常则效其问安视膳，变则效其格奸谕道。幼如陆绩怀橘，老如莱子戏斑。留继母如闵损单衣，事祖母如李密陈情。贫如子路负米，微如庾衮躬耕。保身如子春伤足，受责如伯瑜泣杖。他如代命代死，求母寻母，刻木庐墓，感盗感兽，息火退水，召祥致瑞，访药梦药，吮痈尝粪，不能枚举，历历可考，当置一册座右。

二书相为表里，本立用行，然后因微以显其著。虽一事一物之小，亦足以动天地，达鬼神，而福泽响应。其所以教天下后世之心，至精至仁，宛如《周书》、《洪范》，先后一揆。盖孝顺事实，即《书》之惟天阴骘，彝伦攸叙也；为善阴骘，即《书》之曰食曰货，利用厚生也；感应之速，身致显荣，庆流后裔，即《书》之曰寿曰富曰康宁，向用五福也。治教休美明白如此，宜乎家家谕而户户晓矣。奈何愚民泥于报应，而有意为善，每以汗血之财，而供无益之费，甚则身心受累，而亏名节者有之。高明厚于大伦，而轻忽细务，每逞意气之偏，而为自便之图，甚则妨物害众，而招咒咀者有之。皆非所以善体乎圣制也。

圣断明言，上自卿相，下至乞丐，皆可行之。但以利人为念，则日用间无非利人之事，如人渴则与之杯水，一物不正碍人足则为正之，皆方便事也。又曰奖劝诱掖，使人为善，乃阴骘之至大者，何必专一分财与人惠哉？至于祸福感应，一毫不可先萌于心，乃气机自然而然之妙也。盖吾身未受中气以生之前，则心在于天，而为五行之运用；吾身既受中气以生之后，则天在吾心而为五事之主宰。一念之善，则不必其事之遂而后为吉也，即此与天相似，吉莫大焉，况积之久而休征以类应乎！一念之恶，则不必其迹之著而后为凶也，即此与天隔绝，凶莫甚矣，况积之久而咎征以类应乎！或曰：今之善者未必得福，恶者未必得祸，岂亦气数使然欤？殊不知数起于一，一即心之一念也。义之所当为而弗为者，非数之所能知也；义之所不当为而为者，亦非数之所能知也。故曰：《皇极》不言数，非数之所能尽也。善而未必得福，必其偶合于善，而不足以格乎天也；恶而未必得祸，必其偶陷于恶，而未至于通乎天也。否则福善祸淫万古，此天道也，何独于今而疑之？惟其不屑屑然以显露，而后有玩天理而不勇于为善者矣；惟其恒恢恢乎而不漏，而后有畏天威而不终于为恶者矣；惟其循环而无穷，变化而莫测，而后有乐善君子，虽处拂逆之境，无怨尤之作，盖深信夫天意之有在，而人事之所以当修也。吁！人不知之善为大善，人不知之恶为大恶，人不知而己独知，天乎？人乎？故曰：祸福无不自己求之者。医学所系甚重，必寄妻子，托死生，而后可以语此。养生者亦必有此志操，故敢述所闻，以质诸同侪，相与共守乎圣制，非敢好为言论也。

保　　养

医家即知修德，又当爱惜自己精神，医之难者难于此也。倘精神昏耗，察识必不能精，方药必不能尝，虽有济人之心，而势不能及也。若夫病有服药针灸不能效者，以其不知保养之方。古云：与其病后善服药，莫若病前善自防。是录《天真论》于前者，保养之原也；录《茹淡》、《阴火论》于中者，保养不过节食与色而已；更为说于后者，黜邪崇正，法颐之贞也。

天真节解《素问》首篇

黄帝曰：余闻上古春秋皆度百岁，而动作不衰，今年半百而动作皆衰者，时世异耶？人将失之耶？岐伯对曰：上古之人，其知道者，一阴一阳之谓道。法于阴阳，阴阳者，万物之终始，死生之本，逆之则灾害生，从之则苛疾不起。和于术数，术者，阴阳所发；数者，阴阳节限也。和术数，即法阴阳也。饮食起居，随时安分而不纵欲是也。饮食有节，起居有常，不妄作劳，人身欲得小劳，则气血不滞，过则伤人。故能形与神俱，而尽终其天年，度百岁乃去。今时之人不然也，以酒为浆，以妄作劳为常，醉以入房，以欲竭其精，以耗散其真，不知持满，不时御神，不知爱惜此身，如持盈满之器，惟恐其倾也；不能时时制御心神，如朽索之御六马。务快其心之所欲，逆于养生真乐，起居无节，房劳亦起居内事。故半百而形神衰也。夫上古圣人之教下也，皆谓之虚邪贼风，避之有时，恬澹虚无，真气从之，精神内守，病安从来？是以志闲而少欲，心安而不惧，形劳而不倦，气血相从以顺行，各从其欲，皆得所愿，志不贪，故所欲皆顺；心易足，故所愿必从；以不异求，故无难得也。故美其食，顺精粗也。任其服，随美恶也。乐其俗，去倾慕也。高下不相慕，其民故曰朴。至无求也，是所谓心足也。是以嗜欲不能劳其目，淫邪不能惑其心，愚智贤不肖，不惧于物，不惧为外物所夺。故合于道，所以能年皆度百岁，而动作不衰者，以其德全不危也。不纵情恣欲，涉于危险之地。帝曰：人年老而无子者，材力尽耶？将天数然也？岐伯曰：女子七岁肾气盛，齿更发长；老阳之数极于九，少阳之数极于七。女子为少阴之气，故以少阳数偶之，明阴阳气和，乃能生成其形体。二七而天癸至，任脉通，太冲脉盛，月事以时下，故有子；癸谓壬癸北方水，干名也。肾气全盛，冲任流通，天真气降，应时而下，故曰天癸。冲为血海，任主胞胎，月事调匀，故能有子。三七肾气平均，故真牙生而长极；真牙，牙齿最后生者。牙齿为骨之余。四七筋骨坚，发长极，身体壮盛；五七阳明脉衰，面始焦，发始堕；阳明之脉气荣于面，故其衰也，面焦发堕。六七三阳脉衰于上，面皆焦，发始白；三阳之脉，尽上于头，故三阳衰则面皆焦，发始白，所以衰者，以其经月数泄脱之故。七七任脉虚，太冲脉衰少，天癸竭，地道不通，经水绝，是为地道不通矣。故形坏而无子也。血气不荣其自身形容，而况可生人乎。丈夫八岁肾气实，发长齿更；老阴之数极于十，少阴之数次于八。男子为少阳之气，故以少阴数配之。二八肾气盛，天癸至，精气溢泻，阴阳和，故能有子；男女有阴阳之质不同，天癸则精血之形亦异，阴静海满而去血，阳动应血而泄精，二者通和，故能有子。《易》曰：男女构精，万物生化，此之谓也。三八肾气平均，筋骨劲强，故真牙生而长极；四八筋骨隆盛，肌肉满壮；五八肾气衰，发堕齿槁；精无所养，故令发堕齿枯。六八阳气衰竭于上，面焦，发鬓颁白；阳气，阳明之气也。七八肝气衰，筋不能动，天癸竭，精少，肾衰，形体皆极；八八齿发去。落也。肾者主水，受五脏六腑之精而藏之，故五脏盛乃能泻；五脏各有精，随用而灌注于肾，此乃肾为都会关司之所，非肾一脏而独有精，故曰五脏盛乃能泻也。今五脏皆衰，筋骨解惰，天癸尽矣，故发鬓白，身体重，行步不正，而无子耳。帝曰：有其年已老而有子者，何也？岐伯曰：此天寿过度，气脉常通，而肾气有余也。此虽有子，男不过尽八八，女不过尽七七，而天地之精气皆竭矣。虽老而生子，子寿亦不能过天癸之数。帝曰：夫道者，年皆百数，能有子乎？岐伯曰：夫道者，能却老而全形，身年虽寿，能生子也。

茹淡论

或问：《内经》谓精不足者，补之以味。又曰：地食人以五味。古者年五十食肉，子今年迈七十矣，尽却盐醯，岂中道乎？何子之神茂而色泽也？曰：味有出于天赋者，有成于人为者。天之所赋者，若谷菽菜果，皆冲和之味，有食人补阴之功，此《内经》所谓味也。人之所为者，皆烹饪调和偏厚之味，有致病发疾之毒，此吾子所拟味也。今盐醯之却，非真茹淡者，大麦与粟之咸，粳米、山药之甘，葱、韭之辛之类皆味也，子以为淡乎？予安于冲和之味者，心之收，火之降也；以偏厚之味为安者，欲之纵，火之胜也，何疑之有？

《内经》又曰：阴之所生，本在五味。非天赋之味乎？阴之五宫，伤在五味。非人为之味乎？圣人防民之具，于是为备。凡人饥必食，彼粳米之甘而淡者，土之德也，物之属阴而最补者也。惟可与菜同进，《经》以菜为充者，恐于饥时顿食，或思虑过多，因致胃损，故以菜助其充足，取其疏通而易化，此天地生物之仁也。《论语》曰：肉虽多不使胜食气。《传》曰：宾主终日百拜而酒三行，以避酒祸。此圣人施教之意也。盖谷与肥鲜同进，厚味得谷为助，其积之也久，宁不助阴火而致毒乎？故服食家在却谷者则可，不却谷而服食，未有不被其毒而横夭者也。彼安于厚味者，未之思耳。或又问：精不足者，补之以味，何不言补气？曰：味，阴也；气，阳也。补精以阴，求其本也。故补之以味，若甘草、白术、地黄、泽泻、五味子、麦门冬之类，皆味之厚者也。《经》曰虚者补之，正此意也。上文形不足者，温之以气，温存以养，使气自充，气充则形完矣，故言温不言补。《经》曰劳者温之，正此意也。彼以热药温药，佐辅补药，名曰温补，非徒无益，而害之矣。吁，《局方》之不能求经旨也，如此哉！

阴火论

人受天地之气以生，天之阳气为气，地之阴气为血，故气常有余，血常不足。何以言之？天地为万物之父母。天，大也，为阳，而运于地之外；地居天之中，为阴，天之大气举之。日，实也，亦属阳，而运于月之外；月，缺也，属阴，禀日之光以为明者也。人身之阴气，其消长视月之盈缺，故人之生也，男子十六岁而精通，女子十四岁而经行。是有形之后，犹有待于乳哺水谷以养，阴气始成，而可与阳气为配，以能成人而为人之父母。古人必近三十、二十而后嫁娶，可见阴气之难于成，而古人之善于摄养也。《礼记》注曰：惟五十然后养阴者有以加。《内经》曰：年至四十，阴气自半，而起居衰矣。又曰：男子六十四岁而精绝，女子四十九岁而经断。夫以阴阳之成，止供给得三十年之视听言动，已先亏矣。人之情欲无涯，此难成易亏之精气，若之何而可以纵欲也？《经》曰：阳者，天气也，主外；阴者，地气也，主内。故阳道实，阴道虚。非吾之过论也。或曰：仰观俯察乎天地日月，既若是之不同，何寒暑温凉之见于四时者，又如此之相等而无降杀也？曰：动极复静，静极复动，犹人之嘘吸也。寒者吸之极，气之沉也；热者嘘之极，气之浮也；温者嘘之微，气之升也；凉者吸之微，气之降也。一嘘一吸，所乘之机有以使之，宜其相等而无降杀。此以流行之用而言。前以大小虚实言者，盖其对待之体也。或曰：远取诸天地日月，近取诸男女之身，曰有余，曰不足，吾知之矣。人在气交之中，今欲顺阴阳之理，而为摄养之法，如之何则可？曰：主闭藏者肾也，司疏泄者肝也，二脏皆有相火，而其系上属于心。心，君火也，为物所感则易于动。心动则相火翕然而随，虽不交会，亦暗流而渗漏矣。所以圣贤只是教人收心养性，其旨深矣。天地以五行更迭衰旺为成四时，人之五脏六腑亦应之而衰旺。四月属巳，五月属午，为火大旺，火为肺金之夫，火旺则金衰；六月属未，为土大旺，土为水之夫，土旺则水衰。况肾水常借肺金为母，以补助其不足，故《内经》谆谆然滋其化源也。古人以夏月必独宿而淡味，兢兢业业于爱谨，保养金水二脏，正兼火土之旺尔。《内经》又曰：藏精者，春不病温。十月属亥，十一月属子，正大气潜伏闭藏，以养其本然之真，而为来春升动发生之本。若于此时不恣欲以自戕，至春升之际根本壮实，气不轻浮，焉有温热之病？夫夏月火土之旺，冬月大气之伏，此论一年之虚耳。若上弦前，下弦后，月廓空，亦为一月之虚；大风大雾，虹电飞雹，暴寒暴热，日月薄蚀，忧愁忿怒，惊恐悲哀，醉饱劳倦，谋虑勤动，又皆为一日之虚。若病患初退，疮痍正作，尤不止于一日之虚。今人多有春末夏初患头痛脚软，食少体热，仲景论春夏剧，秋冬差，而脉弦大者，正世俗谓注夏病也。若犯此四者之虚，似难免此。夫当壮年，便有老态，仰事俯育，一切隳坏，兴言至此，深可惊惧。

古人谓不见可欲，使心不乱。夫以温柔之感于体，声音之感于耳，颜色之感于目，馨香之感于鼻，谁是铁心汉不为动？善养生者，于此五个月，出居于外，苟值一月之虚，一日之虚，亦宜暂远帷幕，久自珍重，保全天和，庶可滋助化源，水得所养，阴无亏损，与阳齐平。然后阳得所附，而无飞越之尤，遂成天地交之泰，何病之可言？愿相与共遵守，期无负敬身之教，幸甚。

上丹溪格言二篇，病者当时目之，或者议其茹淡之偏，殊不知其本意为痰火阴虚之人作也。人至中年，肾气自衰，加之逸欲，便成虚损。兴阳补剂服之，则潮热不胜；专服滋降之药，虽暂得清爽，久则中气愈虚，血无生化。所以只得于饮食上调节，戒一切煎炒炙煿、酒酣糖酱燥热之物，恐燥血也；戒一切生冷时果时菜，恐伤脾也。能甘淡薄，则五味之本自足以补五脏，养老慈幼皆然。其酒肉补阳助火，内伤劳倦元气虚者，虽病所禁忌之物，亦可暂食养胃，东垣有是言也。但节饮食极难，非惟酒肉必以礼义撙节而不可过。虽饭粥亦不可饱，恒言吃得三碗，只吃两碗。《论语》：肉虽多，不使胜食气。小注云：肉气胜，滞谷气；谷气胜，滞元气。元气流行者寿，元气滞者夭。惟酒无量不及乱，在圣人则可，常人当不自有其量，而后可不乱也。节色非惟眼招口挑，纵欲宣淫，乱匹配之常经，反交感之正理，得罪天地鬼神，虽自己妻妾，亦不可以妄合。大风大雨，大寒大热，朔望本生之期，切宜禁忌。惟静中养见端倪，自然变易其心，一切秽亵之事且厌之矣，况肯贪恋以丧家珍哉！古云：上士异房，中士异床，下士异被，知命者慎之。

保养说

或问：保养、修养何以异？曰：无大异也。但修养涉于方外玄远，而非恒言恒道；保养不外日用食息，而为人所易知易行。然则修养非欤？曰：据方书，神农起医药之方，黄帝创导引之术，后世传之失其真耳。《素问》曰：饮食有节，起居有常，不妄作劳，精神内守，病安从来？故能尽其天年，度百岁乃去。此保养之正宗也。盖有节有常而不劳，则气血从轨，而无俟于搬运之烦，如今之动工也。内动运任、督者，久则生痈；运脾土者，久则腹胀；运丹田者，久则尿血；运顶门者，久则脑泄。内动固不然矣。至于“六字气”虽能发散外邪，而中虚有汗者忌；“八段锦”虽能流动气血，而中虚有火者忌。惟《医林集要》所载古导引法，间有一二明显可行者，附录于后。究而言之，亦不过吾儒舞蹈意也。精神内守，则身心凝定，而无俟于制伏之强，如今之静工也。丹书、朱砂、铅汞、龙虎等说，俱是借喻身心。惟心息相依之说，最为直截明显。心主乎息，息依乎心，心息相依，则精气神满而病却矣。尽天年，度百岁乃去，则自古有生必有死，惟不自速其死耳。乌有如今之所谓飞升超脱住世之说耶？或曰：保养既若是之易且显，何今之夭者多而寿者少耶？曰：饮食起居动作之间，安能一一由心所主，而无所诖误哉？香醪美味陈于前，虽病所忌也而弗顾；情况意兴动于中，虽病且危也而难遏；贪名竞利之心急，过于劳伤而不觉。此古今之寿相远者，非气禀之异也，实今人之不如古人重其身耳。曰：吾知精神内守，而后饮食起居得其宜，则今之内动外动，皆不足取，而静工收敛精神，不亦得其正乎？曰：若不识尽天年，度百岁乃去，机括虽终日闭目，只是一团私意，静亦动也。若识透天年，百岁之有分限节度，则事事循理，自然不贪、不躁、不妄，斯可以却未病而尽天年矣。盖主于气，则死生念重，而昏昧错杂，愈求静而不静；主于理，则人欲消亡，而心清神悦，不求静而自静。此俗之所谓静，恐亦异乎古之所谓静也。曰：若然，则吾儒一敬尽之矣。曰：圣学至大，非某能知。但黄帝亦古圣人也，今不信古圣名言，而信盲人诡异邪说，甚则丧家殒身，见亦谬哉！此吾所以只言保养也。曰：保养可勿药乎？曰：避风寒以保其皮肤六腑，则麻黄、桂枝、理中、四逆之剂不必服矣；节劳逸以保其筋骨五脏，则补中益气、劫劳、健步之剂不必服矣；戒色欲以养精，正思虑以养神，则滋阴降火、养荣、凝神等汤又何用哉？薄滋味以养血，寡言语以养气，则四物、四君、十全、三和等汤又何用哉？要之，血由气生，气由神全，神乎心乎！养心，莫善于寡欲，吾闻是语矣。窃有志而未能，敢述之以告我疲癃残疾而不知学者，相与共守乎禁戒，以重此身为万物之本。

附：导引法

保养中一事也。盖人之精神极欲静，气血极欲动，但后世方士，亦以此惑人为仙术，所以王褒颂曰：何必偃仰屈伸如彭祖，吹嘘呼吸如乔松，眇然绝俗离世哉！认真只是舞蹈以养血脉意，其法虽粗，有益闭关守病之士。盖终日屹屹端坐，最是生病，人徒知久立、久行之伤人，而不知久卧、久坐之尤伤人也。故录一二最要者，以备养生者择焉。详《医林集要》及古导引书。

虚 损

导引为虚损气血不周而设也。有火者，开目；无火者，闭目。无汗者，闭气至极；有汗者，不必闭气。欲气上行以治耳目口齿之病，则屈身为之；欲气下行以通大小二便及健足胫，则偃身为之；欲气达于四肢，侧身为之。欲引头病者，仰头；欲引腰脚病者，仰足十指；欲引胸中病者，挽足十指；欲引臂病者，挽臂；欲去腹中寒热、积聚诸痛及中寒身热，皆闭气满腹，偃卧亦可为之。但病在头中胸中者，枕高七寸；病在心下者，枕高四寸；病在脐下者，去枕。

开 关 法

先以左手胛骨并肩，向前圆转九数；次以右手胛骨并肩，向前圆转九次；复以左右胛骨并左右肩，向前圆转九次。加至二九、三九亦好。但要从容和缓为之，或先缓后急亦可为之。此法疏通膏肓，降心胞络火，与张紫丘治瘵开关药方意同，善治少劳背痛胸紧。

起 脾 法

先静坐存中气，后挺身以两手相叉，极力扒左、扒右各七次。扒左则头向右，扒右则头向左。如此者三五次，静坐良久。善和脾胃，进饮食，兼治臂腰拘挛。与开关法相续行之亦可。

开 郁 法

其法以两手旋舞向前、向后，两足作白鹭行步状，不拘数；良久复以左手搭右肩，右足搭左膝腕委中而行；右手搭左肩，左足搭右膝腕委中而行；良久复以左手向前泊腹，右足搭膝盖而行；右手向后泊腰，左足搭右膝盖而行；良久以两手极力托天，两足极力踏地，复以两手向后向下，两足十指挽起，仰面偃腹，使气下行；良久蹲倒，以两手极力攀起脚后跟，足十指点起，极力低头至膝下；良久立起，以两手相交，掩两臂于胸前胛上，极力摇动数次。善治名利不遂，郁气为病，心腹胀满，夜睡不宁等症，无病者亦可行之。如外感风寒，须行至汗出为度。此法比之华氏五禽戏法更易简正，大可行。

治腰痛

屈伸导法。正东坐，收手抱心，一人前蹑其两膝，一人后捧其头，徐牵令偃卧，三倒三起，久久效。

治积聚

一切痰饮瘀血，结为积块痞气，静坐闭息满腹，外摩积聚所在，徐徐放气，久久自消。

治遗精泄泻

以手兜托外肾，一手摩擦脐轮，左右轮换，久久擦之。不惟可以止精愈泻，且可暖中寒，补下元，退虚潮。无是病者，每早临起，亦可行之，更擦肾俞、胸前、胁下、中脘、涌泉，但有心窝忌擦。

治痰壅

其法以两手向后，合手拓腰向上，急势振摇臂肘，来去七数；两手不移，直上向下，尽势来去二七。治心肺痰气壅闷。

运　　气

张子和云：不诵十二经络，开口动手便错；不通五运六气，检尽方书何济？经络明，认得标；运气明，认得本。求得标，只取本，治千人，无一损。兹纂《素问》、《灵枢》及《绀珠经》等书，以便初学识其概耳。

运气总论

太极肇分而有阴阳。夫阴阳者，天地之道也，万物之纲纪，变化之父母，生杀之本始，神明之府也。

纲纪，谓生长、化成、收藏之纲纪也；父母，谓万物形之先也；本始，谓生杀皆因而有之也。夫有形禀气而不为五运阴阳之所摄者，未之有也。所以造化太极，能为万物先化之元始者，何也？以其是神明之育故也。合散不测，生化无穷，非神明无能也。

故物生谓之化，物极谓之变，阴阳不测谓之神。然天地者，万物之上下也；左右者，阴阳之道路也；水火者，阴阳之征兆也；水寒火热。金木者，生成之始终也；金杀木生。阴阳五行，流为十干五化之运。寒、暑、燥、湿、风、火之气，周流天地间而为万物之原。人则禀其精而囿于两间，所以具五脏六腑，以应五运六气之数也。

五运者，金、木、水、火、土也。

木言阳气触地而生，火言毁然盛而变化万物，金言阴气禁止万物而揪敛，水言润养万物，土言含吐万物，将生者出，将死者归。

六气者，风、火、暑、湿、燥、寒也。

六气皆有一化也。木化风，主于春，阳气鼓舞，为天号令；君火化热，主于春末夏初，行暄淑之令而不行炎；暑，君德也，相火化暑，主于夏，炎暑大行；金化清燥，清凉乃行，金为丙妇，带火之气，故燥也。水化寒，严凛乃行；土化湿，与土润溽，暑湿化行也。盖湿则土生，干则土死，泉出于地中，湿化信矣。

圣人仰观五天云色。

黅天之气，经于中央，临甲己之位，立为土运；素天之气，经于西方，临乙庚之位，立为金运；玄天之气，经于北方，临丙辛之位，立为水运；苍天之气，经于东方，临丁壬之位，立为木运；丹天之气，经于南方，临戊癸之位，立为火运。此五气之色，上经二十八宿，下应十二分位。所以古人占天望气，则知气之灾疫应在于何方，了然预知之矣。凡占当于正月初一日，若太过之纪寅初看，不及之纪寅末看，平治之纪寅正看。如苍气为风，丹为热，黅为湿，素为燥，黑为寒。其气之色有兼见者，又当分其微甚而推之。

天干取运，地支取气。天干有十，配合则为五运；地支十二，对冲则为六气。所以然者，天有阴阳，地亦有阴阳。

天有阴故能降，地有阳故能升。

天以阳生阴长；地以阳杀阴藏。

生长者，天之道；藏杀者，地之道。天阳主生，故以阳生阴长；地阴主杀，故以阳杀阴藏。

阳中有阴，阴中有阳。人在气交之中，身半以上，天之分也，天气主之；身半以下，地之分也，地气主之。其生五，其气三。三而成天，三而成地，三而成人。三而三之则为九，九九制会，故生九窍，九脏而应之也。天有三百六十五日，人有三百六十五骨节。天有五行御五位，以生寒暑燥湿风；人有五脏化五气，以生喜怒思忧恐。在天为玄，玄生神；在人为道，道生智；在地为化，化生五味。神在天为风，在地为木，在人为怒；神在天为热，在地为火，在人为喜；神在天为湿，在地为土，在人为思；神在天为燥，在地为金，在人为忧；神在天为寒，在地为水，在人为恐。寒暑五气更立，各有所先，非其位则邪，当其位，阴阳之神不可得而见也，支干之迹可得而求之也。

天地阴阳，以象不以数，惟推凭支干则可测焉。

天气始于甲，地气始于子，天地相合则为甲子。故甲子者，干支之始也。天气终于癸，地气终于亥，天地相合则为癸亥。故癸亥者，干支之末也。阴阳相间，刚柔相须。是以甲子之后，乙丑继之；壬戌之后，癸亥继之。三十年为一纪，六十年为一周。有主运焉，有客运焉；有主气焉，有客气焉。主运主气，万载而不易；客运客气，每岁而迭迁。

自天干、兄弟、次序言之：甲乙，东方木也。甲者，草木始甲而出；乙者，阳尚屈乙。

丙丁，南方火也。丙乃万物炳然著见而强。丁适阳强与阴气相丁。

戊己，中央土也。戊，阳土也。万物生而出之，万物伐而入之。己，阴土也，无所为而得己者也。

庚辛，西方金也。庚乃阳更而续，辛乃阳极于此而更辛也。

壬癸，北方水也。壬乃阳气生之，在壬而为胎，与子同意；癸乃万物闭藏，怀孕于其下，揆然萌芽，天之道也。

故木为初之运，火为第二运，土为第三运，金为第四运，水为第五运，此主运也。

诗曰：大寒木运始行初，清明前三火运居，芒种后三土运是，立秋后六金运推，立冬后九水运伏，周而复始万年如。或问：木火土金水，天道左旋，自然之序也。然君火生土，土复能生相火，火复生金，其义何在？盖相火非土不成，未见虚空能聚火。金在矿非火不能煅出，所以河图火七居西，金九居南，互显其成能也。认真五行六气，总一气也。故木焚则为火，绞则为水；金石击则为火，熔则为水。洲澶之内，江河竞注，大海之中，火光常起，皆情之本有也，又何疑土中火，火中金乎？

自其夫妇配合言之：甲与己合而化土，乙与庚合而化金，丙与辛合而化水，丁与壬合而化木，戊与癸合而化火。故甲己之岁，土运统之；乙庚之岁，金运统之；丙辛之岁，水运统之；丁壬之岁，木运统之；戊癸之岁，火运统之，此客运也。

诗曰：甲己化土乙庚金，丁壬木位尽成林，丙辛便是长流水，戊癸离宫号曰心。甲己之岁，正月建丙寅，丙火生土，故为土运，乙庚之岁，正月建戊寅，戊土生金，故为金运；丙辛之岁，正月建庚寅，庚金生水，故为水运；丁壬之岁，正月建壬寅，壬水生木，故为木运；戊癸之岁，正月建甲寅，甲木生火，故为火运。

假如甲己年，甲为土运，初之运即土也；土生金，二之运即金也；金生水，三之运即水也；水生木，四之运即木也；木生火，五之运即火也。每一运各主七十二日零五刻，此天干在上为阳，所以主乎运也。

又以地支循环次序言之：寅卯，属春木也。寅者，演也，正月阳上阴下，律管飞灰以候之，可以述事之始也。卯者，茂也，二月阳气盛而孳茂也。

巳午，属夏火也。巳者，起也，四月正阳无阴，物毕尽而起。午者，长也，五月阳尚未屈，阴始生而为主，物皆长大矣。

辰戌丑未，属四季土也。辰者，震也，三月阳已过半，万物尽震而长；戌者，灭也，九月万物皆衰灭矣；丑者，纽也，阴尚执而纽之，十二月始终之际也；未者，味也，六月物成而有味也。

申酉，属秋金也。申者，身也，七月物体皆成也。酉者，缩也，八月万物皆缩缩收敛。

亥子，属冬水也。亥者，劾也，十月阴气劾杀万物，此地之道也。子者，北方寒水阴位，一阳肇生之始，故阴极则阳生，壬而为胎，十一月辰也。

故风为初之气，火为二之气，暑为三之气，湿为四之气，燥为五之气，寒为终之气，此主气也。

诗曰：大寒厥阴气之初，春分君火二之隅，小满少阳分三气，大暑太阴四相呼，秋分阳明五位是，小雪太阳六之余。

自其对冲定位言之，子对午而为少阴君火，丑对未而为太阴湿土，寅对申而为少阳相火，卯对酉而为阳明燥金，辰对戌而为太阳寒水，巳对亥而为厥阴风木。

君火司午，火本热，而其气当午位，阴生之初，故标寒而属少阴也；水居北方子位，水本寒，而其气当阳生之初，故标热而属太阳也；土应长夏未之位，未乃午之次，故曰太阴；相火司于寅，寅乃丑之次，故曰少阳；木居东方震，在人主于肝，处膈下阴位，木必待阴而后生，故属厥阴；金居西方兑，在人主于肺，居膈上阳位，金必待阳而后发，故属阳明也。

故子午之岁，君火主之；丑未之岁，湿土主之；寅申之岁，相火主之；卯酉之岁，燥金主之；辰戌之岁，寒水主之；巳亥之岁，风木主之，此客气也。

诗曰：子午少阴君火天，阳明燥金应在泉，丑未太阴湿土上，太阳寒水雨连绵，寅申少阳相火旺，厥阴风木地中联，卯酉却与子午反，辰戌巳亥到皆然。如卯酉年司天，即子午年在泉；卯酉年在泉，即子午年司天。辰戌年与丑未年倒，巳亥年与寅申年倒。

假令子午少阴君火司天，午位。阳明燥金司地，子位。上者右行，太阴湿土为天之左间，厥阴风木为天之右间，所以面南而命其位也；下者左行，太阳寒水为地之左间，少阳相火为地之右间，所以面北而命其位也。

一气在上，

司一岁之天，又主上半年。

一气在下，

司一岁之地，又主下半年。

二气在左，二气在右。

司人与万物。

地之左间为初之气，

要诀：每年退二，便是客乡，如子司天，后二支戌，太阳寒水为初之气，亥为二气，子为三气，丑为四气，寅为五气，卯为六气。又逐年年辰，逐日日辰，皆名司天。

天之右间为二之气，司天为三之气，天之左间为四之气，地之右间为五之气，司地为终之气。每一气主旺六十日八十七刻半有奇。

卯酉年，阳明司天，少阴在泉，初气太阴，二气少阳，三气阳明，四气太阳，五气厥阴，六气少阴。辰戌年，太阳司天，太阴在泉，初气少阳，二气阳明，三气太阳，四气厥阴，五气少阴，六气太阴。丑未年，太阴司天，太阳在泉，初气厥阴，二气少阴，三气太阴，四气少阳，五气阳明，六气太阳。寅申年，少阳司天，厥阴在泉，初气少阴，二气太阴，三气少阳，四气阳明，五气太阳，六气厥阴。巳亥年，厥阴司天，少阳在泉，初气阳明，二气太阳，三气厥阴，四气少阴，五气太阴，六气少阳。

此地支在下为阴，所以主乎气也。然客运之流行也，有太过焉，有不及焉。太过之年，甲、丙、戊、庚、壬，五阳干也；不及之年，乙、丁、己、辛、癸，五阴干也。太过，其至先，大寒前十三日交，名曰先天；不及，其至后，大寒后十三日交，名曰后天。平气之年，正大寒日交，不先不后，名曰齐天。

申子辰年，大寒日寅初一刻交初之气，春分日子时末交二之气，小满日亥时末交三之气，大暑日戌时末交四之气，秋分日酉时末交五之气，小雪日申时末交终之气，所谓一六天也。巳酉丑年，大寒日巳初一刻交初之气，春分日卯时末交二之气，小满日寅时末交三之气，大暑日丑时末交四之气，秋分日子时末交五之气，小雪日亥时末交终之气，所谓二六天也。寅午戌年，大寒日申初一刻交初之气，春分日午时末交二之气，小满日巳时末交三之气，大暑日辰时末交四之气，秋分日卯时末交五之气，小雪日寅时末交终之气，所谓三六天也。亥卯未年，大寒日亥初一刻交初之气，春分日酉时末交二之气，小满日申时末交三之气，大暑日未时末交四之气，秋分日午时末交五之气，小雪日巳时末交终之气，所谓四六天也。

客气之升降也，有正化焉，有对化焉。正化之岁，谓午未寅酉辰亥之年也；对化之岁，谓子丑申卯戌巳之年也。正化者，令之实，从本，其数生；对化者，令之虚，从标，其数成。

水一、火二、木三、金四、土五，皆以阴阳而配。若考其深义，则水生于一，天地未分，万物未成之初，莫不先见于水，故草木子实、人虫胎卵未就，皆水也。及水聚而形质，其阴阳备而后成物，故物之小而味苦者，火之兆也。物熟则甘，土之味也。甘极则淡，反本也。人禀阴阳，先生二肾。草木子实，大小虽异，其中皆有两以相合，与人肾同，是以万物非阴阳合体则不能化生，故火曰次二。既阴阳合体，然后有春生而秋成，故次三曰木，次四曰金。水火木金，莫不因土而成，故次五曰土。三阴三阳，正化者从本，生数；对化者从标，成数。

假令甲子年，甲为土运，统主一年；子为君火，专司一岁。一期三百六十五日零二十五刻，正合乎周天三百六十五度四分度之一也。

周天者，天周地位，非周天之六气也。天体至圆，周围三百六十五度四分度之一。天行健，一日一夜周三百六十五度四分度之一，又进过一度。日行速健，次于天，一日一夜周三百六十五度四分度之一恰好。然天多进一度，则日为退一度；二日天进二度，则日为退二度。积至三百六十五日四分日之一，则天所进过之度，又恰周得本数，而日所退之度，亦恰退尽本数，遂与天会而成一年，是谓一年一周天。月行迟，一日一夜行三百六十五度四分度之一，行不尽，比天为退了十三度有奇，至二十九日半强恰与天相值在恰好处，是谓一月一周天。五日一候，三候成一气，即十五日也。三气成一节，节谓立春、春分、立夏、夏至、立秋、秋分、立冬、冬至，此八节也。三八二十四气，而分四时，一岁成矣。春秋言分者，阴阳中分，其气异也；冬夏言至者，阴阳至此而极，其气同也。天亦无候，以风雨霜露草木之类应期可验而测之，故曰候。言一候之日，亦五运之气相生而直之，即五日也。《书》曰：期三百六旬有六日，以闰月定四时成岁，即其义也。

一期之中，主运以位而相次于下，客运以气而周流于上，客气加于主运之上，主气临于客气之下，天时所以不齐，民病所由生也。

辰戌年，初之客气少阳相火加主气厥阴风木，二之客气阳明燥金加主气少阴君火，三之客气太阳寒水加主气少阳相火，四之客气厥阴风木加主气太阴湿土，五之客气少阴君火加主气阳明燥金，终之客气太阴湿土加主气太阳寒水。已上皆客气加于主气之上，举此二年为例。抑论，主气春温、夏暑、秋凉、冬寒，风以动之，火以温之，暑以蒸之，湿以润之，燥以干之，寒以坚之，皆天地正气之运行。惟客加于主，乃有逆从淫胜。然后春有凄风，夏有伏阴，秋有苦雨，冬有愆阳。风胜则地动，火胜则地固，暑胜则地热，湿胜则地泥，燥胜则地干，寒胜则地裂，气候不齐，疠疾时降。

六甲年，土运太过，则雨湿流行，湿病乃生，肾水受邪，治当除湿以补肾；六己年，土运不及，则木气乘旺，反见风化，风病乃行，治当益脾以平木；六丙年，水运太过，则寒气大行，寒病乃生，心火受邪，治当逐寒以补心；六辛年，水运不及，则土气乘旺，反见湿化，湿病乃行，治当补肾以除湿；六戊年，火运太过，则热气大行，热病乃生，肺金受邪，治当降火以补肺；六癸年，火运不及，则水气乘旺，反见寒化，寒病乃行，治当补心以逐寒；六庚年，金运太过，则燥气流行，燥病乃生，肝木受邪，治当清燥以补肝；六乙年，金运不及，则火气乘旺，反见热化，热病乃行，治当清肺以降火；六壬年，木运太过，则风气大行，风病乃生，脾土受邪，治当平木以补脾；六丁年，木运不及，则金气乘旺，反见燥化，燥病乃行，治当补肝以清燥，此客运之治法也。太阳寒水，治宜辛热；阳明燥金，治宜苦温；少阳相火，治宜咸寒；太阴湿土，治宜苦热；少阴君火，治宜咸寒；厥阴风木，治宜辛凉。此六气之治法也。然运气之所以有变者，气相得则和，不相得则病。又有相得而病者，以下临上，不当位也。五行相生者为相得，相克者为不相得。上临下为顺，下临上为逆。

假令土临火，火临木，木临水，水临金，金临土，皆为以下临上，不当位也。父子之义，子为下，父为上，以子临父，不亦逆乎？

司天克运则顺，运克司天则逆；气克运则顺，运克气则逆，运气相同曰天符。

戊子、戊午、戊寅、戊申年，运气皆火；丙辰、丙戌年，运气皆水；己丑、己未年，运气皆土；乙卯、乙酉年，运气皆金；丁巳、丁亥年，运气皆木。六十年中，有此十二年天符也。又戊子日，戊为火运，子为少阴君火司天，运与司天同火，是为天符。此日得病速而危困也。更遇当年太岁亦是天符，或是岁会，其病尤困。

天气生运曰顺化，

甲子、甲午、甲寅、甲申年，火下生土也；壬辰、壬戌年，水下生木也；乙丑、乙未年，土下生金也；辛卯、辛酉年，金下生水也；癸巳、癸亥年，木下生火也，六十年中，有此十二年顺化也。

天气克运曰天刑，

庚子、庚午、庚寅、庚申年，火下克金也；戊辰、戊戌年，水下克火也；辛丑、辛未年，土下克水也；丁卯、丁酉年，金下克木也；己巳、己亥年，木下克土也。六十年中，有此十二年天刑也。

运生天气曰小逆，

壬子、壬午、壬寅、壬申年，木上生火也；庚辰、庚戌年，金上生水也；癸丑、癸未年，火上生土也；己卯、己酉年，土上生金也；辛巳、辛亥年，水上生木也。子临父位，于理未当。六十年中，有此十二年小逆也。

运克天气曰不和，

丙子、丙午、丙寅、丙申年，水上克火也；甲辰、甲戌年，土上克水也；辛丑、辛未年，水上克土也；癸卯、癸酉年，火上克金也；己巳、己亥年，金上克木也。六十年中，有此十二年不和也。

运临本气之位曰岁会，

子，水位也，丙子年，水运临之；午，火位也，戊午年，火运临之；卯，木位也，丁卯年，木运临之；酉，金位也，乙酉年，金运临之；辰、戌、丑、未，土位也，甲辰、甲戌、己丑、己未年，土运临之。六十年中，有此八年岁会也。又丙子日，丙为水运，子为水支，是运与支同水，乃名岁会。年、月、日、时同，如遇此日得病，不死，但执持而徐缓，更会年、月、时合天符岁会，其病尤甚。

天符岁会相合曰太乙天符，

戊午、乙酉、己未、己丑，六十年中有此四年太乙天符也。又戊午日，戊为火运，午是少阴君火司天，又是火支，乃名太乙天符。此日得病，主死。

运与四孟月相同曰支德符，

寅属木，春孟月也，壬寅年，木运临之；巳属火，夏孟月也，癸巳年，火运临之；申属金，秋孟月也，庚申年，金运临之；亥属水，冬孟月也，辛亥年，水运临之。六十年中，有此四年支德符也。

运与交司日相合曰干德符，

甲与己合，乙与庚合，丙与辛合，丁与壬合，戊与癸合，一年遇此二干，天地德合，亦为平气之岁也。

太过之运加地气曰同天符，

庚子、庚午年，运同司地燥金；壬寅、壬申年，运同司地风木；甲辰、甲戌年，运同司地湿土。六十年中，有此六年同天符。

不及之运加地气曰同岁会。

辛丑、辛未年，运临司地寒水；癸卯、癸酉年，运临司地君火；癸巳、癸亥年，运临司地相火。六十年中，有此六年同岁会也。

大要：阳年先天时化，则己强而以气胜实，主胜客也。故不胜者受邪；阴年后天时化，则己弱而以气休衰，客胜主也。故胜己者来克。被克之后，必待时而复也。行复于所胜，则己不可前。故待得时，则子当旺，然后子为母复仇也。

又云：阳年太过，则传所不胜而乘所胜；阴年不及，则所胜妄行，而所生受病。假令肝木有余，则时已气盛，反薄肺金而乘其脾土；肝木不及，则土无所畏，遂自妄行，乃凌其肾水。此五行生克之理，盖胜至则复，复已而胜，故无常气而不息。若复而不胜，则是生意已伤，而有穷尽矣。

经曰：亢则害，承乃制，制生则化，外列盛衰，害则败乱，生化大病。

亢者，过极而不退也。当退不退，始则灾害及物，终则灾害及己。承，犹随也。以下奉上，有防之之义。制，克胜之也。制生则化者，言有所制，则六气不至于亢而为平，平则万物生而变化无穷矣。生者自无而有，化者自有而无。外列盛衰者，六气分布主治，迭为盛衰，害而无所制，则败坏乖乱之政行，为灾为变，生化几乎息，而为万物之大病。大病，即灾变也。万物皆病，天地其能位乎？此亢害承制皆莫或使然，而自不能不然者也。以天时言之，春时冬令不退，则水亢极而害所承之木。然火为木之子，由是乘土而制水，则木得化生之令，而敷荣列秀于外。但草木虫育自有各年盛衰不同，苟无制而木被其害，则冬入于春，生化几乎息，而为天地间之大灾变也，岂非政令败乱之极乎？以人身言之，心火亢甚，口干、发燥、身热，则脾土失养，肺金受害。由是水乘而起，以复金母之仇，而制平心火，汗出发润、口津身凉而平矣。苟肾水愈微而不能上制，心火愈盛而不能下退，则神去气孤，而灾害不可解矣。

又曰：有余而往，不足随之；不足而往，有余从之。知迎知随，气可与期。

言六甲有余，已则不足；不足，已则有余。若余已复余，少已复少，则天地之道变矣。

又曰：出入废则神机化灭，升降息则气立孤危。故非出入，则无以生长壮老已；非升降，则无以生长化收藏。是以升降出入，无器不有，四者常守，反之则灾害至矣。

出入者，天地之呼吸也；升降者，天地之化气也。毛羽裸鳞介及飞走蚑行者，皆生气根于身中，以神为动静之主，故曰神机；金玉土石草木，皆生气根于外，假气以成立，故曰气立。根于中者，生源系天，其所动浮皆神气为机发之主，故其所为也，物莫之知，是以神舍去则机息；根于外者，生源系地，故其生长、化成、收藏，皆造化之气所成立，故其所出也，物亦莫知，是以气止息则造化之道绝矣。九窍横者，皆有出入去来之气；九窍竖者，皆有阴阳升降之气往复于中。壁窗户牖，皆承来气冲击于人。阳升则井寒，阴升则井暖。以物投井及叶坠空中，翩翩不疾，皆阴气所凝也。虚管溉满，捻上悬之，水固不出，为无升气而不能降也；空瓶小口，顿溉不入，为气不出而不能入也。由是观之，升无所不降，降无所不升，无出则不入，无入则不出。群品之中，升降出入，生气之常也。若有出无入，有入无出，有升无降，有降无升，则反生化之常道，而神去气孤，非灾害如何?

虽然逆顺灾眚，尽皆天之气运所为也。地在人之下，大气举之也。天六动而不息，地五静而有守。

天以六气临地，地以五位承天。然天气不加君火，以六加五，则五岁而余一气，乃君火不立岁气，但以名奉天耳。故曰：君火以名，相火以位。言相火代君火而用事，故五岁而右迁。若地以五承六，则当六岁乃备尽天元之气，故六期而循环，周而复始。五岁一周，则五行之气遍；六期一备，则六气之位周。五六相合，故三十年一纪之，则六十年矣。

推之历日，依节交气，常为每岁之主气，又曰地气。若司天、在泉、左右两间轮行而居主气之上者，曰天气、客气也。客气乃行岁中天命，主气只奉客气之天而已。客胜主则从，主胜客则逆，二者有胜而无复矣。

主胜则泻主补客，客胜则泻客补主。

经曰：先立其年，以明其气。每年先立运气，审其太过不及，然后以地之主气为本，天之客气加临于上为标，以求六化之变。如气之胜也，微者随之，甚者制之；气之复也，和者平之，暴者夺之。皆随胜气，安其屈伏，以平为期。抑考褚氏有曰：大挠作甲子，隶首作数，志岁月日时远近。故以当年为甲子岁，冬至为甲子月，朔为甲子日，夜半为甲子时，积一十百千万，亦有条而不紊，皆人所为也。人婴异气，疾难预拟。吾未见其是也。吁！此一偏之见也。不知天时非凡夫可度，人身资大化有生。《明堂》诗曰：甲胆乙肝丙小肠，丁心戊胃己脾乡，庚属大肠辛属肺，壬属膀胱癸肾藏，三焦亦向壬宫寄，胞络同归入癸方。

诗言人秉天地壬之气而生膀胱命门，秉癸之气而生肾，秉甲之气而生胆，秉乙之气而生肝，秉丙之气而生小肠，秉丁之气而生心，秉戊之气而生胃，秉己之气而生脾，秉庚之气而生大肠，秉辛之气而生肺，此天干也。地支亦然。

又云：肺寅大卯胃辰经，脾巳心午小未中，申膀酉肾心胞戌，亥三子胆丑肝通。观此二诗，则天地人身，无时不相流通。

经曰：天气通于肺、地气通于咽，风气通于肝，雷气通于心，谷气通于脾，雨气通于肾。六经为川，肠胃为海，九窍为水注之气也。

故一气不合，不能生化。天有六气，人以三阴阳而上奉之；

以六经言之，三阴三阳；以十二支分之，则有六阴六阳。阴从上降，生于午而极于亥，谓之六阴；阳从下起，生于子而极于巳，谓之六阳。

地有五行，人以五脏腑而下应之。脏为阴，而其数奇，以应五运，盖五行质具于地，而气则行于天也；腑为阳，而其数偶，以应六气，盖六淫虽降于天，而势必充于地也。子午为天地之中正，君火位焉，手少阴心午足少阴肾子居之。辰戌为七政之魁罡，寒水位焉，

太阳寒水在子位而居于辰戌者，水伏于土，由水由地中行，故戌为六戊天门，辰为六己地户。

手太阳小肠戌足太阳膀胱辰居之。然火从水化，水随肾至，故少阴为脏，位与太阳隔，而气相合为腑也。丑未为归藏之标

本，湿土位焉，足太阴脾未手太阴肺丑居之。卯酉为日月之道路，燥金位焉，足阳明胃酉手阳明大肠卯居之。然子随母居，土旺金盛，故太阴为脏，位与阳明隔而气相合为腑也。巳亥为天地之门户，风木位焉，

卯虽木之正分，为阳明燥金所居，然木生在亥，故居于亥，而对化于巳也。

足厥阴肝亥手厥阴心胞络巳居之。寅申握生化之始终，相火位焉，

少阳相火佐脾，虽有午位，君火居之，故居寅，火生于寅也。

足少阳胆寅手少阳三焦申居之。然相火寄于肝肾，胆者，肝之腑；心包络者，肾之配，故厥阴为脏，位与少阳隔，而气相合为腑也。

三阴三阳，名异而体则一也。阴阳气微则谓之少，阴阳气盛则谓之太。寅为少阳，卯为阳明，辰为太阳，午为少阴，未为太阴，亥为厥阴。

南政，三阴司天，则皆寸不应；三阴在泉，则皆尺不应。北政，三阴司天，则皆尺不应；三阴在泉，则皆寸不应。不应者，皆为沉脉也。

此言六气以君火为尊，五运以湿土为重，故甲己土运为南政。盖土以成数，贯金木水火之运，位土居中央。君尊南面而行令，余四运以臣事之，北面而受令，所以有别也。然此论其常也，若天行时病，则有不必拘者。经曰：天地之气，胜复之作，不形于诊也。天地以气不以位，故不当以脉诊，但以形症察之。

由此观之，经络、脏腑、脉病、药治，无非运气之所为也。非只一岁也，虽一时一刻之短，而五行之气莫不存；非特一物也，虽一毫一芒之细，而五行之化莫不载。上达于天，则有五星倍减之应；下推于地，则有草木虫育之验。奈何俗医不知医之源者，全然不识运气为何物；不知医之变者，又泥时日执钤

方以害人。要之，有在天之运气，有在人之运气。天时胜，则舍人之病而从天之时，人病胜，则舍天之时而从人之病。张子和曰：病如不是当年气，看与何年运气同，只向某年求活法，方知都在至真中。扁鹊曰：阴淫寒疾，即太阳寒水之令太过。阳淫热疾，相火之令太过。风淫末疾，木令太过。雨淫腹疾，湿令太过。晦淫惑疾，燥令太过，久晴不雨，当为疫疠风痹。明淫心疾。君火之令太过。

经曰：必先岁气，勿伐天和。又曰：不知年之所加、气之盛衰，不可以为工。学者合而观之，更精于脉证，乃自得之。噫！儒之道，博约而已矣；医之道，运气而已矣。学者可不由此入门而求其蕴奥耶！

卷之一

经　络

经穴起止

经，径也。径直者为经，经之支派旁出者为络。界为十二，实出一脉。医而不知经络，犹人夜行无烛，业者不可不熟。

手太阴肺十一穴，中府云门天府诀，侠白尺泽孔最存，列缺经渠太渊涉，鱼际少商如韭叶。

手太阴肺经，左右二十二穴。每旦寅时从中府起，循臂下行，至少商穴止。

中府　在乳上三肋间，去云门下一寸陷中。针入三分，不宜灸。主喉痹，胸满塞痛，面肿，呕吐，咳唾浊涕，肩背痛，腹胀，食饮不下。

云门　巨骨下，气户旁二寸陷中。禁针，灸五壮。主呕逆上气，胸胁彻背痛，不能举臂，余同上。

天府　腋下三寸动脉，举手以鼻取之。针入三分，禁灸。主泣出，目眩，瘿气，喘逆，不食，疟疾，卒中恶邪飞尸。余同中府。

侠白　天府下去肘五寸动脉。灸五壮。主咳逆，干呕，烦满，心痛。

尺泽　肘横纹中大筋外。针入三分，不宜灸。主喉痹，舌干，胁痛，腹胀，喘气，呕泄不止，癫病，身痛，四肢暴肿，手臂肘痛。

孔最　侧腕上七寸。针入三分，灸五壮。主热病汗不出，肘臂厥痛不及头。

列缺　侧腕上一寸半，盐指相叉尽处。针入三分，灸五壮。主一切风痓，偏头痛，口噤口㖞，瘈疭，惊痫，肘臂痛，项强，喉痹，咳嗽，半身不遂。又主一切痎疾，身热背寒，汗出肢肿，小便热痛，少气不足以息。凡实则肩背汗出，四肢暴肿；虚则肩寒栗，气不足以息，四肢厥。

经渠　寸口下近关上脉中。针入三分，禁灸。

太渊　手掌后横纹尖陷中。针入二分，灸三壮。主目生白翳、赤筋，咽干，呕哕，咳喘唾血，肺胀、烦不得卧，内廉缺盆引痛，胸痹，气逆，心痛。

鱼际　手大指二节后内侧散脉中。针入二分，禁灸。主头痛，目眩，失音不言，热病鼓颔，霍乱，唾血，吐血，腹痛，不食，咳引尻痛。

少商　手大指端内侧，去爪甲角如韭叶。针入一分，禁灸。主痎疟，喉鸣，呕吐，喘咳善哕，手不仁，耳前痛，心下满，汗出而寒。

手阳明穴起商阳，二间三间合谷藏，阳溪偏历温溜长，下廉上廉手三里，曲池肘髎五里近，臂臑肩髃巨骨当，天鼎扶突禾髎接，鼻旁五分号迎香。

手阳明大肠经二十穴，左右四十穴。卯时自少商穴交与商阳，循肘上行，至鼻旁迎香穴止。

商阳　盐指内侧去爪甲角如韭叶。针入一分，禁灸。主胸满，肢肿，热汗不出，耳鸣耳聋，喘咳，痎疟，口干，颐肿，齿痛恶寒，肩背引缺盆痛。如目青盲，可灸三壮，左取右，右取左，如食顷立已。

二间　盐指内侧本节前陷中。针入三分，灸三壮。主喉痹，颔肿，肩背痛，振寒，鼻鼽衄血，多惊，口㖞，目盲，伤寒热。

三间　盐指内侧本节后陷中。针入三分，灸三壮。主喉痹，齿痛，嗜卧，胸满，唇焦口干，目痛，鼻鼽衄血，吐舌，戾颈，喜惊，身热气喘，肠鸣洞泄，寒疟。

合谷　大指盐指岐骨陷中。针入二分，灸三壮。主头痛面肿，目痛烂弦、弩肉生翳、扳睛到睫、一切目疾，鼻衄鼻涕，耳鸣，口疮，重舌、舌裂、舌强，下牙齿痛酸，唇吻不收，口噤，喉痹，寒热疟疾，四肢痿痹，小儿惊风卒死，妇人通经下胎，惟妊孕忌之。

阳溪　手腕上侧两筋陷中。针入三分，灸三壮。主头痛，目痛、目翳，耳痛、耳鸣，咽痛，齿痛，舌出颈戾，掌热，肘臂不举，狂言喜笑见鬼，胸满烦闷，心痛，寒热疟疾，疮疥。

偏历　腕后三寸。针入三分，灸三壮。主寒热疟风汗不出，目视䀮䀮，癫疾多言，耳鸣，口㖞，齿痛，喉痹，嗌干，鼻鼽衄血。

温溜　腕后五寸。针入三分，灸三壮。主头痛面肿，口㖞，喉痹，肠鸣腹痛，哕逆，肩不得举，伤寒身热，癫狂见鬼。

下廉　曲池前五寸，兑肉分外斜。针入三分，灸三壮。主头风，肘臂痛，溺赤，肠鸣，气走注痛。

上廉　曲池前四寸。针灸主治同下廉。

三里　曲池前三寸，兑肉端。针入五分，灸三壮。主手臂肘挛不伸，齿痛，颊颔肿，瘰疬。

曲池　肘外辅、屈肘两骨中纹头尽处，以手拱胸取之。针入五分，灸三壮。主头痛，喉痹，肘臂酸痛不举，半身不遂，筋缓难以屈伸，腋痛，肩痛，皮燥，瘾疹，及瘈疭癫疾，寒热作渴，胸满，伤寒余热不净。

肘髎　肘大骨外廉近大筋陷中。针入三分，灸三壮。主肘节风痹，臂痛挛急。

五里　肘上三寸向里，大筋中央。禁针，灸十壮。主风劳，惊恐，吐血，肘臂痛，嗜卧，四肢不能动摇，寒热瘰疬，咳嗽，目视䀮䀮，痎疟，心下胀痛上气。

臂臑　肘上七寸，䐃肉端，平手取之。针入五分，灸三壮。

主寒热颈项拘急，瘰疬，肩臂痛不得举。

肩髃　肩端两骨陷中。举臂取之。针入六分，灸七壮，风盛灸二七壮为率，过多恐致臂细。主偏风不遂，手臂挛急，臂细无力，筋骨酸疼，肩中热，头不可顾，一切风热瘾疹。

巨骨　肩端上行两骨陷中。针入一寸半，灸三壮。主胸中瘀血，肩臂背膊疼痛。

天鼎　侧颈直缺盆，扶突后一寸。针入四分，灸三壮。主暴喑气哽，咽喉痹肿，喘息不食。

扶突　曲颊下一寸，仰而取之。针入四分，灸三壮。主舌本出，咳逆上气喘急，喉中如水鸡鸣。

禾髎　直鼻孔下侠水沟旁五分。针入一分，禁灸。主鼻窒口辟，鼻多清涕不止，鼽衄有疮，口噤不开。

迎香　禾髎上一寸，鼻旁陷中。针入三分，禁灸。主眼目赤肿，鼻塞不闻香臭。

四十五穴足阳明，头维下关颊车停，承泣四白巨髎经，地仓大迎对人迎，水突气舍连缺盆，气户库房屋翳屯，膺窗乳中延乳根，不容承满梁门起，关门太乙滑肉门，天枢外陵大巨存，水道归来气冲次，髀关伏兔走阴市，梁丘犊鼻足三里，上巨虚连条口位，下巨虚跳上丰隆，解溪冲阳陷谷中，内庭厉兑经穴终。

足阳明胃经，左右九十穴。辰时自迎香交与承泣穴，上行至头维对人迎，循胸腹下至足指厉兑穴止。图穴起自头维，行气实自承泣始也。

头维　额角发际本神旁一寸半。针入五分，禁灸。

下关　耳前动脉下廉，含口有空，张口则闭。针入三分，灸三壮。主耳痛鸣聋有脓，口㖞，下牙齿痛、齿龋痛。

颊车　耳下八分，曲颊端陷中，开口有空。针入三分，灸三壮。主口辟痛不可以嚼，失音，牙痛，颔肿项强，恶风寒。

承泣　目下七分，上直瞳子。禁用针灸。

四白　目下一寸。针入三分，禁灸。主头痛，目眩泪出、痛痒生翳、瞤动不息。

巨髎　侠鼻孔傍八分直瞳子。针入三分，灸七壮。主风寒鼻准肿痛，瘈疭，口辟，目赤痛痒多泪，白翳遮睛。

地仓　侠口旁四分，近下有动脉处。针入三分，灸二七，重者灸七七壮。艾炷如一分，若大，令人口转㖞，如欲治，灸承浆七七壮，忌房事、毒食。主偏风口㖞、失音不言，饮食漏落，瞤动。

大迎　曲颔前一寸三分，骨陷中动脉。针入三分，灸三壮。主头痛，面浮，目瞤，口㖞，口噤不言，下牙齿痛，寒热瘰疬，数欠气，风痉，颊颔肿连面。

人迎　结喉旁一寸半，大筋外。禁用针灸。

水突　直人迎下，气舍上，二穴之中。灸三壮。主咽肿，咳逆，气喘不得卧。

气舍　直人迎下，侠天突傍陷中。针入二分，灸三壮。主喉痹项强，瘿瘤肩肿，咳逆上气。

缺盆　肩前横骨陷中。禁针，灸三壮。主喉痹，瘰疬，咳嗽，寒热，缺盆中肿痛，腹满水气，哽噎，胸热息贲，胁下气上冲。

气户　巨骨下侠俞府傍二寸陷中，仰而取之。针入四分，灸五壮。主胸胁胀满，喘气有声，不知食味。

库房　气户下一寸六分。针入四分，灸五壮。主肺寒咳喘，唾脓血，胸胁支满。

屋翳　库房下一寸六分。针入四分，灸五壮。主身肿皮痛不可近衣，瘈疭不仁，咳喘，唾浊沫脓血。

膺窗　屋翳下一寸六分。针入四分，灸五壮。主胸胁痈肿及肠鸣泄泻，乳痈，寒热短气，睡卧不安。

乳中　即乳头上。禁用针灸。

乳根　乳下一寸六分。针入四分，灸五壮。主胸满痛及膺肿，乳痈热痛。已上缺盆至此，俱膺部三行。

不容　平巨阙傍三寸，挺身取之。针入五分，灸五壮。主口干，呕吐，喘咳，胸背引痛，胁痛，腹痛如刺，有痃癖，积气疝瘕。

承满　不容下一寸。针入八分，灸五壮。主喘逆不食，肩息唾血，胁下坚痛及肠鸣腹胀。

梁门　承满下一寸。针入八分，灸五壮。主胸胁下积气，不思饮食，大肠滑泄，谷不化。

关门　梁门下一寸。针入八分，灸五壮。主积气肠鸣，泄利不食，腹中游气侠脐急痛，痰疟振寒。

太乙　关门下一寸。针入八分，灸五壮。主癫狂，吐舌，心烦。

滑肉门　太乙下一寸。针入八分，灸五壮。主癫狂，吐舌，呕逆。或以不容至天枢七穴折量之。

天枢　平脐傍三寸。针入五分，灸百壮。主面浮肿，唾血，吐血，狂言，呕吐，霍乱，泄利，食不化，久积冷气绕脐切痛冲心，腹痛腹胀，肠胃游气切痛，女子漏下赤白。

外陵　天枢下一寸。针入八分，灸五壮。主腹中尽痛，心如悬，下引脐痛。

大巨　天枢下二寸。针入八分，灸五壮。主善惊烦渴，偏枯，癞疝，小腹满，小便难，阴下纵。

水道　天枢下五寸。针入二寸半，灸五壮。主腰背痛及三焦结热，二便不利，小腹满引阴中痛，膀胱寒。

归来　天枢下七寸。针入八分，灸五壮。主贲豚卵上入引茎痛，妇人血脏积冷。

气冲　天枢下八寸动脉。禁针，灸五壮。主腹中大热攻心，腹胀，脐下坚，癞疝，阴肿阴痿，茎中痛，两丸牵痛不可仰卧，及石水腹满，热淋不得尿，妇人月水不通，无子，气乱绞痛，胞衣不出。已上不容至此，俱腹部三行。

髀关　膝上伏兔后跨骨横纹中。针入六分，灸三壮。主黄疸，痿痹不得屈伸，股内筋急。

伏兔　膝髀罅上六寸向里。禁灸。

阴市　膝上三寸，直伏兔陷中，拜而取之。针入三分，禁灸。主腹满，痿厥少气，腰如水冷，痛不可顾。

梁丘　膝上二寸，两筋间。针入三分，灸三壮。主大惊，乳痛，筋挛，膝痹不得屈伸。

犊鼻　膝头眼外侧大筋陷中。针入六分，禁灸。主膝中痛不仁，难跪起。膝膑痈溃者不可治，不溃者可治。

三里　犊鼻下三寸，胻骨外廉分肉间。针入一寸，灸七壮，愈多愈好。主头目昏眩，口苦，口噤，鼓颔，口呙，喉痹，呕吐，狂言狂笑，咳嗽多唾，乳肿乳痛，胃亏恶闻食气，或中消善饥，霍乱，痃癖，胁胀，腹胀肠鸣，胸腹中瘀血，水肿，疟，痢，泄泻，身热肚热，恶寒，肘痛，心痛，腹痛，腰痛，足膝痿，足热，小腹坚满，小便不利，食气蛊毒，五劳羸瘦，七伤虚乏。

上巨虚　三里下三寸，举足取之。针入八分，灸三壮。主脏气不足，胁满，脐腹痛，飧泄食不化，偏风腰腿手足不仁，小便难。

条口　三里下五寸。针入三分，禁灸。主湿痹胫寒，足膝酸痛缓弱。

下巨虚　三里下六寸。针入三分，灸三壮。主发枯唇干，口中流涎，次指间痛，胃热不食，泄脓血，胸胁小腹痛，乳痈，暴惊狂，小便难，寒湿下注，足胫跗痛肉脱。

丰隆　外踝上八寸骨中。针入三分，灸三壮。主头痛面肿，喉痹，胸腹切痛，四肢肿，寒热汗出，大小便难，发狂歌走见鬼，及厥逆手卒青，心痛如刺。

解溪　足腕上系草鞋带处，去内庭上六寸半。针入五分，灸三壮。主头风目眩目赤，面肿，口痛齿痛，舌肿，腹肿，霍乱转筋，膝股肿胻酸，瘈疭，癫疾，疟疾。

冲阳　内庭上五寸骨间动脉。针入三分，灸三壮。主面肿，口眼呙斜，齿龋痛，腹大不食，足痿，及热病汗不出，寒战发狂，疟疾。

陷谷　内庭上二寸骨陷中。针入五分，灸三壮。主面目痈肿浮肿，热病汗不出，振寒疟疾，胸胁支满，腹满喜噫，肠鸣而痛。

内庭　足次指三指岐骨陷中。针入三分，灸三壮。主口噤口㖞，齿龋痛，咽痛，腹胀不得息，四肢厥逆。

厉兑　足大指次指端，去爪甲角如韭叶。针入一分，灸一壮。热疟，主鼻不利、涕黄，口噤吐舌，龋齿，喉痹，颈戾，心痛，胫寒，寒热疟不嗜食，胀满不得息，尸厥中恶。

二十一穴脾中州，隐白在足大指头，大都太白公孙盛，商丘三阴交可求，漏谷地机阴陵穴，血海箕门冲门开，府舍腹结大横排，腹哀食窦连天溪，胸乡周荣大包随。

足太阴脾经，左右四十二穴。巳时自冲阳过，交与足大指隐白，循腿腹上行，至腋下大包穴止。

隐白　足大指端内侧，去爪甲角如韭叶。针入一分，禁灸。主鼻衄，口渴，喘急，呕吐，胸痛，腹中冷气胀满，暴泄，胫中寒热，足不能温，卒尸厥不知人。

大都　足大指内侧本节后陷中，针入三分，灸三壮。主目眩，手足厥，呕吐，暴泄，霍乱，心痛，腹胀，热病汗出。

太白　足大指内侧核骨下陷中。针入三分，灸三壮。主头痛，头重，项痛，霍乱呕吐，或泄有脓血，胸胁胀痛，腹痛、腹胀、肠鸣，腰痛不可俯仰，热病烦闷，大便难。

公孙　太白后一寸陷中。针入四分，灸三壮。主头面肿，心痛，胃脘痛，痰壅膈闷胸胁疼，膈食反胃，伤寒结胸，腹胀腹鸣，泄泻里急，肠风下血，脱肛，五积痃癖，寒疟不食，妇人胎衣不下。

商丘　足内踝下微前陷中。针入四分，灸三壮。主心下有寒，脾疼，脾热，脾虚令人不乐，腹胀，心烦，骨痹，癫痫，痎疟，血痢后重，痔，骨蚀绝，阴股内痛，狐疝上下，小腹坚痛下引阴中。

三阴交　内踝上三寸，骨后筋前。针入三分，灸三壮。主膝内廉痛，小便不利，身重足痿，痃癖，腹寒气逆，脾病四肢不举，腹胀肠鸣，溏泄食不化，女子漏下不止。

漏谷　内踝上六寸骨下陷中。针三分，禁灸。主心悲气逆，肠鸣腹胀，饮食不为肌肤，痃癖冷气，小便不利，失精，湿痹不能行，足热痛，腿冷麻痹不仁。

地机　膝下五寸，大骨后，伸足取之。针入三分，灸三壮。主溏泄腹痛，气胀水肿，小便不利，腰痛，足痛，癫疾，精不足，女子血瘕，按之如以汤沃，股、膝、阴皆痛。

阴陵泉　膝下内侧辅骨下陷中，曲膝取之。针入五分，禁灸。主心下满，寒中腹胀胁满，腹中水气，喘逆，霍乱暴泄，足痛腰痛，小腹坚急，小便不利；又治遗尿失禁，气淋。妇人疝瘕、癥症同地机。

血海　膝膑上三寸内廉，骨后、筋前白肉际。针入五分，灸五壮。主血漏下，血闭不通，月水不调，气逆胀满。

箕门　血海上六寸，阴股内动脉应手筋间。禁针，灸三壮。主淋及小腹肿痛。已上足腿部。

冲门　大横下五寸，横骨两端约纹中。灸五壮，主寒气满腹积痛，阴疝，难乳，子气上冲。

府舍　大横下三寸。灸五壮。主心腹胁痛，积聚，霍乱。

腹结　大横下一寸三分。灸五壮。主绕脐冷痛抢心腹，寒泄，咳逆。

大横　平脐旁四寸半。灸五壮。主腹热欲走，太息，四肢不可动，多汗洞泄，大风逆气，多寒善愁。

腹哀　日月下一寸。禁用针灸。已上腹部四行。

食窦　天溪下一寸六分，举臂取之。针入四分，灸五壮。主胸胁支满，膈间雷鸣。

天溪　胸乡下一寸六分陷中，仰而取之。针入四分，灸五壮。主喘气，乳肿痈溃贯膺。余同食窦。

胸乡　周荣下一寸六分陷中，仰取之。针入四分，灸三壮。专主胸胁支满，引胸背痛。

周荣　中府下一寸六分陷中，仰取之。针入四分，禁灸。主胸胁支满，咳唾脓血，咳逆上气，饮食不下。已上膺部四行。

大包　侧胁部渊腋下三寸。针入四分，灸三壮。主腹大，胸胁中痛。内实则其身尽寒，虚则百节皆纵。

九穴午时手少阴，极泉青灵少海深，灵道通里阴郄邃，神门少府少冲寻。

手少阴心经，左右一十八穴。午时自大包交与腋下极泉，循臂行至小指少冲穴止。

极泉　腋下筋间动脉入胸处。灸七壮。主目黄，咽干，心痛胁满，干呕烦渴，四肢不收。

青灵　肘上三寸，伸肘举臂取之。禁针，灸三壮。主头痛，目黄胁痛，肩不能举。

少海　肘内廉横纹头尽处陷中，曲手向头取之。针入三分，灸五壮。主头痛，目黄，目眩，项强，齿痛，呕吐，肩背肘腋胁引项痛，癫痫吐舌，疟疾寒热汗出，四肢不举。

灵道　去掌后一寸半。针入三分，灸三壮。主悲恐心痛，瘈疭，肘挛，暴喑。

通里　掌后一寸。针入三分，灸三壮。主头痛，目眩，面赤，暴哑，肘腕酸重，热病烦心，心悸，遗尿。

阴郄　掌后五分动脉中。灸七壮。主惊恐心痛，失喑，洒淅厥逆，霍乱，胸满，衄血。

神门　掌后兑骨端动脉陷中。针入三分，灸七壮。主妄笑妄哭，喉痹，心痛，数噫，恐怖少气，疟疾，饮冷恶寒，手臂蜷挛，喘逆，遗尿，大人小儿五痫。

少府　手小指本节后直劳宫陷中。针入三分，灸五壮。主嗌中有气如息肉状，掌热，肘腋手挛急，胸痛烦满，恐悸畏人及阴痛阴痒，遗尿。

少冲　手小指端内侧，去爪甲如韭叶。针入一分，灸一壮。主舌痛，口热，咽酸，掌热，心痛，痰气烦闷，悲恐善惊，手掌肘腋蜷痛，身热如火，惊痫沫出。

手太阳穴一十九，少泽前谷后溪首，腕骨阳谷养老绳，支正小海肩贞偶，臑俞天宗连秉风，曲垣肩外肩中走，天窗天容上颧髎，听宫耳前珠旁取。

手太阳小肠经，左右三十八穴。未时自少冲交与小指少泽，循肘上行至面听宫穴止。

少泽　手小指端外侧，去爪甲角如韭叶。针入一分，灸一壮。主头痛，目翳遮睛，口热口干，舌强喉痹，唾如胶，寒疟汗不出，瘈疭，咳嗽，小指不用。

前谷　小指外侧本节前陷中。针入一分，灸三壮。主目眦烂，泪出目翳，鼻塞耳鸣，咽肿，颈项痛，臂痛肘挛，热病汗不出，痎疟，咳嗽，衄血，小便赤。

后溪　小指外侧本节横纹尖尽处，握掌取之。针一分，灸一壮。主喘息，身热恶寒，胸满，癫疾。余同前谷。

腕骨　掌后外侧高骨下陷中，握掌向内取之。针二分，灸三壮。主头痛，胁腋痛，肩、臂、腕急痛如脱，五指不可屈伸，乍寒乍热，疟，狂言，惊风，瘈疭。余同上二穴。

阳谷　手腕外侧兑骨下陷中。针二分，灸三壮。主目眩，上下齿痛，妄笑妄言，腹满，痔痛，阴痿。余同腕骨。

养老　腕骨后一寸陷中。灸三壮。主手挛肩痛，目昏。

支正　腕骨后五寸。灸三壮，针三分。主头痛目眩，颈肿项痛，风虚惊恐狂言，身热消渴善食，腰胫酸。

小海　肘内大骨外，去肘端五分陷中，屈肘取之。针二分，灸三壮。主头痛项强，龋齿，龈肿，痫证吐舌，瘈疭，癫狂，肘腋肿，疡肿，小腹痛，寒疟、风疟。

肩贞　肩髃后两骨罅间。针入一寸八分，禁灸。主颔痛项强，耳鸣耳聋，肩、手臂风痹不举。

臑俞　肩髎后大骨下、胛上廉陷中，举臂取之。针八分，灸三壮。主寒热，肩肿引胛中痛，臂酸无力。

天宗　秉风后大骨下陷中。针五分，灸三壮。主肩重臂痛，肘后廉痛，颊颔痛。

秉风　天宗前小髃后，举臂有空。针五分，灸三壮。主肩痛不举。

曲垣　肩中央曲胛陷中，按之应手痛。灸十壮。主周痹，肩胛拘急疼闷。

肩外俞　胛上廉去大杼旁三寸。灸三壮。主肩胛痛至肘，引项急，寒热。

肩中俞　胛内廉去大杼旁二寸陷中。灸三壮。主目昏，咳嗽唾血，上气寒热。

天窗　完骨下、发际上、颈上大筋处动脉陷中。针六分，灸三壮。主耳痛、耳鸣聋，颊肿咽痛，暴喑，肩痛引项。

天容　耳下颊车后陷中。灸三壮。主喉痹，颈肿项痛，耳鸣，咳喘寒热。

颧髎　面颊兑骨下、下廉陷中。禁用针灸。主目黄赤，口㖞僻，齿痛。

听宫　耳前珠子旁。针一分，灸三壮。主耳鸣聋，口噤喉鸣，心腹痛满，臂痛，失音。

足太阳穴六十七，睛明目内红肉藏，攒竹眉冲与曲差，五处上寸半承光，通天络却玉枕昂，天柱后际大筋外，大杼背部第二行，风门肺俞厥阴四，心俞督俞膈俞强，肝胆脾胃俱挨次，三焦肾气海大肠，关元小肠到膀胱，中膂白环仔细量，自从大杼至白环，各各节外寸半长。上髎次髎中复下，一空二空腰髁当，会阳阴尾骨外取，附分侠脊第三行，魄户膏肓与神堂，譩譆膈关魂门九，阳纲意舍仍胃仓，肓门志室胞之肓，二十柱下秩边场，承扶臀横纹中央，殷门浮郄到委阳，委中合阳承筋足，承山飞扬踝跗阳，金门昆仑下仆参，申脉京骨束骨忙，通谷至阴小指旁。

足太阳膀胱经，左右一百三十四穴。申时自听宫交与睛明，循头颈下背腰臀腿，至足小指至阴穴止。

睛明　目内眦红肉陷中。禁用针灸。

攒竹　当眉头陷中。禁用针灸。

眉冲　直眉头上神庭、曲差之间。针入三分，禁灸。主五痫，头痛鼻塞。

曲差　前发际侠神庭旁一寸半。灸七壮。主头项痛，目昏身热，心烦满，汗不出。

五处　上星旁一寸半。针三分，灸五壮止。主头风目眩，脊强反折，瘈疭，癫疾。

承光　五处后一寸半。禁用针灸。

通天　承光后一寸半。针三分，灸三壮。主头痛重，暂起僵仆，鼻塞喘息不利，口㖞，多涕，鼽衄有疮。

络却　通天后一寸半。禁针，灸三壮。主头旋耳鸣，目盲内障，癫狂，僵仆，瘈疭，腹胀满不得息。

玉枕　络却后一寸半，横侠脑户一寸三分，起肉枕骨上。禁针，灸三壮。主因失枕头重，头半边寒痛，项痛如拔，及风眩目痛，耳聋，鼻塞，目上插，卒起僵仆，恶见风寒，汗不出。

天柱　颈大筋外侠后发际陷中。针三分，灸三壮至百五十壮止。主头痛头旋，目昏、目如脱、泪出，鼻不知臭香，风眩卒暴，痫眩狂言，目上视，及项如拔，项疼急，烦满汗不出，身肩背痛欲折。已上头部二行。

大杼　第一节外一寸半陷中。针三分，禁灸。

风门　二节外一寸半。针五分，灸五壮。主伤寒头痛，项强，鼻塞流涕，目盲，衄血，咳嗽，呕逆，胸背痛，气短不安。

肺俞　三节外一寸半。针三分，灸三壮。主胸中痛满，背偻如龟，脊强支满，瘿气，吐逆上气，寒热不食，肉痛皮痒，传尸骨蒸，肺嗽喘咳，少气百病。

厥阴俞　四节外一寸半。灸五壮。主呕逆，牙疼，胸闷。

心俞　五节外一寸半。禁用针灸。

督俞　六节外一寸半。灸三壮。主寒热心痛，腹痛雷鸣，气逆。

膈俞　七节外一寸半。灸五壮。主喉痹，胸胁痛，肩背不得倾侧，心痛，痰饮吐逆，汗出，寒热骨痛，虚胀支满，痰疟，痃癖气块，膈上痛，身常湿，不食。

肝俞 九节外一寸半。针入三分，灸三壮。主中风，支满胁痛，短气不食，食不消，吐血，目昏，肩疼腰痛，寒疝，热病瘥后食五辛多患眼暗如雀目，鼻中酸，寒痓热痓。

胆俞 十节外一寸半，正坐取之。针三分，灸三壮。主头痛，目黄，舌干，心胀满，吐逆短气，痰闷，食难下不消，胸胁不能转侧，腋下肿，振寒汗不出。

脾俞 十一节外一寸半。针三分，灸三壮。主胁下满，吐泻疟痢，腹胀，黄疸身重，痃癖积聚，腹痛，寒热引脊痛，能食而瘦，腰脊强急，热痓骨痛。

胃俞 十二节外一寸半。针三分，灸三壮。主胁满脊痛，腹胀腹痛，肠鸣，呕吐不食，筋脉挛急。

三焦俞 十三节外一寸半。针三分，灸三壮。主头痛目眩，肩背拘急，腰脊强痛，腹胀腹痛，吐泻食不化，肠鸣，腹中积聚如石。

肾俞 十四节外一寸半，与脐相对。针三分，灸三五壮。主肾虚水胀，耳聋目昏，面赤，心痛如悬，胁痛引满，呕吐，寒中洞泄，腰痛，脚膝拘挛，小便赤白浊，尿血，遗精，小腹痛，好独卧，身重如水，骨蒸寒热，一切五劳七伤。

气海俞 十五节外一寸半。主腰痛，痔病。

大肠俞 十六节外一寸半。针三分，灸三壮。主腰痛，肠鸣胀满，绕脐中痛，二便不利，或泄痢食不化，脊强腹肿。

关元俞 十七节外一寸半。主风劳腰痛，泄痢虚胀，小便难，妇人瘕聚诸疾。

小肠俞 十八节外一寸半。针三分，灸三壮。主大便脓血，痔痛出血，妇人滞下，大便难，小便淋，泄痢五色，重下肿痛，腰脊强，疝痛。

膀胱俞 十九节外一寸半。针三分，灸三壮。主风劳腰痛，泄痢肠痛，便难溺赤，阴疮，足胫冷，拘急不得屈伸，女人瘕聚，烦满汗不出，小便黄赤，腰脊急强，积聚坚结，足膝不仁，热痓引骨痛。

中膂俞　二十节外一寸半，伏而取之。针三分，灸三壮。主赤白痢，虚渴汗出，腰不得俯仰，腹胀，胁痛，疝寒，热痓反折。

白环俞　二十一节外一寸半。禁用针灸。

上髎　腰髁骨下第一空，侠脊两旁陷中，余三髎少斜，上阔下狭是也。针二寸，灸三壮。主鼻衄、呕逆，寒热腰痛，妇人绝子，疟寒热，阴挺出不禁，白沥，痓反折，大小便利。

次髎　第二空陷中。针二寸，灸三壮。主腰下至足不仁，恶寒，妇人赤白沥下，心下积胀，大小便利，疝气下坠。

中髎　第三空陷中。针二寸，灸三壮。主五劳七伤六极，腰痛，妇人赤淫时白，气癃，月事少，大便难，小便利，腹胀飧泄。

下髎　第四空陷中。针二寸，灸三壮。主腰痛，妇人下泔汁不禁，赤沥，阴中痒痛引小腹，不可俯仰，大小便利，肠鸣腹胀欲泄。

会阳　阴尾骨外各开一寸半。针入八分，灸三壮。主腹中有寒，泄泻肠澼，便血久痔，阳虚阴汗湿。已上俱属背部第二行，各开一寸半。

附分　第二节外三寸，附项内廉陷中，正坐取之。针八分，灸五壮。主背痛引颔引头，肩背拘急，风冷客于腠理。颈项强痛不得回顾，风劳臂肘不仁。

魄户　三节外三寸。针五分，灸五壮。主咳逆喘气不得卧，肺寒热，项强，背胛无力，劳损痿黄，五尸走注。

膏肓　四节外三寸取穴。主治见后灸法。

神堂　五节外三寸。针三分，灸五壮。主肩痛，胸腹满，脊强急，寒热。

譩譆　六节外三寸，膊内廉，以手厌之，令病人抱肘作譩譆之声，则指下动矣。针六分，灸五壮。主目眩，鼻衄，肩背痛，胁痛，喘急，热病汗不出，虚损不睡，五心热，寒痓，寒疟、风疟、温疟、痎疟、久疟，小儿食时头痛。

譩譆　七节外三寸，正坐开肩取之。针五分，灸五壮。主背痛脊强，食不下，唾唠多涎沫。

魂门　九节外三寸。针五分，灸五壮。主食饮不下，腹中雷鸣，大便不节，呕吐不住，多涎。

阳纲　十节外三寸。针五分，灸五壮。主小便黄，肠鸣泄泻，消渴身热，面黄怠惰，目黄不嗜食。余同魂门。

意舍　十一节外三寸。针五分，灸五壮至一百壮止。主腹满虚胀，大便泄滑，消渴面黄，嗜饮，目赤。

胃仓　十二节外三寸。针五分，灸五壮。主腹内虚胀，水食不消，恶寒不能俯仰，水肿胪胀，食饮不下。

肓门　十三节外三寸。针五分，灸三十壮。主心下坚满，妇人乳有余疾。

志室　十四节外三寸。针五分，灸五壮。主腰脊强，腹痛，阴痛下肿，失精，小便淋沥。

胞肓　十九节外三寸陷中，伏而取之。针灸主治同志室。

秩边　二十节外三寸。针五分，灸三壮。伏而取之。主腰痛、尻重不能举，发肿，小便赤黄。已上俱属背部三行。

承扶　尻臀下、阴股上、横纹中。针五分，禁灸。主腋下肿，脊腰尻臀阴股寒痛，痔疮，小便不禁，大便直出，遗精，胞寒，又大便难者亦治。

殷门　扶承下六寸。针五分，禁灸。主腰脊不可俯仰，股外肿，因瘀血注之。

浮郄　委阳上一寸，屈膝取之。针五分，灸三壮。主小腹热，大便坚，膀胱经热，大肠结，股外筋急。

委阳　膝腕横纹尖外廉两筋间，委中外二寸，屈身取之。针七分，灸三壮。主阴跳遗，小便难，小腹坚痛引阴中淋沥，腰痛脊强，瘈疭，癫疾，头痛筋急，腋肿，胸满膨胀，身热，飞尸遁注，痿厥不仁。

委中　膝腕内腘横纹中央动脉。针五分，禁灸。凡患风痹，腰脚重痛，于此刺血，久疾亦皆立已。主小腹热而偏痛，尿赤难，衄血不止，腰痛侠脊至头皆痛，痔痛，胁下肿痛，脚弱膝挛，腰尻重不能举，半身不遂，热病汗不出，足热厥逆。余同委阳。

合阳　直委中下一寸。针五分，灸五壮。主腰脊强痛引腹，膝股热，胻酸重，癞疝，女子崩中，腹痛，肠澼，阴痛。

承筋　胫后腨股中央，从脚跟上七寸。禁针，灸三壮。主治同承山。

承山　腨股下分肉间，拱足去地一尺取之。针七分，灸五壮。主头痛，鼻鼽衄，指肿，腰脊痛，腹痛，小腹疝气，大便难，脚挛胫酸痹，跟痛急，足下热不能久立，转筋，霍乱，瘈疭，久痔肿痛，肢肿，寒热汗不出。

飞扬　外踝上七寸骨后。针五分，灸三壮。主头痛目眩，鼻衄，颈项疼，历节风，足指不得屈伸，腰痛腨痛，寒疟，狂疟，癫疾吐舌，痓反折，痔篡伤痛，野鸡痔，逆气，足痿失履不收。

跗阳　外踝上三寸，飞扬下。针六分，灸三壮。主头重，痿厥风痹，腨外廉骨痛，四肢不举，瘈疭，时有寒热。

金门　外踝下骨空陷中。针三分，灸三壮。主癫疾，马痫反张，尸厥暴死，转筋霍乱，脚胫酸，身战不能久立。

昆仑　外踝后、跟骨上陷中动脉。针五分，灸三壮。主头热目眩如脱，目痛赤肿，鼻鼽衄，腹痛腹胀，喘逆，大便洞泄，体痛，霍乱，尻腰肿，腨跟肿，脚如裂不得履地，风痫口噤，疟多汗，小儿阴肿，头眩痛，脚痿转筋，尸厥中恶，吐逆咳喘暴痛。

仆参　足后跟骨下陷中，拱足取之。针三分，灸七壮。主足跟痛，足痿，癫痫吐舌鼓颔，狂言见鬼恍惚，尸厥，烦痛，转筋霍乱，小儿马痫反折。

申脉　外踝下容爪甲白肉际陷中。针三分，禁灸。主目反上视，或赤痛从内眦始，腰痛，胫寒热不能久立坐，癫疾，鼻衄。

京骨　足外侧大骨下赤白肉际陷中。针三分，灸三壮。主头热目眩，白翳从内眦始，鼻衄，鼻不利，涕黄，颈项强痛，脊背及脚难以俯仰，痓，疟，癫狂，惊悸，不食，痰注，髀枢痛，淋沥。

束骨　足小指外侧本节后陷中，针三分，灸三壮。主目眩，目赤烂，耳聋，项强，腰痛，肠澼，癫狂，大便时头痛，疟疾，从脚胫至髀枢中痛不可举。

通谷　足小指外侧本节前陷中。针二分，灸三壮。主头重头痛，目眩，咽疮，鼻衄清涕，项强痛，胸胁满，心下悸，留饮数欠，热病汗不出。

至阴　足小指端外侧去爪甲角如韭叶。针一分，灸三壮。主头风鼻塞，鼻鼽清涕，耳鸣聋，胸胁痛无常处，腰胁引痛，小便不利，失精，风寒从足小指起，脉痹转筋，寒疟汗不出，足下热。

足少阴穴二十七，涌泉然谷太溪溢，大钟水泉照海深，复溜交信筑宾实，阴谷膝内附骨后，已上从足走至膝，横骨大赫连气穴，四满中注肓俞脐，商曲石关阴都密，通谷幽门寸半开，折量腹上分十一，步廊神封膺灵墟，神藏彧中俞府毕。

足少阴肾经，左右五十四穴。酉时自至阴交与足心涌泉，循膝腹上行至胸俞府穴止。

涌泉　脚掌中心，屈足卷指取之。针三分，灸三壮。主目眩，喉痹，胁满，心中结热，心痛，咳嗽身热，风痫，腰痛，女子如妊娠，五指端尽痛，足不得履地，引入腹中痛。

然谷　内踝前起骨下陷中。针三分，灸三壮。刺此多见血，令人立饥欲食。主喉痹，舌下肿，涎出，喘气，咳唾血，消渴，心恐惧，洞泄，胸中寒，脉代，温疟，阴缩内肿，小腹寒疝抢胸胁，淋沥，男子精溢，胻酸跗肿不能履地，一足寒一足热，小儿初生脐风口噤。

太溪　内踝后五分跟骨间动脉陷中。针三分，灸三壮。主咽肿呕吐，口中如胶，善噫咳逆，咳嗽唾血，胁痛腹痛，痃癖疝瘕积聚与阴相通，及足清不仁，热病多汗，黄疸多热少寒，大便难。

大钟　太溪下五分。针二分，灸三壮。主实则小便淋闭，洒洒腰脊强痛，大便闭涩，嗜卧，口中热；虚则呕逆多寒，欲闭户而处，少气不足，胸胀喘息，舌干，咽中多噎不得下，善惊恐不乐，喉中鸣，咳唾血，腹满便难，多寒少热。

水泉　太溪下一寸。针二分，灸三壮。主月事不来，来即心下闷痛，目不能远视，阴挺出，小便淋沥，腹中痛。

照海　内踝下四分微前小骨下。针四分，灸三壮。主嗌干，四肢解惰，善悲不乐，久疟卒疝，小腹痛，呕吐嗜卧，大风偏枯不遂，女子淋沥，阴挺出，阴暴起疝，小腹热而偏痛，大风默默不知所痛，视如不明。

复溜　内踝后上二寸动脉中。针三分，灸五壮。主目昏，口舌干，涎自出，腹鸣鼓胀，水肿；视溺青赤黄白，青取井，赤取荥，黄取俞，黑取合；血气泄，后肿，五淋，小便如散火，骨寒热，汗注不止，腰脊痛不可起坐，脚后廉急不可前却，足跗上痛，风逆四肢废。

交信　内踝上二寸，复溜前三阴交后筋骨间。针四分，灸三壮。主气淋，㿉疝阴急，股引腨内廉骨痛，泄痢赤白，女子崩漏。

筑宾　内踝上、腨分中骨后，大筋上、小筋下，屈膝取之。针三分，灸五壮。主小儿疝痛不得乳，癫狂呕沫，足腨痛。

阴谷　膝内附骨后，大筋下、小筋上动脉，屈膝取之。针四分，灸三壮。主舌下肿，膝痛如锥，股内廉痛，阴痿，妇人漏下，心腹胀满不得息，小便黄。已上俱足膝部。

横骨　阴上横骨中央，宛曲如仰月陷中，曲骨外一寸半。禁针，灸三壮。主五脏虚竭，腹胀，小便难，失精，阴痛。

大赫　气穴下一寸。针一寸，灸五壮。主虚劳失精，阴上缩，茎中痛，灸三十壮，女子赤沃。

气穴　四满下一寸。左名气穴，右名子户。针一寸，灸五壮。主月水不通，腰脊痛，时泄利。

四满　中注下一寸，针一寸，灸五壮。主腹痛奔豚，脐下积疝，妇人胞中恶血疠痛。

中注　肓俞下一寸。针一寸，灸五壮。主小腹热，大便燥。

肓俞　平神阙外一寸半。针一寸，灸五壮。主大便燥，腹痛，及大腹寒疝，小腹有热。

商曲　石关下一寸。针一寸，灸五壮。主腹中积聚切痛不食。

石关　阴都下一寸。针一寸，灸五壮。主多呕，脊强不弯，大便气结，心满，痉反折，妇人胞中恶血逆痛。

阴都　通谷下一寸。针一寸，灸三壮。主多唾呕沫，心满气逆肠鸣，热疟便难，妇人无子，胞中恶血绞痛不可忍。

通谷　幽门下一寸。针五分，灸五壮。主头痛目昏，鼻鼽清涕，项强，口㖞，暴喑，咽喉不利，心中愦郁，惊悸，呕吐，胸满留饮，癖积。

幽门　平巨阙外一寸半。针五分，灸五壮。主善呕涎唾沫，食饮不下，泄有脓血，胸痛烦闷，健忘，腹胀满气逆。已上俱腹部二行。

步廊　神封下一寸六分，去中庭外二寸。针四分，灸五壮。主鼻塞，胸胁支满，喘息不得举臂。

神封　灵墟下一寸六分。针四分，灸五壮。主胸满不得息，咳逆，乳痈恶寒。

灵墟　神藏下一寸六分。针四分，灸五壮。主胸胁支满，喘气，呕吐不食。

神藏　彧中下一寸六分。针四分，灸五壮。主咳嗽。余同灵墟。

彧中　俞府下一寸六分。针四分，灸五壮。主喘悸，余同灵墟。

俞府　巨骨下去璇玑外二寸。针灸主治同灵墟。已上俱属膺部二行陷中，仰而取之。

九穴心包手厥阴，天池天泉曲泽深，郄门间使内关对，大陵劳宫中冲侵。

手厥阴心胞络经，左右一十八穴。戌时自俞府交与乳旁天池，循手臂下行至中指中冲穴止。

天池　乳外二寸侧胁陷中。针三分，灸三壮。主头痛寒热，胸满腋肿，上气喉中有声。

天泉　曲腋下二寸，举臂取之。针三分，灸三壮。主咳逆胸胁支满，膺背胛臂内廉骨痛。

曲泽　肘腕内横纹中央动脉，曲肘取之。针三分，灸三壮。主心痛，逆气，呕涎或血，善惊，及伤寒温病身热口干，肘瘈掣痛，摇头。

郄门　大陵后五寸。针五分，灸五壮。主心痛，衄血、呕血，惊恐，神气不足。

间使　大陵后三寸。针六分，灸七壮。主胸痹引背痛，心悬如饥，卒心痛，肘内廉痛，热病烦心，喜哕喜动，恶风寒，呕吐，掌热，多惊，腋肿，肘挛急。

内关　大陵后二寸。针六分，灸三壮。主面赤热，目昏，目赤，支满，中风，肘挛，实心暴痛，虚心烦惕惕。

大陵　掌后横纹两筋两骨陷中。针六分，灸三壮。主头痛，目赤，舌本痛，喉痹嗌干，咳逆呕热喘急，喜笑喜惊，手掣手挛及肘挛腋肿，心痛烦闷，掌热，身热如火，一切风热无汗，疟疾，疮疥。

劳宫　手掌横纹中心，屈中指取之。针三分，灸三壮。主咽嗌痛，大小便见血不止，风热，善怒喜笑，热病汗不出，怵惕，胸胁不可反侧，咳喘，溺赤，呕吐血，气逆噫不止、食不下，善渴，口中烂，手痹掌热，黄疸目黄。

中冲　手中指端去爪甲如韭叶陷中。针一分，灸一壮。主头痛如破，神气不足，失忘。余同大陵。

二十三穴手少阳，关冲液门中渚旁，阳池外关支沟正，会宗三阳四渎长，天井清冷渊消泺，臑会肩髎天髎堂，天牖翳风瘈脉青，颅息角孙丝竹张，和髎耳门听有常。

手少阳三焦经，左右四十六穴。亥时自中冲交与手四指关冲，循臂上行至面耳门穴止。

关冲　手四指端外侧去爪甲角如韭叶。针一分，灸三壮。主风眩头痛，目翳，舌卷、舌本痛，口干喉痛，心烦，臂外廉痛，手不及头，肘疼不能自带衣，肩臂酸重，心痛，风热病烦闷汗不出，掌中热，身热如火，或寒霍乱，气逆不得卧。

液门　手小指次指本节前陷。针二分，灸三壮。主头痛面热无汗，风寒热，耳痛聋鸣，目涩目眩，齿痛面赤，咽外肿，内如息肉，寒厥，痎疟，呼吸短气，喜惊，臂痛不能上下。

中渚　手小指次指本节后陷中，握掌取之。针二分，灸三壮。主头重，颔颅热痛，目昏面赤，咽肿嗌痛，耳聋痛，肘臂痛，手指不得屈伸，热病汗不出，目生翳膜，久疟寒热。

阳池　手掌背横纹陷中。针二分，灸三壮。主热病汗不出，寒热证，或因折伤手腕捉物不得，肩臂痛不得举。

外关　阳池后二寸。针三分，灸三壮。主肘腕酸重不得屈伸，手指尽痛，耳浑浑无所闻，臂痿不仁。

支沟　阳池后三寸，两筋骨间。针二分，灸三壮。主面赤目赤，嗌痛暴喑，口噤，呕吐，霍乱，腋痛及真心痛，肘臂酸痹，马刀肿，瘘漏，疮疥，女人脊急，四肢不举，热病汗不出。

会宗　支沟外旁一寸空中。灸三壮。主耳聋，肌肤痛，风痫。

三阳络　阳池后四寸。禁针，灸七壮。主嗜卧，四肢不欲动摇，耳卒聋，齿龋，暴喑不言。

四渎　肘前五寸外廉陷中。主呼吸短气，咽中如息肉状，耳暴聋，下牙痛。

天井　肘上大骨后一寸两筋陷中，屈肘取之。针一寸，灸三壮。主大风默默不知所痛，疟食时发，心痛，惊瘈，癫痫吐舌，羊鸣戾颈，肩痛，痿痹麻木，咳嗽唾脓。

清冷渊　肘上三寸，伸肘举臂取之。灸三壮。主肩不举，头痛目黄，胁痛振寒。

消泺　肩下臂外间，腋斜肘分取之。针五分，灸三壮。主头痛，项如拔，颈有大气，寒热痹。

臑会　臂前廉去肩头三寸。针五分，灸五壮。主瘿瘤气，咽肿，寒热瘰疬，癫疾，肘节痹，臂酸重，腋急痛，肘臂痛难屈伸。

肩髎　肩端外陷，臑会上斜，举臂取之。针七分，灸二壮。主臂痛重不举。

天髎　缺盆上毖骨际陷中。针八分，灸三壮。主肩臂肘痛或引颈项急，寒热胸满，缺盆中痛，汗不出。

天牖　耳下颈大筋外，发际上一寸。禁用针灸。

翳风　耳珠后陷中，按之引耳中。针三分，灸七壮。主耳痛鸣聋，口噤，口眼㖞斜，下牙齿痛，失欠脱颔，颊肿，牙车急痛。

瘈脉　耳本后鸡足青脉上。禁用针灸。

颅息　耳后上青脉间。禁针，灸七壮。主头重目昏，风聋耳痛，塞耳痛鸣，呕吐，胸胁引痛不得俯仰及发痫风疭。

角孙　耳廓上中间，发际下，开口有空。禁针，灸三壮。主目生肤翳，牙痛，颈肿项痛。

丝竹空　眉毛骨后陷中。针三分，禁灸。

和髎　耳门前兑发下横动脉。针三分，禁灸。主风痛头重，牙车急，耳鸣，颔颊肿。

耳门　耳前起肉，当耳缺处。针三分，灸三壮。主耳痛鸣聋、有脓汁出、生疮，底耳聤耳，齿痛。

少阳之经瞳子髎，四十三穴行迢迢，听会上关颔厌集，悬颅悬厘曲鬓翘，率谷本神及阳白，临泣目窗正营招，承灵天冲浮白次，完骨窍阴脑空摇，风池肩井渊腋部，辄筋日月京门标，带脉五枢维道续，居髎环跳风市邀，中渎阳关阳陵穴，阳交外丘光明宵，阳辅悬钟丘墟外，足临泣地五侠溪，第四指端窍阴毕。

足少阳胆经，左右八十六穴。子时自耳门交与目眦瞳子髎，循头耳侧胁下行，至足小指窍阴穴止。

瞳子髎　去目外眦五分。禁用针灸。

听会　耳珠前陷中，开口有空。针三分，灸五壮。主耳鸣聋，齿痛，口噤，牙车急痛或脱，呕吐，骨酸，癫狂，瘈疭。

上关　耳前起骨上廉，开口有空。禁针，灸三壮。主青盲，耳痛鸣聋，口㖞，唇吻强，口沫出，目眩，牙车紧，瘈疭。

颔厌　对耳额角外。针五分，灸三壮。主风眩，目无所见，偏头痛引目外眦急，耳鸣，好嚏，颈痛。

悬颅　斜上额角中，在悬厘间。针三分，灸三壮。主面皮赤肿，身热烦满，汗不出。余同颔厌。

悬厘　从额斜上头角下陷。针三分，灸三壮。主偏头痛，目外眦赤痛，面赤痛，羊癫，烦满，热病汗不出。

曲鬓　耳上入发际，曲隅陷中，鼓颔有空，以耳掩前尖处是穴。针三分，灸三壮。主暴喑，齿龋，颊颔肿，口噤，牙车急痛。

率谷　耳上入发际一寸半。针三分，灸三壮。主烦满呕吐，醉伤酒，风目眩痛，膈胃寒痰，脑角眩痛不食。

本神　临泣外一寸半。主癫疾呕吐涎沫，小儿惊痫。

阳白　眉上一寸直瞳子。针三分，灸三壮。主瞳子痛痒昏蒙，目系急上插，头目痛，目眵，背寒。

临泣　当目直上入发际五分。针三分，禁灸。主中风不识人，目翳多泪，风眩鼻塞，腋肿，喜啮；胸痹，心痛，胁痛，疟日两发。

目窗　临泣后一寸。针三分，灸五壮。主热逆头痛目眩，唇吻强，上齿痛，目外眦赤不明，寒热汗不出。

正营　目窗后一寸。针三分，灸五壮。主诸阳之热。

承灵　正营后一寸半。针三分，灸五壮。主脑风头痛，恶风寒，鼻衄，喘急。

天冲　承灵后一寸半，耳上如前三分。针三分，灸三壮。主头痛牙肿，癫证善惊恐。

浮白　耳后入发际一寸。针三分，灸七壮。主齿痛，耳鸣，颈项痈肿，瘿瘤，肩背痛，手纵足缓，中满喘息，咳逆痰沫。

完骨　耳后入发际四分。针三分，灸七壮。主头面痛，口呙，牙车急，齿痛，喉痹，颈项肿，颊肿引耳后痛，肘痛，足痿，癫疾僵仆，狂疟，小便黄赤。

窍阴　完骨上，枕骨下，摇耳有空。针三分，灸七壮。主头痛如锥，颔痛引耳，耳鸣，舌本出血及舌寒，口干心烦，臂外肘节痹不及头，鼻管疽发为疠，鼻衄，及四肢转筋，痈疽。

脑空　承灵后，侠玉枕旁枕骨下陷中，摇耳有空。针四分，灸三壮。主脑风头痛目眩，耳鸣聋，鼻衄，鼻疽发为疠，项强寒热，癫疾羸瘦。昔魏武患头风，发即心闷乱，目眩，华佗灸之立愈。

风池　耳后一寸半，横侠风府。针三分，灸七壮至一百壮止。主脑疼，肺风面赤而肿，目昏，项强，鼻衄，咽喉瘘引项挛不收，寒热癫仆，烦满汗不出，痎疟寒热，温病汗不出，目眩头痛，泪出，欠气，目眦赤痛，气发耳塞，口僻，项背伛偻。

肩井　缺盆骨后一寸半，以三指按取之，当中指下陷中。针六分，灸七壮。主五劳七伤，颈项强，背膊闷，两手不得向头，或因扑伤腰髋疼，脚气上攻；妇人坠胎后手足厥逆，咳逆寒热，栖索气不得卧。

渊腋　侧腋下三寸陷中，举臂取之，禁用针灸。

辄筋　渊腋前一寸。针入六分，灸三壮。主胸暴满，喘息不得卧。

日月　期门下五分，乳下三肋端。针七分，灸五壮。主小腹热欲走，太息，喜怒不常，多言语，唾不止，四肢不收。

京门　监骨上，腰中侠脊处，季肋本。针三分，灸三壮。主腰痛不得俯仰，寒热䐜胀引背不得息，小便赤涩，小腹痛肿，肠鸣洞泄，髀枢引痛肩背，寒痓，肩胛内廉痛，脊痓反折体痛。

带脉　季肋下一寸八分。针六分，灸五壮。主妇人小腹坚痛，月水不调，赤白带，里急瘈疭。

五枢　水道外一寸半。针一寸，灸五壮。主男子寒疝，阴卵上入小腹痛，妇人带下赤白，里急瘈疭。

维道　章门下五寸三分。针八分，灸三壮。主呕逆不止，三焦不调，水肿，咳逆。

居髎　章门下八寸三分陷中。针八分，灸三壮。主腰引小腹痛，肩引胸臂挛急，手臂举不及肩。

环跳　髀枢碾子骨后宛宛中，侧卧蜷上足、伸下足取之。针一寸，灸五十壮。主风湿冷痹，风疹，偏风半身不遂，腰胯痛不得转侧，及胸胁痛无常处，腰胁相引急痛，髀枢中痛，胫痛，胫痹不仁。

风市　膝上外廉两筋中，以两手着腿，中指尽处是穴。针五分，灸五壮。主疠风疮。

中渎　膝上五寸，大骨外分肉陷中。禁用针灸。

阳关　阳陵泉上二寸，犊鼻外廉陷中。禁用针灸。

阳陵泉　膝品骨下一寸，外廉两骨陷中，以蹲坐取之。针六分，灸七壮至七七壮。主膝伸不屈，冷痹，偏风半身不遂，脚冷无血色，及头痛寒热，口苦咽不利，头面肿，胸胁满，心中恐如人捕。

阳交　与外丘并斜向三阳分肉间。针六分，灸三壮。主寒厥，惊狂，喉痹，胸满，面肿，寒痹膝胫不收。

外丘　足外踝上七寸骨陷中。针五分，灸三壮。主肤痛痿痹，胸胁胀满，颈项痛，恶风寒，癫疾。

光明　外踝上五寸。针七分，灸五壮。主热病汗不出，卒狂，虚则酸痹，坐不能起；实则足胫热，膝痛，身体不仁，膝胫酸痛无力，手足偏小。

阳辅　外踝上四寸，附骨前绝骨端。针五分，灸三壮。主腰痛如坐水中、如锤，膝下肤肿筋瘈，诸节尽痛，痛无常处，腋下肿，瘘漏马刀，喉痹，膝胻酸，风痹不仁，寒热胁痛。

悬钟　外踝上三寸动脉中。针三分，灸三壮。主心腹胀满，胃热不食，膝胫痛，筋挛足不收，五淋，湿痹流肿，筋急瘈疭，小儿腹满不食，四肢不举，风劳身重。

丘墟　足外踝下微前陷中，去临泣三寸。针五分，灸三壮。主头肿，目昏生翳，胸胁满痛不得息，久疟振寒，腋下痛，痿厥坐不能起，髀枢中痛，腿胫酸转筋，卒疝，小腹坚，寒热。

临泣　侠溪上一寸半陷中。针三分，灸三壮。主目眩目痛，枕骨痛，心痛胸满，缺盆至腋下肿，马刀伤瘘，大风周痹，痛无常处，气喘，痎疟日西发，妇人乳痈，月事不利，小儿惊痫。

地五会　侠溪上一寸。禁用针灸。

侠溪　足小指、四指本节前歧骨陷中。针三分，灸三壮。主目外眦赤、目眩、目系急、目痒，耳聋鸣，颊颔肿，胸胁痛满不可转侧、痛无常处，疟，足痛，腋肿马刀，妇人小腹坚痛，月水不通，乳肿溃，胸中寒如风状，头眩颊痛。

窍阴　足第四指端外侧，去爪甲角如韭叶。针一分，灸三壮。主头痛心烦，喉痹，舌强口干，暴聋，胁痛，咳逆不得息，热病汗不出，肘不可举，四肢转筋，足烦，痈疽。

一十三穴足厥阴，大敦行间太冲侵，中封蠡沟中都近，膝关曲泉阴包临，五里阴廉羊矢穴，章门常对期门深。

足厥阴肝经，左右二十六穴。丑时自窍阴交与足大指端大敦，循膝股上行至腹期门穴止，寅时复行于肺经也。

大敦　足大指端去爪甲如韭叶后三毛中。针三分，灸三壮。主卒疝偏坠及小便数、遗溺，阴头中痛、阴跳上入腹连脐痛。病左灸右，病右灸左。又治心痛，腹胀，腹痛，中热喜寐，尸厥，妇人血崩不止，五淋，哕噫。

行间　足大指次指岐骨间动脉陷中。针三分，灸三壮。主目盲泪出，口㖞，嗌干，咳逆呕血，心痛面苍黑欲死，胸背痛，腹胀烦渴，腰痛，寒疝小腹肿，溺难，白浊，茎中痛，癫疾，四肢逆冷；妇人月水不利，赤白带下，或身有反败，阴寒振寒，溲白，尿难痛。

太冲 行间上二寸动脉中。针三分，灸三壮。主唇肿，喉鸣嗌干，腋肿马刀，呕逆呕血，善渴，胁满发寒，腰引小腹痛，小便如淋，㿗疝小腹肿，溏泄遗溺，阴痛，面色苍，及足寒，大便难，发寒，跗肿，内踝前痛，胻酸，女人崩漏，小儿卒疝。

中封 足内踝前一寸陷中，仰足取之。针四分，灸三壮。主咽偏肿难咽，嗌干善渴，痎疟色苍，振寒，小腹肿，绕脐痛，足逆冷，寒疝引腰痛，或身微热，小腹痛，溲白，尿难痛，身黄身重，内踝前痛，膝肿瘈厥，身体不仁，㿉疝癃，暴痛，痿厥。

蠡沟 内踝上五寸。针二分，灸三壮。主卒疝小腹肿，时小腹暴痛，小便癃闭，数噫，恐悸，少气，腹痛，咽如有息肉，背拘急，女子赤白带下，暴腹刺痛。

中都 内踝上七寸，胫骨中。针三分，灸五壮。主肠澼，㿗疝，小腹痛，妇人崩中，因恶露不绝，足下热，恶寒，不能久立，湿痹不能行。

膝关 犊鼻下二寸，向里陷中。针三分，灸五壮。主咽痛，风痹，膝内痛引膑，不可屈伸。

曲泉 膝内辅骨下横纹尖陷中，屈膝取之。针六分，灸三壮。主膝疝，阴股痛，胁满，小便难，癃闭，少气，泄利，四肢不举，及身热目眩，汗不出，膝痛筋挛，发狂，衄血，喘呼咽痛，头风，失精，下利脓血，阴肿，妇人血瘕，按之如汤浸股内，小腹肿，阴挺出。

阴包 膝上四寸，股内廉两筋间。灸三壮。主腰尻引小腹痛，溺不禁。

五里 气冲下三寸，阴股中动脉。灸五壮。主热闭不得溺，嗜卧，四肢不得动摇。

阴廉 气冲下二寸动脉中。灸三壮。主妇人绝产，若未经生产者，灸三壮即有子。

羊矢 气冲外一寸。

章门　脐上二寸，横取六寸，侧胁季肋端陷中，侧卧屈上足，伸下足，举臂取之。针八分，灸三壮至百壮止。主哕噫呕吐，咳逆，或吐无所出，胸胁满痛，喘息，心痛烦热，伤饱黄瘦，贲豚腹肿肠鸣，脊强，四肢懈惰，善恐少气，厥逆，肩臂不举，热中善食，寒中洞泻，石水身肿，诸漏。

期门　不容外一寸半，乳下二肋端。针七分，灸五壮。主胸中热，胁胀，心痛，气短，喜酸，腹大坚，小腹尤大，小便难，阴下纵，贲豚上下，霍乱泄注，大喘，妇人产余疾。

督脉中行二十七，长强腰俞阳关密，命门悬枢接脊中，筋缩至阳灵台逸，神道身柱陶道长，大椎平肩二十一，哑门风府脑户深，强间后顶百会率，前顶囟会上星圆，神庭素髎水沟窟，兑端开口唇中央，龈交唇内任督毕。

督脉二十七穴。背部中行，属阳。

长强　背脊骶尾骨下陷中。趺坐地上取之。针二分，日灸三十壮至二百壮止。慎房事。此痔根本。忌冷。主心痛，肠风下血，五痔，疳蚀，小儿脱肛泻血，秋深不较，惊痫瘈疭，吐注惊恐，失精，目昏头重，洞泄，腰脊强痛，寒痓，癫疾。

腰俞　二十一节。针二分，灸七壮至四十九壮止。忌房事。主汗不出，足清不仁，腰脊强，温疟痎疟。

阳关　十六节。针五分，灸三壮。主胫痹不仁。

命门　十四节。针五分，灸三壮。主头痛如破，身热如火，汗不出，瘈疭里急，腰腹引痛。

悬枢　十三节。针三分，灸三壮。主腰脊不得屈伸，腹中上下积气，水谷不化，下痢。十二节名接脊，十节名中柱，《明堂》不载。

脊中　十一节。禁针灸。误用令人伛偻。

筋缩　九节，针五分，灸三壮。主惊痫狂走癫疾，脊急强，目转上插。

至阳　七节。针五分，灸三壮。主胫酸，四肢重痛，怒气难言。

灵台　六节。禁针，灸五壮。主热病温疟汗不出。

神道　五节。禁针，灸三壮。主腰脊急强，痎疟，恍惚，悲愁健忘，惊悸，寒热往来，热喘，目昏头痛。

身柱　三节。针五分，灸五壮。主癫疾瘈疭，怒欲杀人，胸热口干，烦渴喘息，头痛，吐而不出。

陶道　一节。针五分，灸五壮。主头重目眩，洒淅寒热，头痛脊强，项如拔，目昏如脱。

大椎　一椎上平肩节中。针五分，灸七壮至四十九壮止。主五劳七伤，温疟、痎疟，痓，背膊闷，项强不得回顾，伤寒热盛烦呕，风劳食气。已上背部中行，每节歧骨空中，俱俯而取之。

哑门　项后入发际五分宛宛中。针入四分，禁灸。

风府　脑户下一寸半大筋内。针四分，禁灸。二穴误灸令人哑。

脑户　强间下一寸半枕骨上。针三分，禁灸。

强间　后顶下一寸半。针三分，灸七壮。主头如针刺，项如拔，瘈疭，癫痫心烦吐涎沫，发无时。

后顶　百会下一寸半。针四分，灸五壮。主风眩，目视䀮䀮，额颅上痛，顶恶风寒，诸阳之热逆，癫疾，呕。

百会　前顶上一寸半，头顶中心旋毛中。针三分，灸百五十壮，即停三五日讫，绕四围以三棱针刺令出血，以井花水淋之，令气宣通。频灸，拔气上升，令人眼暗。主脱肛，风痫，青风心风，角弓反张，羊鸣多哭，言语不择，发时即死，吐沫，心中热闷，头风多睡，心烦，惊悸健忘，饮食无味，饮酒面赤，头重鼻塞，目泣出，耳鸣聋。

前顶　囟会上一寸半，骨陷中。针四分，灸三壮。主头风热痛，头肿，风痫，小儿惊痫，面赤肿，鼻多清涕，顶痛目眩。

囟会　上星上一寸。禁针，灸二七壮。主鼻塞不闻香臭，头风痛、白屑起，多睡，惊痫戴目、上视不识人，目眩面肿。

上星　神庭上五分。针三分，灸三壮至百五十壮止。多灸拔气上升，令人眼暗。主头风、头肿、皮肿、头痛，面肿，鼻塞，目眩，目睛痛，痎疟振寒，热病汗不出。

神庭　额前直鼻入发际五分。禁针，误用令人癫，目暗。灸二七壮至百壮止。主风痫，癫风羊鸣，角弓反张，披发歌哭，惊悸不得安寝，喘渴，头痛目昏，目泣出，鼻流清涕。

素髎　鼻准上陷中。针三分，禁灸。

水沟　鼻准下人中中，直唇取之。针三分，灸三壮。主消渴，水气身肿，癫痫乍喜乍哭，牙关不开，面肿唇动，肺风状如虫行，寒热头痛，喘渴，目不可视，鼻不闻香臭，口㖞不能开，寒热，卒中风，面肿。

兑端　上唇中央尖尖上。灸三壮。主唇吻强，上齿龋痛，癫疾吐沫，小便黄，舌干消渴，衄血不止。

龈交　唇内齿上缝中央，为任督之会，可逆刺之。针三分，灸三壮。主鼻窒喘息不利，口㖞僻，多涕，鼽衄有疮，鼻生息肉，鼻头额颏中痛，鼻中蚀疮，口噤，项如拔，面赤，颊中痛，心烦痛，颈项急。小儿面疮久不可。已上俱头部中行。

任脉三八起阴会，曲骨中极关元锐，石门气海阴交仍，神阙水分下脘配，建里中上脘相连，巨阙鸠尾蔽骨下，中庭膻中募玉堂，紫宫华盖璇玑夜，天突结喉是廉泉，唇下宛宛承浆舍。

任脉二十四穴，腹部中行，属阴。

会阴　肛门前，前阴后，两阴间。针二寸，灸三壮。主痔与阴相通者死，阴中诸病，前后相引痛，不得大小便，阴寒冲心，女子月经不通。

曲骨　中极下一寸，毛际陷中。针一寸半，灸五壮。主小便胀，血癃小便难，及癞疝小腹痛，妇人赤白带下。

中极　脐下四寸。针一寸二分，日灸三七壮至三百壮止。主淋疾，小便赤，尿道痛，脐下积块如石；妇人因产恶露不止遂成疝瘕，或月事不调、血结成块，拘挛腹疝，月水不下，乳余疾，绝子阴痒，子门不端，小腹苦寒，贲豚抢心，饥不能食，腹胀，经闭不通，小便不利及失精，恍惚，尸厥，烦痛。

关元　脐下三寸。针二寸，日灸七壮至三十壮，十日灸三百壮止。主脐下疠痛，或结血状如覆杯，妇人赤白带下，或因产恶露不止，断绪产道，及胁下胀满。小腹热而偏痛，脐下三十六疾，不得小便，皆治；及肠中尿血，脬转，气淋，血淋，石淋，又小便数，及泄痢不止，石水，贲豚气入小腹，暴疝痛，身热头痛往来。

石门　又名丹田，脐下二寸。针五分，灸二七壮至一百壮止，惟女人灸之绝产。主大便闭塞气结，心腹坚满痛引阴中，不得小便，并小腹中拘急，暴痛汗出，并水气行皮中，小腹皮敦敦然，或小便黄赤，气满不欲食，谷入不化，呕吐，贲豚气上入小腹，疝气游行五脏，绕脐疝痛，冲胸不得息。

气海　脐下一寸半。针一寸二分，灸三十壮，年高者灸一百壮。主脏气虚惫，一切气疾，小腹疝气游行五脏，腹中切痛，冷气冲心，惊不得卧，妇人恶露不止，绕脐疼痛，气结成块，状如覆杯，小便赤涩。

阴交　脐下一寸。针八分，日灸三七壮至七百壮止。主脐下热，水气痛状如刀搅，作块状如覆杯，妇人月水不调，崩中带下，或因产后恶露不止，绕脐冷痛，脐下寒疝疠痛。

神阙　即脐中央。禁针，灸百壮，小儿灸五壮至七壮。主腹大绕脐疼痛，水肿鼓胀，肠中雷鸣，状如水声，久冷虚惫，泄利不止，及小儿奶利不绝。

水分　鸠尾下六寸。禁针，日灸七壮至四百壮止；若是水肿，宜针入一寸，灸之大良。主水肿腹胀，腹痛坚硬，绕脐冲胸不得息。

下脘　鸠尾下五寸。针一寸，日灸二七壮至二百壮止。主腹胃不调，不能食，肠坚腹痛，胃胀癖块，脉厥厥动，日渐羸瘦，谷食不化。

建里　鸠尾下四寸。针六分，禁灸。

中脘　鸠尾下三寸。针一寸二分，日灸二七壮，累灸至一百壮止。主头热目黄，鼻鼽衄，背与心相引而痛，停水喘胀，胁下坚痛，寒中伤饱，饮食不化，腹热喜渴，多涎有蛔，腹胀便坚，翻胃霍乱，心痛，热温痎疟，天行伤寒，或因读书得贲豚气心闷，伏梁气如覆杯，忧思损伤，气积腹中甚痛作脓肿，往来上下，疝气冲胸，冒死不知人。

上脘　鸠尾下二寸。针八分，日灸二七壮至一百壮止，不瘥更倍之。主心中烦热，胀满不能食，霍乱吐利，心痛不得卧，心风，惊悸，闷唦，伏梁气，贲豚气，风痫，热病身热汗不出，三虫，多涎。

巨阙　鸠尾下一寸。针一寸二分，日灸七壮至四十九壮止。主心中烦闷，热病，胸中痰饮，息贲唾血，风癫浪言或作马鸣，不食无力，数种心痛，虫痛，蛊毒，霍乱不识人及腹满，暴痛汗出，手臂不举。

鸠尾　臆前蔽骨下五分，无蔽骨者从岐骨际下行一寸取之，言其骨垂下如鸠尾之形也。禁用针灸。已上腹部中行，俱正立取之。

中庭　鸠尾上一寸，膻中下一寸六分陷中。针三分，灸五壮。主胸胁支满，呕逆，饮食不下。

膻中　玉堂下一寸六分陷中，横直两乳中间。不宜针，灸七壮至四十九壮止。主肺痈咳嗽上气，唾脓不食，胸中气满如塞。

玉堂　紫宫下一寸六分陷中。针三分，灸五壮。主胸满喘息，膺骨痛，呕逆上气烦心，呕吐寒痰。

紫宫　华盖下一寸六分陷中。针三分，灸五壮。主胸胁满痛，膺骨疼，饮食不下，呕逆上气，烦心。

华盖　璇玑下一寸六分陷中。针三分，灸五壮。主胸胁支满，痛引胸中，咳逆上气，喘不能言。

璇玑　天突下一寸陷中。针三分，灸五壮。主胸皮满痛，喉痹咽肿，水浆不下。已上膺部中行六穴，乃任脉所发，俱仰而取之。

天突　颈结喉下一寸，空潭宛宛中，乃阴维、任脉之会也。低针取之。针一寸，灸三壮。主咳嗽上气，噎塞胸中，喉内状如水鸡声，肺痈唾脓血，气壅不通，喉中热疮不得下食，侠舌缝脉青，暴怖气哽，喉痹咽干，咳逆喘急，及肩背痛，漏颈痛。

廉泉　颔下结喉上舌本间。针三分，灸三壮。主舌下肿难言，瘈疭涎多，咳嗽少气，喘息呕沫，口噤，舌根急缩，饮食难下。

承浆　下唇下宛宛陷中，开口取之。针二分，灸三壮或四十九壮，停四五日，灸多则恐伤阳明脉断，令风不差，此艾炷止许一分半大。主偏风口㖞，面肿面风，口不开，口中生疮，目眩瞑，小便黄或不禁，消渴嗜饮，及暴哑不能言。

上经络依《明堂》旧文而修以七字为句，注中治法，悉依《铜人针灸经》，其针灸深浅多少遵《素问》，原未载者不敢强注。

十五络脉

络穴俱在两经中间，乃交经过络之处。十二经络周流迭运，荣于肢节。另有三络，阳跷络、阴跷络、脾之络是也。此与形色问证出《医经小学》。

手太阴络为列缺，手少阴络即通里，手厥阴络为内关，手太阳络支正是，手阳明络偏历当，手少阳络外关位，足太阳络号飞扬，足阳明络丰隆议，足少阳络为光明，足太阴络公孙寄，足少阴络名大钟，足厥阴络蠡沟配，阳督之络号长强，阴任络乃会阴地，脾大络号称大包，十五络穴君须记。

奇经八脉

督脉起自下极俞，并于脊里上风府，过脑额鼻入龈交，为阳脉海都纲要。督之为言都也。阳脉都会，男子之主。任脉起于中极底，上腹循喉承浆里，阴脉之海妊所谓。生养之源，女子之主。冲脉即气冲，乃胃脉发源。出胞循脊中，从腹会咽络口唇，女人成经为血室，脉并少阴之肾经，与任督本于阴会，督任冲。三脉并起而异行。皆始于气冲，一原而分三岐。督脉行背而应乎阳，任脉行腹而应乎阴，冲脉自足至头，若冲冲而直行于上，为十二经脉之海，总领诸经气血也。三脉固起于气冲，气冲又起胃脉源，知此则知胃气为本矣。阳跷起足之跟里，循外踝上申脉入风池，脉行于背为阳。阴跷内踝照海循咽嗌，脉行于腹为阴。跷者，捷也。言此脉之行如足之捷也。本足阴阳脉别支，诸阴交起阴维脉，发足少阴筑宾郄，诸阳会起阳维脉，太阳之郄金门是。维，持也。阳维，持诸阳；阴维，持诸阴。阴阳不相维，则怅然失志，不能自收拾主持其身。故阳维病属表多寒热，阴维病属里多心痛。阳维所发，别于金门，以阳交为郄，与手足太阳及跷脉会于肩俞，与手足少阳会于天髎及会肩井，与足少阳会于阳白，上本神、临泣、正营、脑空，下至风池，与督脉会于风池、哑门。此阳维之脉起于诸阳之交也。阴维之郄曰筑宾，与足太阴、厥阴会于府舍、期门，又与任脉会于廉泉、天突。此阴维起于诸阴之交会也。带脉周回季胁间，回绕周身，总束诸脉，如束带然。起于季肋，即章门，胁下接腰骨之间。会于维道足少阳，脏腑筋骨髓气血脉，交相维系顺其常。

此奇经八脉，相连相会，维系诸经，乃顺其常。人脉隆甚，入于八脉，泛溢横流，却不还流于诸经，故十二经亦不能拘制。因此受邪蓄热则为疮疡、热毒，当以砭刺也。经云：腑会中脘穴，脏会章门穴，筋会阳陵泉穴，髓会绝骨穴，血会膈俞穴，骨会大杼穴，脉会太渊穴，气会膻中穴，此八会之穴也。

奇经主病

奇经病非自生，盖因诸经溢出而流入之也。

阳维之病苦寒热，阴维之病苦心痛，阳跷之病阳急而狂奔，阴跷之病阴急而足直，冲病则气逆而里急，督病则脊强而折厥，任病则男疝而女带瘕，带病则腹胀满而腰溶溶。其冲任二经，是又妇人乳血月候之所从出。男女之异，正在此处。奇经之脉其如是乎！

脏　腑

脏腑总论

先儒叹世人务穷天地万物之理，不知一身五脏六腑毛发筋骨之所在，况医者乎？

脏者，藏乎也，藏诸神而精气流通也；腑者，府库也，出纳转输之谓也。脏腑，兄弟也，同气而异形耳。《素问》曰：五脏者，藏精气而不泻，故满而不能实；六腑者，传化物而不藏，故实而不能满。所以然者，水谷入口，则胃实而肠虚。食下，则肠实而胃虚。故曰实而不能满，满而不能实也。《难经》曰：呼出心与肺，吸入肾与肝。呼吸之间，脾受谷味。言心肺在上为阳，肝肾在下为阴，脾居中州，而播敷四脏，以为一身之运斡也。又曰：五脏六腑皆相近，而心肺独与大肠小肠相远者何也？经言：心荣肺卫，通行阳气，故居在上。大小肠传阴气而下，故居在下，所以相去而远也。观《素》、《难》所论脏腑，分阴分阳，而脾胃其中之太极矣乎！至于气血多少，体用上下，亦不可以不知。诗曰：多气多血经须记，手经大肠足经胃；多气少血有六经，三焦胆肾心脾肺；多血少气心胞络，膀胱小肠肝所异。病值气血少者补之，多者损之。《此事难知》曰：天六腑气表，其体在上，其用在下。胆胃膀胱大肠小肠。地五脏血里，其体在下，其用在上。耳目口鼻。言阴阳互相为用，则天气左旋而降下，地气右旋而上升，气血和，表里静，上下通，如天地之泰然，人身其小天地乎？气属阳，象天左旋；血属阴，象地右旋。血从气行，其体静而不动，故气血如磨形，上转而西，下安不动。虽云不动，自有东行之意，以其上动下静，不得不尔也。

以声色臭味常变言之：肝主色，应春，物皆有色，五色皆肝变化，然不特脏病征于面也。《经》言小肠谓赤肠，大肠谓白肠，胆谓青肠，胃谓黄肠，膀胱谓黑肠，言腑病当与色相合也。又言赤脉、青脉、黄脉、白脉、黑脉者，言脉与色亦当相合也。观色为医家大务如此。自入为青，入心为赤，入脾为黄，入肺为白，入肾为黑。假如中风，肝为心邪，则知色当赤也。心主臭，应夏，火能焦物，五臭皆心所主。自入为焦臭，入肝为臊臭，入脾为香臭，入肺为腥臭，入肾为腐臭。假如心经伤暑，则知其症当恶臭也。脾主味，应季夏，味自土生，行五味以养五脏者，脾所主也。自入为甘，入肝为酸，入心为苦，入肺为辛，入肾为咸。假如饮食劳倦，以致脾邪入心，则知当喜苦味也。肺主声，应秋，金之有声也，五声皆肺所发。自入为悲，即哭也，金气肃杀凄惨。入肝为呼，金胜肝，故发为呼。入心为言，火克金，故述为言。入脾为歌，母见子，则乐而歌。入肾为呻，子见母，则娇而呻吟。假如伤寒肺邪入心，则知当谵言妄语也。肾主液，应冬，水性濡润，五液皆出于肾，分灌五脏。自入为唾，肾主骨，则肾之液从齿中而生。入肝为泣，入心为汗，入脾为涎，入肺为涕。假如中湿，为肾邪入心，则知当汗出不可止也。

以主病要略言之：三阴之脉荣于脏，三阳之脉荣于腑，阴阳和而无关格之患。惟五脏不和，则气滞而为九窍不通；六腑不和，则荣聚而为痈疽。九窍：耳目口鼻为阳七窍，大小便为阴二窍。盖肝气通于目，目和则知白黑。心气通于舌，舌和则知五味。脾气通于口，口和则知谷味。肺气通于鼻，鼻和则知香臭。肾气通于耳，耳和则知五音。五脏不和，则荣卫不通，邪气不得外泄，故九窍壅滞。九窍既滞，则六腑阳气亦不得通和于内。内外不通，故留结为痈疽疮疖。盖邪在六腑，则阳脉不和，而气留在内，则阳气太盛，而阴气不得相荣于下，故曰关。凡外感是动气病，而下窍不利者，皆关之类也。邪在五脏，则阴脉不和，而血留在内，则阴气太盛，而阳气不得相荣于上，故曰格。凡杂病由血所生，而上窍不利者，皆格之类也。《经》言：是动者，气也；所生者，血也。邪在气，气为是动；邪在血，血为所生。盖气先中于邪，则留止不行，而为邪所动，气既受邪，必传与血，则血壅不行，而不能润泽经络，病所由生，是知气先病而血后病也。但外感从气而入，杂病从血而出，此又东垣独得之见。丹溪尝分为十二经歌括，今悉纂于后条分，故不重录。阴阳俱甚，阴中无阳，阳中无阴，阴阳相离，使荣卫否塞，气血不相营运，此则五脏六腑皆受邪也，故曰关格。关格者，不得尽其命而死。关格，其百病之关健矣乎！病有咳嗽、泄、痛、痎疟者，何也？人与天地相参，故五脏各以时感于寒则受病，微则为咳，甚则为泄为痛。春则肝先受之，夏则心先受之，余仿此。痎者，间日一发；疟者，一日一发。脏腑之疟各不同，当随所状而刺之。刺法见后。病有积聚者，何也？积者，五脏所生，其始发有常处，其痛不离其部，或上或下，或左或右。聚者，六腑所成，其始发无根本，其痛无常处，上下往来不定。积者阴气，聚者阳气，故不同也。凡阳病欲得寒冷，又欲见人者，属腑；阴病欲得温热，又欲闭户独处，恶闻人声者，属脏。然脏病所以难治者，传其所胜也。假令心病传肺，肺传肝，肝传脾，脾传肾，肾传心，一脏不再传，故言七传者死。腑病所以易治者，传其所生也。假令心病传脾，脾传肺，肺传肾，肾传肝，肝传心，是子母相传，周而复始，如环无端，故言生也。经曰：邪气之客于身也，以胜相加，至其己所生而愈，至其己所不胜而甚，至于所生己而持，自得其位而起。病在肝，愈于夏。夏不愈，甚于秋。秋不死，持于冬，起于春，禁当风。肝病者，愈在丙丁。丙丁不愈，加于庚辛。庚辛不死，持于壬癸，起于甲乙。肝病者，平旦慧爽，下晡甚，夜半静退。病在心，愈于长夏。长夏不愈，甚于冬。冬不死，持于春，起于夏。禁温食、热衣。心病者，愈在戊己。戊己不愈，加于壬癸。壬癸不死，持于甲乙，起于丙丁。心病者，日中慧，夜半甚，平旦静。病在脾，愈于秋。秋不愈，其于春，春不死，持于夏，起于长夏，禁温食、饱食，湿地、濡衣。脾病者，愈在庚辛。庚辛不愈，加于甲乙。甲乙不死，持于丙丁，起于戊己。脾病者，日晡慧，日出甚，下晡静。病在肺，愈于冬。冬不愈，甚于夏。夏不死，持于长夏，起于秋，禁寒饮食、寒衣。肺病者，愈在壬癸。壬癸不愈，加于丙丁。丙丁不死，持于戊己，起于庚辛。肺病者，下晡慧，日中甚，夜半静。病在肾，愈在春。春不愈，甚于长夏。长夏不死，持于秋，起于冬，禁犯淬焠、热食、温炙衣。肾病者，愈在甲乙。甲乙不愈，甚于戊己。戊己不死，持于庚辛，起于壬癸。肾病者，夜半慧，四季甚，下晡静。必先定五脏之脉，乃可言间甚之时，死生之期也。必先知经脉，然后知病脉。

自其补泻言之：外感内伤，病有虚、实、贼、微、正五邪之分。从后来者为虚邪，从前来者为实邪，从所不胜来者为贼邪，从所胜来者为微邪，自病为正邪。假令心病，伤暑得之为正邪，中风得之为虚邪，饮食劳倦得之为实邪，伤寒得之为微邪，中湿得之为贼邪，是之谓五邪也。忧愁思虑则伤心，形寒饮冷则伤肺，怒气逆上而不下则伤肝，饮食劳倦则伤脾，久坐湿地、强力入水则伤肾，是正经自病也。虚则补其母，实则泻其子。假如肝乃心之母，心虚当补肝。脾乃心之子，心实当泻脾。余经脏仿之，是以五补五泻为方之祖与！心虚，朱砂安神丸；肝肾虚，肾气丸；脾虚，益黄散；肺虚，阿胶散。心热，单泻心汤、导赤散；肝热，泻青丸；脾热，泻黄散；肺热，泻白散；肾热，泻肾汤。后之补泻方，皆推此。

抑又闻腑有六，脏有六、有九者，何谓也？腑有六者，谓三焦为外腑也。上焦者，在心下胃上口，主纳而不出，其治在膻中；中焦者，在胃中脘，不上不下，主腐熟水谷，其治在脐两旁；下焦者，在脐下，当膀胱上口，主分别清浊，出而不纳，以传道也，其治在脐下一寸，故曰三焦。是腑之所以有六也。脏亦有六者，谓肾有两脏，左为肾，右为命门。命门者，精神之所舍也，男以藏精，女以系胞，其气与肾相通，故言脏亦有六也。华氏谓自喉咙以下六脏以应天气，肺之系也；自咽门以下六腑以应地气，胃之系也。前喉纳气，后咽纳食，有谓三管者非。脏有九者，神脏五：肝藏魂，心藏神，脾藏意，肺藏魄，肾藏精与志，以其皆神气居之，故曰神脏五也。形脏四：一头角，二耳目，三口齿，四胸中。以其如器外张，虚而不屈伸，以藏于物，故曰形脏四。合之则为九脏矣。或疑气冲为腑，古人议论最活。他如《内经》又言脑、髓、骨、脉、胆、女子胞六者，名曰奇恒之府。胃、大小肠、三焦、膀胱五者，名曰传化之府，此皆不能久留输泻者。魄门亦为五脏使，水谷不得久藏。又头者，精明之府，头倾视深，精神将夺矣。背者，胸中之府，背曲肩随，府将坏矣。腰者，肾之府，转摇不能，肾将惫矣。膝者，筋之府，屈伸不能，行则偻附，筋将惫矣。骨者，髓之府，不能久立，行则振掉，骨将惫矣。得强则生，失强则死。是脏腑之散殊如此，然岂无其要乎！经曰：凡十一脏皆取决于胆。盖风寒在下，燥热在上，湿气居中，火独游行其间，以主荣卫而不息，火衰则为寒湿，火盛则为燥热，故曰中正之官，决断出焉。噫！谓胆随人神所在，象星随斗柄所指，物亦且然，而况于人乎！人之所以灵于物者，心乎神乎！至尊至贵，至清至净，其十二官之主乎！故曰：心静则万病息，心动则万病生。

脏腑条分

心，君脏也，神明居焉。

心者，一身之主，君主之官。有血肉之心，形如未开莲花，居肺下肝上是也。有神明之心，神者，气血所化，生之本也，万物由之盛长，不著色象，谓有何有，谓无复存，主宰万事万物，虚灵不昧者是也。然形神亦恒相因。赤色、小理者，心小，心小则安，邪弗能伤，易伤以忧；粗理者，心大，心大则忧不能伤，易伤于邪。无䯏骬者，心高，心高则满于肺中，悗而善忘，难开以言。䯏骬小短举者，心下，心下则脏外易伤于寒，易恐以言；䯏骬长者，心坚，心坚则脏安守固；䯏骬弱小以薄者，心脆，心脆则善病消瘅热中；䯏骬直下不举者，心端正，心端正则和，邪难伤；䯏骬倚一方者，心偏倾，心偏倾则操持不一，无守司也。凡心之病，皆因忧愁思虑，而后邪得以入之。此圣人所以无心病也。

七窍三毛，星应荧惑台斗；

荧惑，南岳火星。七孔以应北斗七星，三毛以应三台，故此心至诚，则帝宰无所不应之，此上智聪明之人也。中智五窍三毛，下智三窍一毛，常人二窍无毛，愚人一窍，下愚一小窍，无窍则神无出入之门。心应南方荧惑星，肝应东方岁星，脾应中岳镇星，肺应西方太白星，肾应北方辰星。

十有二两，系通肺叶关元。

心重十二两，不论大小皆然，以同身寸法秤量故也。五脏系通于心，心通五脏系，心之系与五脏之系相连，输其血气，渗灌骨髓，故五脏有病，先干于心。其系上系于肺，其别者自肺两叶之中，向后通脊者肾，自肾而至于膀胱，与膀胱膜络并行而之溲溺处，乃关元下极部分。

内主血而外应舌，盛则荣发华面；

人身动则血行于诸经，静则血藏于肝脏，故肝为血海，心乃内运行之，是心主血也。舌者心之苗，故外应舌。舌和则知五味。发者血之苗，血盛则发润，心荣色，其华在面。

所恶热而所喜静，衰则懒语错言。

心本热，虚则寒耳。心恶热，肝恶风，脾恶湿，肺恶寒，肾恶燥。心静则安，心动则躁，延年不老，心静而已。人年六十，则心气衰而言多错忘。

丙丁伤风，癫痫嗜卧脉痿；

丙丁日伤于风者，为心风。其状多汗恶风，唇焦赤，剥皮，甚则言不可快，嗜卧而为癫痫神乱，善怒吓人。心之风为行痹，五痹以夏遇之，则为脉痹，膝腕枢纽如折，胫筋纵缓，不能任用于地。或疑下体肝肾所主，孰不知心火内燔，阴上隔阳，下不守位，肝肾亦随火炎而筋脉上逆也。又心痹则脉不通利，心下鼓满，喜噫之以出其气，上气喘急，嗌干气逆，则生恐惧。或问丙丁伤风不亦泥欤？曰：此阴阳自然之妙也。春甲乙伤风为肝风，秋庚辛为肺风，冬壬癸为肾风，四季戊己为脾胃风。推之南风舍于心，则为心风，东肝、西肺、北肾，皆此义也。

庚辛滞气，伏梁萦痛生烦。

肾病传心，心当传肺，肺秋旺，旺者不受邪，心复欲还肾，肾不肯受，故留结为积，故知伏梁以秋庚辛日得之。其积形有似手臂，而在脐畔萦系，伏而不动，如屋之栋梁然。久不愈，令人心烦而闷，或夜眠不安。

热则火炎，喜笑而口糜，目黄咽疮，甚则狂渴无汗流衄；

笑者，火之象也。心实则笑，心虚则悲。口糜者，口疮糜烂也。目黄者，湿热薰蒸也。咽疮者，手少阴之正别入于渊腋两筋之间，属于心，上走咽咙，出于面，合目内眦，此为四合也。谵语发狂，热则神昏而乱，渴者火盛，则肾液干而咽络焦。汗为心液，热则无汗，得汗则肾水平而皮润，火不受克矣。血乃心主，热逼上行，虚则为衄、为唾，凡热者颐必先赤，当预防之。

虚则神昏，梦飞而健忘，惊悸不乐，甚则胸腹腰胁痛牵。

心实则梦可忧、可惊、可怪之事，虚则魂梦飞扬。气逆于心，则梦丘山烟火，健忘失记，惊悸不安，心内懊侬不乐，皆心血少也。胸腹腰胁相引痛者，手心主厥阴之脉，从胸中出属心包，下膈历络三焦；其支别者，循胸出胁，心系下膈络小肠，故病如是也。

血滞经闭可治，

女子不月，多因劳极惊悸，暴忧思虑，以致心气不足，而后血滞不行，不治其血，而通其心可也。

冷痰真痛难援。

冷痰即真心痛。手足俱冷，痰壅，乃水克火，必死。已上风、气、血、热、冷、虚，纂华氏、丹溪之法。有非本脏病而兼见者，何故？盖五脏病邪自相互入，即如心风证为痫者，肝风入心也；为头重呕吐者，脾风入心也；为咳嗽唾衄血者，肺风入心也；为眼旋生花者，肾风入心也。心气证为胁痛伏梁者，肝气入心也；为背膊妨闷者，脾气入心也；为胸背痛短气夜卧不安者，脾气入心也；为痃癖面黄者，肾气入心也。心热证为舌干少唾者，肝热入心也；为目黄恶心者，脾热入心也；为咳逆喘气生疮者，肺热入心也；为癫狂骨烦者，肾热入心也。心冷证为吐酸手足冷心痛者，肝肾冷入心，不治；为痰冷吐泻者，脾冷入心也；为悲思不乐者，肺冷入心也。心虚证为惊悸不欲闻人语者，肝虚入心也；为食了旋饥，心中往往多热嗜卧者，脾虚入心也；为悲思鼻塞惊怖者，肺虚入心也；为四肢无力多汗者，肾虚入心也。举此心脏为例，余可类推。

凉以犀角生地牛黄，温则当归芍药吴萸肉桂苍术白术；泻以黄连苦参秦艽，补则远志菖蒲茯神菟丝子天门冬麦门冬。

《编注药性》：补用酸枣仁、天竺黄、金银屑、麦门冬、远志、山药、红花、川芎、羚羊角、当归，泻用枳实、葶苈、苦参、贝母、半夏、杏仁、郁金、玄胡索、前胡、黄连、木香，温用石菖蒲、藿香、苏子，凉以竹叶、丹砂、矾石、玄明粉、牛黄、珍珠、麦门冬、郁金、黄连、知母、贝母、连翘、芦根、柴胡。《内照》又分风、气、热、冷、虚用药。大概风宜凉药为主，兼以温泻；气宜温泻并用；热则纯用泻药；冷则纯用热药；虚则纯用补药。各脏皆然。

吁！黍羊韭李，每食宜设；

其谷黍，其畜羊，心病宜食酸，小豆、犬肉、李、韭皆酸。

早夜欢乐，夏气常存。

夏三月，天地气交，夜卧早起，无厌于日，使志无怒，长养之道也。

小肠上接胃口，受盛其糟粕传化；下达膀胱广肠大肠，泌别其清浊宣通。

小肠者，受盛之官，化物出焉。凡胃中腐熟水谷，其滓秽自胃之下口并入于小肠上口，自小肠下口泌别清浊，水入膀胱上口，滓秽入大肠上口。

居脐上而长三丈二尺，脉纡则结；曲左回迭积十六曲。十六而大二寸有四，形小难容。

胃之下口乃小肠之上口，脐上一寸水分穴则小肠下口，受谷二斗四升，水六升三合合之大半。但肠有厚薄大小之分，从脉知之。诸阳经脉皆纡曲，小肠气结；皮厚者脉厚，脉厚者小肠厚；皮薄者脉薄，脉薄者小肠薄；皮缓者脉缓，脉缓者小肠大而长；皮薄而脉冲小者，小肠小而短，小短者，则所容差小。

机发心极，

小肠与心相应，所以脐轮能知冷暖。常人二便由心所主，病则不能从令。

候在人中。

人配天地为三才。以面部言之：鼻之下、口之上为中以配人，得阴阳交泰，其位居中，故曰人中。虚者唇青下白。

脐疠痛而成痢成疝者，属气；

脐下疠痛，赤白痢，小肠疝气，连腰脊、控睾丸而疼，皆心气入小肠也。

肠激鸣而为淋为秘者，属风。

肠鸣作声，或时激痛，小便五种淋沥，或秘涩，以致肚腹胀急，皆心风入小肠也。

热入口渴生疮，火逆呕胀有异；

心热入小肠者，血热烦闷作渴，或虚火反逆入胃而为呕哕，小便不通，中满腹硬胀急，不作渴者，未可以淡渗也，古方滋肾丸最宜。

虚陷遗精懊侬，隐曲带浊相同。

心虚入小肠者，神魂恍惚狂乱，梦中遗精，男子赤白浊，妇人赤白带，或阴中疮疡，隐曲不利，皆宜清上固下，未可以大寒大热峻攻也。

冷凝水谷不化，

寒入下焦肠痛。

血滞肩颔肿红。

气热反上，则为头疼、咽痛，颔肿不可顾，肩如拔，臑似折。血热反上，则为耳聋、目黄，腮颊肿痛。

补以牡蛎石斛，温则巴戟小茴角茴乌药；凉以茅根通草天花粉、黄芩，泻则海金沙荔核白葱续随子、紫苏。降火邪二便自顺，灸水分一阳遂充。

肝者，将军之官，谋虑出焉；

勇而能断，故曰将军。潜发未明，故谋虑出焉。

罢极之本，魂所居也。

人身运动，皆筋力所为，肝养筋，故曰罢极之本。肝藏魂，魂者，神明之辅弼，故又曰肝为宰相。

两分七叶，色象春木繁荣；

肝有二大叶，一小叶，左三右四，共七叶，分两行，如木甲析之多叶也。叔和云：实梦山林树，虚看细草芒。

四斤四两，沉重庚金吸射。

肝重四斤四两。《难》曰：肝得水而沉，木得水而浮；肺得水而浮，金得水而沉，其意何也？肝非纯木，乙与庚合而吸其微阴之气，其意乐金，故令肝得水而沉也。肺非纯金，辛与丙合而就火，其意乐火，故令肺得水而浮也。肺熟而复沉，肝熟而复浮者，何也？故辛当归庚，乙当归甲也。

连膈膜而形有软坚，

肝之系者，自膈下着右胁肋上，贯膈入肺中，与膈膜相连也。筋脉皆肝所主。如青色小理者，肝小，肝小则脏安，无胁下之病；粗理者，肝大，肝大则逼胃迫咽，苦膈中，且胁下痛。广胸反骹者，肝高，肝高则上支贲切胁，俯为息贲；合胁兔骹者，肝下，肝下则逼胃胁下空，易受邪。胸胁好者，肝坚，肝坚则脏安难伤。胁骨弱者，肝脆，肝脆则善病消瘅易伤。膺腹好相得者，肝端正，肝端正则和利难伤；胁骨偏举者，肝偏倾，肝偏倾则胁下痛也。

名血海而归于暮夜。

肝藏血，故名血海。血海有余，则常想其身大；不足，则常想其身狭小。昼则运行，眼受血能视，足受血能步，掌受血能握，指受血能摄，夜卧则血归于肝。如有谋虑不决，肝虚为他脏移热，则妄行于口鼻，或为便溺，乃肝不藏血也。又思色不遂，意淫于外，入房太甚，宗筋弛纵，发为筋痿，及为白淫。故《经》曰：筋痿者，生于肝，使内也。又转筋，亦肝所主也。

风动筋脉蜷缩，胠满不便痈疽；

肝之合筋也，凡外疮发于筋脉者，皆肝所主也。《经》曰：脾移寒于肝，痈肿筋挛。

气逆头顶眩痛，积肥杯覆胁罅。

有所大怒，气上而不下。气逆于上，则头痛眩晕；积于胁，则为肥气，突出如肉肥盛之状也。《难》曰：肝之积名肥气，在左胁下如覆杯，有头足，久不愈，令人咳逆痎疟，连岁不已，以季夏戊己日得之。何以言之？肺病传肝，肝当传脾，脾季夏适旺，旺者不肯受邪，肝复欲还于肺，肺不肯受，故留结为积。小儿多有此病。

热争目赤惊狂，胁痛肢躁为疝癞。

经络虽已受热，本脏犹未受邪，曰争。肝血热则目赤肿，虚则眼前生花。肝性静，热则狂言多惊骇，四肢躁扰，卧不得安。肝热郁则胁痛。小腹牵茎囊痛者，名癞疝。肝经湿热，为疝之本也。

虚则关节不利，腰连脚弱多惧怕。

血虚则周身关节不利，甚则筋骨蜷痿。血枯则腰疼脚弱，挟湿热者膝胫痿痹。血不足则多惧，有余则多怒。

血枯食至闻腥，

有病胸胁支满者，妨于食，食至则先闻腥臊臭气，唾出清液，先唾血，四肢清，目眩，时时前后泄血，病名血枯。此得之年少时大脱血，若醉入房，中气竭，肝伤，故月事衰少不来也。

痰冷遗溺吐泻。

冷则痰起，胸满吐清水，恶食鲜菜，甚则遗溺不禁，或为洞泻。凡冷证皆难治。

补以木瓜阿胶，

川芎、黄芪、人参、沙参、薏苡仁、五加皮、酸枣仁、芡实、胡黄连、草龙胆。

泻必青皮芍药柴胡；

前胡、青黛、橘叶、犀角、萎蕤、款冬花、吴萸、秦皮。

凉以鳖甲菊花，

草决明、车前子、三棱、芜荑。

温必木香肉桂半夏。

肉豆蔻、陈皮、槟榔、荜拨。

纵怒过劳病之源，被发飧麻勿任霸。

春三月，宜夜卧早起，被发缓形，生而勿杀，赏而勿罚，此春气之应，养生之道也。逆之则伤肝。麻者，东方所用之粮也。肝病宜食麻与粳米、牛肉、枣、葵，味皆甘也。不拘何月得病，宜体春气以养之。

异哉**胆**也！无出入窍，而附于肝之叶间；水色金精，名清净腑，而避乎胃之私污。

胆者，金之精，水之色，其色玄，其形如悬瓠，其神为龟蛇，无出入窍，附肝之短叶间，不同六腑传化，而为清净之腑。

藏精汁三合而验五爪青红，

肝虽应爪，而胆合于肝。故爪厚色黄者，胆厚；爪薄色红者，胆薄；爪坚色青者，胆急；爪濡色赤者，胆缓；爪直色白无约者，胆直；爪恶色黑多纹者，胆结。

行荣卫而重三两零数。

荣卫虽主于肺，而其流行则又主于胆也，故胆气始于子云。胆重三两三铢，三铢是今之一钱二分半也。

气痛心胁膊项不便，或发燥体枯面尘；

足少阳之正，绕髀入毛际，合于厥阴。别者入季胁之间，循胸里，属胆，散之肝，贯心，以上挟咽出颐颔中，散于面，系目系，合少阳于外眦，故气病如是。不便者，肝循阴器，上贯膈络，故尔胀满不得小便也。发燥者，胆有怒火也。胆合膀胱，上荣毛发，风气盛则焦燥。汁竭则枯，身体面色蒙尘者，气滞则荣卫道涩也。

风攻头眉耳目多倾，或癫痫吐沫口苦。

少阳脉上抵头角，下耳后，循项，风邪上攻，则头痛眉倾，耳暴聋，目锐眦肿赤。风甚则瘈疭癫痫，轻则常吐黄水，口为之苦。

热壅鼻渊，咽肿食亦，痿躄难行；

胆候咽门，故热壅则生疮肿痛。食亦者，胃移热于胆，食入移易而过，不生肌肤；亦者，易也。痿躄坐不能起者，热则筋缩，足少阳之别曰光明，去踝上五寸，故主之。

虚怯昏泪，不眠善恐，如人将捕。

人数谋虑不决，故胆气虚而溢为泪。泪者，类也。胆受水气，与坎同位，眼亦水也。人心悲则泪出者，水得火而煎，阴必从阳，故悲则泪出。老人胆汁悭，哭则无泪，笑则有泪，火盛水亏也，故胆热者亦流泪。热则多眠，虚则不眠，独卧神无所附，尤生惊畏，善太息，恐如人将捕，或梦细草。

冷不食菜或吐酸水，痛闷左边五肋之中；血瘀生瘿，马刀两腋缺盆皆胆之路。补以胡黄连草龙胆木通，泻必青皮柴胡黄连；温以橘皮半夏生姜川芎，凉必黄连竹茹柴胡。

公直果断自降衷，

胆生于金，金主武，故为中正之官，决断出焉。人禀刚正果断，直而无疑无私者，胆气正也。

壮胆安神资药饵。

所禀怯者，参枣丸、朱雀丸亦可资助，以全胆气。

脾镇黄庭，磨水谷以养四脏；

黄，脾色；庭，中也。脾居中脘一寸二分，上去心三寸六分，下去肾三寸六分。中间一寸二分，名曰黄庭。在天为太阳，在地为太阴，在人为中黄祖气。脾气壮，则能磨消水谷，以荣养四脏。

职兼谏议，却生硬以辅心君。

脾本仓廪之官，五味出焉。饮食人之大欲，凡生冷坚硬之物，心所欲食，而脾不能化则不敢食，故又名谏议大夫。误食者留而伤质，甚于伤气也。

中理五气，运布于体面；

脾居于中，和合四象，中理五气，运布水谷精微，以润肌体而面肉滑泽。脾壮则臀肉肥满，脾绝则臀之大肉去矣。

上应两眉，荣通乎口唇。

脾神上通两眉间，明堂穴内一寸。脾裹血，主藏荣，上通于口而知五味，其华在唇。黄色小理者，脾小，脾小则脏安，难伤于邪；粗理者，脾大，脾大则苦凑䏚而痛，不能疾行。揭唇者，脾高，脾高则䏚引季胁而痛；唇下纵者，脾下，脾下则下加于大肠，脏苦受邪。唇坚者，脾坚，脾坚则脏安难伤；唇大而不坚者，脾脆，脾脆则善病消瘅易伤。唇上下好者，脾端正，脾端正则和利难伤；唇偏举者，脾偏倾，脾偏倾则善胀善满也。

扁似马蹄，广三寸而长有五寸。

形扁似马蹄，又如刀镰。

膜连胃腑，重二斤三两而散膏半斤。

脾之有大络，其系自膈下正中，微着左胁于胃之上，与胃包络相附。其胃之包在脾之上，与胃相并，结络周回，漫脂遍布。上下有二系，上者贯膈入肺中，与肺系相并，而在肺系之后，其上即咽门也。咽下胃脘也，胃脘下即胃之上口也，其处谓之贲门者也。水谷自此而入胃，以胃出谷气，传之于肺，肺在膈上，因曰贲门。其门膈膜相贴之间，亦漫脂相包也。若胃中水谷腐熟，则自幽门而传入于小肠，故言太仓之下口为幽门。散膏主裹血，各脏血脉皆其所主也。

气痛膨胀水肿，久则右脐有痞；

气滞则心腹疠痛，膨胀水肿。痞者，痞塞不通。脾之积名痞气，在胃脘，大如覆杯。以冬壬癸日得之，何以言之？肝病传脾，脾当传肾，肾以冬适旺，旺者不受邪，脾复欲还肝，肝不肯受，故留结为积。久则四肢不收，发为黄疸，或为消中，饮食不为肌肤。

风羁瘫痪肉蠕，轻则四体不勤。

轻则怠惰，重则瘫痪，皆脾精不行，阴道不利，筋骨肌肉无气以生，故不用焉。肉属脾，脾受风湿，则卫气不荣而肌肉蠕动，或痿痹不仁，谓之肉痿。《经》曰：肉痿者，得之湿地也。又曰：脾热者，色黄而蠕动也。

肥甘热泛，口疮舌强，中消发疸；

唇燥口疮，舌根强痛，此肥甘之发也。食肥则腠理密而阳气不得外泄，故肥令人内热。甘者，性气和缓而发散逆，故甘令人中满。然内热则阳气炎上，炎上则欲饮而嗌干；中满则阳气有余，有余则脾气上溢，故其气上溢转为消渴。盖脾热则胃液渗泄，故干而渴。疸者，湿热甚也。

酒色虚羸，节缓肠澼，吐泻转筋。

凡脾虚则梦饮食，虚则梦取，实则梦与，得其时则梦筑垣盖屋。酒入于胃，则络脉满而经脉虚，经脉阴气虚，则阳气入而胃不和。前阴乃太阴阳明之所合，胃既不和，则精气竭而四肢不荣矣。醉饱入房，则气聚脾中不得散，酒气与谷气相薄，热盛于中，故遍于身，内热而溺赤也。羸瘦者，能食不生肌肤，乃大肠移热于胃，亦名食易。节缓者，脾之大络名曰大包，出渊腋下三寸，布胸胁，实则身体尽痛，虚则百节尽皆纵缓。此脉若罗络之血者，皆取之脾之大络脉也。凡此十五络者，实则必见，虚则必下，视之不见，求之上下，入经不同，络脉异所别也。肠澼者，肾虚精气内消，下焦无主以守持，乃移热于脾，脾虚不能制水而受病，久为虚损，肠澼除而气不禁止者死。吐泻转筋者，饮食伤风，木乘土也。

血瘕癥而卧立皆倦，

血瘀则为瘕癥，令人强立，嗜卧或不卧。

手足冷而痰饮宜分。

凡脾胃病，手足冷而不渴者，乃冷痰壅滞，宜温散分消。

补以参芪苓术，

茯苓、白术、甘草、苍术、陈皮、半夏、莲肉、芡实、山楂、扁豆、麦芽、滑石、山药、白芍、干姜、大腹皮、升麻、柴胡、枳壳、人参、黄芪。

泻必巴棱枳壳；

巴豆、三棱、枳壳、赤芍药、葶苈、桑白皮、青皮、鳖甲。

凉以栀连滑石，

山栀、黄连、羚羊角、甘草、白芍、连翘、升麻、泽泻、萎蕤，仙灵脾。

温必香附砂仁。

干姜、生姜、木香、肉桂、肉豆蔻、川芎、益智仁、吴萸、丁香、藿香、胡椒、附子、良姜、红豆蔻。

豆栗藿豕宜于病，

大豆、豕肉、栗、藿皆咸，脾病宜食。

饮食歌乐养其真。

凡脾病皆因饮食劳倦致虚，而后邪得以入之。然饮食一日不可无者，但宜调节，或歌乐鼓动脾气以养真元。

胃号太仓，俗乎为肚。

无所不容，若仓库然。

上透咽门食管，而受其所吞；曲接小肠，而传其所腐。容三斗五升，而留亦如之；

横屈受水谷三斗五升，其中常留谷二斗，水一斗五升。平人日再至圊，一行二升半，日中五升，七日五七三斗五升而水谷尽矣。故平人不饮食七日而死者，水谷津液俱尽也。

长二尺六寸，而大一尺五。

寸径五寸，重二斤十四两。

形验于䐃，而厚薄不同；

䐃者，肉之标，即肚皮也。脾应肉，肉䐃坚大者，胃厚；肉䐃么者，胃薄；肉䐃小而么者，胃不坚；肉䐃不称身者，胃下，胃下者，下管约不利也；肉䐃不坚者，胃缓；肉䐃无小里累者，胃急；䐃肉多少里累者，胃结，胃结者，上管约不利也。

气通于口，而脉息是主。

五味入口，藏于胃，以养五脏气，气口亦太阴。是以五脏六腑之气味皆出于胃，变见于气口。气口在手鱼际之后，所候动脉者，是手太阴脉气所行，故言气口亦太阴也。

清升浊降，六腑大源；食化饮消，五脏安堵。

胃中清气升则浊气降，饮食消化则百病不生，五脏调和，安然如堵，是胃主阳气发生，而为六腑之源也。噫！至浊之中，而有至清者存焉。

风中口呙喉痹，颈汗膈塞腹大，或时目黄目泣；

胃脉起于鼻，交额中，循鼻外，入齿缝，还出侠口环唇，下交承浆，循颐后下廉，至人迎，循咽，入缺盆，下乳膈，循腹里，至气冲而合，故病如是。《内经》曰：胃风之状，颈多汗恶风，饮食不下，膈塞不通，腹善满，失食则䐜胀，食寒则泄，形瘦而腹大是也。目黄者，人肥，风气不得外泄，则热中而上蒸于目变黄色。目泣者，人瘦，腠理开，风得外泄，则寒中而目泪自出。

气逆喘急不卧，食胀妨闷呕哕，或时痛心痛乳。

上喘者，阴气下而复上，上则邪客脏腑为水而喘。又曰：阳明盛则喘而惋，惋则恶人；不卧而息有音者，阳明气不得从其道，故胃不和而卧不安，且息有音也。胀满妨闷者，腹属脾络胃，故病则妨闷，吃食则胀满。如十一月属子，万物气皆藏于中也。得后与气则快然如衰者，阴气衰而阳气将出也。呕者，阳明病气至则善呕，呕已乃衰，挟寒则呕腥水，挟风则呕甜水，挟湿则呕酸水也。哕者，其人旧有寒气，因谷气入胃，上注于肺，寒气与新谷气相攻相并，复出于胃而为干哕也。心痛者，气郁胃脘当心而痛也。乳痛者，阳明主乳房也。

热恶火气人声亦恶，腋肿口渴流涎，甚则登高发狂；

发狂逾墙上屋者，阳盛则能升高也。《经》曰：阳明之厥，则巅疾欲走呼，腹满不得卧，面赤而热，妄言妄见。

虚恶木音，呵噫腹响胫枯，甚则身弹腰俯。

胃，土也，虚则闻木音惕然而惊，闻钟鼓则不动，土恶木喜金也。噫者，阴气上走入阳明，阳明络属心，故曰上走心为噫。所以时时心闷，欲食不喜，食来欠多也。腹响者，腹中谷谷，便溺难，多寒气也。胃阳虚，则阴气上与阳拒，故胫寒或肿或枯，而股不能收也。虚寒者，面目俱浮，骨节皆痛，虚甚则筋脉解堕，气不复用，故为身弹也。腰俯者，阳明腰痛不可以顾，顾而有见者善悲。

冷则振寒鼓颔，翻胃吐清；

阳虚则寒栗鼓颔，又阴气虚而阳气加之，故洒洒振寒也。翻胃吐清水不止者，冷败证也。

血瘀鼻衄肠风，酒癥食蛊。

血热或衄或吐。胃风在下，则为肠风下血，在上则为面肿。酒癥、食瘕、蛊注，皆胃气不行，而瘀血与痰相结而成也。

巴豆大黄立泻，石膏连翘颇凉，

泻用巴豆、大黄、枳壳、芒硝、硝石。凉用石膏、连翘、玉屑、元明粉、滑石、寒水石、白术、石斛、茅根、黄连、黄苓、干葛、天花粉、升麻、紫参、山栀、松脂、竹茹、韭汁。

丁香豆蔻从温，白术山药最补。

温用丁香、肉豆蔻、白豆蔻、草豆蔻、良姜、香附、生姜、木香、川芎、藿香、厚朴、益智仁、吴萸、辛夷、胡椒、香薷。补用白术、山药、莲肉、芡实、山楂、陈皮、扁豆、麦芽、神曲、滑石、黄芪、半夏、百合、苍术。

水荣谷卫，脾胃相通；

胃为水谷之海，脾为消化之器，水入于经，其血乃成，谷入于胃，脉道乃行。故血不可不养，卫不可不温。血温卫和，荣卫通行，天命常存。

春实秋虚，阴阳逆忤。

脾为阴，胃为阳，阳脉上行，阴脉下行，阳脉从外，阴脉从内。春夏阳明为实为从，太阴为虚为逆；秋冬太阴为实为从，阳明为虚为逆。此脾胃病常相更迭而不定也。

肺系喉管，而为气之宗；

肺系有二：一系上通喉咙，其中与心系相通。肺之系者，自膈正中微近左胁，居胃之上，并胃胞络及胃脘相连，贯膈与心肺相通、膈膜相缀也。一系自心入于肺两大叶之间，曲折向后，并脊膂细络相连，贯通脊髓，而与肾系相通。肾纳气，肺主气。肺主行荣卫，为相傅之官，治节出焉，为气之本也。相傅，如今之尚书。

形似人肩，而为脏之盖。

形似人肩，又如磬悬于五脏之上，而为脏之华盖。

三斤三两，空空相通；六叶两耳，脉脉朝会。

重三斤三两，六叶两耳，共八叶，下无窍，叶中有二十四空，行列分布诸脏清浊之气。脉气流经，经气归肺，肺朝百脉，输精于皮毛。毛脉合精，行气于腑，腑精神明，留于四脏，气归于权衡，权衡以平，气口成寸，以决死生。

义配于心，

肺在德为义，心为礼，肝为仁，脾为信，肾为智，然皆统于心也。

卦象乎兑。

肺在卦象兑。又曰肺气通而象乾，心象离，肝象震，脾象坤，肾象坎，胆象巽，胃象艮。以外象言之，则乾为左脚，坎为外肾，艮为右脚，震为右身，巽为右手，离为头顶，坤为左手，兑为左身。然人禀两仪而生，配合八卦，大概如此。其实一气流行，每子时自左脚心涌泉穴起，阳循左足腹胁手，而上至头顶囟门午位而止。午时自顶门循右手胁腹足，而下至右脚心而止。是坎离为阴阳消息，故后天图独言之。

谷稻畜马，魄藏于中；

稻色白，为肺之谷。马善斗象金，为肺之畜。并精出入谓之魄，乃精气之匡佐也。肺藏魄，肝藏魂，魂乃阳之精，魄乃阴之精。阳动而阴静，魂游而魄守，阴阳相济，魂魄相守。魂不游而魄不守，阴阳俱丧；魄不收而魂枯，阳亦消亡，阴阳宜常相济。故叔和云：魂将魄共连。凡人之梦寐，皆魂魄合而成者也。肺热则梦美女相依，或兵戈相竞；虚则梦涉水田。

合皮荣毛，鼻应于外。

肺主皮毛，上荣于眉，开窍于鼻。白色小理者，肺小，肺小则少饮，不病喘咳；粗理者，肺大，肺大则多饮，善病胸痹，喉痹逆气。巨肩反膺陷喉者，肺高，肺高则上气肩息咳；合腋张胁者，肺下，肺下则居贲迫肺，善肋下痛。好肩背厚者，肺坚，肺坚则不病咳上气；肩背薄者，肺脆，肺脆则苦病消瘅易伤。背膺厚者，肺端正，肺端正则和利难伤；肋偏疏者，肺偏倾，肺偏倾则胸偏痛也。

气逆胸痞背疼，喘哮息贲。

肺气太过，则令人喘咳逆气，背痛愠愠然，或胸膈膹闷之气牵引背疼。又有起居如故而息有音者，乃肺之络脉逆，而不得随经上下故也。息贲者，肺之积名。言其或息而或贲起也，在右肋下，大如覆杯，以春甲乙日得之。何以言之？心病传肺，肺当传肝，肝以春适旺，旺者不受邪，肺复欲还心，心不肯受，故留结为积。久不已，令人洒淅寒热，喘咳发肺痈。

风浮涕塞声重，瘾疹疮疥。

涕乃肺液，伤风则涕流，鼻塞声重。其声哭，其志忧，故哭则泪出。又云肺热涕出，凡黄涕如脓，大如弹丸，从鼻中出，不出则伤肺。肺主皮毛，风盛则生瘾疹、疮疥。

热着咽膈尻阴，股膝皆痛，鼻齄鼻痔或成渊；

肺通喉舌，候在胸中，故热壅则喉舌肿痛，胸膈满闷。尻阴股膝痛为痿躄者，肺热叶焦也。鼻端紫红粉刺，谓之鼻齄。内生息肉，谓之鼻痔。流涕不止，谓之鼻渊。皆上热下虚也。

虚极呼吸息微，欠伸溺频，肺痿肺痈或成瘵。

肺主气，虚则呼吸少气不足以息，小便频数或遗。虚甚为相火所乘，则咳而见血，或为痨瘵、肺痈、肺痿。

冷时身颤呕涎，

用力颤掉，声嘶气虚，卫冷甚也。肺脉起于中焦，下络大肠，循胃口上膈属肺，故虚寒则善呕沫也。

血燥掌热干咳。

手太阴之别名列缺，起于腕上，并太阴之经直入掌中，故肺经血燥，掌心亦热。干咳者，肺中无津液也。

补以参芪阿胶五味子，

山药、紫菀、酸枣仁、麦门冬、车前子、百部、白胶、瓜蒌仁、白茯苓。

温必陈皮半夏干姜，

款冬花、生姜、白豆蔻、肉桂、木香、杏仁、苏子。

凉以知母瓜蒌桔梗，

沙参、天门冬、玄参、贝母、马兜铃、香薷、枯芩、冬瓜子、萝卜子、犀角、百部、山栀、枇杷叶、人溺、石膏、青黛。

泻必葶苈桑皮蛤蚧。

防风、槟榔、枳壳、通草、泽泻、赤茯苓、琥珀、冬葵子。

轻声美食自清虚，

凡肺病皆因呼叫过度，或煎爀酒面姜椒太过，以致虚实见焉。病者宜轻声缓语以养其气，食苦麦、羊肉、杏、薤，皆苦以润其燥。

夙兴夜寐防灾害。

秋三月，天地容平，早卧早起，与鸡俱兴，收敛神气，养收之道也。逆之则伤肺，冬为飧泄，奉藏者少。

大肠又名回肠，长二丈一尺而大四寸，受水谷一斗七升半；

回肠者，当脐右回迭积十六曲，径一寸半，受谷一斗，水七升半。

魄门上应阑门，长二尺八寸而大八寸，受谷九升三合八分。

魄门者，肺藏魄也。又曰广肠，言广阔于大小肠也。又曰肛门，言其处似车釭形也。《内经》以此为一脏，故俗名坠脏。热则重坠或突出，虚则脱下不收。受谷九升三合八分合之一，专主出而不纳。凡肠胃合受水谷八斗七升六合八分合之一。阑门者，大小肠各受物传化而相会于此，滓入广肠，水入膀胱，关阑分隔，故曰阑门。

肛之重也，仅十二两；肠之重也，再加二斤。

肛门重十二两，大肠重二斤十二两。

总通于肺，而心肾膀胱连络系膈；

肛门亦大肠之下截也，总与肺为表里。大小肠之系自膈下与脊膂连心肾膀胱相系，脂膜筋络散布包裹，然各分纹理，罗络大小肠与膀胱。其细脉之中，乃气血津液流走之道。

外应在皮，而气血津液润燥不均。

肺应皮，腹皮厚者，大肠厚；皮薄者，大肠薄；皮缓腹里大者，大肠大而长；皮急者，大肠急而短；皮滑者，大肠直；皮肉不相离者，大肠结。气血津液调和则大便亦调，燥热则便坚而涩，寒湿则便润而利。

风抟耳鸣齿痛便血，或时欲食不食呕吐清水；

便血有远近者，肠系心肾膀胱故也。食则呕吐者，肺风传入大肠，令肠中宛转搏上不欲食，食即呕吐清冷水也。

血壅鼻衄目黄喉痹，或时大指次指肩臑痛频。

手阳明脉起大指次指之端，循臂臑外，上肩髃之前廉，下齿，还出口交人中，左之右，右之左，侠鼻孔交目侧，故病如是。

气秘腹满切痛，外注皮肤坚硬；

气滞肠中，切痛或鸣，腹满，大便秘涩。重感于寒，当脐而痛，即泄，不能久立。若气注于外，挟痰则皮肤坚而不痛。

热秘脐满口疮，内结痔痈痢骍。

侠脐满痛，大便不通，或喘不能立，或口生疮，皆热证也。湿热内结，则为痔漏肠痈，痢下赤白。骍者，赤色也。

虚则肠鸣身易瘦，冷则滑脱耳难闻。

肠气虚则鸣，身枯瘦如鸡皮有鳞。虚冷则滑泄、脱肛、耳聋。《经》曰：邪克阳明之络，令人耳聋，时不闻音。

补以粟壳五倍棕榈，

牡蛎、木香、肉豆蔻、莲肉、蓁子、诃子、龙骨。

泻必硝黄续随桃仁；

芒硝、大黄、续随子、枳壳、麻仁、石斛、槟榔、旋覆花、榧实、巴豆、葱白、牵牛。

温以吴萸人参姜桂，

干姜、肉桂、半夏、桃花石、木香、石蜜。

凉必芩连槐花茅根。

黄芩、黄连、天花粉、玄参、砂糖。

吁！水谷变化自然妙，

《经》曰：大肠为传道之官，变化出焉。《难经》曰：唇为飞门，言唇开则食入如飞也。齿为户门，饮食由此而入也。咽为吸门，言咽入不得复出也。胃为贲门，言咽下贲向于胃也。太仓下口为幽门，在脐下三寸，居于幽暗，故名也。并阑门、魄门，合之为七冲门，皆水谷变化出入相冲之要路也。但水谷清芳甘美，运布则为精微，腐熟则为滓秽，乃阴阳自然之妙用也。

食息调燮由于人。

肾有两枚，左属水而右属火；重各九两，右主女而左主男。

左右两枚，共一斤二两，男以左肾为主，女以右肾为主。

连胁系心贴脊膂兮，裹以脂膜；里白外紫如江豆兮，相合若环。

肾连胁下对脐，形如江豆，相并如环，曲贴脊膂膜中，里白外紫。两肾二系相通下行，其上则与心系通而为一，所谓坎北离南，水火相感者也。左右气常相通，静养极者，左右相合，则精不泄矣。

以左言其概，位北水惟悭；

此条专言左肾天一生水，专一以悭为事，所以五脏俱有补泻，惟肾有补无泻。

纳气收血化精，而为封藏之本；

左肾主纳气收血化精，司冬之令，专主收藏，故曰封藏之本。

壮志造无成有，别号作强之官。

肾藏志，意之所存者谓之志。精完则志壮，志壮则精益完，故曰精志自相随。造无为有，男女交媾，造化形容。《经》曰：作强之官，伎巧出焉。言精志完而强于作用也。又，男曰作强，女曰伎巧。

候在腰而充骨填髓，

肾之候在腰，其充在骨，诸髓皆属于脑，而肾实主之。叔和云：实梦腰难解，虚行溺水湄。

窍于耳而荣发驻颜。

黑色小理者，肾小，肾小则脏安难伤；粗理者，肾大，肾大则善病腰痛不可俯仰，易伤以邪。高耳者，肾高，肾高则苦背膂不可俯仰；耳后陷者，肾下，肾下则腰尻痛，或为狐疝。耳坚者，肾坚，肾坚则不病腰背痛；耳薄不坚者，肾脆，肾脆则善病消瘅易伤。耳好前居牙车者，肾端正，肾端正则和利难伤；耳偏高者，肾偏倾，肾偏倾则苦腰尻痛也。须发颜面皆肾脉所络，阳精盛注于外，则须发荣盛，面体光润。

风旋目䀮无见，或面浮咳水而隐曲不利。

肾风多汗恶风面浮，目视䀮䀮无所见，若伏有水气，则目下亦肿，名曰风水。不能偃卧，偃则咳出清水；男子身重难行，溺黄；女人月事不行，俱谓之隐曲不利。风盛者，膝胫挛急，不能久立。

气动饥不欲食，或喘急奔豚而胁脊痛酸。

饥不欲食，喘嗽喉中鸣者，肾气病也。奔豚者，肾之积。发于小腹，上至心下，如豚之奔然，以夏丙丁日得之。何以言之？脾病传肾，肾当传心，心以夏适旺，旺者不受邪，肾复欲还脾，脾不肯受，故留结为积。久而不已，令人喘逆少气，竟至于骨髓痿弱矣。胁脊痛者，肾病小腹腰脊痛、胫酸，三日背膂筋痛、小便闭，三日腹胀，三日两胁支痛，二日不已，死。冬大晨，夏晏晡。

热则口燥舌干咽痛，甚则小腹胀而背亦强；

少阴脉贯肾络于肺，系舌本，故口燥、舌干而渴。邪克于少阴之络，令人咽嗌肿痛，不可纳食。肾病则大小腹胀痛，背痛引心，厥心痛；引腰者，属肾；引胁者，属膀胱。

虚则心悬骨痿齿摇，甚则梦泄精而囊亦寒。

肾气虚，心悬如饥善恐，惕惕如人将捕。水不胜火，则骨枯而髓虚，故足不任身，发为骨痿。《经》曰：肾气热则腰脊不举，骨枯而髓减，发为骨痿。言虚中有热也。齿者骨之属，肾虚则摇动不固。梦泄者，肾气虚而下脱，或挟火邪也。囊寒者，肾气衰也。人年六十，气衰发堕齿落，经脉空虚，七十形体皆极，九十如树之无根耳。

血证口唾肠澼足心热，并湿必发黄疸；

《经》曰：咳则有血，阳脉伤也。阳气未盛于上而脉满，满则咳嗽，故血见于鼻与口也。又少阴不足，脉涩，病积溲血。足心热者，心风入肾也。黄疸者，肾虚为湿热乘之，必口淡脚软，是为虚疸。

冷证胸痹茎缩股内痛，并郁必然黑颜。

骨痹者，肾脂髓枯而不满，故寒冷。甚则至骨，痹痛蜷挛，其人身寒，汤火不能热，厚衣不能温。然不能振栗者，肝为一阳，心为二阳，肾孤脏，一水不胜二火，故不能振栗也。茎缩者，肾窍二阴，冷则痿弱不举，甚则缩入，俗云脱阳症也。股内后廉痛者，少阴脉起于足小指，走足心，循内踝后入筋中，上内廉、股内后廉贯脊故也。黑颜者，冷郁久则精枯不能上注，故面黑颜衰，肌枯肉瘦。

补以熟地枸杞鹿茸，

钟乳粉、龟板、龙骨、虎骨、五味子、锁阳、山茱萸、杜仲、山药、知母、莲肉、芡实、覆盆子、桑螵蛸、牡蛎、小草、牛膝、当归、玄参、石楠、合欢、五加皮、楮实。

泻必苦茗猪苓琥珀；

泽泻、茯苓。肾本无泻，此言泻者，伐其邪水邪火也。

温以沉香菟丝附子，

干姜、肉桂、巴戟、胡芦巴、补骨脂、柏子仁、乌药、石楠藤。

凉必知母黄柏牡丹皮。

地骨皮、玄参、竹沥。

吁！早卧晚起阳气复，

冬三月，天地闭藏，早卧晚起，必待日光，去寒就温，无泄皮肤，此养藏之道也，逆之则伤肾。四时有肾病者，亦宜体此以养微阳。凡肾病皆因快情纵欲，失志伤肾，过服丹药。华佗云：阳剂刚强，则天癸竭而荣卫涸。

静坐独眠藿豆飧。

静坐则肾水自升，独眠则房色自节。藿、葵、黑豆味咸，黄黍、鸡、桃味辛，肾病宜食。

膀胱上口阔二寸半，而盛溺九升九合；中广九寸正，而重九两二铢。无出窍也，资气海以施化，府名津液；

膀胱以虚受水，为津液之府。有上窍而无下窍，得气海之气施化，则溲便注泻；气海之气不足，则秘隐不通。

透绝顶也，司升降之消息，官号州都。

《经》曰：州都之官，津液藏焉。

应在毛发，系通心肺，验于皮骨，脏属肾俞。

肾应骨，密理厚皮者，三焦膀胱厚；粗理薄皮者，三焦膀胱薄；疏腠理者，三焦膀胱缓；皮急而无毫毛者，三焦膀胱急；毫毛美而粗者，三焦膀胱直；稀毫毛者，三焦膀胱结也。

风搏头疼，眼旋目泪，恶心筋骨不利；气滞项拔，背强腰折，尻痛腘胫尤拘。

膀胱脉起于目内眦，上额交巅，其别者，从巅至耳上角。其直行者，从巅入络脑，还出别下项，循肩膊，挟脊，抵腰中，入循膂，络肾，属膀胱。其支别者，从腰中下脊，贯臀，入腘中。其支别者，从膊内左右别下贯胛，挟脊内，过髀枢，循髀外后廉，下合腘中，以下贯腨内，出外踝之后，循京骨，至小指外侧端，故病如是。恶心者，膀胱移邪于小肠，故恶闻食臭。

热结腹满而胞塞，甚则狂发；

热结下焦，则小腹苦满，难于俯仰，胞转闭塞，不得小便，令人发狂。

冷即多唾而带下，甚则沥余。

冷则湿痰上溢则为多唾，湿痰下渗则为带浊，甚则小便沥余或频数。叔和云：冷败则遗尿不知。

虚证脑转耳聋，房事举亦无力；血病鼻衄淋沥痔疮，茎囊肿或被吹。

阴茎阴囊肿大，皆湿热以致血瘀。小儿多虫蚁、地风所吹。

温以荜澄茄茴香乌药，凉必生地防己地肤子；

黄柏、防风、甘草梢、防葵。

泻以车前瞿麦滑石，

芒硝、泽泻、萱草根。

补必橘核益智菖蒲。

龙骨、续断、黄芩。

吁！寡欲一念真秋石，

今人不知吾身自有秋石。谚云：泄尽真药服假药，十字街头买秋石。

节饮三杯固尾闾。

酒水好停下焦为邪，节之尾闾自固，不患漏泄。

命门下寄肾右，而丝系曲透膀广之间；

命门，即右肾，言寄者，命门非正脏，三焦非正腑也。命门系曲屈下行，接两肾之系，下尾闾附广肠之右。通二阴之间，前与膀胱下口于溲溺之处相并而出，乃是精气所泄之道也。若女子则子户胞门，亦自广肠之右，膀胱下口相并而受胎，故气精血脉脑，皆五脏之真，以是当知精血来有自矣。

上为心包，而膈膜横连脂漫之外。

心包即命门，其经手厥阴，其腑三焦，其脏心包络，其部分在心下横膈膜之上。竖斜膈膜之下，与横膜相粘。其处黄脂漫包者，心也。其漫脂之外有细筋膜如丝，与心肺相连者，此胞络也。

配左肾以藏真精，男女阴阳攸分；

命门为配成之官，左肾收血化精，运入藏诸命门，男以此而藏精，女以此而系胞胎。男子以气为主，坎水用事，故蒸气为精而色白。如带火者，精亦能红。女子以血为主，离火用事，故血盈为经而色红。如挟痰气者，经亦能白。女人属阴，阴极则必自下而上冲，故乳房大而阴户缩也。男子属阳，阳极则必自上而垂下，故阴物垂而乳头缩也。盖阳无形，阴有质，男子内阳而外阴，女人内阴而外阳，男子背属阳而腹属阴，女人腹属阳而背属阴。又男子督脉主事，自背尾闾行至龈交穴止，故自盛者感阳气而髭须生。女子任脉主事，自小腹上行至咽喉而止，故不上与阳合而无须。宦官去势，亦无须，一理也。

相君火以系元气，疾病死生是赖。

相火之脏，元气系焉。凡病虽危，命脉有神者生，命脉无神者死。

风则肘臂挛急，腋下肿红；

心包支脉循胸出胁，下腋三寸，上抵腋下，下循臑内，行太阴少阴之间，入肘中下臂，行两筋之间。

气则胸膈支结，胁不舒泰。

心包脉起于胸中，下膈，循历络三焦，故病有胸病及息贲者。

热逼五心烦，而目赤善笑，溲便亦难；

火盛故也。

虚乏四体软，而头旋耳痛，精力不锐。

火衰则土不运，而四体若无骨然。头旋者，命门带系上透泥丸，阳虚则头旋也。耳痛者，肾窍于耳，虚气壅则痛，壅塞则聋也。精力不锐者，交感精来不快，平时无力不足以息。

血衰面黄，而心下崩且烦；

面色紫光者，肾无苦也；色黄黑者，肾衰也。《经》曰：悲哀太甚则心下崩，数溲血也。盖悲哀则心系急，肺布叶举，而上焦不通，荣卫不散，热气在中，故包络绝而阳气内鼓动，发则心下崩、数溲血也。心下崩，谓心包内崩而下血也。

冷极阴痿，而肢体厥且痹。

肾气冷极，前阴痿弱不举，病则四肢发厥如冰，骨痛为冷痹。

泻以乌药枳壳，补必苁蓉葫芦巴；

沉香、黄芪、肉桂。

凉以黄柏山栀，

黄连、柴胡。

温必附子肉桂。

腽肭脐、川芎、补骨脂、沉香。

抑又疑左右受病，同归于膀胱；

小便清利，脉沉而迟，是冷气归肾；小便赤涩，脉沉而数，是热气归命门。是命门与肾脉同者，谓其所受病同归于膀胱一腑也。

冬夏司天，两分于水火。

所以左属水，右属火者，左尺膀胱停潴肾水，右尺三焦腐熟谷食。俗呼小便曰水，大便曰火，水火之义较然。况六气司天，左为寒水，司冬为寒；右为相火，司夏为暑。

盖其同者，有形之质均属乎水；其异者，无形之火不司乎寒。司天既有寒暑之异，在人岂无水火之分？

肾合膀胱，左尺之脉纯乎水；命合三焦，右尺之脉纯乎火。

似同而实异者，阴阳之所以为妙也；宜静不宜动者，左右之所以相同也。

凡病莫非火之所为，火盛则热怯虚劳，火衰则阳虚气弱。左右之脉皆沉，诊而贵乎沉滑，惟相火司令，则滑而带浮。非其时而数且大者，皆谓火动。

叔和脉不立部，同断乎症；丹溪图不尽意，妙存乎心。

丹溪脉图始补命门、包络。

三焦如雾如沤如渎，虽有名而无形；主气主食主便，虽无形而有用。

上焦，玉堂下一寸六分，直两乳间陷处；中焦，脐上中脘；下焦，脐下膀胱上口。上焦主出阳气，温于支肤分肉之间，若雾露之溉焉，故曰上焦如雾；中焦主变化水谷之味，其精微上注于肺，化而为血，行于经隧，以荣五脏周身，故曰中焦如沤；下焦主通利溲便，以时传下，出而不纳，开通秘塞，故曰下焦如渎。又曰：决渎之官，水道出焉。上焦主纳，心肺若无上焦，何以宗主荣卫？中焦主不上不下，脾胃若无中焦，何以腐熟水谷？下焦主出，肾间动气应焉，肝肾若无下焦，何以疏决津液？是三焦者，引导阴阳，分别清浊，所以主持诸气，有其名而无其形。寄生胸中，以应呼吸而行气血。夫气者，上至头而不能下；而血者，下至足而不能上。皆三焦之用，壅逼鞭碎，使气血由是而贯通焉，故谓无形而有用。

发为无根之相火，寒热异常；

三焦为丙火之腑，故其发也，则为无根之相火，游行诸经，令人恶寒发热异常。

位寄膻中与血海，男女相共。

膻中即上焦，血海即下焦，男女均有此气血，均有此血海。又名血室，乃荣卫停止之所，经脉流会之处。但男子则运而行之，无积而不满；女人则停而止之，有积而溢下为月经。

募在石门，真元会合以始终；

石门在脐下二寸，为三焦之募，诸气之所会聚，聚而复分于十二经，与手少阳、厥阴相为表里，故曰为元气之始终也。

腑在气冲，水谷资胃以传送。

气冲在小腹毛中，去中行各二寸，乃阴阳道路，阳明脉之所发。足阳明主腐熟水谷之气，三焦发用，贯通十二经络，往来上下，腐熟水谷，营运气血，皆其所主。是知气冲为三焦行气之府，盖气血必胃气以为本也。

升中清，降下浊，造化出纳无穷；

胃中浊气下降而为溲便，清气上升而为荣卫。上极必返于下，下极必复于上，造化自然之妙，循环无穷。至于水谷之所入者，自上而中，自中而下，糟粕转输传导而无底滞，故云：水谷之道路也。

养精神，柔筋骨，襟怀喜气若烘。

粹然清和之气，上入中焦，则佐上德，翕受五谷，变化精微，内养精神，外柔筋骨。中焦既治，其气上烘，入于膻中，以司入内，襟怀开豁，喜乐由生。

虚则引气于肺，而中寒痞胀，甚则溺窘耳鸣；

手少阳支脉从耳入耳中。《经》曰：三焦病者，腹气满，小腹尤坚，不得小便，窘急。溢则水流，即为胀候。耳鸣者，手少阳支脉从耳后入耳中也。

热则上结于心，而胸中烦满，甚则口渴咽肿。

手少阳脉从膻中出缺盆，上项系耳后，直上出耳上角，以屈下颊至颇。

风若萦缠，小指次指，肘臂肩臑肋外皆疼；

手少阳脉起于小指次指之端，循手表腕上贯肘臑外，上肩而交足少阳之后，入缺盆，交膻中，散络心胞而下膈循肋，属三焦。故病实则挛痛，虚则不收。

气为是动，时秘时泄，耳后胸前目锐作痛。

气证或秘或泄。手少阳别脉，绕臂注胸中，合心主病，其支脉自耳中走耳前，交颊至目锐眦，故气滞则作痛。

血凝痿痹泣流，

血凝于肤者则为痹，凝于脉者则为泣，凝于足者则为痿。因卧汗出而风吹之也。凡吐衄便溺诸血，皆三焦所生也。

冷败汗多栗冻。

冷败则自汗不止，发为振栗，四肢冰冷如冻，甚则阴头缩入，名脱阳证。

泻心痹以去中焦之热，连柏猪牛相宜；

泻心：黄连、黄柏、山栀、连翘、薄荷、生地、麦门冬、柴胡、桔梗、木通、龙脑。

泻脾：猪苓、牵牛、泽泻、赤茯苓、枳壳、木通、槟榔、芒硝、大黄、厚朴。

补肺胃以济中焦之寒，参芪姜术可供。

人参、黄芪、干姜、白术、甘草、益智仁、良姜。

下热凉肝，荆防地皮剂皆轻；

荆芥、防风、地骨皮、银柴胡、菊花、石膏。

下寒温肾，附子补骨脂性重。

当归、熟地、木香、地榆、阿胶、蒲黄。

噫！观三焦妙用，而后知脏腑异而同，同而异，分之则为十二，合之则为三焦。约而言之，三焦亦一焦也。焦者，元也，一元之气而已矣。

《五脏穿凿论》曰：心与胆相通，心病怔忡，宜温胆为主，胆病战栗癫狂，宜补心为主。肝与大肠相通，肝病宜疏通大肠，大肠病宜平肝经为主。脾与小肠相通，脾病宜泻小肠火，小肠病宜润脾土为主。肺与膀胱相通，肺病宜清利膀胱水，后用分利清浊；膀胱病宜清肺气为主，兼用吐法。肾与三焦相通，肾病宜调和三焦，三焦病宜补肾为主。肾与命门相通，津液胃虚，宜大补右肾。此合一之妙也。

观形察色问症

观 形 察 色

以治未病。凡脏腑未竭，气血未乱，精神未散者全愈，病已成者半愈，病势已过者危矣。

第一看他神气色，润枯肥瘦起和眠；

肥白人多湿痰，黑瘦人多火热。或形肥色黑，或形瘦色白，临时参症，或从形，或从色，不可泥也。

活润死枯肥是实，瘦为虚弱古今传；谦体即知腰内苦，攒眉头痛与头眩；手不举兮肩背痛，步行艰苦脚间疼；叉手按胸胸内痛，按中脐腹痛相连；但起不眠痰夹热，贪眠虚冷使之然；面壁身蜷多是冷，仰身舒挺热相煎；身面目黄脾湿热，唇青面黑冷同前。

听 声 审 音

五音以应五脏，金声响，土声浊，木声长，水声清，火声燥。如声清，肺气调畅。声如从室中言，中湿也。言而微，终日乃复言，夺气也。先轻后重，高厉有力，为外感。先重后轻，沉困无力，为内伤。

第二听声清与浊，鉴他真语及狂言；声浊即知痰壅滞，声清寒内是其源；言语真诚非实热，狂言号叫热深坚；称神说鬼逾墙屋，胸膈停痰症号癫；更有病因循日久，音声遽失命归泉。

问 症

试问头身痛不痛，寒热无歇外感明；掌热口不知食味，内伤饮食劳倦形；五心烦热兼有咳，人瘦阴虚火动情；除此三件见杂症，如疟如痢必有名；从头至足须详问，症候参差仔细听。

头痛否？痛无间歇为外感，痛有间歇为内伤。

目红肿否？或暴红肿，或素疼痛。

耳鸣耳聋否？或左或右。久聋者，不敢纯用补涩之剂，须兼开关行气之药。

鼻有涕否？或无涕而燥，或鼻塞，或素流涕不止，或鼻痔，或酒皻。

口知味否？或不食亦能知味，为外感风寒；或食亦不知味，为内伤饮食。

口渴否？渴饮冷水者为热，渴饮热水者为虚，夏月大渴好饮者为暑。

舌有胎否？或白，或黄，或黑，或红而裂。

齿痛否？或上匡，或下匡，或有牙宣。

项强否？暴强则为风寒，久强则为痰火。

咽痛否？暴痛多痰热，素惯痛多下虚。

手掌心热否？手背热为外感，手心热为内伤，手背手心俱热为内伤兼外感。

手指梢冷否？冷则为感寒，不冷则为伤风，素清冷则为体虚。

手足瘫痪否？左手足臂膊不举或痛者，属血虚有火；右手足臂膊不举或痛者，属气虚有痰。

肩背痛否？暴痛为外感，久痛为虚损挟郁。

腰脊痛否？暴痛亦为外感，久痛为肾虚挟滞。

尻骨痛否？暴痛为太阳经邪，久痛为太阳经火。

胸膈满否？已下为结胸，未下为邪入少阳经分，非结胸也。素惯胸满者，多郁多痰火下虚。

胁痛否？或左或右，或两胁俱痛，或一点空痛。

腹胀否？或大腹作胀，或小腹作胀。

腹痛否？或大腹痛，或脐中痛，或小腹痛，或痛按之即止，或痛按之不止。

腹有痞块否？或脐上有痞块，或脐下有痞块，或脐左有痞块，或脐右有痞块，或脐中有块，不可妄用汗吐下及动气凝滞之药，宜兼消导行气之剂。

心痛否？暴痛属寒，久痛属火属虚。

心烦否？或只烦躁不宁，或欲吐不吐谓之嘈杂，或多惊恐谓之怔忡。

呕吐否？或湿呕，或干呕，或食罢即呕，或食久乃呕。

大便泄否？或溏泄，或水泄，或晨泄，或食后即泄，或黄昏时泄，一日共泄几行。

大便秘否？秘而作渴作胀者为热，秘而不渴不胀者为虚。

小便清利否？清利为邪在表，赤涩为邪在里，频数窘急为下虚挟火，久病及老人得之危。

小便淋闭否？渴者为热，不渴为虚。

阴强否？阴强为有火，阴痿为无火。

素有疝气否？有疝气，宜兼疏利肝气药，不可妄用升提及动气之剂。

素有便血否？有痔疮否？有便血痔疮，不敢过用燥药，烁阴伤脏。

有疮疥否？有疮疥忌发汗，宜兼清热养血祛风。

素有梦遗白浊否？有遗浊则为精虚，不敢轻易汗下。

有房室否？男子犯房则气血暴虚，虽有外邪，戒用猛剂。或先补而后攻可也。

膝酸软否？暴酸软则为脚气，或胃弱。久病则为肾虚。

脚肿痛否？肿而痛者多风湿，不肿胫枯细而痛者为血虚、为湿热下注。

脚掌心热否？热则下虚火动。脚跟痛者，亦肾虚有热。脚指及掌心冷者为寒。

有寒热否？寒热有间否？无间为外感，有间为内伤。午寒夜热，则为阴虚火动。

饮食喜冷否？喜冷则为中热，喜热则为中寒。

饮食运化否？能食不能化者，为脾寒胃热。

饮食多少否？能饮食者易治，全不食者难治。惟伤寒不食亦无害。

素饮酒及食煎炒否？酒客多痰热，煎炒多犯上焦，或流入大肠而为湿热之证。

有汗否？外感有汗则为伤风，无汗则为伤寒。杂证自汗则为阳虚。

有盗汗否？睡中出汗，外感则为半表里邪，内伤则为阴虚有火。

浑身骨节疼痛否？外感则为邪居表分，内伤则为气血不用，身重痛者为挟湿气。

夜重否？或昼轻夜重为血病，或夜轻昼重为气病。

年纪多少？壮年病多可耐，老人病杂则元气难当。妇人生产少者，气血犹盛；生产多，年又多，宜补不宜攻。

病经几时？或几日，或几旬，或经年。

所处顺否？所处顺，则情性和而气血易调；所处逆，则气血怫郁，须于所服药中，量加开郁行气之剂。

曾误服药否？误药则气血乱而经络杂，急病随为调解，缓病久病，停一二日后药之可也。

妇人经调否？或参前为血热，或参后为血虚。或当经行时有外感，经尽则散，不可妄药，以致有犯血海。

经闭否？或有潮热，或有咳泄，或有失血，或有白带否？能饮食否？能食，则血易调而诸症自除，食减渐瘦者危。

有癥瘕否？有腹痛潮热，而一块结实者，为癥瘕。

有孕能动否？腹中有一块结实能动，而无腹痛潮热等症者，为有孕。腹虚大胀满，按之无一块结实者，为气病，其经水亦时渗下。

产后有寒热否？有腹痛否？有汗否？有咳喘否？寒热多为外感，腹痛多为瘀血，或食积停滞。有汗单潮为气血大虚。咳喘为瘀血入肺，难治。

凡初证题目未定，最宜详审，病者不可讳疾忌医，医者必须委曲请问，决无一诊而能悉知其病情也。初学宜另抄问法一纸，常出以问病。若题目已定，或外感，或内伤，或杂病，自当遵守古法，不可概施发散剂也。

王叔和观病生死候歌

欲愈之病目眦黄，胃气行也。眼胞忽陷定知亡。五脏绝也。

耳目口鼻黑色起，入口十死七难当。肾乘胃也。

面黄目青酒乱频，邪风在胃衰其身。木克土也。

面黑目白命门败，困极八日死来侵。先青后黑，即《素问》回则不转，神去则死意。

面色忽然望之青，进之如黑卒难当。肝肾绝也。

面赤目白怕喘气，待过十日定存亡。火克金也。

黄黑白色起入目，更兼口鼻有灾殃。水乘脾也。

面青目黄午时起，余候须看两日强。木克土也。

目无精光齿龈黑，心肝绝也。面白目黑亦灾殃。肺肾绝也。

口如鱼口不能合，脾绝。气出不返命飞扬。肝肾先绝。

肩息直视及唇焦，面肿苍黑也难逃。妄言错乱及不语，尸臭无知寿不高。心绝。

人中尽满兼唇青，三日须知命必倾。木克土。

两颊颧赤心病久，口张直气命难停。脾肺绝。

足趺趾肿膝如斗，十日须知难保守。脾绝。

项筋舒展定知殂，督脉绝。掌内无纹也不久。心胞绝。

唇青体冷及遗尿，膀胱绝。背面饮食四日期。肝绝。

手足爪甲皆青黑，许过八日定难医。肝肾绝。

脊疼腰重反复难，此是骨绝五日看。体重溺赤时不止，肉绝六日便高判。手足甲青呼骂多，筋绝九日定难过。发直如麻半日死，小肠绝。寻衣语死十知么。心绝。

诊 脉

荣行脉中，卫行脉外。脉者，所以主宰荣卫，而不可须臾失也。从月从永，谓得此可永岁月也。古衇字，从血从𠂢，所以使气血各依分派，而行经络也。医家由脉以识经络虚实，由经络虚实以定药之君臣佐使及针灸穴法，是脉乃医之首务。世俗偏熟《脉诀》，而不知《脉经》，专习单看，而不知总看。其实上古诊法有三：其一各于十二经动脉分为三部，候各脏腑；其二以气口人迎，决内外病因；其三独取寸口，以内外分脏腑，以高下定身形，以生克定荣枯，以清浊论穷通，故曰独取寸口，以决五脏六腑之生死吉凶也。兹以《素》、《难》为主，兼采仲景及《脉图》、《脉经》、《脉诀》、《正传》、《权舆》而补之，以便初学诵读。

寸关尺定位

掌后高骨号为关，傍骨关脉形宛然；次第推排寸关尺，配合天地人三元。

昔岐伯取气口，象黄钟作脉法，故气口之数九分，阳数九也；尺内一寸，阴数十也。手腕高骨为关，从关至鱼际得同身之一寸，故名寸部。从关至尺泽得同身之一尺，故名尺部。阳出阴入，以关为界，故名关部。寸应天为上部，关应人为中部，尺应地为下部。一部之中又各有浮中沉三候，三三如九，古曰三部九候。凡诊脉初以中指揣按高骨关位，次下前后二指，人长则疏排其指，人短则密排其指。初轻按消息之，次不轻不重中按消息之，次重按消息之。鱼际者，寸上一分，掌骨后际，如鱼之颈际然。尺泽者，尺外余脉，如深泽然。

脏 腑 定 位

左心小肠肝胆肾，右肺大肠脾胃命。心与小肠居左寸，肝胆同归左关定。肾脉元在左尺中，膀胱是腑常相应。肺与大肠居右寸，脾胃脉从右关认。心胞右尺配三焦，此为初学入门诀。

左心主血，肝胆肾膀胱皆精血之隧道，故次附之；右肺主气，脾胃命门三焦各以气为运化，故次附之。分之曰气、曰血、曰脉，总之惟脉运行气血而已。是以气血盛脉盛，气血衰脉衰，气血和脉平，气血乱脉病。由此知脉乃气血之体，气血乃脉之用也。心与小肠为表里，旺于夏，而位左寸，沉取候心，浮候小肠。肝与胆为表里，旺于春，而位左关，沉取候肝，浮候胆。肾与膀胱为表里，旺于冬，而位左尺，沉取候肾，浮候膀胱。肺与大肠为表里，旺于秋，而位右寸，沉取候肺，浮候大肠。脾与胃为表里，旺于四季，而位右关，沉取候脾，浮候胃。命门与三焦为表里，寄旺于夏，而位右尺，沉取候命门，浮候三焦。然以循环之序言之，则左尺水生左关木，左关木生左寸火，左寸火接右尺火，右尺火生右关土，右关土生右寸金，右寸金生左尺水，生生之意不绝，有子母之亲也。若以对待之位言之，则左寸火克右寸金，左关木克右关土，左尺水克右尺火，左刚右柔，有夫妇之别也。然左手属阳，右手属阴，左寸君火以尊而在上，右尺相火以卑而在下，有君臣之道也。三部之中有此自然之理，是以善诊者，诊父而知其子也。

七表八里九道脉名

浮芤滑实弦紧洪，名为七表属阳宫。微沉缓涩迟并伏，濡弱为阴八里同。细数动虚促结散，代革同归九道中。又有长短大三脉，经书所载亦当通。

《脉经》无表里九道之目，且七表以芤为阳，然为亡血失精半产。七表以弦为阳，仲景以弦为阴。九道以动为阴，仲景以动为阳。惟《脉经》则与仲景合也。《经》以上中下九候为九道，的非歌诀九道之谓也。戴同父有《脉诀刊误》，朱文公谓其辞俚而浅。但《脉诀》世俗诵习已惯，表里名义，初学不可不知。九道从丹溪者，《脉经》有数无短，《内经》有革无牢故也。

诸脉体状

浮按不足举有余，

浮，不沉也，脉在肉上。

沉按有余举则无。

沉，不浮也。浮沉二脉，以举按轻重取之。浮为在表，沉为在里。

迟脉一息刚三至，数来六至一吸呼。

迟，不及也；数，太过也。迟数二脉以呼吸息数取之，迟为冷，数为热。

滑似累珠来往疾，

滑，不涩也，累累如珠，往来流利疾速。

涩滞往来刮竹皮。

涩，不滑也。往来涩滞如刀刮竹皮然，不通快也。滑涩二脉以往来形状取之，滑为有余，涩为不足。

大浮满指沉无力，

大，不小也。浮取满指似洪，沉取阔濡无力。

缓比迟脉快些儿。

缓，不紧也。仍四至，但往来更和缓耳，比三至迟脉更快些。大缓二脉以指下急慢分之，大则邪胜，缓则正复。

洪如洪水涌波起，

洪大而涌上且实也。如洪水之波浪涌起，浮沉取之有力，其中微曲如环如钩，故夏脉曰钩。钩即洪也。

实按愊愊力自殊。

实，不虚也，举按皆愊愊有力。

弦若张弓弦劲直，

弦，劲直如弓弦也，举按皆然。

紧似牵绳转索初。

紧，急而不缓也，如转索之状。

长脉过指出位外，

长，不短也，过于本位。

芤两头有中空疏。

芤，如芤菜中空也。

微似蛛丝容易断，

微，不显也，若有若无。

细线往来更可观。

细，微渺也。较之微脉差大，往来有常。

濡全无力不耐按，

濡，无力也。轻手乍来，重手却去。

弱则欲绝有无间。

弱，不盛也。按之欲绝，似有似无，举之则无。

虚虽豁大不能固，

举按虽阔豁而不坚固也。

革如按鼓最牢坚。

革，改易本来气血也，浮沉取之，皆实如按鼓皮然。

动如转豆无来往，

举无寻有，如豆厥厥动摇不离其处，无往无来。

散漫乍时注指端。

散，不聚也。来去不明，漫无根柢，指端轻按则有，重按即失，有表无里也。或问：散乃败脉，何心肺平脉皆浮而散耶？盖心浮大中带濡，肺浮涩中带大，有似于散耳。若真散，岂为平脉？但不带散，则又为真夏秋脉矣。

伏潜骨里形方见，

伏，不见也。按之推之，至于骨乃见。

绝则全无推亦闲。

绝，亦古脉名。

短于本位犹不及，

短，不及也。见指中间。

促急来数喜渐宽。

促者，急也。脉数时一止复来，曰促。

结脉缓时来一止，

结，不续也。脉来迟缓时一止，曰结。

代脉中止不自还。

代，更代也。先有涩濡定止，方见代脉，止歇有定数，不比促结，止而不定。如十动一止，虽数十动，皆见于十动之后。如二十动一止，虽数十动，皆见于二十动之后，三十、四十动皆然。

诸脉相类

浮似芤，芤则中断浮不断；浮似洪，力薄为浮厚者洪；浮似虚，轻手为浮无力虚。滑似动，滑珠朗朗动混混；混混然无头尾。滑似数，滑利往来数至多。实似革，革按不移实大长。弦似紧，弦言其力紧言象。弦如张弓，紧如转索。洪似大，大按无力洪有力。微似涩，涩短迟细微如毛。沉似伏，伏极其沉深复深。缓似迟，缓比之迟仍小快。迟似涩，迟息三至涩短难。弱似濡，濡力柔薄弱如无。结促代，结缓促数止无定，代歇有常命鲜回。散似大，散里全无大翕翕。散形缓漫里全无，大则其中还翕翕。

诸脉主病

浮风芤血滑多痰，

浮主风者，风气浮荡也。芤主血虚，血属阴，阴道常乏，故中有间断也。滑主血多，随气壅上为痰。

实热弦劳紧痛关。

实主气，实有热，血随气行，气血俱热候也。弦主劳伤，气血拘敛。紧主邪搏，气血沸乱，故痛。

洪热微寒脐下积，

洪乃气血燔灼，表里热极。微乃气血虚寒，脐下冷积，作痛作泻。

沉因气痛缓肤顽。

沉为气郁疼痛。缓大非时得之，则气血不周，肌肤顽痹麻木。

涩则伤精阴败血，

涩乃精血枯燥，男子得之房劳伤精。女子有胎得之，胎中少血作痛；无孕得之，瘀血滞也。

又闻迟冷伏格关。

迟为阳虚里寒，外见冷症。伏乃阴阳潜伏，关格闭塞。

濡多自汗偏宜老，

濡主气血衰疲，阳虚自汗，老人气血已衰故宜。少壮得之危。

弱脉精虚骨体酸。

弱由真精气虚极，骨髓空虚，故作酸痛。老人得之亦无妨也。

长则气理短则病，

长乃气血有条理而不乱，带缓则百病易治。短因气滞，或胃气衰少，诸病见短难治。

细气少兮代气衰。

细本元气不足，精血亦乏。代乃元气衰极，他脏代至，死脉也。

促为热极结为积，

促乃阳盛而阴不相济，热蓄于里也。结乃阴盛而阳不相入，内外邪滞为积。

虚惊动脱血频来。

虚乃气血俱虚，故多恍惚惊悸。动亦虚劳之脉，主脱漏崩中泄痢，血分之疾。

数则心烦大病进，

数亦热极脉也，主心烦发狂。大乃邪盛，气血虚不能制，故病进也。

革去精血亦奇哉。

革乃变易，血气去留常度，男子不交精泄，女子崩中漏下，有孕半产，真虚寒怪症脉也。

诸脉相兼主病

滑伯仁曰：人之为病，虽曰不过寒热虚实四者，而脉多兼见也。热则流通，凡浮大数长，皆热也；寒则坚凝，凡沉小迟短，皆寒也。实则形刚，凡实滑弦紧，皆实也；虚则形柔，凡虚涩濡缓，皆虚也。他如《难经》所谓一阴一阳者，脉来沉而滑；一阴二阳者，脉来沉滑而长；一阴三阳者，脉来浮滑而长，时一沉也；一阳一阴者，脉来浮涩；一阳二阴者，脉来长而沉涩；一阳三阴者，脉来沉涩而短，时一浮者，尽皆兼见义也。

浮而有力则为风，

风包四气而言：如浮缓浮弦则为伤风，浮紧则为伤寒，浮虚则为伤暑，浮濡则为伤湿。四气在表皆浮，更与人迎相应，则为外感在经无疑。

浮而无力斯为虚；

《经》曰：诸浮者，肾不足也。瞥瞥有如羹上肥，定知此脉阳气微。乍病见浮脉，乃伤风邪；久病宜沉，反见浮脉，里寒表热也。然必与气口相应，则为内伤，气血虚损。

浮数风热微欲解，

浮数，伤风挟热也。带微者，邪不传而欲解。

浮迟身痒汗亦无；

里虚不能作汗，其身必痒。

独浮喘胀表中热，

表邪盛，故气逆喘胀。

浮紧滑疾百合辜；

百合，伤寒病也。

浮大瘾疹久为癞，

浮为风虚，大为气强，风气相搏，必成瘾疹发痒，久久为癞。

浮滑痰饮痛如锥。

浮滑为风痰，为走刺疼痛。

沉而有力则为积，

凡脉浮盛为病，在表在外；沉坚为病，在里在内。

无力应知气不平；

沉为诸郁。

为水为泄为厥逆，停饮胁胀兼癥瘕；沉数里寒内热盛，

与人迎相应，则邪伏阴经而为实热。

沉迟血冷里寒生；

与气口相应，则血凝气滞而为沉寒。

沉重伤暑弱堕发，

沉重为伤暑发热。沉弱者，发必堕落。

沉弦腹心冷痛并；沉紧而数冷又热，沉紧不数悬饮成；

沉细少气臂不举，

两寸则两臂不举。

沉重前绝瘀血凝。

沉重，如重物沉水，不复浮起，故冬脉曰石。直前绝者，有瘀滞也。

迟而无力虚且寒，

与人迎相应，则湿寒凝滞；与气口相应，则虚冷沉积。

迟而有力痛为害；

或心痛，或腹痛，或胁痛。

应尺血虚寸气虚，

寸口得之为气虚，尺中得之为血虚，总是肾虚不安。亦有痰凝气滞，伏热謇涩而然者，必寻之无力，乃为真迟。

迟沉寒内浮寒外；

脉迟沉或芤，寒在里则腹痛。迟浮，寒在表则肢冷。

迟涩咽酸癥瘕成，

迟涩则湿热凝滞，或为咽酸，或为癥瘕。

迟滑腹中觉胀大；

迟而滑为腹胀。

惟有季夏及左尺，逢此便是肾经败。

季夏，六月也。此时得迟脉，则土旺水亏，须急滋肾水以救之。非六月而左尺见迟脉者，亦为土克水，须急滋补以救之。

数而有力则为热，

与人迎相应，则风燥热烦。

无力疮疡痛痒亟；

平人遇此，主即发疮疡痈疽，年幼者或发疹痘。

若还细数又无力，阴虚火动休轻视；

与气口相应，则阴虚阳盛。甚者左右俱细数无力，或左尺寸数尤甚。

数浮火炎烦且满，

数浮，表有热也。数为烦满。

数沉里热不须议；

数沉，里有热也。

上见烦热与头疼，中为口臭兼呕逆；左则目赤肝火炎，右下二便秘而赤；数而带滑痰火盛，或为呕吐或痛极。

滑脉为实为停痰，

滑为气血实，与人迎相应，则风痰潮溢；与气口相应，则涎饮凝滞。

或为瘀血宿食兼；为满为咳为鬼疰，不匀气逆呕涎粘；

滑而大小不匀，必吐，为病进。滑为逆气。

滑浮大小腹作痛，

滑浮者，大小腹皆痛。

滑弱阴痛溺如挽；

滑弱则阴中痛，小便亦然。

滑散瘫痪不仁症，

痰多气血少也。

滑实胃热非廉纤。

滑实为胃热，带数则为结热。非廉纤者，言热重也。

涩为不足伤精血，

与气口相应，则精竭血枯。

为厥为痢为恶寒；

涩为四肢逆冷，为下痢，为恶寒。涩细则大寒。

或为无汗为心痛，

涩为无汗，为心痛。

涩芤瘀血结成团；

涩芤为衄血，或为失血。

涩紧为痹因寒湿，

涩而紧为痹，为寒湿，为中雾露。

涩沉之病亦一般；

涩沉亦为寒湿，与人迎相应则风湿寒痹。

妇人有孕胎中痛，无孕还须败血成。

大为病进脉之贼，

《经》曰：脉来浑浑革革如涌泉者，病进而危。昔人以秋潮之汹涌者，状其大也。要之，即非时而见洪大脉也。

浮大表病沉里厄；

《经》曰：大则病进。浮大表病，沉大里病。浮大昼加昼死，沉大夜加夜死。

前大后小头痛眩，前小后大胸满寒；

《难》曰：前大后小，头痛目眩；前小后大，胸满短气。前谓寸，后谓尺。

气愈盛兮血愈虚，

大为血虚而气盛。

必缓而大为正脉。

中缓而大者为正脉。

缓为正复脉之本，

缓为胃气将复，为病退。

非时得之气血虚；

非土旺之时单见缓脉，则气血虽和，而投虚身必倦怠。

在上项强下脚弱，

寸缓项强，尺缓脚弱。

沉缓眩晕浮痹肤；

沉缓为虚，故眩晕；浮缓风寒，故麻痹。

带滑为热紧为痛，

缓滑为热中，缓紧为脾疼。与人迎相应，则风热入脏；与气口相应，则怒极伤筋。

缓迟虚冷咽难哺；

缓迟为虚寒相搏，食冷则咽痛；

缓弱吞酸食不下，

缓者，胃气有余；弱者，阳气不足。胃欲消化而阳气不运，故噫而吞酸，食卒不下，填于胸膈也。

左尺单见命将殂。

左尺肾部单见缓脉，全无沉滑，为土盛水亏，不治。

已上八脉，《内经》谓之八要。盖浮沉二脉以别其表里，迟数二脉以别其寒热，滑涩二脉以察气血虚实，大缓二脉以察病之安危。苟能得其要领，杂脉可以类推。

洪为胀痛为热烦，

为胀满，为头痛及遍身疼痛，为热，为烦，大便不通。

洪实为癫洪大祟。

洪实者癫，洪大者祟。

洪紧痈疽喘急粗，

洪紧与气口相应，则气攻百脉，为痈疽，为喘急，亦为胀。

洪浮阳邪症来见。

洪浮与人迎相应，则寒壅诸阳，外见阳证，大小便秘。

实为伏热咳且吐，

实与人迎应，则风寒贯经，郁热在内，薰蒸脾胃不食，气喘作咳，或时呕吐。

实涩气塞痢且坠；

实涩与气口相应，则气血壅滞，为三焦痞塞，食积湿热成痢，里急后坠。

实紧作泄胃家寒，或时腰痛亦难住。

实紧为阴不胜阳，为胃寒，为大便不禁，为腰痛。

弦为血弱有劳伤，

弦乃肝部本脉，见于他部，则为血虚，主盗汗，手足酸疼，皮毛枯槁。

中虚且寒停饮浆；

弦与气口相应，则饮水停积，令人中虚寒。

胸胁疼痛体拘急，

与人迎相应，则风走注痛，甚者四肢拘急，冷痹。

疟疾寒热善惊惶；

为疟为惊。

弦紧恶寒疝癖病，

经络中有寒故也。

上下左右积弦长；

弦而长，为上下左右有积。

弦钩胁下痛如刺，

弦而钩，为胁下刺痛。

双弦急痛转难当。

双弦为胁下急痛，乃无水以缓之也。

紧则为寒为疼痛，

与人迎相应，则经络伤寒；与气口相应，则脏腑作痛。

为咳为喘为满胸；人迎紧盛伤寒证，

人迎紧盛，为伤寒。

气口紧盛食冲冲；

气口紧盛，为伤饮食。

紧沉必知痛在腹，恐成冷气与痫风；紧数寒热相来往，

紧而数，为寒热往来。

紧滑宿食吐蛔虫；

紧滑为蛔动，为宿食吐逆。

紧急遁尸乱血脉，

紧而急，为遁尸。

单紧而浮肺水攻；

浮紧为肺经有水。

浮沉俱紧中雾露，头项强急溺妄通。

浮紧，或寸紧，则雾露中于上焦。见太阳证发热，头项强痛，腰挛胫酸。沉紧，或尺紧，则雾露中于下焦。见少阴证足冷，便溺妄出，为难治。若浮沉俱紧，三焦俱中其邪，脐痛，手足冷者死；手足温，自吐利者生。

长为阳毒入脏深，热闭阳明烦莫禁；坐卧不安身壮热，

长脉来去不绝，见于左关人迎之位，感于阳邪热毒，在心肝二经。传之下焦，其热壅闭，乃阳淫热痰，主浑身壮热，坐卧不安。表证多则微汗，里证多则下之。又，尺寸俱长者，阳明本脉也。

长大癫痫更迷心；

长大则为癫狂痫疾，乃痰热迷于肝心所致。

长缓微邪犯下体，

与人迎相应，则微邪自愈；与气口相应，则脏气平治。

寸长足胫痛相侵。

《经》曰：长而缓者病在下。又云：寸口中手长者足胫痛。

芤主血瘀不流通，

芤与人迎相应，则邪壅吐衄；与气口相应，则荣虚妄行而为瘀滞。

热入小肠淋沥脓；

心主血而不受邪，故热入小肠，淋沥脓血疼痛。

崩漏衄吐随所主，

寸芤则为衄血吐血，关芤则为便血，尺芤则下虚有瘀，崩漏尿血。

芤紧或数肠内痈。

芤紧或挟洪数者，主荣脉留滞于肠胃之间，多见关部，致生血痈。

微主中寒气血虚，

微与气口相应，则阳虚脱泄。仲景云：脉萦萦如蛛丝细者，阳气衰也。

为衄为崩为急拘；

衄血，崩漏，四肢拘急。

微浮呕逆分内外，

内伤则为阳虚，外感则为风暑。

微沉自利汗有无；

微沉，阴气已亏，脏寒下利作泄，或虚汗不止，或亡阳无汗。

微弱少气面无色，男精女带共焦枯；

微弱为少气，主男子失精溺血，女子崩中漏下，致面色焦枯。

微涩亡血增寒热，曾经汗下医之辜。

脉微而涩者，病当恶寒，后乃发热。所以然者，医发其汗，令阳气微，又大下之，令阴气弱。阳微恶寒，阴弱发热，理也。久则夏月恶寒，冬月恶热。盖夏月阳气在外，胃中虚冷，阳气内微，故反恶寒；冬月阳气在内，胃中烦热，阴气内弱，故反恶热。昼寒夜热，亦此义也。

细为寒湿为胀泄，

细与人迎相应，则诸经中湿，湿则胀满，湿多成泄。

细滑僵仆兼呕热；

细而滑，为僵仆，为呕吐，为发热。

细紧癥瘕积聚萦，或为刺痛为痿蹶；

细而紧，为癥瘕积聚，为病在内，为刺痛，为身痛痿蹶。叔和云：胫酸髓冷是也。

内伤得之心神劳，

忧思过度也。

五脏凝涎损气血；

与气口相应，则五脏凝涎，气血俱虚。

惟有冬季为时脉，不疗自瘥王氏诀。

冬脉宜沉细而滑，故叔和云：如逢冬季经霜月，不疗其疴必自痊。

濡为亡血为冷痹，

濡为亡血，为冷痹。仲景云：脉来绵绵，如泻漆之绝，前大后小者，亡其血也。痹亦有因寒湿散漫而脉濡者，必与人迎应也。

虚汗不止又乏气，

濡为自汗，为气弱。

蒸热飧泄下体重，

濡与气口相应，则飧泄脚弱，骨蒸潮热。

濡弱内热外又寒，其人小便必不利。

濡而弱，内热外冷，自汗小便难。

弱主阳虚胫体酸，

弱乃六极之脉，与人迎相应，则风湿缓纵；与气口相应，则筋绝痿弛。

客风冷气巧相钻；

关上得之主挟风热，关后得之主挟冷气。诀云：弱主气居于表，产后客风面肿。又云：只为风邪与气连。

阴弱血虚筋急痛，

尺属阴，主血虚，不能润筋，故筋急痛。

阳弱气喘行步难；

寸属阳，主气虚作喘，行步无力。

虚汗泄精成痼冷，少壮得之不等闲。

老年人得弱脉则顺，少壮人得弱脉则逆。

虚则为虚为伤暑，

与人迎相应，则经络伤暑；与气口相应，则荣卫虚损。

脚弱喘促食不消；

虚为脚弱，为喘促，为食不消。

恍惚惊风皆所主，虚烦多汗亦同条；

虚主心中恍惚，小儿惊风，虚烦自汗。

虚大劳役损元气，

虚而大，为劳役损气。

虚涩房劳肾水焦。

虚而涩，为房劳损精。

革乃虚寒相搏成，崩漏半产亡血精；

仲景云：脉弦而大，弦则为减，大则为芤，减则为寒，芤则为虚，寒虚相搏曰革。女人半产崩漏，男子亡血失精。

更是中风兼感湿，为满为急异常情。

与人迎相应，则中风暑湿；与气口相应，则半产脱精。

动脉多见关部中，

仲景曰：若数脉见于关上，上下无头尾，如豆大，厥厥动摇者，名曰动脉也。

或惊或痛来相攻；

与人迎相应，则寒疼冷痛；与气口相应，则心惊胆寒。

四肢拘挛多疼痛，虚劳血痢与崩中；

动为拘挛，动主体虚劳，崩中血痢。

阳动汗出阴发热，形冷恶寒阳不通；

仲景曰：阴阳相搏名曰动。言阴阳相搏则虚阳动，为阳虚，故汗出。阴动为阴虚，故发热。如不汗出发热，而反形冷恶寒者，阳气不通，而致身冷恶寒也。

若见转豆如麻促，此是肺枯胃亦亡。

散脉不聚命将崩，到此无由得再生；

与人迎相应，则淫邪脱泄；与气口相应，则精血败耗。

五脏气散利不禁，六腑气散四肢青。

手足寒，上气。

伏因邪闭成霍乱，

与人迎相应，则寒暑湿邪固闭，而成霍乱。

积疝溏泄贯脓窠；

伏为宿食，为疝瘕，为溏泄，为恶脓贯肌。

寸伏痰热尺寒积，关伏寒热两为疴；

寸得之为痰为热，尺得之为寒为积，关中则痰热俱有，寒热不定。

蓄水停痰气厥逆，

为停痰蓄水，为诸气上冲，为厥逆。

伏涩吐逆神思多。

伏则吐逆，涩则食不得入，关格证也。与气口应者，乃凝思劳神过多，不可专责外邪也。

短为气滞心腹痛，宿食内积三焦壅；

与人迎相应，则邪闭经脉；与气口相应，则积遏脏气。

阴中伏阳血不行，

短脉属阴而又伏于阳者，何也？《经》云：脉有一阳三阴者，谓脉来沉涩而短，时一浮也。在秋时则为正脉，在三时则为七情、宿食壅滞，气不足以导血行也。

短急病上亦可恶。

《经》曰：短而急者病在上，寸口短者头痛。又曰：短而数者心痛必烦，皆上体病也。短亦可恶，无胃气也。

促脉阳盛阴不足，气血痰食壅为毒；

阴阳之气不和，不相续也，非若结代之脉动而中止。有因气血食饮痰涎留滞不行而止，促不可概为恶脉，凡脏腑热盛则促急。故曰：与人迎相应，则痰壅阳经；与气口相应，则积留胃府。

里热瘀血发狂斑，

风热壅盛，则瘀血凝滞，发为狂斑。

怒气激之发厥搐；

或因怒气，气逆发厥，上盛下虚。

渐加即死渐退生，久病得之亦非福。

促脉虽非恶脉，但老病及久病得之，上愈盛而下愈虚，亦非福也。

结因阴盛主有积，结甚积甚微则微；

与人迎相应，则阴散阳生；与气口相应，是积阻气节。阴盛则结，脾间积气，大肠秘痛，结甚则积甚，结微则积微。

阳结茫茫如车盖，

脉蔼蔼如车盖大者，名阳结。为阳气郁结于外，不与阴气和杂也。

阴结累累与阳违。

脉累累如循长竿强直者，名阴结，为阴气郁结于内，不与阳气和杂也。

结浮寒邪滞经络，结沉痰饮瘀血基；

亦有七情气郁者，脉道不通实由之。

里寒脉缓则为结，里热脉数则为促。缓促不同，结亦当如促脉，分痰饮气血积可也。

代脉必死脏气绝，平人见此大不祥；

病人见之，反有可生者，平人大忌。

惟有风家并痛极，三月妊孕却无妨；

痛风痰湿阻碍，有孕胎气阻碍，故无妨也。

又有暴伤气血者，古人立有炙甘汤。

又有暴伤损气血者，一时元气未和，非脏绝也，宜炙甘草汤救之。

脏腑六脉诊法

此即上古诊法其一也。脏腑同气，所以古人不立六腑脉诀。但既以浮取候腑，沉取候脏，数为腑病，迟为脏病；又以急大缓涩沉甚者为脏，微急微大微缓微涩微沉者为腑，其故何耶？盖急大缓涩沉甚者，浮沉皆然，微者浮取则然，而沉取则不然也。二说似异而实同，要之浮中有沉，沉中有浮，阴中有阳，阳中有阴。即如上竟上者，胸头中事；下竟下者，小腹腰股膝胫中事。其实寸脉亦有主下病者，尺脉亦有主上病者。此诊家活妙，许氏所谓以意会之，非言语可传得之。

心浮大散是本宫，

心之本宫，平脉也。虚实贼微邪过宫脉也。余皆杂脉相兼而见。

微大邪归小肠中。

大即洪也，微有初暂而不久意，详总看十变脉注，各部仿此。脉有轻重，如左寸，先以轻手得之是小肠，后重手如六菽之重得之是心。左关，先以轻手得之是胆，后以重十二菽取之是肝。左尺，先以轻手得之是膀胱，后重手如十五菽之重取之是肾。右寸，先以轻手得之是大肠，后以重手如三菽之重得之是肺。右关先以轻手得之是胃，后重手如九菽之重得之是脾。右尺，先以轻手得之是三焦，后以重手如十五菽之重取之是命门。

浮数风热头疼痛；

数兼弦紧而言，浮数主头疼，身热面赤，骨节烦疼，甚则心痛面赤，乃外感郁热表证。小肠为膀胱之标，故脉见此。

浮迟腹冷胃虚空；

浮而带迟，主小腹寒痛，胃弱嗳酸。

浮虚偏头耳颊痛，

手太阳经虚，苦偏头痛，耳颊痛。

浮弦疝痛滑多虫；

诀云：急则肠中痛，不通是也。浮弦而滑，主疝痛，食虫甚多。如面生有白点者，必有血龟。

浮紧而滑为淋闭，

浮紧而滑，为淋，或二便闭涩。

浮洪膈胁满难通；

胸连胁满，痰热盛也。

浮长风眩成癫痫，

浮大而长，为风眩癫痫。

浮实面赤热生风；

浮实，面赤如骍，热则生风。诀云：大实由来面赤风，燥痛面色与心同。

浮濡虚损足多汗，

浮濡，五脏虚极，而汗出于足，盖五脏丝系发之于足故也。

浮芤积瘀吐痢红；

血瘀胸中不散，以致气道不通，在内作声，气升则吐血，气降则便血下痢，甚则吐痢交作。

浮溢骨痛心烦躁，

左寸脉满过关部，主骨节疼痛，心中烦躁，面赤，乃心热之候。

浮绝脐腹痹痞冲。

浮绝者，无小肠脉也，苦脐冷痹，小腹中有癥瘕。

沉数狂言并舌强，

数兼实滑而言。诀云：实大相兼并有滑，舌强心惊语话难。

沉迟血冷神不充；

沉迟，或血虚，或上焦受寒，或心神衰少。

独沉不睡皆因郁，努瘀侵睛崩漏红；

沉主气郁，夜多不睡，或上攻患目，必努肉瘀血侵睛，下流则崩漏去红，甚者咯血。

沉微虚痞惊中热，

沉微荣弱，以致虚火上侵，胸膈痞闷，甚则胁亦胀痛。惊中热者，脉微主心气虚弱，易生惊惕。但心属火，惊则血散，火动惊中，有虚热也。

沉实口疮及喉咙；

主口舌生疮，咽喉肿痛。

沉缓专主项背强，

沉缓主项背筋急强痛。

沉滑痰热时相攻；

滑与痰合本位，洪则为痰热，或呕逆，或怔忡，时作时止。若沉细而滑，全无本脉，则为水克火，不治。

沉涩胃亏音容减，

涩则心经气虚血少，母不能以荫子，以致胃气下陷，心神亏少，面无颜色，言语声音亦懒，甚则气血凝滞而为虚痛。

沉紧真情必然凶；

沉紧乃肾水逆上乘心，谓之贼邪，必发真心痛如刺，必死无疑。

沉弱阳虚多惊悸，

《权舆》云：左寸弱兮阳气虚，心惊悸兮汗难除。

沉伏痰郁聚胸中；

伏主忧郁多痰，心肺二经积聚胸中。

沉弦心悬或如满，

弦乃肝邪乘心，主心悬如饥，或时拘急如饱满然，此虚邪也。

沉绝掌热呕上冲；

沉绝者，无心脉也。苦心下毒痛，掌中热，时时善呕，口中伤烂。

浮沉俱虚苦洞泄，

心与小肠俱虚者，苦洞泄，苦寒少气，四肢寒，肠澼。

浮沉俱实便难通。

心与小肠俱实，苦便闭，心腹烦满。

肝弦而软无些病，

弦乃肝之正脉，带软则弦而得中，故无些病。

微弦胆惊欲发黄。

脉初微弦者，主胆腑受惊，潮热欲发黄疸，爪甲眼目俱黄。

浮数风热筋抽搐，

数包弦紧而言，主发潮热，筋脉抽搐。

浮迟洒淅泪成行；

浮迟主肝经受寒，洒淅恶寒，或时发热，冷泪时流。

浮细振摇多盗汗，

浮细胆气虚怯，肢体振摇，夜出盗汗。

浮弱微散视渺茫；

浮弱微散乃肺脉乘肝，致肝经气虚，目暗生花，视物渺茫。

浮芤失血肢体瘫，

芤主失血，血虚则不能运用，故四肢瘫痪。

浮甚筋痿澼在肠；

浮甚乃火旺血虚，筋弱无力，终为瘫痪。肠澼本脾胃湿热，肝风乘虚下注，轻则便血，重则痔漏。故痔乃筋脉病也。

浮大滑实头目病，

浮大滑实，乃心脉乘肝，血热生痰，以致头目不清，或肿或痛，咽喉干燥。

浮溢眩晕筋痛伤；

浮弦溢上寸口，主目眩头重，筋脉酸痛。

浮涩肋满经不利，

涩主肝血虚少，甚则吐逆不能停藏；轻则胁肋胀满，身痛。妇人血凝气滞，多月经不利。若浮涩而短，则为本经贼脉。

浮绝膝痛善惊惶。

无胆脉者，苦膝酸痛，口苦，善畏多惊。

沉迟疝气睡不着，

沉迟血冷，夜卧不安，疝气时攻。

沉数郁怒苦生疮。

沉数善郁善怒，肝火妄动，多生疥疮痈疽。

沉弦紧实痃癖病，

沉弦紧实四脉，主肾水不能生木，以致肝虚结成癖积，或近脐，或两肋间作痛。

沉实转筋痛胁房；

实主胁肋切痛。肝实者，苦肉中痛，转筋。

沉微内障或作泄，

沉微则肝气虚，主眼生内障，或时疏泄下痢。

沉弱筋枯腰脉僵；

弱主血虚，筋脉枯痿短缩，腰脉亦痛，急如张弓，产后多有此疾。

沉缓醋心腹气结，

肝缓则宿食薰蒸，心头酸刺，或气结在腹作痛。

沉伏触冷脚不强；

沉伏乃寒气触血，以致脚痛，难以伸缩。

沉濡恍惚下体重，

沉濡则魄衰，不能与魂相守，心中恍惚，下体腰脚沉重。

沉绝遗溺命不长。

无肝脉者，苦遗溺，逢庚辛金日必死。

俱实呕逆食不化，

肝胆俱实者，苦呕逆，食不消化。

俱虚厥冷性无常。

肝胆俱虚，四肢厥冷，性情不乐，喜怒不常。

肾本沉石带滑形，

沉实而滑者，肾之本脉也。

微沉病自膀胱生。

暂沉者，膀胱经病也。

浮数劳热小便赤，

浮数膀胱火动，主劳热，小便赤。

浮迟带浊耳蝉鸣；

浮迟乃伤精，患带浊，耳中蝉鸣，鸣久则聋。

浮滑实大淋涩症，

脉浮带滑而又实大，乃心经邪热下侵，故小便淋涩作痛。

浮甚偏坠寒邪并；

浮甚乃寒邪入小肠，主偏坠，小便臊。

浮紧风炎肾窍塞，

浮紧主肾脏有风，上攻于耳，以致耳聋。

浮涩疝痛及遗精；

肾涩则虚寒，主小肠疝气，胞囊肿大，或精于梦中遗漏。

浮虚牙痛背腰倦，虚甚足膝疮痍萦；

肾脉浮虚乃风与气搏，主牙疼出血，背腰驼倦。甚则足膝生疮，经久不愈。

浮芤尿血女经漏，

浮芤，肾虚也。男子尿血，女人经漏。

浮缓伤风泻几行；

浮缓乃风入太阳膀胱见之，主伤风自利。

浮实小腹胀且痛，

脉实主心热传于小肠，胀满作痛，小便淋沥。

浮滑停水脐如冰；

滑乃阳脉，左尺见之，则阳胜阴矣。肾虚不能化水，以致停蓄，脐腹冰冷，甚则流利作声。

浮洪阴亏脚酸软，

左尺浮洪，乃火乘水也。外感得之，则为热入膀胱，小便赤涩，两脚隐痛。内伤得之，则阴精亏甚，脚膝酸软。

浮绝伤精与闭经。

无膀胱脉者，苦逆冷，男子失精，尿有余沥。妇人月经不调，或闭。

沉数阴虚火动证，

沉而数者，乃水竭阴虚火动，或瘀血。

沉迟脏冷精薄清；

沉迟，肾虚冷也。脏寒自利，精气清薄。女人则为血结，子宫亦冷。

沉紧滑弦腰脚痛，

脉沉带弦、带紧、带滑，乃肾受风湿，而主于腰脚也。

沉弦饮水下焦停；

沉弦，胃寒不能制水，所以停蓄下焦，必为水病。

沉微气虚崩带病，

沉微气虚，男子失精溺血，女子崩带，经脉不调。

沉甚阴痒卫不升；

沉甚主阴痒，或腰脚痛，皆卫气不升，湿热盛也。

沉缓脚痹小腹冷，

沉缓，土邪乘水，故脚痹，而下元冷。单缓则为克脉。

沉伏疝泻患癥瘕。

脉伏乃阴积下部，故为疝痛，泄泻，或结癥瘕。

沉濡便血女胎脱，

濡则气血耗散，男子便血，女子胎脱。

沉涩逆冷腹有声；

沉涩，肾虚不能温养肠胃，以致肢体逆冷，脐下雷鸣。

沉缓而涩怠倦极，不寒不热病难名；

尺脉缓涩，谓之解㑊，倦怠至极也。缓为热中，涩为无血，热而无血，寒不寒，热不热，病不可名，下虚极而挟外感。

沉散腰痛多小便，

脉沉带散，必主腰痛尿多。

单沉而匀病不成；

脉但沉无滑曰单沉，而带滑曰匀，两脉皆肾之顺候。

沉弱体酸阴欲绝，

诀云：弱脉尺中阴欲绝，酸疼引变上皮肤。

沉无足热亡其精。

无肾脉者，苦足下热，里急，精气竭亡，劳倦所致。

俱实巅疾头目重，

肾膀胱俱实者，苦巅疾，头目重痛。

俱虚心痛泻如倾。

肾膀胱俱虚者，苦心痛，下重，洞泻不止。

肺脉浮涩短为平，

浮短而涩者，肺之本脉也。

微浮带散大肠清；

初浮带散，大肠之气清而无病也。

浮数风热咳且秘，

浮数主中风、咳嗽、身热、便秘。

浮迟寒冷泻难禁；

脉迟肺寒，痰痞胸前，饮食难消作泻。

浮实滑大咽干燥，肠痛便难鼻乏馨；

浮实滑大，心火乘肺，主咽门燥痛，肠如刀刺，毛焦唾稠，鼻乏馨香。

浮芤衄血胸暴痛，

浮芤积瘀在胸，或衄或呕。瘀滞胸中，则卒暴疼痛。

浮溢膈满或肠鸣；

浮甚溢上鱼际，气不下行，胸膈满闷；或时气下，则大肠作鸣。

浮洪足热唾稠浊，

浮洪火盛，足心热，痰唾稠浊且臭。

浮紧喘促冒时行；

浮紧感冒时行，风痰咳嗽喘促。

浮弦咳嗽冷气结，

风邪传于大肠，故脉弦咳嗽，冷气秘结。

浮滑痰多头目倾；

浮滑痰多，头目昏眩。

浮急肠风痈血痔，

浮弦数急，主肠风肠痈，便血痔疮。

浮绝少气有水停。

无大肠脉者，苦短气，心下有水。

沉数火盛痰气升，

沉数，火乘金，痰壅喘急。

沉迟气痞冷涎萦；

歌云：脉迟气痞寒痰盛，饮食难消气渐衰。

沉紧而滑仍咳嗽，

肺部得此三脉，有寒、有风、有痰，故发咳嗽。

沉细兼滑是骨蒸；

子乘母虚，病在骨内。诀云：沉细仍兼滑，因知是骨蒸，皮毛皆总涩，寒热两相并。

沉实热结微寒结，

沉实而滑乃邪热结胸，沉微乃寒结胸。

沉甚膹郁引背疼；

沉甚，胸中膹闷之气，与背牵引而痛。

沉弱惊汗濡寒热，

沉弱阳虚，主惊悸多汗；沉濡虚损，主憎寒发热。

沉绝咳逆喉疮生。

无肺脉者，苦短气，咳逆喉塞。

俱实唇吻手臂卷，

肺大肠俱实者，主唇吻不收，手臂卷。

俱虚忧恐见光明。

肺大肠俱虚，情中不乐，或如恐怖时望见光明。

脾脉本缓善不见，

缓乃脾之本脉，隐隐和缓不可见者为善。恶者，来如水之流，此为太过，病在外，令人四肢不举；或如鸟之喙，此为不及，病在内，令人九窍壅塞。

微缓胃气得其平；

初微缓者，胃之平脉也。

浮数胃火或误下，

浮数有力，乃胃中有火，吞酸吐逆，齿肿出血，中消善食，夜多盗汗。如浮数无力，乃医误下，损伤脾胃所致。

浮迟胃冷气膨膨；

脾胃气虚冷作呕，肚腹膨胀。

浮涩下利谷不化，

浮为胃虚，涩为脾寒，脾胃虚寒，水谷不化，法当下利。

浮实消渴因劳成；

脉浮而实，原因劳倦伤脾，以致心火乘土，善消水谷为糟粕，而不化为精血营养五脏。故口干发渴，涤荡肠胃，小便数而血肉耗散，故名消中也。

浮芤甲错身体瘦，

浮为胃气衰，芤为荣气伤，故肌肉甲错而不光泽，且渐瘦也。

浮紧腹中痛且鸣；

趺阳脉浮而紧，浮为风，紧为寒，浮为腹满，紧为绞痛，浮紧相搏，肠鸣而转。

浮微而紧为短气，

微则为虚，紧则为寒，中虚且寒，气自短矣。

浮滑吐哕口不馨；

诀云：弦以滑兮胃寒。又云：单滑脾家热，口臭气多粗。盖滑为哕，为吐，为口臭。兼弦或无力者，则为胃寒。兼浮大有力者，则为痰火。

浮溢中风涎出口，

浮大带弦，溢过寸口，主本经中风，流涎不止。

浮弦肢急疟痢行；

浮弦，肝气太盛有妨脾土，四肢拘急倦怠，或患时行疟痢。弦甚则为克脉。

单浮胃虚生胀满，浮甚鼓胀蜘蛛形；

浮甚风聚于胃，胃虚甚，则腹大，四肢瘦，如蜘蛛形然。

微浮客热洪翻胃，

胃邪发为浮洪，胃火主反胃。但略浮而不兼别脉者，乃风邪客热侵犯本经，或来或去。但安脾土，则客热自去矣。

浮绝肤硬冷如冰。

无胃脉者，气衰则身冷，血衰则肤硬。

沉数中消好嗜卧，

歌云：脾数中消好嗜眠，胃翻口臭及牙宣。

沉迟中满积滞凝；

沉迟中寒，因伤冷物成积，以致腹中胀满，少食，痰饮气促，痃癖，鼓胀，急痛。

沉甚气促胸腹痛，

气短促，胸至脐腹疼痛。

沉缓气结腹不宁；

沉缓乃上盛下虚，气不升降，而气结在腹，短促不舒。

沉实虚火蒸脾土，

实乃隐伏，阳火在内，炎蒸脾土，致脾气虚，胃气壅，所以不能食，须要温和脾胃。

沉微土郁致心疼；

沉微，乃脾土郁结之气为患，上排于心为痛，或为噫气阻食。

沉伏积块或发痔，

伏主积、气块与痔，皆阴积所结而成。

沉涩少食肌不生；

涩乃心火虚少，致令脾无生气，不能宣化水谷，或作呕吐，或只食少，虽食亦不生肌。

沉濡少气弱气喘，

沉濡主少气，沉弱主气喘。

沉绝腹满四肢羸。

无脾脉者，苦下利，善呕，腹满身重，四肢不欲动。甚则肢瘦腹大，乃气蛊也，必有腹痛。

俱虚四逆泻不已，

脾胃俱虚，少气不足以息，四肢逆冷，寒泻不已。

俱实身热胀喘惊。

脾胃俱实，身热腹胀，胁痛作喘多惊。

命门沉实最为佳，

命门脉喜满指，沉实带滑不数。

微沉胞络无火邪；

初沉者，胞络相火本脉也。浮数则为火动，沉迟则为火衰。

三焦呼吸审虚实，

三焦无位，惟浮诊以呼吸审其虚实。呼出二至，则心肺上焦邪轻；吸入二至，则肝肾下焦邪轻；呼吸之间一至，则脾胃中焦邪轻。先辈有以浮取上焦合心肺脉，中取中焦合脾胃脉，沉取下焦合肝肾脉。不合则气乱，须再切之。但右尺有三脉，浮为三焦，略沉为胞络，沉为命门，不若以呼吸间取之。

女人三脉滑浮嘉；

女人喜满指浮泛，伏涩者无子。

浮数遗精还是热，

相火盛热，则精自流通。

浮迟冷泻气不奢；

浮迟，阳气已衰，故见冷泻、盗汗等症。

独浮便结风侵肺，

诀云：尺部见之风入肺，大肠干涩固难通。

浮大腹胀脸红华；

腹胀脉浮大，宜调其血。火盛则脸红心躁。

浮弦停水或蒸怯，

弦主脐下急痛，停水为积。素虚者得之，为骨蒸怯症。

浮滑火泻渴饮茶；

浮滑，痰火作泻，口渴腹鸣。

浮紧小腹筑筑痛，

浮紧，下部筑然掣痛。

浮芤便血定无差；

浮芤，大肠便血。

浮细虚汗心振惧，

浮细主畏寒，多汗心振。

浮绝阴冷子户遮。

右尺浮取脉绝者，无子户脉也。苦足冷阴寒，妇人绝产，带瘕无子。

沉数消渴小便赤，

沉数命门火盛，主作渴溺赤。

沉迟冷泻便清频；

沉迟命门火衰，故泻冷便清。

沉甚水肿缓腰痛，

沉甚，水证必先脚膝，沉缓专主腰痛。

沉微疝痛泻浊津；

沉微主膀胱疼痛作泻，或津液下流为浊、为带。

沉实转筋兼膝痛，

沉实主转筋，膝下痛，或下利，或便难。

沉涩脐冷竭精人；

沉涩，真精枯竭，大便秘滞，小腹与胫俱冷。

沉弱滑泻伏痛逼，

弱脉主脏冷滑泻，伏脉主下寒痛逼。

沉绝足冷见鬼神。

无命门脉者，苦足逆冷，上抢胸痛，梦入水见鬼善魇。

三脉贵有虚中实，

三脉俱实，则热极难解。三脉俱虚，则冷极难补。贵乎似虚而实，似弱而滑。

生死兼此断为真。

命门一云命脉，又两尺前一分名神门，诊命门脉上溢耳。凡病有此脉则生，无此脉则死。断生死固以胃气为主，兼此尤为真的。但命门男女有异：天道右旋，男子先生右肾，故命门在右，而肾在左；地道左旋，女子先生左肾，故命门在左，而肾在右。若男子病，右尺部命脉好，病虽危不死；若女子病，左尺部命脉好，病虽危亦不死。

气口人迎脉诀

此即上古诊法其二也。气口，右手关前一分，以候七情，及房劳、工作勤苦与饮食无节，皆为内伤不足之证。其所以名气口者，五脏之气，必因胃气而升于手太阴故也。人迎，左手关前一分，以候六淫及起居失宜，感冒时行不正之气，皆为外感有余之证。其所以名人迎者，外邪必因虚而入故也。若脏气平者，邪自难犯，故先气口而后人迎也。汉论人迎紧盛伤于寒，气口紧盛伤于食。然七情蕴郁，正由宿食助发。若专伤食而无七情，则不应气口。又论伤寒皆自太阳始，然《经》云：风喜伤肝，寒喜伤肾，暑喜伤心胞，湿喜伤脾，热喜伤心，燥喜伤肺。以类推之，风当自少阳，湿当自阳明，暑当自三焦，寒当自太阳，此丹溪独得经旨，发仲景未发也。其外非六淫、内非七情而病者，谓之不内外因，本经自病也，非若气口、人迎传变乘克。但三因皆以胃气为主。《经》云：气口，太阴也，兼属脾。又云：人迎亦胃脉也。《脉赞》云：关前一分人命之主。故取李仲南《三因歌括》于前，而以丹溪《图说》注之。

喜则伤心脉必虚，

喜则气缓，脉散而虚；甚则神庭融溢，而心脉反沉。盖喜甚则火盛侮金，肾水复母仇而克心。暴喜暴怒，多有暴中之患，亦此意也。

思伤脾脉结中居；

思则气凝，脉短而结；甚则意舍不宁，而脾脉反弦。

因忧伤肺脉必涩，

忧则气滞而脉沉涩，甚则魄户不闭，而肺脉反洪。

怒气伤肝脉定濡；

怒则气逆而脉濡，或激甚则魂门弛长，而肝脉反涩。

恐伤于肾脉沉是，

恐则气下，怯而脉沉；甚则志室不遂，而肾脉反濡。濡属土也，或疑神庭、志室等穴皆属太阳，殊不知五脏系背，诸穴于五脏则为有形之经络；于太阳则为无形之经络，特其过脉耳。

缘惊伤胆动相胥；

惊则气乱而脉动，甚则入肝脉散，小儿泻青，大人面青。又大惊入心者，尿血怔忡。

脉紧因悲伤胞络，

悲则气急而脉紧缩，甚则心胞络与肺系气消而脉虚。

七情气口内因之。

凡七情伤之浅者，惟气口紧盛而已。伤之深者，必审何部相应，何脏传次，何脏相克。克脉胜而本脏脉脱者，死。噫！七情为患如此。和乐以养中和，实养德养身急务也。

紧则伤寒肾不移，

寒伤肾，脉沉而紧，初自足太阳而入，其脉浮盛而紧。浮者，足太阳；紧者，伤寒；盛者，病进也。

虚因伤暑向心推；

暑伤心，脉虚，初自手少阳而入，脉洪虚而数。洪者，手少阳；虚者，伤暑；数者，病增也。

涩缘伤燥须观肺，

燥伤肺，脉涩，初自手阳明而入，脉浮而数。浮者，手阳明；数者，伤燥。

濡细伤湿更看脾；

湿伤脾，脉细而濡，初自足阳明而入，脉细涩而长。涩者，足阳明；濡者，伤湿；长者，病袭也。

浮则伤风肝部应，

风伤肝，脉浮而盛，初自足少阳而入，脉弦浮而散。弦者，足少阳；浮者，伤风；散者，病至也。

弱缘伤热察心知；

热伤心胞络，脉沉弱而缓，初自三焦而入，脉浮而弱。沉者，心胞络；弱者，伤热；缓者，病倦也。暑与热同气，正心多不受邪，每归胞络，此与暑伤心互看。

外因但把人迎审，细别六淫皆可医。

凡外感轻者，惟人迎紧盛，或各部单见而已。重则各部与人迎相应，其传变与伤寒参看。

劳神役虑爱伤心，虚涩之中仔细寻；

血虚神耗。

劳役阴阳每伤肾，须因脉紧看来因；

房劳伤精。

房帷任意伤心络，微涩之中细忖度；

精枯。

疲剧筋痛要伤肝，仔细思量脉弦弱；

筋痛则动，脉弦弱带数。

饥则缓弦脾受伤，

胃气虚也。

若还滑实饱无疑；

脾气滞也。

叫呼伤气须损肺，燥弱脉中岂能避！

气耗也。

不内外因乃如是，气口人迎皆无与；

各脉不与二脉相应。

气口人迎若俱紧，夹食伤寒兼理治。

内伤外感，分多少治之。

气口人迎若过盛，内关外格详经义；

按《内经》，人迎一盛则躁在手足少阳，二盛躁在手足太阳，三盛躁在手足阳明。一盛者，人迎大于气口一倍也，四倍则阳盛已极，故格则吐逆而食不得入。三阳兼手足而言，或入手经，或入足经，下三阴仿此。又，气口一盛，则躁在手足厥阴，二盛躁在手足少阴，三盛躁在手足太阴，四倍则阴盛已极，故关则不得小便。若人迎、气口俱盛四倍已上，盛极衰至必死，抑论关格二证也。然气口、人迎俱盛，则吐逆、不便交作，故丹溪总之曰关格。但以两寸过盛推之，则尺脉一盛，病在手足厥阴，二盛病在手足太阴，三盛病在手足少阴。《传》曰：尺部一盛，泻足少阳，补足厥阴；二盛泻足太阳，补足少阴；三盛泻足阳明，补足太阴；四盛则三阴已极，当峻补其阴。一至寸而反之，亦推广经义也。

先贤又恐病流传，取诸杂脉乃全备。

此丹溪示人活法。病有传变，如伤寒紧不在肾，伤怒濡不在肝，流传别经，是以取各部中见脉。与人迎气口相应者，以断内外二因。凡二十七种脉形，随其部位所见，但与人迎应，则为外感；与气口应，则为内伤。其病证则异，诸脉主病同。

总看三部脉法

此即上古诊法其三也。决虚实，断死生，全在总看。故融会经意为歌，且引证什之，业者并小字读之可也。

脉会太阴决死生，寸关尺具阴阳情。

《难》曰：寸口者，脉之大会，手太阴之动脉也。寸口，即寸关尺，五脏六腑之所始终也。他如冲阳，专应乎胃，太冲专应乎肝，太溪专应乎肾，岂能通乎十二经哉？故法取寸口也。脉本生于阴阳，但阳生于尺而动于寸，阴生于寸而动于尺，关则阴阳相半，界二者之中。阳脉常浮而数，病在头目胸膈；阴脉常沉而迟，病在脐腹腰脚；中脉随时浮沉，病在腹胁胃脘。阴阳恒宜相济，不宜偏胜。若阳一于上而高过鱼际，名曰溢；阴一于下而深入尺泽，名曰覆。寸脉下不至关为阳绝，尺脉上不至关为阴绝，乃真脏之脉而无中气往来以和之也。学者于此而喜悟焉，则终始一寸九分之间，周身阴阳太过不及之情见矣。叔和云：阳弦头痛定无疑，阴弦腹痛何方走。阳数即吐兼头痛，阴微即泻脐中吼。阳实应知面赤风，阴微盗汗劳兼有。阳实大滑应舌强，阴数脾热并口臭。阳微浮弱定心寒，阴滑食注脾家咎。关前关后辨阴阳，察病根源应不朽。诸浮躁脉皆为阳，诸沉细脉皆为阴。凡脉从阴阳易已，脉逆阴阳难已。

浮中沉法知迟数，逆顺虚实应五行。

初持脉见于皮肤之间者曰浮。浮而大散者心，浮而短涩者肺。见于肌肉之下者曰沉。沉而弦长者肝，沉而濡滑者肾，不轻不重与肌肉相得者脾。多有兼乎四脏之邪，则和缓之中，亦必兼乎浮沉滑涩长短弦大，各脉皆然。如沉滑则顺于左尺逆于左寸，如浮涩则顺于右寸逆于左关。寸口宜浮而反损小，阳虚而阴入乘之也，或时浮滑而长，谓之阴中伏阳；尺部宜沉而反实大，阴虚而阳入乘之也，或时沉濡而短，谓之阳中伏阴。如尺本沉而又沉，谓之重阴；寸本浮而又浮，谓之重阳；寸尺俱微甚，谓之脱阳脱阴。无非五行生克偏全，四时五脏各部应得与否，以为逆顺虚实、浮沉迟数（歌见前）。

极烦九候并十变，无非脏腑合流形。

九候：上部天，足少阳胆以候头角；上部人，手少阳相火三焦以候耳目；上部地，足阳明胃以候口齿。中部天，以候肺；中部人，以候心；中部地，以候胸中之气。下部天，以候肝；下部人，以候脾胃之气；下部地，以候肾。左尺外以候肾，内以候腹中；左关外以候肝，内以候膈中；右关外以候脾，内以候胃脘；右寸外以候肺，内以候胸中；左寸外以候心，内以候膻中。前以候前，后以候后。上竟上者，胸喉中事也；下竟下者，小腹腰股膝胫足中事也。三部九候皆相失者死；九候虽调，肌肉已脱者死。是阴阳交错之妙，而虚实微贼正之五邪因以分焉。十变：心脉急甚者，肝邪干心也；微急者，胆邪干小肠也。为从后来者为虚邪。心脉大甚者，心邪自干心也；微大者，小肠邪自干小肠也。为正邪。心脉缓甚者，脾邪干心也；微缓者，胃邪干小肠也。为从前来者为实邪。心脉涩甚者，肺邪干心也；微涩者，大肠邪干小肠也。从其所胜者为微邪。心脉沉甚者，肾邪干心也；微沉者，膀胱邪干小肠也。是从所不胜者为贼邪。五脏各有刚柔邪，故令一脉辄变为十也。曰九曰十，似烦而简，不外乎浮中沉而自然得之也。故曰数者腑也，迟者脏也，以是别知脏腑之病。后世分析太甚，不知阴阳交错、脏腑同气故耳。

三部脉全容易识，

三部通度，六脉俱全，浮沉迟数相等者，脉易识而病易愈也。歌云：三部俱浮肺脏风，恶风发热鼻流涕；三部沉迟冷积成，皮肤枯槁真元惫；三关俱缓脾家热，口臭齿肿时反胃；三部俱弦肝好怒，目翳泪疼多痃癖；三部俱数心热狂，口舌生疮唇破碎；三部虚濡微涩伏，久病必死卒病生；三部浮滑芤弦数，卒病相宜久病倾。又有六部同脉者，古云：双弦之脉土易亏，双浮之脉水易亏。余以类推。凡三部脉滑而微者，病在肺；下紧上虚者，病在脾；长而弦者，病在肝；脉小血少者，病在心，实者为心劳；大而紧者，病在肾；缓滑者，热在胃中；迟缓而涩者，胃中有寒有癥结；脉实紧者，胃中有寒，苦不能食，时时自利者难治。脉来累累如贯珠，不前至寸者，有风寒在大肠伏留不去；脉来累累而止，不至寸口濡者，结热在小肠伏留不去；脉代而钩者，病在络脉。钩即夏脉。经络皆实者，寸脉急而尺缓；络气不足，经气有余者，脉寸热而尺寒；经虚络满者，尺热满而寸寒涩。

或至不至更难凭。

寸口壮大而尺中无者，此为阴盛于阳，苦腰背痛，足胫寒。尺脉浮大而寸口无者，此为阳盛于阴，其人虚损而多汗，或小腹满痛不能溺，溺即阴中痛，大便亦然。尺寸脉牢而长关中无者，此为阴阳相干。尺寸俱无而关中有者，此为阴阳气归于中。左关以验风寒，或风与火之盛衰；右关以验七情，或劳与饮食之内伤。三部或至或不至者，冷气在脾，故令脉不通也。上部有脉，下部无脉，宿食填胸也，其人当吐，不吐者死。上部无脉，下部有脉，虽困无能为害。所以然者，譬如树有根本，故寸口平而死者，肾气先绝于内故也。

上下来去存消息，

上者，自尺部上于寸口，阳生于阴也，为表；下者，自寸口下于尺部，阴生于阳也，为里。来者，自骨肉之分，出皮肤之际，气之升也，为表；去者，自皮肤之际，还于骨肉之分，气之降也，为里。上下来去，乃阴阳消长之消息也。以上下言之：上盛则气高，下盛则气胀。短而急者，病在上；长而缓者，病在下。太过多上溢，不及多下落。以来去言之：脉来疾去徐，上实下虚，为厥癫病；来徐去疾，上虚下实，为恶风。脉虽失而有一线往来者，可治；脉虽全而无往来者，死。上下左右之脉相应而参差者，病甚；上下左右之脉相失而不可数者，死。又左脉不和病在表，主四肢；右脉不和病在里，主腹脏。有有表无里者，有有里无表者。

推法应须竖且横。

脉隐伏者，乃用推法。《经》曰：推而外之属腑，内而不外，有心腹积也；推而内之属脏，外而不内，身有热也；推而上之关前，上而不下，腰足清也；推而下之关后，下而不上，头项病也。按之至骨，脉气少者，腰脊痛而身有痹也。盖脉有隐显，皆阴阳变化错综，须横看竖看，乃可以尽其变也。

惟有天和脉不应，

歌曰：天和脉只论三阴，南天高兮北泉深；太阴专主右尺寸，厥阴尺寸左边沉；少阴尺寸两不应，相交相反死将临。天和，乃平脉也，诸阳为浮，诸阴为沉，故不言三阳司天、在泉。南政以天道言，甲己二岁论脉，则寸在南而尺在北。三阴司天，则两寸不应：太阴司天，右寸不应；少阴司天，两寸不应；厥阴司天，左寸不应。三阴在泉，则两尺不应：太阴在泉，右尺不应；少阴在泉，两尺不应；厥阴在泉，左尺不应。北政以地道言，乙丙丁戊庚辛壬癸之岁论脉，则寸在北而尺在南。三阴司天，则两尺不应：太阴司天，右尺不应；少阴司天，两尺不应；厥阴司天，左尺不应。三阴在泉，则两寸不应：太阴在泉，右寸不应；少阴在泉，两寸不应；厥阴在泉，左寸不应。不应者，皆为沉脉也。《绀珠经》曰：五行君火不用事，故南政少阴司天，君火在上，则两寸不应；司泉，君火在下，则两尺不应。厥阴司天，君火在左，故左寸不应；司泉，则左尺不应。太阴司天，君火在右，故右寸不应；司泉，则右尺不应。北政少阴司天，君火在上，则两尺不应；司泉，君火在下，则两寸不应。厥阴司天，君火在左，故左尺不应；司泉，则左寸不应。太阴司天，君火在右，故右尺不应；司泉，则右寸不应。凡不应者，谓脉沉而细，不应于手也。反之则沉为浮，细为大也。岁当君火在寸，而沉反应于尺；岁当君火在尺，而沉反应于寸，《经》曰：尺寸反者死。岁当君火在左，而沉反应于右；岁当君火在右，而沉反应于左，《经》曰：阴阳易者死。又曰：学诊之士，必先岁气，良有以哉！此与仲景、丹溪所说不同，然所论深得《素问》君火以退之旨，故从之。

急弹靡常是奇经。

歌曰：督冲犹豫若狂痴，两手坚实浮沉齐，尺寸俱浮俱牢者，直上直下亦如之；任紧细长至关止，阴中切痛引腹脐。前部左右脉弹手，阳跷癫痫痹皮肌；后部弹手阴跷脉，里急阴疝崩漏危；中部弹手带脉病，走精经绝恐无儿。从少阴斜至太阳，阳维巅仆声如羊；从少阳斜至厥阴，阴维痒痹恶风侵。来大时小是阴络，肉痹应时还自觉；来小时大阳络病，皮肤不仁汗滴落。按《脉经》：两手脉浮沉实盛一般者，冲督脉也，主凡事犹豫有两心，甚则癫狂痴迷不省。尺寸俱浮直上直下，或只关浮直上直下者，督脉也，主腰背强，大人癫，小儿痫。尺寸俱牢直上直下，或只关实者，冲脉也，主胸中有寒，妇人瘕疝绝产。脉来紧细实长者，任脉也，苦小腹痛引脐，阴中切痛。前部左右弹手者，阳跷脉也，苦癫痫恶风，偏枯僵仆，羊鸣，身体强痹。后部左右弹手者，阴跷脉也，苦小腹痛，里急，引阴中痛，男子为疝，女子崩漏。中部左右弹手者，带脉也，苦小腹痛引腰，男子失精，女子绝经，令人无子。从少阴斜至太阳者，阳维也，苦巅仆羊鸣，或失音不能言。从少阳斜至厥阴者，阴维也，苦癫痫，肌肉淫痒痹，汗出恶风。阴络来大时小，苦肉痹应时自发，身洗洗也；阳络来小时大，皮肤不仁且痛，汗出而寒。凡见奇经之病，而后有奇经之脉，病证详前经络。

一脉二变尤堪怪，

动脉，阴阳气相搏耳。阴阳和则脉不动，今气先中于邪，则气为之是动。气既受邪，则血亦不行，而病所由生。故一脉之动，变为气血两病，岂特左为血而右为气哉？又洪大一脉，有力而实者为热甚，无力而虚者为虚甚。微涩一脉，无力而短者固为虚，然伏热痰气凝滞，亦可概以虚视之乎？是知脉之变化不拘如此，故有舍证而从脉者，有舍脉而从证者。有从一分脉、二分证者；有从一分证、二分脉者；有清高贵人，两手俱无脉者；有左小右大，左大右小者；有反关脉者；又有折一手及疮伤脉道者，可不从其证乎？善诊者，尚其悟之。

男女寅申莫浪惊。

天之阳在南而阴在北，男子面南而生于寅，则两寸在南而得其阳，寸脉洪而尺脉弱者，常也；地之阳在北而阴在南，女子面北而生于申，则两尺在北而得其阴，寸脉弱而尺脉洪者，常也。阳强而阴弱，天之道也，反之者病。男得女脉为不足，女得男脉为太过。左得之病在左，右得之病在右。男左女右者，地之定位也。盖人立形于地，故从地化。楚人尚左者，夷道也。故男子左脉强而右脉弱，女子则右脉强而左脉弱。天以阴为用，故人之左耳目明于右耳目。地以阳为用，故人之右手足强于左手足。阴阳互用也，非反也。凡男子诊脉必先伸左手，女子诊脉必先伸右手。男子得阳气多，故左脉盛；女子得阴气多，故右脉盛。男子以左尺为精府，女子以右尺为血海，此天地之神化也，所以别男女，决死生。叔和云：女人反此背看之，尺脉第三同断病是也。或不知此阴阳，五脏倒装者，非。

大衍五十为至数，主位先天见圣灵。

脉以息数为主，血为脉，气为息，脉曰至，息曰止。呼吸者，气之橐籥；动应者，血之波澜。人一呼脉行三寸，一吸脉行三寸，呼吸定，脉行六寸。人一日一夜，凡一万三千五百息，脉行五十度周于身，漏水下百刻。荣卫行阳二十五度，行阴亦二十五度，为一周也，故五十度复会于手太阴。法以一呼一吸为一息。一息之间，脉来四至五至，和缓舒畅者为平。六数七极，热之甚也。三迟二慢，冷危证也。两息一至与八九十余，则不成息矣。凡至数多者为至，至数少者为损。损脉从上损肺起，而下及于肾，至脉从下损肾起，而上及于肺。《捷径》曰：从上损下死犹迟，至脉多从下损上。然此小衍之数也。大衍以五十数为极至，三部平均，满五十数而一止或不止者无病。若觉肾脉忽沉，就肾部数起，不满五十动而止者，一脏无气。呼出心与肺，一动肺，一动心；吸入肾与肝，一动肝，一动肾；呼吸之间，一动脾。今吸不能至肝至肾而还，复动肺脉，则四十动后一止者，是肾先绝，肝脏代至，期四年春草生时死。就肝部数起，三十动一止者，肝肾两脏无气，心脏代至，期三年谷雨时死。就心部数起，二十动一止者，肾肝心三脏无气，脾脏代至，期二年桑柘赤时死。就脾部数起，十五动一止者，肾肝心脾四脏无气，肺脉代至，期一年草枯时死。至于两动一止，或三四动一止者，死以日断矣。是知脉之虚实死生，皆在息数之间。奈何今之诊者，或专究析诸般脉形，而不暇察夫至数。又有虽知察夫至数，而无得手应心之妙，数之愈烦而愈失其真。噫！折一臂、瞽一目而不夭，脉少有变，则病患随之。今人问病，每曰脉息何如？医者于此未达奈何？学者要在平时对先天图静坐调息，观气往来。临时又有屏气不息之敬，则是以吾心之太极，而验彼身之太极，不离乎气血，不杂乎气血，乃先天之灵也，岂泥象数者之可语哉！断病之法，四时四季，以其当旺者为主。五脏六腑，候其盛衰之极者为病，本位太过不足之极者亦死。《素问》云：人之居处动静而脉亦能为之改。则凡不幸而脉稍有变者，可不调养之以尽其天年乎？叔和云：五十不止身无病，数内有止皆知定；四十一止一脏绝，却后四年多没命；三十一止即三年，二十一止二年应；十五一止一年殂，已下有止看暴病。又云：两动一止或三四，三动一止六七死，四动一止即八朝，仿此推排但依次。不问内因外因，久病暴病，见代止必死。凡诸般死脉，皆十动以下之变名也。

四时胃气为之本，

人之气血，春升夏浮，秋降冬沉，应周天之常度，配四时之定序。以各部言之：肝弦、心洪、肺涩、肾沉、脾缓者，本脏脉也；以时令言之：春时六部中俱带弦，夏俱带洪，秋俱带涩，冬俱带沉，长夏四季俱带和缓。凡人得应时之脉者，无病也。然必微弦，微洪，微毛，微石，为有胃气。若纯见弦洪毛石，谓之真脏之脉，无胃气以和之者必死。故曰：四时以胃气为本。此脉之常体也。然消息盈亏，理化不住，运动密移，春行冬令，夏行春令，秋行夏令，冬行秋令，四变之动，脉与之应者，乃气候之至脉也，亦必脉有胃气无害。胃气者，中气也。不大不细，不长不短，不浮不沉，不滑不涩，应手中和，意思欣欣难以名状者是也。有胃气则脉有力有神，无胃气则脉无力无神，神即胃气也。男子左手重而气口脉和，女子右手重而人迎脉和，亦为有胃气。今人泥以浮取腑，沉取脏，中取胃气，而不知中固中也，浮之中亦有中也，沉之中亦有中也。不当泥其形，而当求其神也。神即有力也。或疑七诊之法，亦以中为胃气，且如六脉俱沉，可断其无中气耶！其九候指法轻重，经论详矣，已采入心部脉注。

六甲循环若弟兄。

气候阴阳，更迭四时。冬至阴极阳生，夏至阳极阴生。冬至后得甲子，少阳旺六十日，其气尚微，故脉来乍大乍小，乍短乍长。第二甲子，阳明旺六十日，其气始萌，故脉浮大而短。第三甲子，太阳旺六十日，其气大盛，故脉来洪大而长。夏至后第四甲子，太阴旺六十日，阴气初生，故脉紧大而长。第五甲子，少阴旺六十日，阴气渐盛，故脉紧细而微。第六甲子，厥阴旺六十日，阴气极盛，故脉沉短而敦重。六六三百六十日以成一岁，此三阴三阳之旺时日之大要也。又大寒至春分，厥阴风木之至，其脉弦。春分至小满，少阴君火之至，其脉洪而钩。小满至大暑，少阳相火之至，其脉大而浮。大暑至秋分，太阴湿土之至，其脉沉。秋分至小雪，阳明燥金之至，其脉短而涩。小雪至大寒，太阳寒水之至，其脉大而长。或问：六甲六气，主脉皆本《内经》，而脉形有不同者，何耶？盖人禀气盛，则脉应时而盛，禀气弱或有病邪凝滞，则脉不能应时，而不失其真气，则亦随阴阳微盛而变化略不同耳，非相反也。此言人身气候有一日一应周天者，有一年一应周天者。丹溪曰：脉，神也，阳也。其行速，犹太阳一日一周。息，气也，阴也。其行迟，犹太阴一月一周是也。歌云：春弦夏洪秋似毛，冬沉如石应天地；阿阿缓若春杨柳，此是脾家居四季；气候变动或不同，生死总诀在胃气。

约哉四脉千古诀！

博之二十七种，约之则为浮沉迟数滑涩缓大八要，又约之则为浮沉迟数，又至约则为浮中沉。盖浮兼数，沉兼迟，中则浮沉之间，故所集六部脉诀，每以浮沉二字贯之。虽曰浮者阳也，沉者阴也，阴阳辨而脉无余蕴矣。是知浮沉迟数四脉，真千古要诀也。彭用光曰：浮阳曰金，轻清于上；芤实洪长，在心取象；沉阴曰水，润滑在下；微弱伏虚，由沉化生。迟寒曰土，三至一息；内涵四脉，濡缓涩结。数热曰火，一息六至；弦紧仿佛，滑大为异。盖浮乃轻手取之，而芤实洪长之类，皆轻手而得之也。沉乃重手取之，而微弱伏虚之类，皆重手而得之也。迟者不急，一息三至，而濡缓涩结之类也。数者频急，一息六七至，而弦紧滑大之类也。学者能以四脉为祖，先看五脏之中何脏得之？后看三部之中何部得之？庶乎据脉可以识证，因证亦可以识脉，随人人之脉与证而立方，庶乎不致误人也。

动静玄机太简明。

脉理繁浩，治法多端。若不凭浮沉迟数，则指下茫然。且脉有单看浮而总看沉者，有总看浮而单看沉者，迟数亦然。要之，审决经络，惟总看可凭。凡脉以得中为静，太过而为盛之极，不及而为衰之极，俱谓之动。只取其动者治之，则经络不杂，何其简且明哉！

不问在经并脏腑，有力无力要叮咛。

四脉不问何部得之，有力则为风积痛热，无力则为虚气寒疮。百病无不包括。

欲识根源无别巧，只要临时心气清。

根源，即手太阴也，胃气也。先天之灵，非心清气定者不能察识。七诊法云：一静其心，存其神也；二忘外意，无私虑也；三匀呼吸，定其气也；四轻指于皮肤之间，探其腑脉浮也；五微重指于肌肉之间，取其胃气中也；六沉指于筋骨之上，取其脏脉沉也；七察病人脉息数来也。

伤寒脉法

大浮数滑动阳脉，阴病见阳生可得；沉涩弦微弱属阴，阳病见阴终死厄；阴阳交互最玄微，浮中沉法却明白。

阴阳脉皆五者，脉从五行生也。邪在表则见阳脉，邪在里则见阴脉。阴病见阳脉者生，邪自里之表，欲汗解也。如厥阴中风，脉微浮为欲愈，不浮为未愈是也。阳病见阴脉者死，邪自表达里，正气亏陷，如谵语脉沉是也。《活人书》谓杂病与伤寒脉不同，其实同也，况伤寒中亦有杂病，杂病中亦有伤寒。伤寒杂病脉之阴阳一而已矣。自《百症歌》举其概，丹溪发其微，然后知脉当从仲景与叔和《脉经》，不当泥高阳生之《脉诀》也。

浮脉察表之实虚，

伤寒先辨人迎，及传而变，次别诸经。

尺寸俱浮太阳表；浮而紧涩是伤寒，浮而数者热不小；

脉尺寸俱浮、有力有神者，可汗；脉迟者，不可汗。

浮而缓者是伤风，

宜解肌，不可汗。

浮大有力热易晓；浮而长大太阳合阳明，浮而弦大少阳了。

中切阳明少阳经，尺寸俱长阳明病；浮长有力兼太阳，

无汗，宜发汗。

长大有力为热甚；

当解肌。

长数有力热可平，长滑实大宜通利；尺寸俱弦和少阳，

凡弦脉只可和解。

浮弦兼表汗乃定；弦迟弦小弦微虚，

内寒宜温。

弦大弦长滑热盛。

热甚宜解。

沉脉察里虚与实，尺寸沉细属太阴；沉微少阴微缓厥阴，沉迟无力阴气深；

脉沉微、沉细、沉迟、沉伏无力，为无神，为阴盛而阳微，急宜生脉回阳。

沉疾有力为热实，养阴退阳邪不侵。

脉沉疾、沉滑、沉实有力，为有神，为热实，为阳盛阴微，急宜养阴以退阳也。大抵沉诊之法，最为紧关之要，以决阴阳冷热用药，生死在于毫发之间，不可不仔细察之。凡脉中有力

为有神，可治；无力为无神，难治。抑论伤寒脉非一端，阴阳俱紧涩，伤寒也；若前伤寒，郁热未净，重感于寒，则变为温疟。阳浮阴弱，伤风也；若前伤风，蕴热未已，重感风，则变为风温。阳濡阴急，当夏先伤湿而后伤暑，乃湿温脉也。阳浮阴濡，当春先伤温气而后感风，乃风温脉也。阳脉洪数，阴脉实大，温毒脉也，当春夏感热而又遇湿热，两热相合，故温毒发斑。阳脉濡弱，阴脉弦紧，湿温脉也。长夏先伤湿而后伤暑，阴阳俱盛，温疟脉也，先伤风寒，余热未净，重感于寒所致。若脉阴阳皆沉，而证似太阳者，乃冬时天暖，温气所犯。或同病异名，或同脉异经，病皆起于中宫湿土，与伤寒相似，不可不辨。

杂病脉法

以所集杂病为次，《脉诀举要》为主，兼采《正传》、《权舆》权度补之，附温暑内伤。

中风脉浮，滑兼痰气；其或沉滑，勿以风治；或浮或沉，而微而虚；扶危治痰，风未可疏；浮迟者吉，急疾者殂。

若风废瘫痪，脾缓者不治。《捷径》云：风疾脾缓空费力，痨疾心数命难存。

中寒紧涩，阴阳俱盛，法当无汗，有汗伤命。

阳紧，寒在上焦作吐；阴紧，寒在下焦自利；阴阳俱紧，上下皆受寒也，法当无汗，反自汗者，亡阳不治。

伤风之脉，阳浮阴弱，邪在六经，或弦而数。

阳浮，卫中风也；阴弱，荣气弱也。邪在六经者俱弦。

暑伤于气，所以脉虚，弦洪芤迟，体状无余。

脉虚而微弱，或浮大而散，或隐不见，微弱隐伏，皆虚类也。

暑热病剧，阴阳盛极，浮之而滑，沉之散涩，汗后躁大，死期可刻。

得汗后，脉躁大者固死；入里七八日来，脉不躁数而涩小者，亦死。

温脉无名，随见诸经，未汗宜强，虚缓伤生。

温脉随各脏腑所见而治。未汗脉强急者生，虚缓者死；已汗表证不退，脉强急者死，或入里腹痛甚、下利者死。

湿脉濡缓，或兼涩小，入里缓沉，浮缓在表，若缓而弦，风湿相搅。

浮缓在表，沉缓在里，或弦缓，或浮缓，风湿相搏也。

脉紧而涩，或浮而弦，或芤而虚，是为燥证。

涩主燥，风燥兼浮而弦，血燥兼芤而虚。

虚火数浮，实火沉大，随其所见，细数为害。

脉浮洪数无力为虚火，脉沉实大有力为实火。如洪数，见左寸心火，右寸肺火，左关肝火，右关脾火，两尺为肾经命门火。

内伤劳役，豁大不禁；若损胃气，隐而难寻。内伤饮食，滑疾浮沉；内伤劳食，数大涩浸。右关缓紧，寒湿相寻；右关数缓，湿热兼临；数又微代，伤食感淫。

心脉变见于气口，肝木亦挟心火之势而来薄肺金，故大如急数，为无力不禁耳。内伤轻者，右关沉滑；内伤重者，气口浮滑。右寸气口脉急大而数，时一代而涩，涩者肺之本脉，代者元气不相接续，此饮食失节，劳役过甚，大虚之脉也。右关脾脉数中显缓，且倍于各脏，此劳役轻，而伤饮食湿热重也。数多燥热，缓多湿热。若脾脉大数，时微缓一代者，饮食不节，寒温失所也。

下手脉沉，便知是气，沉极则伏，涩弱难治，其或沉滑，气兼痰饮。

滑者多血少气，涩者少血多气。尺脉涩坚，血实气虚；尺脉细微，气血俱虚；脉细代者，气衰；绝者，气欲绝；伏涩难治，几于欲绝也。

诸证失血，皆见芤脉，随其上下，以验所出。大凡失血，脉贵沉细，设见浮大，后必难治。

脉得诸涩濡弱为亡血。脉浮面白色薄者，里虚亡血。脉来轻轻，尺中独浮，目睛晕黄者，为衄血。或沉弦而虚，面白短气，目瞑，小腹满者，因劳衄血。太阳脉大而浮者，衄吐血。如悬钩搏手，或沉弦者，衄血。肺脉弦急者，咳而唾血。脉浮弱按之绝者，下血；烦咳者，必吐血，肠澼下脓血。脉弦绝则死，滑大则生。血温身热者死。脉极虚芤迟，为亡血失精。

偏弦为饮，或沉弦滑，或结涩伏，痰饮中节。

痰饮脉皆弦而兼微沉滑，惟肺饮有喘不弦。若双弦者，乃寒饮也。或大下后善虚，若浮弦大实者，膈有稠痰宜吐。久得结脉，或涩或伏者，痰饮胶固于中，阻滞节上脉道故也。

郁脉皆沉，血芤气涩，湿郁缓沉，热乃数极。痰郁滑弦，滑紧因食，郁甚则滞，或结代促。

六郁脉皆兼沉，甚则伏，又甚则结促代。惟有胃气可治，在上则见于寸，在中则见于关，在下则见于尺，左右亦然。

平脉弦大，劳损而虚；大而无力，阳衰易扶；数而无力，阴火难除；寸弱上损，浮大里枯；尺寸俱微，五劳之躯。血羸左濡，气怯右推，左右微小，气血无余。痨瘵脉数，或涩细如，潮汗咳血，肉脱者殂。

凡曰虚损，因虚而有伤损也。虚劳者，因虚而不禁劳，因劳而愈虚也。痨瘵者，劳之极也，即五劳六极也。痨者，牢也，言其病已牢痼而不可解也。诸虚脉多寸关弦大而尺微涩，有火则尺亦大。大者，正气虚而邪盛；弦者，中寒也。若大而无力者，阳气虚也；大数无力者，阴血虚也；左右微小者，必成痼冷。痨症骨蒸潮热，盗汗，咳嗽见血，或泄不泄，惟肉脱甚，脉数细而涩者死。古云：微数不成病，不名劳。

风寒暑湿，气郁生涎，下虚上实，皆头晕眩。风浮寒紧，湿细暑虚，痰弦而滑，瘀芤而涩。数大火邪，虚大久极，先理气痰，次随症脉。头痛阳弦，浮风紧寒，热必洪数，湿细而坚。气虚头痛，虽弦带涩，痰厥则滑，肾厥坚实。

六经脉症同伤寒，见《病机》诀云：头痛短涩应须死，浮滑风痰皆易除。

眼本火病，心肝数洪，右寸关见，相火上冲。

左寸脉洪数，心火炎也；关弦而洪，肝火盛也；右寸关俱弦洪，肝木挟相火之势，而来侮所不胜之金，而制己所胜之土也。

耳病肾虚，迟濡其脉，浮大为风，洪动火贼。沉涩气凝，数实热塞，此久聋者，专于肾责。暴病浮洪，两尺相同，或两尺数，阴虚火冲。

若左寸洪数，心火炎也；两尺洪数，相火炎也，其人必梦遗，耳鸣或聋。

右寸洪数，鼻衄鼻齇；左寸浮缓，鼻涕风邪。

鼻流清涕。

口舌生疮，脉洪疾速；若见脉虚，中气不足。

《经》曰：左寸洪数心热，右寸浮数肺热。左关弦数而虚，胆虚甚；洪而实肝热。右关沉实，脾胃有实热，兼洪数者口疮，或为木舌、重舌。脉虚者，为中气不足。

齿痛肾虚，尺濡而大，火炎尺洪，疏摇豁坏。右寸关数，或洪而弦，此属肠胃，风热多涎。

尺洪大而虚者，肾虚；齿痛动摇疏豁者，相火上炎也；右寸关洪数，或弦而洪者，肠胃中有风热也。

痛风沉弦，肝肾被湿。少阴弱浮，风血掣急。或涩而小，酒后风袭。

寸沉而弦，沉则主骨，弦则主筋，沉则为肾，弦则为肝。汗出入水，因水伤心，故历节痛而黄汗出。少阴脉浮而弱，弱则血不足，浮则为风，风血相搏，则疼痛如掣。或尺涩小，短气，自汗出，历节痛不可屈伸，此皆饮酒汗出当风所致也。

风寒湿气，合而为痹。浮涩而紧，三脉乃备。

脉浮而缓，属湿为麻痹；脉紧而浮，属寒为痛痹；脉涩而芤，属死血，为木不知痛痒；脉浮而濡，属气虚，关前得之麻在上体，关后得之麻在下体。

斑疹沉伏，或散或无；阳浮而数，火见于躯；阴实而大，热蒸在肤。

滑伯仁曰：脉者血之波澜。故发斑者血散于皮肤，故脉伏；火盛于表，故阳脉浮数；下焦实热，故阴脉实大。

咳嗽所因，浮风紧寒，数热细湿，房劳涩难。右关微濡，饮食伤脾；左关弦短，肝极劳疲。肺脉浮短，咳嗽与期，五脏之嗽，各视本部。浮紧虚寒，沉数实热；洪滑多痰，弦涩少血。形盛脉细，不足以息，沉小伏匿，皆是厄脉。惟有浮大，而嗽者生，外证内脉，参考称停。

外证肌瘦肉脱，发热作泄，内脉沉急者必死。

霍乱吐泻，滑而不匀，或微而涩，代伏惊人。热多洪滑，弦滑食论。

右关滑为霍乱吐泻，脉涩结代伏，虽因痰食阻滞，不可遽断以死，然亦但可乍时一见，渐滑大为吉。故诀云：霍乱之候脉微迟，气少不语大难医。脉弦甚者亦死。洪滑者，热；弦滑者，膈有宿食留饮，宜吐。

心痛微急，痛甚伏入，阳微阴弦，或短又数。紧实便难，滑实痰积。心痹引背，脉微而大，寸沉而迟，关紧数锐。

阳微虚在上焦，所以胸痹痛。心痛者，脉阴弦故也。胸痹之病，喘息咳唾。胸痹痛短气，寸口脉沉而迟，关上小紧而数。

腹痛关脉，紧小急速，或动而弦，甚则沉伏。弦食滑痰，尺紧脐腹。心腹痛脉，沉细是福，浮大弦长，命不可复。

脉细小紧急速，中腹刺痛。尺脉紧实，脐及小腹痛者，宜利。若尺脉伏者，小腹痛有瘕疝。

疟脉自弦，弦数多热，弦迟多寒，弦微虚乏，弦迟宜温，紧小下夺，弦浮吐之，弦紧汗发。亦有死者，脉散且歇。

疟虽病久虚极，脉微似乎不弦，然必于虚数之中见弦，但不搏手耳。凡汗吐下，脉弦而小紧，与肌肉相得，久持之至者宜下；弦迟者宜温；弦紧者宜发汗、针灸；浮大者宜吐；弦数者风发也，以饮食消息止之。此汗吐下法，推之百病皆然。

痢脉多滑，按之虚绝，尺微无阴，涩则少血，沉细者生，洪弦死诀。

肠澼下痢，虽忌身热，亦忌厥冷。

痞满滑大，痰火作孽，弦伏中虚，微涩衰劣。

胸痞多有痰火，故寸滑且大。右关弦迟或伏者，肝乘脾虚生涎，气郁不舒。微反在上，涩反在下者，气血虚也。微则气衰多烦，涩则血少多厥。

泻脉自沉，沉迟寒侵，沉数火热，沉虚滑脱。暑湿缓弱，多在夏月。

微小者生，浮弦者死，犯五虚症者亦死。

吞酸脉形，多弦而滑；或沉而迟，胸有寒饮；或数而洪，膈有痰热。

时吐酸水，欲成反胃。

五疸实热，脉必洪数；其或微涩，证属虚弱。

因阳明经内蓄热，或因渴饮水，或自汗浴水，或失饥伤饱，或醉饱房室发黄者，其脉多沉；因暴热浴冷，酒后当风，其脉多浮。大抵酒疸沉弦或细，久为黑疸。趺阳脉迟，食不敢饱，或紧数者，胃热消谷。挟寒则食罢反饱，名谷疸。尺脉浮为伤肾，趺阳脉紧为脾伤。凡黄候，寸口脉近掌无脉，口鼻黑色者，不治。

水肿之证，有阴有阳。阴脉沉迟，其色青白，不渴而泻，小便清涩；脉或沉数，色赤而黄，燥粪赤溺，兼渴为阳。沉细必死，浮大无妨。

阳脉必见阳证，阴脉必见阴证。沉细，水愈盛而不可制，浮大则心火生土，而水可制矣。

胀满脉弦，脾制于肝，洪数热胀，迟弱阴寒，浮为虚胀，紧则中实。浮大可生，虚小危急。

以关为主。

遗精白浊，当验于尺，结芤动紧，二症之的。微涩精伤，洪数火逼，亦有心虚，左寸短小，脉迟可生，急疾便夭。

急疾虚浮，时时遗精者死。

腰痛之脉，必沉而弦，沉为气滞，弦大损肾元。或浮而紧，风寒所缠，湿伤濡细，实闪挫然。涩为瘀血，滑痰火煎，或引背痛，沉滑易痊。

尺脉沉，腰背痛，时时失精，食少，脉沉滑而迟者，可治。

疝脉弦急，积聚所酿，察其何部，肝为本脏。心滑肺沉，风疝浮荡，关浮而迟，风虚之恙。阳急为瘕，阴急疝状。沉迟浮涩，疝瘕寒痛，痛甚则伏，或细或动。牢急者生，弱急者丧。

疝本肝经，弦则卫气不行而恶寒，紧急则不欲食，弦紧相搏则为寒疝。趺阳脉浮而迟，浮为风虚，迟为寒疝。三阳急为瘕，三阴急为疝。心胃脉滑则病心风疝，太阳脉浮则病肾风疝，少阳脉浮则病肝风疝。

脚气之脉，浮弦为风，濡湿迟寒，热数且洪。紧则因怒，散则忧冲，细乃悲过，结为气攻。两尺不应，医必无功。

左尺不应难痊，寸口无常不治。

消渴肝病，心滑而微，或紧洪数，阳盛阴惫。血虚濡散，劳则浮迟，短浮莫治，数大难医。

浮则卫虚，短则荣竭，故不治也；数大火炎，亦不治也。但叔和又云：消渴脉数大者活，虚小命殂须努力。何耶？盖初起数大而不坚实者，火犹可伏。虚小即浮短也，会其意，亦不相反。

燥结之脉，沉伏勿疑。热结沉数，虚结沉迟。若是风燥，右尺浮肥。

老人虚人便结，脉雀啄者不治。

两胁疼痛，脉必双弦。紧细弦者，多怒气偏；沉涩而急，痰瘀之愆。

双弦者，肝气有余。肝脉急而胁下有气支满，引小腹而痛，时小便难，苦目眩头痛，腰背重，足冷，妇人月水不来，时无时有。沉濡涩散，其色泽者，当病溢饮，多饮水而涎溢入肌肤肠外；或兼搏手坚急，面色不泽者，瘀血也。或因坠堕使然。

淋病之脉，细数何妨？少阴微者，气闭膀胱。女人见之，阴中生疮。大实易愈，虚涩其亡。

大而实者生，虚细而涩者死。

小便不通，浮弦而涩。芤则便红，数则黄赤，便难为癃，实见左尺。

小便不利难来者为癃闭，乃膀胱热极，故脉实也。

五积属阴，沉伏附骨。肝弦心芤，肾沉急滑，脾实且长，肺浮喘卒。六聚结沉，痼则浮结。又有癥瘕，其脉多弦，弦急瘕疾，弦细癥坚。沉重中散，食成癖痃。左转沉重，气癥胸前；若是肉癥，右转横旋。积聚癥瘕，坚则痛缠，虚弱者死，实强可痊。

脉沉伏而细，在寸，积在胸中；微出寸口，积在喉中；在关上，积在脐旁；上关上，积在心下；微下关，积在小肠。尺微，积在气冲。脉出在右，积在右；脉出在左，积在左；脉两出，积在中央，各以其部处之也。肝积脉弦而细，肺积脉浮而毛，肾积脉沉而急滑，心积脉沉而芤，上下无常处，脾积脉实而长，食则多吐。《内经》论赤脉之至也，喘而坚，有积在中，名心痹，得之思虑。白脉喘而浮，有积在胸，名肺痹，得之醉而使内。喘，谓脉至如卒喘状也。青脉长而左右弹手，有积气在心下支胠，名肝痹，得之寒湿，与疝同。黄脉大而虚，有积在腹中，名厥疝。女子同法，得之疾使四肢，汗出当风。黑脉上坚而大，有积气在小腹与阴，名肾痹，得之沐浴清水而卧。脉沉重而中散者，因寒食成积，脉左转而沉重者气癥，积在胸中。脉右转出不至寸口者，内有肉癥也。转者横也，脉转而横，主腹有积，或在胁下，积聚脉亦大同。故《难经》曰：结微则积微，结甚则积甚。脉伏结者为积聚，浮结者为痼疾。如积聚脉不结伏，痼疾脉不浮结，为脉不应病者死。

中毒洪大，细微必倾，尺寸数紧，钗直吐仍，此患蛊毒，急救难停。

钗直者，脉直如钗也。

喘急脉沉，肺胀停水，气逆填胸，脉必伏取。沉而实滑，身温易愈，身冷脉浮，尺涩难补。

手足温暖，脉静滑者生；身冷，脉浮涩者死。

嘈杂嗳气，审右寸关，紧滑可治，弦急则难。两寸弦滑，留饮胸间，脉横在寸，有积上拦。

右寸关脉紧而滑，常也。右关弦急欲作反胃者，难治。寸脉横者，膈有横积也。

呕吐无他，寸紧滑数，微数血虚，单浮胃薄，芤则有瘀，最忌涩弱。

脉阳紧阴数，其人食已则吐，紧小多寒，滑数痰火。微数血虚，令胸中冷。关浮胃虚，呕而嗳气不食，恐怖即死。芤带紧者有瘀逆，脉紧涩小弱，自汗者死。

呃逆甚危，浮缓乃宜；弦急必死，结代促微。

弦急，木克土也。结代促微，元气衰也。

反胃噎膈，寸紧尺涩；紧芤或弦，虚寒之厄；关沉有痰，浮涩脾积；弱大气虚，涩小血弱；若涩而沉，七情所搏。

寸紧胸满不食，尺涩故反胃也。紧芤或迟者，胃寒也。弦者，胃虚也。关脉沉大，有痰也。浮涩脾不磨食，故朝食暮吐，暮食朝吐。脉紧涩者难治。

痓脉弦直，或沉细些，汗后欲解，脉泼如蛇，伏坚尚可，伏弦伤嗟。

痓脉来，按之筑筑然而弦，直上直下，或沉细迟。若发汗后，脉泼泼然如蛇，暴腹胀大，为欲解。如脉反伏弦者必死。

癫痫之脉，阳浮阴沉，数热滑痰，狂发于心。惊风肝痫，弦急可寻，浮病腑浅，沉病脏深。

阳证脉必浮长，阴证脉必沉细。虚弦为惊为风痫；沉数为热，滑疾为痰。脉滑大为病在腑则易治，脉沉涩入脏者难治。叔和云：恍惚之病定癫狂，其脉实牢保安吉；寸关尺部沉细时，如此未闻人救得。所谓实牢，即滑大也。

祟脉无常，乍短乍长，大小促结，皆痰为殃。遁尸脉紧，与证相妨。

邪祟脉，长短大小促结无常。凡五尸、鬼邪、遁疰病证，与脉全不相应也。

惊悸怔忡，寸动而弱，寸紧胃浮，悸病仍作。饮食痰火，伏动滑搏，浮微弦濡，忧惊过却，健忘神亏，心虚浮薄。

寸口动而弱，动为惊，弱为悸。寸口脉紧，趺阳脉浮，胃气虚，是以惊悸。趺阳脉微而浮，浮为胃气虚，微则不能食，此恐惧之脉，忧迫所致也。

喉痹之脉，两寸洪溢，上盛下虚，脉忌微伏。

尺脉微伏者死，实滑者生。

汗脉浮虚，或濡或涩，自汗在寸，盗汗在尺。

男女平人脉虚弱微细者，必有盗汗。

痿因肺燥，脉多浮弱，寸口若沉，发汗则错。足痛或软，专审于尺，滑疾洪缓，或沉而弱。

《脉经》曰：脉浮弱，其人欲咳不得咳，咳则出涎而肺干，小便不利。寸口脉不出，反为发汗，多唾唇燥，小便反难，大便如烂瓜豚膏，皆因误汗伤津液，以致肺燥也。

厥证数端，沉细为寒；沉伏而数，为热所干；脉喘为气，浮实痰顽；气弱微甚，大则血悭；寸大沉滑，身冷必难。

卒厥尸厥，寸口沉大而滑，不知人，唇青身冷，为入脏即死；如身温和，汗自出，为入腑而后自愈。

尺沉而滑，恐是虫伤；紧急莫治，虚小何妨？

尺脉沉滑者，寸白虫；洪大者，蛔虫。

求嗣之脉，专责于尺。右尺偏旺，火动好色；左尺偏旺，阴虚非福；惟沉滑匀，易为生息。微涩精清，兼迟冷极；若见微濡，入房无力。女不好生，亦尺脉涩。

沉滑者不可妄药，反燥精血。火旺者降火，阴虚者补阴，两尺俱微者，阴阳两补。精冷宜热药温中壮阳，精清宜温药补脾补精，精射无力入子宫者补气。女人尺脉微涩者绝产。

老喜反脉，

男年八八喜尺旺，女年七七喜寸旺。

常细濡涩，

濡，气虚；涩，血虚。细濡涩多寿，弦紧洪多病。

滑大气痰，

甚则带歇。

风热紧逼。

妇人脉法

经病前后，脉软如常。寸关虽调，尺绝痛肠。沉缓下弱，来多要防。微虚不利，间月何妨？浮沉一止，或微迟涩，居经三月，气血不刚；三月以上，经闭难当。心脾病发，关伏寸浮心事不足，左寸沉结。少阳卑沉，少阴脉细，经前病水，水分易瘳，寸脉沉数，趺阳微弦。少阴沉滑，血分可愁。寸浮而弱，潮烦汗出。寸洪虚数，火动劳疾。趺阳浮涩，吞酸气室。腹痛腹满，脉浮且紧，少阴见之，疝瘕内隐。带下崩中，脉多浮动，虚迟者生，实数者重。少阴滑数，气淋阴疮，弦则阴痛，或挺出肠。

凡妇人脉比男子更濡弱者，常也。脉如常，虽月经或前或后，或多或少，或一月未来者，亦不成经病。惟寸关如常，尺绝不至，或至亦弱小者，小腹肠胃有积，痛上抢心，月水不利。若沉而缓者，下虚，月经来多。反虚微不利，不汗出者，其经二月必来，俗云间月。若三部浮沉一止，寸关微涩，微则胃气虚，涩则津血不足。尺微而迟，微则无精，迟则阴中寒，此为居经，三月一来。虽来或血渐少而后不通，曾堕胎及产多者，谓之血枯。《经》曰：二阳之病发心脾，有不得隐曲，女子不月。原因心事不足，以致脾不磨食，故肺金失养，而气滞不行，肾水不旺，而血益日枯。初时参前参后，淋沥无时，脾胃衰甚，变为溏泄身肿。失治甚为癥瘕痨瘵。少阳脉卑，少阴脉细，经水不利，血化为水，瘀水闭塞胞门，名曰水分，先病水而后经断，故病易治。寸脉沉而数，数为阳实，沉为阴结。趺阳脉微而弦，微则无胃气，弦则不得息。少阴脉沉而滑，沉为在里，滑则为实。沉滑相搏，血结胞门，经络不通，名曰血分，先断经而后病水，故病难治。寸浮而弱，浮为气虚，弱为血分有热，故潮热自汗。男子尺脉虚数而寸沉微者为痨，女人寸脉虚数而尺沉微者为痨。痨者，汗出潮咳，与男阴虚火动一般。趺阳脉浮而涩，浮则气滞，涩则有寒，令人腹满，吞酸喜噫，其气时下，则腹中冷痛。浮则肠鸣腹满，紧则腹痛。少阴脉见浮紧，则为疝瘕腹痛。少阴脉浮而动，浮则为虚，动则为痛，或崩带，或阴户脱下。少阴滑数，或为气淋，或阴中生疮痛痒。少阴脉弦，则阴户掣痛，曰肠挺。

妊孕初时，寸微五至，三部平匀，久按不替。妊孕三月，阴搏于阳，气衰血旺，脉正相当。肝横肺弱，心滑而洪，尺滑带散，久按益强。或关滑大，代止尤忙，涡且脉迟，其胎必伤。四月辨质，右女左男，或浮或沉，疾大实兼。左右俱盛，胎有二三，更审经脉，阴阳可参。但疾不散，五月怀耽，太急太缓，肿漏为殃。六七月来，脉喜实长，沉迟而涩，堕胎当防。脉弦寒热，当暖子房。八月弦实，沉细非良。少阴微紧，两胎一伤。劳力惊仆，胎血难藏。冲心闷痛，色青必亡。足月脉乱，反是吉祥。

妊孕初时，脉平而虚，寸脉微小，呼吸五至，浮沉正等，按之不绝，无他病而不月者，孕也。必三月而后尺数，但寸关调而尺脉绝者，经病也。《素问》曰：阴搏阳别，谓之有子。言尺寸少阴动甚，别有阳脉搏手。心主血脉，肾为胞门故也。然血为阴，气为阳，血旺气衰，亦阴搏阳之义。故诀云：肝为血兮肺为气，血为荣兮气为卫，阴阳配偶不参差，两脏通和皆例类。血衰气旺定无娠，血旺气衰应有体。寸微关滑尺带数，流利往来并雀啄。小儿之脉已见形，数月怀耽犹未觉。又云：两手关滑大相应，有形亦在通前语。叔和既以左肝右肺分气血衰旺，又以寸尺分气血，寸微为气衰，尺数为血旺。关滑者，滑为血多气少也，然尺脉滑疾带散、带代，如雀啄稍停者，乃胎气盛，闭塞故也。此时若作涡脉迟，欲为水肿，后腹痛者必堕。

或疑与《脉诀》尺滑有间断为经病者，不相反耶？盖经病尺滑必带缓弱迟涩，胎脉尺滑带数而实。两关左滑大为男，右滑大为女。又云：关上一动一止者一月，二动一止者二月，三四动一止者三四月也。盖中冲应足阳明胃，主三四月。少冲应手太阳小肠，主五六月。太冲应手阳明大肠，主七八月。凡妊孕四月，形质已具。左手滑疾实大为男，右手滑疾实大为女，左右俱滑疾实大者双胎。又诸阳脉为男，诸阴脉为女。诀云：左手太阳浮大男，右手太阴沉细女。《脉经》云：左手浮大为男，右手浮大为女；左手沉实为男，右手沉细为女；尺脉左偏大为男，右偏大为女；左右俱浮大有力者二男，左右俱沉细有力者二女；诸阳为浮，诸阴为沉，凡浮大滑数诸阳脉皆为男也，凡沉细诸阴脉皆为女也。又诸阳脉在诸阳经为男，诸阴脉在诸阴经为女；若阴阳混浊，则女作男生，男作女生。诀云：左手带纵两个儿，右手带横一双女；左手脉逆生三男，右手脉顺还三女；寸关尺部皆相应，一男一女分形证。盖左手带纵者，如心沉肝浮肾缓，皆夫乘妻脉，上下直看，往来流利不绝，气血之盛，故生两男。左手带横者，如肺弦脾沉肾细，皆妻乘夫脉，推之横看，满指无间，气血之盛，故生两女。左手脉逆者，如心弦肝滑肾微浮，皆子乘母脉，自下溢上，往来流利，气血盛极，故生三男。右手脉顺者，如肺缓脾洪肾弦长滑，皆母乘子脉，自上流下，往来疾速，气血盛极，故生三女。认真纵即左手太阳浮大男，横即右手太阴沉细女；逆即左手沉实男，顺即右手沉细女。五月脉虽喜疾而不散，但太急为紧为数者为漏胎；大缓为迟者必腹胀而喘，为浮者必患水肿。六七月脉实大牢强弦紧者生，沉细而涩者当防堕胎，若丹田气暖胎动者可救，胎冷若水者难治。脉弦发热恶寒，其胎逾腹腹痛，小腹如扇，子脏闭也，宜热药温之。少阴脉微紧，血养不周，双胎一死一存。胎动或因倒仆，或因惊恐，或因劳力，或因食热，或因房室，轻则漏血，重则血下如同月水，血干胎死；而气无血制，上冲心腹闷痛，面目唇舌色见青者，子母俱死。此不独七八月然也，十个月内皆宜慎之。七八月脉实大弦强者生，沉细者死。足月身热脉乱者吉。

临产六至，脉号离经。或沉细滑，若无即生。浮大难产，寒热又频，此是凶候，急于色征。面颊唇舌，忌黑与青；面赤母活，子命必倾。若胎在腹，子母归冥。

一呼六至，或一呼一至，曰离经。经，常也。人呼吸一日一夜，一万三千五百息，脉行八十一丈，周而复始，从初起之经再起，今因胎坠，胃脉已离常络之处，不从所起之经再起，故曰离经。脉沉细而滑，乃肾脏本脉已形，或脉沉如无者即产，浮大者难产。若身重体热，寒热频作，此凶证也。急看面舌气色，逐胎救母。盖面乃心之华，舌乃心之苗，青则肝虚不能藏血，破浆早而胎胞干涩，不能转动；黑则肾水克火，是以子母俱死。惟面赤舌青者，乃心血流通，母活子死。若胎死不出，母命亦危。

产后缓滑，沉细亦宜；实大弦牢，涩疾皆危。

产后胃气为主，缓滑者，脾胃和也；实大弦牢，木克土也。沉细亦宜者，产后大虚，脉合证也；涩疾不调者，损血多而心绝也。

成童脉法

童丱脉全，浮沉为先，浮表沉里，便知其源。大小滑涩，虚实迟駃，各依大人，以审证治。

小儿一岁六岁曰婴孩，察三关脉。七岁八岁曰龀，九岁十岁曰髫，始可一指探三部脉，而以一息七八至为无病。十一、十四岁曰童丱，而以一息五六至为常。浮数乳痫惊悸，虚濡慢惊瘈疭，紧实者风痫，沉弦者食积，伏结者伤食，软细者虫疳。浮沉迟数，与大人一同。仍忌促结代散，详卷五小儿。

痈疽脉法

痈疽脉数，浮阳沉阴，浮数不热，但恶寒侵，若知痛处，急灸或针。洪数病进，将有脓淫，滑实紧促，内消可禁。宜托里者，脉虚濡迟，或芤涩微，溃后亦宜。长缓易治，短散则危，结促代见，必死无疑。

脉浮数带弦，当发热而反恶寒，或胸烦不知痛处，或知痛处，皆发痈疮，急宜灸或针。浮数发热而痛者，属阳易治；不数沉微不痛者，属阴难治。又浮为在表，沉为在里，不浮不沉则为在经。诸疮洪数者，里亦有脓结也。未溃脉滑实数促者，可以下之；将溃已溃，脉虚濡弱迟涩芤微者，宜补益托里。长缓易治者，胃气盛也；短散结代者，元气虚也。大抵未溃宜见诸阳脉，已溃宜见诸阴脉，庶病症相宜。抑论紧则气血滞涩，故紧多则痛。芤主亡血，溃后得之则吉。促脉未溃为热蓄里，已溃则气衰也。

死脉总诀

万机四脉既包含，生死何尝另有玄？浮散沉无迟一点，数来无数病难痊。

解索、鱼翔、釜沸，浮散也；虾游，沉无也；屋漏，迟一点也；雀啄、弹石，数无数也。

雀啄连来三五啄，

雀啄脉在筋肉间，如雀之啄食，连连辏指，忽然顷绝，良久复来。

屋漏半日一滴落。

屋漏脉在筋肉间，如残溜之下，良久一滴，溅起无力。雀啄、屋漏皆脾胃衰绝之脉，心肺绝也。

弹石硬来寻即散，

弹石脉在筋肉间，举按劈劈然，肺绝也。

搭指散乱真解索。

解索脉如解乱绳之状，指下散散无复次第，五脏绝也。

鱼翔似有又似无，

鱼翔脉在皮肤，其本不动，而末强摇，如鱼之在水中，身尾帖然，而尾独悠飏之状，肾绝也。

虾游静中跳一跃。

虾游脉在皮肤，始则苒苒不动，少焉瞥然而去，久之倏尔复来，脾胃绝也。

更有釜沸涌如羹，旦占夕死不须药。

釜沸脉在皮肉，有出无入，涌涌如羹上之肥，皆死脉也。若用药饵克伐暴见者，急宜参芪归附救之，多有复生者。此数种脉，亦可总看得之。

一般鬼贼脉堪推，客胜主脱死尤促。春得秋脉肺克肝，死在庚辛申酉里；夏得冬脉亦如然，还于壬癸为期耳；严冬诊得四季脉，戊己辰戌还是厄；秋得夏脉亦同前，为缘丙丁相刑克；季月夏季得春脉，克在甲乙寅卯病应极。

脏气喜所生，而畏所克。如肝得肺脉，死于秋，庚日笃，辛日死，时则申酉也；心得肾脉，死于冬，壬日笃，癸日死，时则亥子也；肾得脾脉，死于四季，戊日笃，己日死，时则辰戌丑未也；肺得心脉，死于夏，丙日笃，丁日死，时则巳午也；脾得肝脉，死于春，甲日笃，乙日死，时则寅卯也。

春得冬脉只是虚，急宜补肾忌泄疏。若得夏脉缘心实，还应泻子自无虞；夏秋冬脉皆如是，在前为实后为虚。春中若得四季脉，不治多应病自除。

《抑论诀》云：得妻不同一治，生死仍须各推。假令春得肺脉为儿，得心脉乃是肝儿，肾为其母，脾则为妻。春得脾而莫疗，冬见心而不治，夏得肺而难瘥，秋得肝亦何疑？此四时休旺之理，五行生克之义。但既以春得四季脉为不治自愈，又云春得脾而莫疗者，何耶？盖春脉肝弦带缓者，为微邪无病。若肝弦全无，独见缓脉者，则土盛生金，反来克木。故曰：得妻不同一治。夏秋冬脉仿此。

六脉若失更无凭，可诊三脉于其足，太冲太溪冲阳穴，有无生死决之速。

太冲穴肝脉，在两足大指行间上二寸动脉中。太溪穴命门脉，在足内踝后跟骨上动脉陷中。凡诸病必诊太冲、太溪，应手动者生，止而不动者死。若伤寒必诊冲阳穴，在足跗内庭上五寸骨间动脉，乃足阳明胃经，动则为有胃气，止则为无胃气。是三脉虽不比手之六脉可通十二经，然手脉既失，亦可诊以决断死生。古人设此者，正欲冀其万一耳。

形色脉相应总诀

形健脉病人不久，形病脉健亦将危。

假如健人诊得浮紧而涩，似伤寒太阳经病脉，其人虽未头痛发热恶寒，此则不久即病，病即死也，谓之行尸。又如十五动一止一年殂，其人虽未病，期应一年，病即死也。病人脉健者，假如形容羸瘦，精神枯槁，盗汗不食，滑泄不止者，劳损之症，而脉反见洪健者亦死。

色脉相生病自已，色脉相胜不须医。

《经》言：见其色而不得其脉，反得相胜之脉者，即死；得相生之脉者，病即自已。盖四时之色，仍以从前来者为实邪，从后来者为虚邪。例看假令色红心病，热痰火、癫狂、斑疹等症，其脉当浮大而散。色青肝病，胁痛、干呕、便血等症，其脉当弦而急。色黄脾病，湿热肿胀、伤食、呕泄、关格等症，其脉当中缓而大；色白肺病，气喘、痰饮、痿悴、咳嗽等症，其脉当浮涩而短；色黑肾病，腰脚、疝瘕、淋浊、漏精等症，其脉当沉濡而滑。其间多动则为虚为火，静则为寒为实，皆当与脉相应。又五积六聚，尤宜察色与脉症相应。故言赤脉、白脉，合色脉而言之也。又五色应五脏，间有绿色，乃任督阴阳之会也。

肥人沉结瘦长浮，矮促长疏尽莫违。

肥人肉厚，脉宜沉结；瘦人肉薄，脉宜浮长。人形矮则脉宜短促，人形长则脉宜疏长。相违相反而又不和者皆死。非但形体相应，虽皮肤滑涩宽紧，亦宜与脉相应。《经》言：脉数，尺之皮肤亦数；脉急，尺之皮肤亦急；脉缓，尺之皮肤亦缓；

脉涩，尺之皮肤亦涩；脉滑，尺之皮肤亦滑是也。

针　　灸

古谓医者必通三世之书：其一《黄帝针灸》，其二《神农本草》，其三《岐伯脉诀》。脉诀察证，本草辨药，针灸祛疾，非是三者，不足言医。集本草于后者，均卷帙也。

子午八法

针法多端，今以《素》、《难》为主。子者，阳也；午者，阴也。不曰阴阳，而曰子午者，正以见人身任督，与天地子午相为流通，故地理南针不离子午，乃阴阳自然之妙用也。八法者，奇经八穴为要，乃十二经之大会也。言子午八法者，子午流注兼奇经八法也。

神针大要有四：

曰穴法　周身三百六十穴，统于手足六十六穴。六十六穴，又统于八穴，故谓之奇经。

曰开阖　燕避戊已，蝠伏庚申，物性且然，况人身一小天地乎？故缓病必俟开阖，犹瘟疫必依运气；急病不拘开阖，犹杂病舍天时而从人之病也。

曰迎随　迎者，逆也；随者，顺也。逆则为泻，顺则为补。迎随一差，气血错乱，目前或见小效，久后必生异症。谚云：目不针不瞎，脚不针不跏。

曰飞经走气　今人但知飞经走气为难，而不知迎随明，而飞走在其中矣。

穴法子午流注：

流，往也；注，住也。神气之游行也。

十二经脉，每经各得五穴，

以应五行。

井荥俞经合也。经言所出为井，

井，常汲不乏，常注不溢，言其经常如此也。应东方春，万物之所始。

所流为荥，所注为俞，所行为经，所入为合。

应北方冬，万物之所藏也。夫人身经脉，犹水行地中。井者，若水之源始出也；流之尚微者，谓之荥；水上流下注，而流之不息者，谓之俞；水流过者，谓之经；经过于此，乃入脏腑与众经会者，谓之合。《素问》云：六经为川，肠胃为海是也。

井主心下痞满，

肝邪治之于井。

荥主身热，

心邪治之于荥。

俞主体重四肢节痛，

脾邪治之于俞。

经主喘咳寒热，

肺邪治之于经。

合主逆气而泄。

肾邪治之于合。

手不过肘，足不过膝，阳干三十六穴，阴干三十穴，共成六十六穴。其阳干多六穴，乃原穴合谷、腕骨、丘墟、冲阳、京骨、阳池是也。

脏井荥有五，腑井荥有六。《经》言：胆原丘墟，肝原太冲，小肠原腕骨，心原神门，胃原冲阳，脾原太白，大肠原合谷，肺原太渊，膀胱原京骨，肾原太溪，三焦原阳池，胞络原大陵。十二经皆以俞为原者，三焦阳气通行诸经，脐下肾间动气者，十二经之根本也，故曰原。五脏六腑皆有病者取其原，脏病针俞，腑病针合。井穴肌肉浅薄，多不宜针，故经每言荥俞。

歌曰：手大指内太阴肺，少商为井荥鱼际，太渊之穴号俞原，行入经渠经尺泽合类。盐指阳明曰大肠，商阳井二间荥三间俞详，合谷原阳溪经依穴取，曲池为合正相当。中指厥阴心包络，中冲井掌中劳宫荥索，大陵为俞本是原，间使经从容求曲泽合。无名指外是三焦，关冲井寻至液门荥头，俞原中渚阳池取，经合支沟天井求。手小指内少阴心，少冲少府井荥寻，神门俞穴为原穴，灵道经仍须少海合真。手小指外属小肠，少泽井流于前谷荥内，后溪腕骨是俞原，阳谷为经合小海。足大指内太阴脾，井荥隐白大都推，太白俞原商丘经穴，阴陵泉合要须知。足大指端厥阴肝，大敦为井荥行间，太冲为俞原都是，经在中封合曲泉。第二指端阳明胃，厉兑井内庭荥须要会，陷谷俞冲阳原经解溪，三里合膝下三寸是。足掌心中少阴肾，涌泉井然谷荥天然定，太溪为俞又为原，复溜经阴谷合能医病。足第四指少阳经，窍阴为井侠溪荥，俞原临泣丘墟穴，阳辅经阳陵泉合认真。足小指外属膀胱，至阴通谷井荥当，束骨俞次寻京骨原穴，昆仑经合委中央。

《经》曰：左盛则右病，右盛则左病。右痛未已，而左脉先病；左痛未已，而右脉先病。

如此者，必巨刺之。此五穴临时变合，刺法之最大者也。

巨刺者，刺经脉也。

窦师曰：公孙冲脉胃心胸，内关阴维下总同；临泣胆经连带脉，阳维目锐外关逢。后溪督脉内背颈，申脉阳跷络亦通。列缺任脉行肺系，阴跷照海膈喉咙。

又云：阳跷阳维并督脉，

三脉属阳。

主肩背腰腿在表之病；阴跷阴维任冲带，

五脉属阴。

去心腹胁肋在里之病。此奇经主病要诀也。

《兰江赋》云：先将八法为定例，流注之中分次节，欲解之病内关担，脐下公孙用拦法。头部须逢寻列缺，痰涎壅塞及咽干，噤口喉风针照海，三棱出血刻时安。伤寒在表并头疼，外关泻动自然安，眼目之症诸疾苦，更用临泣使针担。后溪专治督脉病，癫狂此法治还轻，申脉能除寒与热，头风偏正及心惊。耳鸣鼻塞胸中满，好用金针此穴寻。盖公孙配内关为子母，合于心胸、胃、冲脉；临泣配外关为妻夫，合于目锐眦、耳后、颊车、肩颈、缺盆、胸；后溪配申脉为夫妻，合于小肠膀胱内、背、颈、耳、肩髆属；列缺配照海为母子，合于肺及肺系、喉咙、胸膈，此八脉交会也。凡脾经左右四十二穴，统于公孙二穴，一切脾病皆治。余经仿此。心包络内关，胆临泣，三焦外关，小肠后溪，膀胱申脉，肺列缺，肾照海。

配卦后天，乾坎艮震巽离坤兑，以五行生旺为次。就乾宫起甲顺行，则甲胆窍阴配乾，乙肝大敦附乾、丙小肠少泽配坎，丁心少冲配艮，戊胃厉兑配震，己脾隐白配巽，庚大肠商阳配离，辛肺少商配坤，壬膀胱至阴附坤、癸肾涌泉配兑，三焦寄壬，包络寄癸，此论天干然也。地支乾宫起子顺行，则子属乾，午属巽，卯属艮，酉属坤，即子午卯酉四正也。寅属坎，申属离，巳属震，亥属兑。即寅申巳亥四旁也。辰戌丑未寄旺，故不入卦，但在卦则为老阴老阳、少阴少阳；乾三男震坎艮，坤三女巽离兑。在十二经脉与奇经，则为太阴太阳、少阴少阳。卦为虚，穴为实，犹地理用穴不用卦，卦向穴中作也。《经》曰：邪客大络者，左注右，右注左，上下左右，其气无常，不入经俞，命曰缪刺。缪刺者，刺络脉也。言络脉与经脉缪处，身有蜷挛疼痛，而脉无病，刺其阴阳交贯之道。此八穴配合定位，刺法之最奇者也，是故头病取足，而应之以手；足病取手，而应之以足；左病取右，而应之以左；右病取左，而应之以右。散针亦当如是也。头为阳，足为阴，头病取足者，头走足也。足病不取头者，足不走头也。左右病必互针者，引邪复正故也。散针者，治杂病而散用其穴，因病之所宜而针之，初不拘于流注也。若夫折伤跌扑、损逆走痛，因其病之所在而针之，虽穴亦不顾其得与否也。指痛针痛，徐氏谓之天应穴。此穴法之大概也。

附：杂病穴法

针家以起风废瘫痪为主，虽伤寒内伤，亦皆视为杂病。《灵枢·杂病》论某病取某经，而不言穴者，正欲人随经取用。大概上部病多取手阳明经，中部足太阴，下部足厥阴，前膺足阳明，后背足太阳。因各经之病，而取各经之穴者，最为要诀。百病一针为率，多则四针，满身针者可恶。

杂病随症选杂穴，仍兼原合与八法；经络原会别论详，

十二原穴与八会穴，皆经络气血交会之处。别即阳别，乃阳交穴也。前论颇详。

脏腑俞募当谨始；

五脏六腑之俞，俱在背二行，肺俞三椎下，心五、肝九、脾十一、肾十四椎下是也。五脏之募俱在腹部，心募巨阙、肝期门、脾章门、肺中府、肾京门。惟三焦、胞络、膀胱无募，此言脏腑杂病，当刺俞募之穴。但《素问》明言中脏腑者不立死，则为害非小，故禁针穴多，后世每以针四肢者为妙手，初学可不谨哉！

根结标本理玄微，

《经》云：足太阴根于隐白，结于中脘；足少阴根于涌泉，结于廉泉；足厥阴根于大敦，结于玉堂；足太阳根于至阴，结于目也；足阳明根于厉兑，结于钳耳也；足少阳根于窍阴，结于耳；手太阳根于少泽，结于天窗、支正也；手少阳根于关冲，结于天牖、外关也；手阳明根于商阳，结于扶突、偏历也。手三阴之经未载，不敢强注。此言能究根结之理，依标本刺之，则疾无不愈。足太阳之本在足跟上五寸，标在目也；足少阳之本在窍阴，标在耳也；足阳明之本在厉兑，标在人迎颊挟颃颡也；足太阴之本在中封前上四寸，标在胃俞与舌本也；足少阴之本在内踝上三寸中，标在肾俞与舌下两脉也；足厥阴之本在行间上五寸中，标在肝俞也；手太阳之本在手外踝后，标在命门之上一寸也；手少阳之本在小指、次指之间上一寸，标在耳后上角下外眦也；手阳明之本在肘骨中上别阳，标在颔下合钳上也；手太阴之本在寸口之中，标在腋内动脉也；手少阴之本在兑骨之端，标在心俞也；手厥阴之本在掌后两筋之间二寸中，标在腋下三寸也。此十二经之标本。有在标而取本者，有在本而取标者，有先治其标者，有先治其本者，无非欲其阴阳相应

耳。此《内经》至论。

四关三部识其处。

四关，合谷、太冲穴也。十二经原皆出于四关。三部，大包为上部，天枢为中部，地机为下部。又百会一穴在头应天，璇玑一穴在胸应人，涌泉一穴在足应地，是谓三才。已上兼原、合八法诸穴，虽不悉针，亦不可不知其处也。

伤寒一日刺风府，阴阳分经次第取。

伤寒一日太阳风府，二日阳明之荥，三日少阳之俞，四日太阴之井，五日少阴之俞，六日厥阴之经。在表刺三阳经穴，在里刺三阴经穴，六日过经未汗刺期门、三里，古法也。惟阴证灸关元穴为妙。

汗吐下法非有他，合谷内关阴交杵。

汗，针合谷，入针二分，带补行九九之数，搓数十次，男左搓，女右搓，得汗方行泻法。汗止身温，方可出针；如汗不止，针阴市，补合谷。吐，针内关，入针三分，先补六次，泻三次，行子午捣臼法三次，多提气上行，又推战一次，病人多呼几次，即吐；如吐不止，补九阳数，调匀呼吸三十六度，吐止徐徐出针，急扪其穴，如吐不止，补足三里。下，针三阴交，入针三分，男左女右，以针盘旋右转，行六阴之数毕，用口鼻闭气，吞鼓腹中，将泻，插一下，其人即泻，鼻吸手泻三十六遍，方开口鼻之气，插针即泻；如泻不止，针合谷，升九阳数。凡汗吐下，仍分阴阳补泻，就流注穴行之尤妙。

一切风寒暑湿邪，头痛发热外关起。

只此一穴。

头面耳目口鼻咽牙病，曲池合谷为之主。

二穴又治肩背肘膊疼痛及疟疾。

偏正头疼左右针，列缺太渊不用补。

左痛针右，右痛针左，左右俱痛，左右俱针。余仿此。如列缺不应，再泻太渊。

头风目眩项捩强，申脉金门手三里。

头风连项肿，或引肩者，针此三穴。头目昏眩者，补申脉、金门，雷头风亦效。虚痛者，上星一穴。

赤眼迎香出血奇，临泣太冲合谷侣。

赤眼肿痛，迎香出血立愈，甚者更泻太冲。眼红或瞳人肿痛，流泪出血，烂弦风，俱泻足临泣，或太冲、合谷。努肉倒睫，俱泻合谷、足三里。

耳聋临泣与金门，合谷针后听人语。

耳暴聋，补足临泣。耳鸣或出血作痛，及聩耳，俱泻申脉、金门、合谷。

鼻塞鼻痔及鼻渊，合谷太冲随手努。

鼻塞不闻香臭，针迎香、合谷。鼻痔、鼻流浊涕者，泻太冲、合谷。鼻渊、鼻衄虚者，专补上星。

口噤㖞斜流涎多，地仓颊车仍可举。

颊车针沿皮向下地仓，㖞左泻右，㖞右泻左，针透亦无害。轻者只针合谷、颊车。

口舌生疮舌下窍，三棱刺血非粗卤。

口唇及舌生疮，针合谷。舌肿甚及重舌者，更取舌下两边紫筋津液所出处，以三棱针刺出其血。

舌裂出血寻内关，太冲阴交走上部。舌上生胎合谷当，手三里治舌风舞。

舌风左右舞弄不停，泻两手三里立止。驴嘴风唇肿开不得者，亦泻三里。

牙风面肿颊车神，合谷临泣泻不数。

坐牙风肿连面，泻手三里、颊车。满口牙痛牙酸，泻合谷、足临泣。下牙痛，泻合谷。

二陵二跷与二交，头顶手足互相与。

二陵：阴陵泉、阳陵泉。二跷：申脉、照海。二交：阳交、三阴交。此六穴递相交接于两手两足头顶也。

两井两商二三间，手上诸风得其所。

两井：天井、肩井；两商：商阳、少商；二间、三间，此六穴相依相倚，分别于手之两支，手上诸病治之。

手指连肩相引疼，合谷太冲能救苦。

项连肘痛，针少海。

手三里治肩连脐，脊间心后称中渚。

久患伤寒肩背痛，但针中渚即愈。脊膂痛者，针人中尤妙。

冷嗽只宜补合谷，三阴交泻即时住。霍乱中脘可入深，三里内庭泻几许。

甚者补中脘，泻三里、内庭。

心痛翻胃刺劳宫，寒者少泽细手指。

热心痛、气痛，泻劳宫。寒心痛，补少泽。

心痛手战少海求，若要除根阴市睹；太渊列缺穴相连，能祛气痛刺两乳。

赋云：气刺两乳求太渊，未应之时泻列缺。

胁痛只须阳陵泉，

专治胁肋痛满欲绝及面肿。

腹痛公孙内关尔。

腹痛轻者，只针三里。

疟疾《素问》分各经，危氏刺指舌红紫。

足太阳疟，先寒后热，汗出不已，刺金门。足少阳疟，寒热心惕，汗多，刺侠溪。足阳明疟，寒甚久，乃热汗出，喜见火光，刺冲阳。足太阴疟，寒热善呕，呕已乃衰，刺公孙。足少阴疟，呕吐甚，欲闭户牖，刺大钟。足厥阴疟，小腹满，小便不利，刺太冲。心疟刺神门，肝疟中封，脾疟商丘，肺疟列缺，肾疟大钟，胃疟厉兑。危氏只刺十手指出血，及看舌下有紫肿红筋，亦须去血。

痢疾合谷三里宜，甚者必须兼中膂。

白痢针合谷，赤痢针小肠俞，赤白针三里、中膂俞。凡针背腹两边穴，分阴阳经补泻，针背上中行左转，腹上中行右转，女人背中行右转，腹中行左转，为补。盖男子背阳腹阴，女子背阴腹阳故也。但用穴背腹甚少而手足多者，以寒月及妇人不便故也。

心胸痞满阴陵泉，针到承山饮食美。

胸膈宽能饮食也。

泄泻肚腹诸般疾，三里内庭功无比。

一切泄泻、呕吐、吞酸、痃癖、胀满诸疾。

水肿水分与复溜，

俱泻水分穴，先用小针，后用大针，以鸡翎管透之，水出浊者死，清者生，急服紧皮丸敛之。此必乡村无药、粗人体实者方可用之，若清高贵客，鲜不为祸。自古病机，惟水肿禁刺，针经则不禁也。取血法，先用针补入地部，少停泻出人部，少停复补入地部，停少时泻出针来，其瘀血自出。虚者只有黄水出。若脚上肿大欲放水者，仍用此法收，复溜穴上取之。

胀满中脘三里揣。

《内经》针腹，以布缠缴。针家另有盘法，先针入二寸五分，退出二寸，只留五分，在内盘之。如要取上焦胞络中之病，用针头迎向上刺入二分补之，使气攻上。若脐下有病，用针头向下退出二分泻之。此二句特备古法耳，初学者不可轻用。

腰痛环跳委中神，若连背痛昆仑武。

轻者委中出血便愈。甚者补环跳，泻委中，久者俱补。腰连背痛者，针昆仑、委中。

腰连脚痛腕骨升，三里降下随拜跪。

补腕骨，泻足三里。

腰连脚痛怎生医？环跳行间与风市。

补环跳，泻风市、行间、足三里。

脚膝诸痛羡行间，三里申脉金门侈。

脚膝头红肿痛痒及四时风脚，俱泻行间、三里、申脉、金门。五足指痛，泻行间。

脚若转筋眼发花，然谷承山法自古。两足难移先悬钟，

又名绝骨。

条口后针能步履。两足酸麻补太溪，仆参内庭盘跟楚。

脚盘痛者，泻内庭。脚跟痛者，泻仆参。

脚连胁腋痛难当，环跳阳陵泉内杵。冷风湿痹针环跳，阳陵三里烧针尾。

痹不知痛痒者，用艾粟米大于针尾上烧三五炷，知痛即止。

七疝大敦与太冲，

七疝太冲出血，泻大敦，立止。膀胱气，泻侠溪、然谷。小肠气，泻侠溪、三阴交。偏坠，泻照海、侠溪。

五淋血海通男妇。

此穴极治妇人血崩、血闭不通，但不便耳。气淋、血淋最效，兼治偏坠疮疥。

大便虚秘补支沟，泻足三里效可拟。热秘气秘先长强，大敦阳陵堪调护。

不针长强针承山。

小便不通阴陵泉，三里泻下溺如注。

小便不通及尿血、砂淋俱宜泻之，又治遗尿失禁。上吐下闭关格者，泻四关穴。

内伤食积针三里，璇玑相应块亦消。

不针璇玑者，针手足三里，俱能消食积痞块。

脾病气血先合谷，后刺三阴针用烧。

烧针法见前，有块者兼针三里。

一切内伤内关穴，痰火积块退烦潮。

兼针三里尤妙。

吐血尺泽功无比，衄血上星与禾髎。喘急列缺足三里，呕噎阴交不可饶。

恶心呕吐膈噎，俱泻足三里、三阴交。虚甚者，补气海。

劳宫能治五般痫，更刺涌泉疾若挑。神门专治心痴呆，人中间使祛癫妖。

上星亦好。

尸厥百会一穴美，更针隐白效昭昭。

外用笔管吹耳，凡脱肛、久痢、衄血不止者，俱宜针此提之，所谓顶门一针是也。不针百会，针上星亦同。

妇人通经泻合谷，三里至阴催孕妊。

通经催生，俱宜泻此三穴。虚者补合谷，泻至阴。

死胎阴交不可缓，胞衣照海内关寻。

死胎不下，泻三阴交。胞衣不下，泻照海、内关。

小儿惊风少商穴，人中涌泉泻莫深。

小儿急、慢惊风皆效。

痈疽初起审其穴，只刺阳经不刺阴。

凡痈疽须分经络部分，血气多少，腧穴远近用针。从背出者，当从太阳经至阴、通谷、束骨、昆仑、委中五穴选用；从鬓出者，当从少阳经窍阴、侠溪、临泣、阳辅、阳陵泉五穴选用；从髭出者，当从阳明经厉兑、内庭、陷谷、冲阳、解溪五穴选用；从脑出者，则以绝骨一穴治之。凡痈疽已破，尻神、朔望不忌。

伤寒流注分手足，太冲内庭可浮沉。

二穴总治流注，又能退寒热。在手针手三里，在足太冲，在背行间，在腹足三里。

熟此筌蹄手要活，得后方可度金针；又有一言真秘诀，上补下泻值千金。

此备古法，知流注者不用。

开　阖

《经》言：春刺十二井者，邪在肝；夏刺十二荥者，邪在心；季夏刺十二俞者，邪在脾；秋刺十二经者，邪在肺；冬刺十二合者，邪在肾。其肝心脾肺肾而系于春夏秋冬者，何也？然五脏一病，辄有五也。假令肝病，色青者肝也，臊臭者肝也，喜酸者肝也，喜叫者肝也，喜泣者肝也，其病众多，不可尽言。针之要妙，在于秋毫者也。以《经》观之，甲乙者，日之春也；丙丁者，日之夏也；戊己者，日之四季也；庚辛者，日之秋也，壬癸者，日之冬也。寅卯者，时之春也；巳午者，时之夏也；辰戌丑未者，时之四季也；申酉者，时之秋也；亥子者，时之冬也。括其要者，惟《明堂》二诗。

一诗：甲胆乙肝丙小肠。一诗：肺寅大卯胃辰经。见运气总论。凡人秉天地壬之气生，膀胱命门癸生肾，甲生胆，乙生肝，丙生小肠，丁生心，戊生胃，己生脾，庚生大肠，辛生肺。地支亦然。一气不合，则不生化，故古圣立子午流注之法，以全元生成之数也。

先圣推衍其义，法以天干，戊土起甲逆行，甲丙戊庚壬为阳，井荥俞经合；乙丁己辛癸为阴，井荥俞经合。

起例：甲己还加甲，乙庚丙作初，丙辛从戊起，丁壬庚子居，戊癸何方是，壬子是真徒。

阳则金井水荥木俞火经土合，阴则木井火荥土俞金经水合，每日一身周流六十六穴，每时周流五穴。

除六原穴，乃过经之所。

相生相合者为开，则刺之；相克者为阖，则不刺。

阳生阴死，阴生阳死。如甲木死于午，生于亥；乙木死于亥，生于午；丙火生于寅，死于酉；丁火生于酉，死于寅；戊土生于寅，死于酉；己土生于酉，死于寅；庚金生于巳，死于子；辛金生于子，死于巳；壬水生于申，死于卯；癸水生于卯，死于申。凡值生我、我生及相合者，乃气血生旺之时，故可辨虚实刺之。克我、我克及阖闭时穴，气血正值衰绝，非气行未至，则气行已过，误刺妄引邪气，坏乱真气，实实虚虚，其祸非小。

假如甲日胆经行气，脉弦者，本经自病也，当窍阴为主。

乙日肝行间。余仿此。本经自病者，不中他邪，非因子母虚实，乃本经自生病也，当自取其经，故以窍阴井为主，而配之以井，或心井、胃井；或俞穴为主，亦配以心、胃俞穴。荥经合，主应皆然。

如虚则补其母，当刺肾之涌泉井，或膀胱之至阴井。实则泻其子，可取心之中冲井，或小肠之少泽井。甲木能制戊土，则不宜针。

甲日胆木能制戊土，乙日肝木能制己土，丙日小肠火能制庚金，丁日心火能制辛金，戊日胃土能制壬水，己日脾土能制癸水，皆不宜针。

然阴阳相制者，岂无变化之机？故甲与己合而化土，亦可取脾之隐白。盖见肝之病，则知肝当传之脾，故先实其脾，无令受肝之邪。所谓上工不治已病治未病是也。

实脾者，必先于足太阴经补土字一针，又补火字一针。后于足厥阴经泻木字一针，又泻火字一针，其邪即散，其经即平。此与后迎随条，有以虚实言者互看。

推之六甲、六乙、六丙、六丁、六戊、六己、六庚、六辛、六壬、六癸皆然。徐氏有歌云：甲日戌时胆窍阴，丙子时中前谷荥，戊寅陷谷阳明俞，返本丘墟木在寅，庚辰经注阳溪穴，壬午膀胱委中寻，甲申时纳三焦水，荥合天干取液门。

六甲日，甲戌时开穴，胆井窍阴，或合脾井隐白。相生，膀胱井至阴，肾井涌泉，小肠井少泽，心井中冲；相克，肺、大肠、脾胃井及阖穴。乙亥时不录，后仿此。丙子时开穴，小肠荥前谷，合肺荥鱼际。相生，胆荥侠溪，肝荥行间，胃荥内庭，脾荥大都。戊寅时开穴，胃俞陷谷，或合肾俞太溪。相生，小肠俞后溪，心俞神门，大肠俞三间，肺俞太渊；又木原生在寅，可取胆原穴丘墟。庚辰时开穴，大肠经阳溪，或合肝经中封。相生，胃经解溪，脾经商丘，膀胱经昆仑，肾经复溜。壬午时开穴，膀胱合委中，或合心合少海。相生，大肠合曲池，肺合尺泽，胃合三里，脾合阴陵泉。甲申时乃三焦引气归元，可取液门荥穴，水生木也，返本还元。

乙日酉时肝大敦，丁亥时荥少府心，己丑太白太冲穴，辛卯经渠是肺经，癸巳肾宫阴谷合，乙未劳宫水穴荥。

六乙日，乙酉时开穴，肝井大敦，或合大肠井商阳。相生，肾井涌泉，膀胱井至阴，心井少冲，小肠井少泽。丁亥时开穴，心荥少府，或合膀胱荥通谷。相生，肝荥行间，胆荥侠溪，脾荥大都，胃荥内庭。己丑时开穴，脾俞太白，或合胆俞临泣。相生，心俞神门，小肠俞后溪，肺俞大渊，大肠俞三间；又丑时可刺肝原穴太冲。辛卯时开穴，肺经经渠，或合小肠经阳谷。相生，脾经商丘，胃经解溪，肾经复溜，膀胱经昆仑。癸巳时开穴，肾合阴谷，或合胃合三里。相生，肺合尺泽，大肠合曲池，肝合曲泉，胆合阳陵泉。乙未时乃包络引血归元，可刺劳宫荥穴，木能生火也，俱以子母相生。后皆仿此。

丙日申时少泽当，戊戌内庭治胀康，庚子时在三间俞，本原腕骨可祛黄，壬寅经水昆仑上，甲辰阳陵泉合长，丙午时受三焦木，中渚之中子细详。

六丙日，丙申时开穴，小肠井少泽，或合肺井少商。相生，胆井窍阴，肝井大敦，脾井隐白，胃井厉兑。戊戌时开穴，胃荥内庭，或合肾荥然谷。相生，小肠荥前谷，心荥少府，大肠荥二间，肺荥鱼际。庚子时开穴，大肠俞三间，或合肝俞太冲。相生，胃俞陷谷，脾俞太白，膀胱俞束骨，肾俞太溪，又子时刺小肠原穴腕骨。壬寅时开穴，膀胱经昆仑，或合心经灵道。相生，大肠经阳溪，肺经经渠，胆经阳辅，肝经中封。甲辰时开穴，胆合阳陵泉，或合脾合阴陵泉。相生，膀胱合委中，肾合阴谷，小肠合小海，心合少海。丙午时三焦引气归元，可取中渚俞穴，木生火也。

丁日未时心少冲，己酉大都脾土逢，辛亥太渊神门穴，癸丑复溜肾水通，乙卯肝经曲泉合，丁巳包络大陵中。

六丁日，丁未时开穴，心井少冲，或合膀胱井至阴。相生，肝井大敦，胆井窍阴，脾井隐白，胃井厉兑。己酉时开穴，脾荥大都，或合胆荥侠溪。相生，心荥少府，小肠荥前谷，肺荥鱼际，大肠荥二间。辛亥时开穴，肺俞太渊，或合小肠俞后溪。相生，脾俞太白，胃俞陷谷，肾俞太溪，膀胱俞束骨；又亥时刺心原穴神门。癸丑时开穴，肾经复溜，或合胃经解溪。相生，肺经经渠，大肠经阳溪，肝经中封，胆经阳辅。乙卯时开穴，肝合曲泉，或合大肠合曲池。相生，肾合阴谷，膀胱合委中，心合少海，小肠合小海。丁巳时包络引血归元，可取大陵俞穴，火生土也。

戊日午时厉兑先，庚申荥穴二间廷，壬戌膀胱寻束骨，冲阳土穴必还原，甲子胆经阳辅是，丙寅小海穴安然，戊辰气纳三焦脉，经穴支沟刺必痊。

六戊日，戊午时开穴，胃井厉兑，或合肾井涌泉。相生，小肠井少泽，心井少冲，大肠井商阳，肺井少商。庚申时开穴，大肠荥二间，或合肝荥行间。相生，脾荥大都，胃荥内庭，膀胱荥通谷，肾荥然谷。壬戌时开穴，膀胱俞束骨，或合心俞神门。相生，大肠俞三间，肺俞太渊，胆俞临泣，肝俞太冲；又戌时刺胃原穴冲阳。甲子时开穴，胆经阳辅，或脾经商丘。相生，膀胱经昆仑，肾经复溜，小肠经阳谷，心经灵道。丙寅时开穴，小肠合小海，或合肺合尺泽。相生，胆合阳陵泉，肝合曲泉，胃合三里，脾合阴陵泉。戊辰时三焦引气归元，可取支沟经穴，火生土也。

己日巳时隐白始，辛未时中鱼际取，癸酉太溪太白原，乙亥中封内踝比，丁丑时合少海心，己卯间使胞络止。

六己日，己巳时开穴，脾井隐白，或合胆井窍阴。相生，心井少冲，小肠井少泽，肺井少商，大肠井商阳。辛未时开穴，肺荥鱼际，或合小肠荥前谷。相生，脾荥大都，胃荥内庭，肾荥然谷，膀胱荥通谷。癸酉时开穴，肾俞太溪，或合胃俞陷谷。相生，肺俞太渊，大肠俞三间，肝俞太冲，胆俞临泣；又酉时刺脾原穴太白。乙亥时开穴，肝经中封，或合大肠经阳溪。相生，肾经复溜，膀胱经昆仑，心经灵道，小肠经阳谷。丁丑时开穴，心合少海，或合膀胱合委中。相生，胆合阳陵泉，肝合曲泉，脾合阴陵泉，胃合三里。己卯时胞络引血归元，可取间使经穴，土生金也。

庚日辰时商阳居，壬午膀胱通谷之，甲申临泣俞为木，合谷金原返本归，丙戌小肠阳谷火，戊子时居三里宜，庚寅气纳三焦合，天井之中不用疑。

六庚日，庚辰时开穴，大肠井商阳，或合肝井大敦。相生，胃井厉兑，脾井隐白，膀胱井至阴，肾井涌泉。壬午时开穴，膀胱荥通谷，或合心荥少府。相生，大肠荥二间，肺荥鱼际，胆荥侠溪，肝荥行间。甲申时开穴，胆俞临泣，或合脾俞太白。相生，膀胱俞束骨，肾俞太溪，小肠俞后溪，心俞神门；又申时刺大肠原穴合谷。丙戌时开穴，小肠经阳谷，或合肺经经渠。相生，胆经丘墟，肝经中封，胃经解溪，脾经商丘。戊子时开穴，胃合三里，或合肾合阴谷。相生，小肠合小海，心合少海，大肠合曲池，肺合尺泽。庚寅时三焦引气归元，可取天井合穴，土生金也。

辛日卯时少商本，癸巳然谷何须忖，乙未太冲原太渊，丁酉心经灵道引，己亥脾合阴陵泉，辛丑曲泽胞络准。

六辛日，辛卯时开穴，肺井少商，或合小肠井少泽。相生，脾井隐白，胃井厉兑，膀胱井至阴，肾井涌泉。癸巳时开穴，肾荥然谷，或合胃荥内庭。相生，肺荥鱼际，大肠荥二间，肝荥行间，胆荥侠溪。乙未时开穴，肝俞太冲，或合大肠俞三间。相生，肾俞太溪，膀胱俞束骨，心俞神门，小肠俞后溪；又未时刺肺原穴太渊。丁酉时开穴，心经灵道，或合膀胱经昆仑。相生，肝经中封，胆经丘墟，脾经商丘，胃经解溪。己亥时开穴，脾合阴陵泉，或合胆合阳陵泉。相生，心合少海，小肠合小海，肺合尺泽，大肠合曲池。辛丑时胞络引血归元，可取曲泽合穴，金生水也。

壬日寅时起至阴，甲辰胆脉侠溪荥，丙午小肠后溪俞，返求京骨本原寻，三焦寄有阳池穴，返本还元似的亲，戊申时注解溪胃，大肠庚戌曲池真，壬子气纳三焦寄，井穴关冲一片金，关冲属金壬属水，子母相生恩义深。

六壬日，壬寅时开穴，膀胱井至阴，或合心井少冲。相生，大肠井商阳，肺井少商，胆井窍阴，肝井大敦。甲辰时开穴，胆荥侠溪，或合脾荥大都。相生，肾荥然谷，膀胱荥通谷，心荥少府，小肠荥前谷。丙午时开穴，小肠俞后溪，或合肺俞太渊。相生，胆俞临泣，肝俞太冲，胃俞陷谷，脾俞太白；又午时可刺膀胱原穴京骨，乃水原在午，水入火乡，故壬丙、子午相交也，兼刺三焦原阳池。戊申时开穴，胃经解溪，或合肾经复溜。相生，小肠经阳谷，心经灵道，大肠经阳溪，肺经经渠。庚戌时开穴，大肠合曲池，或合肝合曲泉。相生，胃合三里，脾合阴陵泉，膀胱合委中，肾合阴谷。壬子时三焦引气归元，可取关冲井穴，金生水也。

癸日亥时井涌泉，乙丑行间穴必然，丁卯俞穴神门是，本寻肾水太溪原，胞络大陵原并过，己巳商丘内踝边，辛未肺经合尺泽，癸酉中冲胞络连，子午截时安定穴，留传后学莫忘言。

六癸日，癸亥时开穴，肾井涌泉，或合胃井厉兑。相生，肺井少商，大肠井商阳，肝井大敦，胆井窍阴。乙丑时开穴，肝荥行间，或合大肠荥二间。相生，肾荥然谷，膀胱荥通谷，心荥少府，小肠荥前谷。丁卯时开穴，心俞神门，或合膀胱俞束骨。相生，肝俞太冲，胆俞临泣，脾俞太白，胃俞陷谷；又卯时可刺肾原穴太溪及胞络原穴大陵。己巳时开穴，脾经商丘，或合胆经阳辅。相生，心经灵道，小肠经阳谷，肺经经渠，大肠经阳溪。辛未时开穴，肺合尺泽，或合小肠合小海。相生，脾合阴陵泉，胃合三里，肾合阴谷，膀胱合委中。癸酉时胞络引血归元，可取中冲井穴，水生木也。

大要：阳日阳时阳穴，阴日阴时阴穴。阳以阴为阖，阴以阳为阖。阖者，闭也。闭则以本时天干，与某穴相合者针之，故又曰开阖。

阳日遇阴时，阴日遇阳时，则前穴已闭，取其合穴针之。合者，甲与己合化土，乙与庚合化金，丙与辛合化水，丁与壬合化木，戊与癸合化火。赋云：五门十变，十干相合为五，阴阳之门户。十变即十干，临时变用之谓也。

其所以然者，阳日注腑，则气先至而血后行；阴日注脏，则血先至而气后行。顺阴阳者，所以顺气血也。

阳日，六腑值日者，引气；阴日，六脏值日者，引血。

或曰：阳日阳时已过，阴日阴时已过，遇有急疾奈何？曰：夫妻子母互用，必适其病为贵耳。

妻闭则针其夫，夫闭则针其妻，子闭针其母，母闭针其子，必穴与病相宜，乃可针也。

噫！用穴则先主而后客，用时则弃主而从宾。

假如甲日胆经为主，他穴为客，针必先主后客。其甲戌时，乃癸日戌时，则不必用，只用丙子时起。余仿此。愚反复思玩，乃悟徐氏诸书，未尝明言也。

按日起时，循经寻穴，时上有穴，穴上有时，分明实落，不必数上衍数，此所以宁守子午，而舍尔灵龟也。

灵龟八法专为奇经八穴而设，其法具载徐氏针灸，乃窦文真公之妙悟也。但子午法自上古，其理易明，其八穴亦肘膝内穴。又皆以阴应阴，以阳应阳，岂能逃子午之流注哉！

迎　　随

迎者，迎其气之方盛而夺之，为泻；随者，随其气之方虚而济之，为补。

《素问》曰：泻必用方，补必用圆。又曰：呼尽纳针，候吸引针，命曰补；吸则纳针，候呼引针，命曰泻。此万世不易法也。

泻必用方，以气方盛也，月方满也，日方温也，身方定也。息方吸而纳针，及复候其方吸而转针，及复候其方呼而徐引出针，故曰泻。补必用圆，圆者行也，行者移也。行谓行不宣之气，移谓移未复之脉，故刺必中其荥，及复候吸而推针至血。故圆与方非针也。

《图注难经》云：手三阳从手至头，

手三阳经穴皆起于手也。

针芒从外往上为随，针芒从内往下为迎。

足三阳从头至足，

足三阳经穴皆起于头也。

针芒从内往下为随，针芒从外往上为迎。

足三阴从足至腹，

足三阴经穴皆起于足也。

针芒从外往上为随，针芒从内往下为迎。

手三阴从胸至手，

手三阴经穴皆起于胸也。

针芒从内往下为随，针芒从外往上为迎。

大要以子午为主。左为阳，

从子至午左行阳络，为补。

右为阴，

从午至子右行阴络，为泻。阳主进、阴主退故也。

手为阳，

左手为纯阳。

足为阴。

右足为纯阴。

左手阳经，为阳中之阳；左手阴经，为阳中之阴；右手阳经，为阴中之阳；右手阴经，为阴中之阴。右足阴经，为阴中之阴；右足阳经，为阴中之阳；左足阴经，为阳中之阴；左足阳经，为阴中之阳。今细分之，病者左手阳经，以医者右手大指进前盐指退后。呼之为随；午后又以大指退后为随，每与午前相反。所谓进前，即经之从外；退后，即经之从内。退后吸之为迎。病者左手阴经，以医者右手大指退后吸之为随；进前呼之为迎。病者右手阳经，以医者右手大指退后吸之为随；进前呼之为迎。病者右手阴经，以医者右手大指进前呼之为随；退后吸之为迎。病者右足阳经，以医者右手大指进前呼之为随；退后吸之为迎。病者右足阴经，以医者右手大指退后吸之为随；进前呼之为迎。病者左足阳经，以医者右手大指退后吸之为随；进前呼之为迎。病者左足阴经，以医者右手大指进前呼之为随；退后吸之为迎。男子午前皆然，午后与女人反之。

手上阳进阴退，足上阳退阴进，合六经起止故也。凡针起穴，针芒向上气顺行之道；凡针止穴，针芒向下气所止之处。左外右内，令气上行；右外左内，令气下行。或问：午前补泻与午后相反，男子补泻与妇人相反。盖以男子之气，早在上而晚在下；女人之气，早在下而晚在上。男女上下，平腰分之故也。至于呼吸男女人我皆同，何亦有阴阳之分耶？盖有自然之呼吸，有使然之呼吸。入针出针，使然之呼吸也。转针如待贵客，如握虎尾，候其自然呼吸。若左手足候其呼而先转，则右手足必候其吸而后转之；若右手足候其吸而先转，则左手足必候其呼而后转之。真阴阳一升一降之消息也。故男子阳经，午前以呼为补，吸为泻；阴经以吸为补，呼为泻。午后反之。女人阳经，午前以吸为补，呼为泻；阴经以呼为补，吸为泻。午后亦反之。或者又曰：补泻必资呼吸，假令尸厥中风，不能使之呼吸者奈何？曰：候其自然之呼吸而转针，若当吸不转，令人以手掩其口鼻，鼓动其气可也。噫！补泻提插分男女早晚，其理深微。原为奇经不拘十二经常度，故参伍错纵如是。若流注穴，但分左右阴阳可也。尝爰《雪心歌》云：如何补泻有两般，盖是经从两边发，古人补泻左右分，今人乃为男女别。男女经脉一般生，昼夜循环无暂歇。此诀出自梓桑君，我今授汝心已雪。此子午兼八法而后全也。

然补泻之法，非必呼吸出纳针也。有以浅深言者，

病在脉，刺脉无伤皮；病在皮，刺皮无伤肉；病在肉，刺肉无伤筋；病在筋，刺筋无伤骨；病在骨，刺骨无伤筋。

《经》言春夏宜浅，秋冬宜深。

春夏阳气在上，人气亦在上，故当浅取之。然春夏时温，初入针五分，即沉之至肾肝之部，俟得气，乃引针而持之至于心肺之分，取阴以和阳也，则能退热。秋冬阳气在下，火气亦在下，故当深取之。然秋冬时寒，初入针三分，浅而浮之当心肺之部，俟得气，乃推针而纳之至于肾肝之分，取阳以和阴也，则能止寒。

有以荣卫言者，《经》言从卫取气，从荣置气。

补则从卫取气，宜轻浅而针，从其卫气随之于后，而济益其虚也；泻则从荣弃置其气，宜重深而刺，取其荣气迎之于前，

而泻夺其实也。然补之不可使太实，泻之不可使反虚，皆欲以平为期耳。又男子轻按其穴而浅刺之，以候卫气之分；女子重按其穴而深刺之，以候荣气之分。

有以虚实言者，《经》言虚则补其母，实则泻其子。此迎随之概也。

假令心病针手心主俞，是泻其子也；针手心主井，是补其母也。木盛热则生风，则泻南以补北。木盛冷则生气，则补木以抑水。如肺实肝虚，用针不补其肝而反实其肺，是谓实实虚虚、补不足而益有余，杀人必矣。窦太师云：凡针逆而迎夺，即泻其子也。如心之热病，必泻于脾胃之分。针顺而随济，即补其母也。如心之虚病，必补于肝胆之分。

飞经走气，亦不外于子午迎随。

凡言九者，即子阳也；言六者，即午阴也。但九六数有多少不同，补泻提插皆然。言初九数者，即一九也，然亦不止于一九便了，但行至一九少停，又行一九，少停又行一九，三次共三九二十七数，或四九三十六数。言少阳数者，七七四十九数，亦每次七数略停。老阳数者，九九八十一数，每次二十七数少停，共行三次。言初六数者，即一六也，然亦不止于一六便了，但行至一六少停，又行一六，少停又行一六，三次共三六一十八数。言老阴数者，六六三十六数，每次一十八数少停，共行二次。言少阴数者，八八六十四数，每次八数略停。或云：子后宜九数补阳，午后宜六数补阴。阴日刺阳经，多用六数补阴；阳日刺阴经，多用九数补阳，此正理也。但见热证即泻，见冷证即补，舍天时以从人之病者，权也，活法也。

《经》言知为针者，信其左；不知为针者，信其右。当刺之时，

先将同身寸法比穴，以墨点记；后令患人饮食，端正坐定，或偃卧。缓病必待天气温晴，则气易行。急病如遇大雷雨，亦不敢针。夜晚非急病亦不敢针。若空心立针，侧卧必晕。

必先以左手压按所针荥俞之处。

阳穴以骨侧陷处按之酸麻者为真，阴穴按之有动脉应手者为真。

切而散之，

切者，以手爪掐按其所针之穴上下四旁，令气血散。

爪而下之，

爪者，先以左手大指爪重掐穴上，亦令气血散耳。然后用右手盐指顶住针尾，以中指大指紧执针腰，以无名指略扶针头，却令患人咳嗽十声，随咳下针。针入皮内，撒手停针十息，号曰天才。少时再进针刺入肉内，停针十息，号曰地才。此为极处，再停良久，却令患人吸气一口，随吸退至人部，审其气至未。如针下沉重紧满者，为气已至；若患人觉痛则为实，觉酸则为虚。如针下轻浮虚活者，气犹未至，用后弹努循扪引之；引之气犹不至，针如插豆腐者死。凡除寒热病，宜于天部行气；经络病，宜于人部行气；麻痹疼痛，宜于地部行气。

弹而努之，

弹者，补也，以大指与次指爪相交而迭。病在上，大指爪轻弹向上；病在下，次指轻弹向下，使气速行，则气易至也。努者，以大指次指捻针，连搓三下，如手颤之状，谓之飞。补者，入针飞之，令患人闭气一口，着力努之。泻者，提针飞之，令患人呼之，不必着力。一法二用。气自至者，不必用此弹努。

扪而循之，

扪者，摩也。如痛处未除，即于痛处扪摩，使痛散也，复以飞针引之，除其痛也。又起针之时，以手按其穴，亦曰扪。循者，用手于所针部分，随经络上下循按之，使气往来，推之则行，引之则至是也。

动而伸之，推而按之，

动者，转动也；推者，推转也。凡转针太急则痛，太慢则不去疾。所谓推动，即分阴阳左转右转之法也。伸者，提也；按者，插也。如补泻不觉气行，将针提起，空如豆许，或再弹二三下以补之。紧战者，连用飞法三下，如觉针下紧满，其气易行，即用通法。若邪盛气滞，却用提插先去病邪，而后通其真气。提者，自地部提至人部、天部；插者，自天部插至人部、地部。病轻提插初九数，病重者提插三九二十七数，或老阳数，愈多愈好。或问：治病全在提插，既云急提慢按如水冷，慢提急按火烧身；又云男子午前提针为热插针为寒，午后提针为寒插针为热。女人反此，其故何耶？盖提插补泻，无非顺阴阳也。午前顺阳性，提至天部则热；午后顺阴性，插至地部则热。《奇效良方》有诗最明。补泻提插活法，凡补，针先浅入而后深入；泻，针先深入而后浅。凡提插，急提慢按如冰冷，泻也；慢提急按火烧身，补也。或先提插而后补泻，或先补泻而后提插可也，或补泻提插同用亦可也。如治久患瘫痪，顽麻冷痹，遍身走痛及癞风寒疟，一切冷证，先浅入针，而后渐深入针，俱补老阳数。气行针下紧满，其身觉热，带补慢提急按老阳数，或三九二十七数，即用通法，扳倒针头，令患人吸气五口，使气上行，阳回阴退，名曰进气法，又曰烧山火。治风痰痰壅盛，中风喉风癫狂，疟疾单热，一切热证，先深入针，而后暂浅退针，俱泻少阴数。得气觉凉，带泻急提慢按初六数，或三六一十八数，再泻再提，即用通法，徐徐提之，病除乃止，名曰透天凉。治疟疾先寒后热，一切上盛下虚等证，先浅入针，行四九三十六数，气行觉热，深入行三六一十八数。如疟疾先热后寒，一切半虚半实等证，先深入针行六阴数，气行觉凉，渐退针行九阳数，此龙虎交战法也，俾阳中有阴，阴中有阳也。盖邪气常随正气而行，不交战，则邪不退而正不胜，其病复起。治痃癖癥瘕气块，先针入七分行老阳数，气行便深入一寸，微伸提之，却退至原处，又得气依前法再施，名曰留气法。治水蛊膈气胀满，落穴之后，补泻调气均匀，针行上下九入六出，左右转之千遭自平，名曰子午捣臼。治损逆赤眼，痈肿初起，先以大指进前捻入左，后以大指退后捻入右，一左一右三九二十七数，得气向前推转内入，以大指弹其针尾，引其阳气，按而提之，其气自平，未应再施，此龙虎交腾法也。杂病单针一穴，即于得气后行之，起针之际行之亦可。

通而取之，

通者，通其气也，提插之后用之。如病人左手阳经，以医者右手大指进前九数，却扳倒针头，带补以大指努力，针嘴朝向病处，或上或下，或左或右，执住直待病人觉热方停。若气又不通者，以龙虎龟凤飞经接气之法驱而运之。如病人左手阴经，以医者右手大指退后九数，却扳倒针头，带补以大指努力，针嘴朝病，执住直待病人觉热方停。右手阳经与左手阴经同法，右手阴经与左手阳经同法，左足阳经与右手阳经同法，左足阴经与右手阴经同法，右足阳经与左手阳经同法，右足阴经与左手阴经同法。如退潮，每一次先补六而后泻九，不拘次数，直待潮退为度。止痛同此法。痒麻虚补，疼痛实泻，此皆先正推衍《内经》通气之法，更有取气、斗气、接气之法。取者，左取右，右取左，手取足，足取头，头取手足三阳，胸腹取手足三阴，以不病者为主，病者为应。如两手蜷挛，则以两足为应。两足蜷挛，则以两手为应。先下主针而后下应针，主针气已行而后针应针。左边左手左足同手法，右边亦然。先斗气、接气而后取气，手补足泻，足补手泻，如搓索然。久患偏枯蜷挛甚者，必用此法于提插之后。徐氏曰：通气接气之法，已有定息寸数。手足三阳，上九而下十四，过经四寸；手足三阴，上七而下十二，过经五寸。在乎出纳，呼吸同法，上下通接，立时见功。所谓定息寸数者，手三阴从胸走手，长三尺五寸，左右共长二丈一尺；手三阳从手走头，长五尺，左右共长三丈；足三阳从头走足，长八尺，左右共长四丈八尺；足三阴从足走腹，长六尺五寸，左右共长三丈九尺；阴阳两跷从足走目，长七尺五寸，左右共长一丈五尺；督脉长四尺五寸；任脉长四尺五寸。诸脉共长一十六丈二尺也。行血气、通阴阳以荣于身，络脉则传注而不息也。一曰青龙摆尾，以两指扳倒针头朝病，如扶船舵，执之不转，一左一右，慢慢拨动九数，或三九二十七数，其气遍体交流。二曰白虎摇头，以两指扶起针尾，以肉内针头轻转，如下水船中之橹，振摇六数，或三六一十八数。如欲气前行，按之在后；欲气后行，按之在前。二法轻病亦可行之，摆动气血。盖龙为气，虎为血，阳日先行龙而后虎，阴日先行虎而后龙。三曰苍龟探穴，以两指扳倒针头，一退三进，向上钻剔一下，向下钻剔一下，向左钻剔一下，向右钻剔一下，先上而下，自左而右，如入土之象。四曰赤凤迎源，以两指扶起针插入地部，复提至天部，候针自摇，复进至人部，上下左右四围飞旋，如展翅之象。病在上，吸而退之；病在下，呼而进之。又将大指爪从针尾刮至针腰，此刮法也。能移不忍痛，可散积年风。午后又从针腰刮至针尾。又云：病在上，刮向上；病在下，刮向下。有挛急者，频宜刮切循摄。二法须连行三五次，气血各循经络，飞走之妙，全在此处，病邪从此退矣。放针停半时辰之久，扶起针头，审看针下十分沉紧，则泻九补六；如不甚紧，则泻六补九，补泻后针活即摇而出之。摄者，用大指甲随经络上下切之，其气自得通行。

摇而出之，外引其门，以闭其神。

摇者，退也。以两指拿针尾，向上下左右各振摇五七下，提二七下，能散诸风。出针，直待微松方可出针豆许。如病邪吸针，正气未复，再须补泻停待。如再难，频加刮切，刮后连泻三下，次用搜法，不论数。横搜，如龙虎交腾，一左一右，但手更快耳。直搜，一上一下，如捻法而不转，泻刮同前。次用盘针，左转九次，右转六次，泻刮同前。次用子午捣臼，子后慢提，午后略快些，缓缓提插，摇出应针，次出主针。补者吸之，急出其针，便以左手大指按其针穴及针外之皮，令针穴门户不开，神气内守，亦不致出血也。泻者呼之，慢出其针，勿令气泄，不用按穴。凡针起速，及针不停久待暮者，其病即复。一，针晕者，神气虚也。不可起针，以针补之，急用袖掩病人口鼻回气，内与热汤饮之即苏，良久再针。甚者针手膊上侧筋骨陷中，即虾蟆肉上惺惺穴，或三里即苏，若起针坏人。二，针痛者，只是手粗。宜以左手扶住针腰，右手从容补泻。

如又痛者，不可起针，须令病人吸气一口，随吸将针捻活，伸起一奚即不痛。如伸起又痛，再伸起又痛，须索入针，便住痛。三，断针者，再将原针穴边复下一针，补之即出。

嗟夫！神针肇自上古，在昔岐伯已叹失其传矣，况后世乎！尚赖窦、徐二氏，能因遗文以究其意，俾来学有所悟，而识其梗概，括为四段，聊为初学开关救危之用，尚期四方智者裁之。

补泻一段，乃庐陵欧阳之后所授，与今时师不同。但考《素问》，不曰针法，而曰针道，言针当顺气血往来之道也。又曰：凡刺者，必别阴阳。再考《难经图注》，及徐氏云左与右不同，胸与背有异，然后知其源流有自。盖左为阳，为升，为呼，为出，为提，为午前，为男子之背；右为阴，为降，为吸，为入，为插，为午后，为男子之腹。所以女子反此者，女属阴，男属阳，女子背阴腹阳，男子背阳腹阴，天地男女阴阳之妙，自然如此。

禁针穴

脑户囟会及神庭，玉枕络却到承灵；颅囟角孙承泣穴，神道灵台膻中明。水分神阙会阴上，横骨气冲针莫行；箕门承筋手五里，三阳络穴到青灵。孕妇不宜针合谷，三阴交内亦通称；石门针灸应须忌，女子终身孕不成。外有云门并鸠尾，缺盆主客深晕生；肩井深时亦晕倒，急补三里人还平。刺中五脏胆皆死，冲阳血出投幽冥；海泉颧髎乳头上，脊间中髓伛偻形。手鱼腹陷阴股内，膝膑筋会及肾经；腋股之下各三寸，目眶关节皆通评。

造针法

昔黄帝制九针各不同形：一曰镵针，应天，长一寸六分，头大末锐，以泻阳气；二曰员针，应地，长一寸六分，锋如卵形，揩磨不伤肌肉，以泻分气；三曰鍉针，应人，长三寸半，锋如黍粟之状，主按脉勿陷，以致其气；四曰锋针，应四时，长一寸六分，刃三隅，以发痼疾；五曰铍针，应五音，长四寸，广二分半，末如剑峰，以取大脓；六曰员利针，应六律，长一寸六分，大如厘，且员且锐，中身微大，以取暴气；七曰毫针，应七星，长三寸六分，尖如蚊虻喙，静以徐往，微以久留之而养，以取痛痹；八曰长针，应八气，长七寸，锋利身薄，所取远痹；九曰大针，应九野，长四寸，其锋微尖如挺，以泻机关之水。九针毕矣。此言九针之妙，毫针最精，能应七星，又为三百六十穴之针。

煮针法

第一次，用竹筒一个去青，盛羊脑髓、人乳汁、磁石，水煮一昼夜。第二次，用硫黄、槟榔、当归、防风、羊脑髓及骨髓、乳香、没药、荆芥、黑牵牛、人乳汁，煮一昼夜，取出埋土内七日，犬肉煮过。第三次，用乳香、没药、磁石、牙皂、硇砂、虎骨、天麻、川乌、草乌、雄黄、防风、薄荷、人参、当归、川芎、细辛、羊脑髓及骨髓、人乳汁拌匀，装入竹筒内，紧封筒口，用烧酒二斤，水八斤，煮一昼夜，埋土内七日，取出用糠擦光，后用麻油再擦，常带身边养熟。

灸法

药之不及，针之不到，必须灸之。详《徐氏针灸》等书。闻有《针灸萃英》，未之见也。

或问：针有补泻迎随之理，固可以平虚实之证，其灸法不问虚实寒热，悉令灸之，其亦有补泻之功乎？

丹溪凡灸有补泻，若补，火艾灭至肉；泻，火不要至肉便扫除之；用口吹风主散。

曰：虚者灸之，使火气以助元阳也。实者灸之，使实邪随火气而发散也。寒者灸之，使其气之复温也。热者灸之，引郁热之气外发，火就燥之义也。其针刺虽有补泻之法，予恐但有泻而无补焉。《经》谓泻者迎而夺之，以针迎其经脉之来气而出之，固可以泻实也。谓补者随而济之，以针随其经脉之去而留之，未必能补虚也。不然《内经》何以曰无刺熇熇之热，无刺浑浑之脉，无刺漉漉之汗，无刺大劳人，无刺大饥人，无刺大渴人，无刺新饱人，无刺大惊人？又曰形气不足，病气不足，此阴阳皆不足也，不可刺。

九虚损，危病，久病，俱不宜针。

刺之重竭其气，老者绝灭，壮者不复矣。若此等语，皆有泻无补之谓也，学者玩之。

治病要穴

针灸穴治大同，但头面诸阳之会，胸膈二火之地，不宜多灸。背腹阴虚有火者，亦不宜灸。惟四肢穴最妙。凡上体及当骨处，针入浅而灸宜少；凡下体及肉厚处，针可入深，灸多无害。前经络注《素问》未载针灸分寸者，以此推之。

百会　主诸中等证，及头风，癫狂，鼻病，脱肛，久病大肠气泄，小儿急慢惊风，痫症夜啼百病。

上星　主鼻渊、鼻塞、息肉，及头风目疾。

神庭　主风痫羊癫。

通天　主鼻痔。左臭灸右，右臭灸左，左右臭，左右灸。鼻中去一块如朽骨，臭气自愈。

脑空　主头风目眩。

翳风　主耳聋及瘰疬。

率谷　主伤酒，呕吐，痰眩。

风池　主肺中风，偏正头风。

颊车　主落架风。

已上头面部，详前经络，余仿此。

膻中　主哮喘，肺痈，咳嗽，瘿气。

巨阙　主九种心痛，痰饮吐水，腹痛息贲。

上脘　主心痛，伏梁，奔豚。

中脘　主伤暑，及内伤脾胃，心脾痛，疟疾，痰晕，痞满反胃。能引胃中生气上行。

水分　主臌胀绕脐，坚满不食，分利水道，止泄。

神阙　主百病及老人、虚人泄泻如神。又治水肿，臌胀，肠鸣，卒死，产后腹胀，小便不通，小儿脱肛。

气海　多灸能令人生子。主一切气疾，阴证痼冷，及风寒暑湿水肿，心腹臌胀胁痛，诸虚癥瘕，小儿囟不合。丹溪治痢，昏仆上视，溲注汗泄，脉大，得之酒色，灸后服人参膏而愈。

关元　主诸虚肾积，及虚老人泄泻，遗精，白浊，令人生子。

中极　主妇人下元虚冷虚损，月事不调，赤白带下。灸三遍令生子。

天枢　主内伤脾胃，赤白休息痢疾，脾泄及脐腹臌胀，癥瘕。

章门　主痞块。多灸左边，肾积灸两边。

乳根　主膺肿乳痈，小儿龟胸。

日月　主呕宿汁，吞酸。

大赫　主遗精。

带脉　主疝气，偏坠，水肾，妇人带下。

以上胸腹部。

大杼　主遍身发热及疸，疟，咳嗽。

神道　主背上怯怯乏气。

至阳　主五疸痞满。

命门　主老人肾虚腰疼，及诸痔脱肛，肠风下血。

长强　主痔漏。

风门　主易感风寒，咳嗽，痰血，鼻衄，一切鼻病。

肺俞　主内伤外感，咳嗽吐血，肺痈肺痿，小儿龟背。

膈俞　主胸胁心痛，痰疟，痃癖，一切血疾。

肝俞　主吐血，目暗，寒疝。

胆俞　主胁满干呕，惊怕、睡卧不安，酒疸目黄，面发赤斑。

脾俞　主内伤脾胃，吐泻疟痢，喘急，黄疸，食癥，吐血，小儿慢脾风。

胃俞　主黄疸，食毕头眩，疟疾，善饥不能食。

三焦俞　主胀满，积块，痢疾。

肾俞　主诸虚，令人有子，及耳聋，吐血，腰痛，女劳疸，妇人赤白带下。

大肠俞　主腰脊痛，大小便难，或泻痢。

小肠俞　主便血，下痢，小便黄赤。

膀胱俞　主腰脊强，便难腹痛。

譩譆　主诸疟、久疟，眼暗。凡五脏疟，灸五脏俞。

意舍　主胁满呕吐。

已上背腰部。

肩井　主肘臂不举及扑伤。

肩髃　主瘫痪，肩肿，手挛。

曲池　主中风，手挛筋急，痹风，疟疾先寒后热。

手三里　主偏风，下牙痛。

合谷　主中风，破伤风，痹风，筋急疼痛，诸般头病，水肿，难产，小儿急惊。

三间　主下牙疼。

二间　主牙疾，眼疾。

支正　主七情气郁，肘臂十指皆挛，及消渴。

阳谷　主头面手膊诸疾，及痔痛，阴痿。

腕骨　主头面臂腕五指诸疾。

后溪　主疟疾，癫痫。

少泽　主鼻衄不止，妇人乳肿。

间使　主脾寒之证，及九种心痛，脾疼，疟疾，口渴。如瘰疬久不愈，患左灸右，患右灸左，效。

内关　主气块及胁痛，劳热疟疾，心胸痛。

大陵　主呕血，疟。

劳宫　主痰火胸痛，小儿口疮及鹅掌风。

中渚　主手足麻木，战掉蜷挛，肩臂连背疼痛，手背痈毒。

神门　主惊悸、怔忡、呆痴等疾，及卒中鬼邪，恍惚振禁，小儿惊痫。

少冲　主心虚，胆寒，怔忡，癫狂。

列缺　主咳嗽风痰，偏正头风，及单鹅风，下牙疼。

少商　主双鹅风，喉痹。

已上手部。

环跳　主中风湿，股膝挛痛，腰痛。

风市　主中风腿膝无力，脚气，浑身瘙痒，麻痹。

阳陵泉　主冷痹，偏风，霍乱，转筋。

悬钟　主胃热，腹胀，胁痛，脚气，脚胫湿痹，浑身瘙痒，五足指疼。

足三里　治中风，中湿，诸虚，耳聋，上牙疼，痹风，水肿，心腹臌胀，噎膈，哮喘，寒湿脚气，上中下部疾，无所不治。

丰隆　主痰晕，呕吐，哮喘。

内庭　治痞满。患右灸左，患左灸右，觉腹响是效。又主妇人食蛊，行经头晕，小腹痛。

委中　治同环跳。

承山　主痔漏。

飞扬　主行步如飞。

金门　主癫痫。

昆仑　主足腿红肿，牙齿疼痛。

申脉　主昼发痓，足肿牙疼。

血海　主一切血疾及诸疮。

阴陵泉　主胁腹胀满，中下疾皆治。

三阴交　主痞满，痼冷，疝气，脚气，遗精，妇人月水不调，久不成孕，难产，赤白带下淋滴。

公孙　主痰壅胸膈，肠风下血，积块，妇人气蛊。

太冲　主肿满行步艰难，霍乱手足转筋。

行间　主浑身蛊胀，单腹蛊胀，妇人血蛊。

大敦　主诸疝阴囊肿，脑衄，破伤风，小儿急慢惊风等症。

隐白　主心脾痛。

筑宾　主气疝。

照海　主夜发痓，大便闭，消渴。

太溪　主消渴，房劳不称心意，妇人水蛊。

然谷　主喉痹，咳唾血，遗精，温疟，疝气，足心热，小儿脐风。

涌泉　主足心热，疝气，奔豚，血淋气痛。

已上足部。

治病奇穴

膏肓　主阳气亏弱，诸虚痼冷，梦遗，上气呃逆，膈噎，狂惑忘误百病。取穴须令患人就床平坐，曲膝齐胸，以两手围其足膝，使胛骨开离，勿令动摇。以指按四椎微下一分，五椎微上二分，点墨记之，即以墨平画相去六寸许，四肋三间胛骨之里、肋间空处，容侧指许，摩膂肉之表筋骨空处，按之，患者觉牵引胸户，中手指痹，即真穴也。灸至百壮千壮，灸后觉气壅盛，可灸气海及足三里，泻火实下。灸后令人阳盛，当消息以自保养，不可纵欲。

患门　主少年阴阳俱虚，面黄体瘦，饮食无味，咳嗽遗精，潮热盗汗，心痛，胸背引痛，五劳七伤等症。初病即依法灸之，无有不效。取穴先用蜡绳一条，以病人男左女右脚板，从足大拇趾头齐量起，向后随脚板当心贴肉，直上至膝腕大横纹中截断。如妇人足小，难以准量，可取右手肩髃穴，贴肉量至中指头齐亦可。不若只取膏肓，灸之亦妙；次灸四花，无有不效。

次令病人解发，匀分两边平身正立，取前绳子，从鼻端齐，引绳向上，循头缝下脑后，贴肉随脊骨垂下至绳尽处，以墨点记，此不是穴。别用秆心令患人合口，将秆心按于口上两头至吻，却钩起秆心中心至鼻端根，如人字样，齐两吻截断，将此秆展直于先点墨处，取中横量，勿令高下，于秆心两头尽处以墨记之，此是灸穴。初灸七壮，累灸百壮。初只宜灸此二穴。

崔氏四花　崔氏四花治病同患门，共成六穴，有坎离既济之象。取穴令病人平身正立，稍缩臂膊，取蜡绳绕项，向前平结喉骨，后大杼骨，俱墨点记。向前双垂，与鸠尾穴齐即截断，却翻绳向后，以绳原点大杼墨放结喉墨上，结喉墨放大杼骨上，从背脊中双绳头贴肉垂下至绳头尽处，以墨点记，此不是穴。别取秆心，令病人合口，无得动笑，横量，齐两吻截断，还于背上墨记处折中横量，两头尽处点之，此是灸穴。又将循脊直量，上下点之。此是灸穴。初灸七壮，累灸百壮，迨疮愈病未愈，依前法复灸，故云累灸百壮。但当灸脊骨上两穴，切宜少灸，凡一次可灸三五壮，多灸恐人蜷背。灸此六穴，亦要灸足三里以泻火气为妙。

经门四花　即崔氏四花穴。不灸脊上二穴，各开两旁共成六穴。上二穴，共阔一寸，下四穴相等，俱吊线比之。以离卦变作坤卦，降心火生脾土之意也，然此皆阳虚所宜。华佗云：风虚冷热，惟有虚者不宜灸。但方书又云：虚损痨瘵，只宜早灸膏肓、四花。乃虚损未成之际，如弱瘦兼火，虽灸亦只宜灸内关、三里，以散其痰火，早年欲作阴火不宜灸。论而未果，今见伤寒提纲。

骑竹马穴　专主痈疽发背，肿毒疮疡，瘰疬疠风诸风，一切无名肿毒，灸之疏泻心火。先从男左女右臂腕中横纹起，用薄篾条量至中指齐肉尽处截断，却令病人脱去上下衣裳，以大竹杠一条跨定，两人徐徐扛起，足要离地五寸许，两旁更以两人扶定，勿令动摇不稳，却以前量竹篾，贴定竹杠竖起，从尾骶骨贴脊量至篾尽处，以墨点记，此不是穴。却比病人同身寸篾二寸平折，放前点墨上，自中横量两旁各开一寸，方是灸穴。可灸三七壮，及效。

精宫　专主梦遗。十四椎下，各开三寸，灸七壮效。

鬼眼穴　专祛痨虫。令病人举手向上略转后些，则腰上有两陷可见，即腰眼也，以墨点记。于六月癸亥夜亥时灸，勿令人知。四花、膏肓、肺俞，亦能祛虫。

痞根穴　专治痞块。十三椎下各开三寸半，多灸左边。如左右俱有，左右俱灸。又法：用秆心量患人足大指齐，量至足后跟中住，将此秆从尾骨尖量至秆尽处，两旁各开一韭叶许，在左灸右，在右灸左，针三分，灸七壮，神效。又法：于足第二趾歧叉处，灸五七壮，左患灸右，右患灸左，灸后一晚夕，觉腹中响动是验。

肘尖穴　治瘰疬。左患灸右，右患灸左。如初生时，男左女右，灸风池尤妙。又法：用秆心比患人口两角为则，折作两段，于手腕窝中量之，上下左右四处尽头是穴，灸之亦效。

鬼哭穴　治鬼魅狐惑，恍惚振噤。以患人两手大指相并缚定，用艾炷于两甲角及甲后肉四处骑缝着火灸之，则患者哀告我自去为效。

灸疰忤　尸疰、客忤、中恶等证。乳后三寸，男左女右灸之，或两大拇指头。

灸疝痛　偏坠，用秆心一条，量患人口两角为则，折为三段如“厶”字样，以一角安脐中心，两角安脐下两旁，尖尽处是穴。左患灸右，右患灸左，左右俱患，左右俱灸。炷艾如粟米大，灸四十壮，神效。又法：取足大趾、次趾下中节横纹当中，男左女右灸之，兼治诸气心腹痛，外肾吊肿，小腹急痛。

灸翻胃　两乳下一寸，或内踝下三指稍斜向前。

灸肠风诸痔　十四椎下各开一寸，年深者最效。

灸肿满　两大手指缝或足二趾上一寸半。

灸卒死　一切急魇暴绝，灸足两大指内去甲如韭叶。

灸癜风　左右手中指节宛宛中，凡赘疵诸痣皆效。

禁灸穴

哑门风府天柱擎，承光临泣头维平；丝竹攒竹睛明穴，素髎禾髎迎香程。颧髎下关人迎去，天牖天府到周荣；渊液乳中鸠尾下，腹哀臂后寻肩贞；阳池中冲少商穴，鱼际经渠一顺行；地五阳关脊中主，隐白漏谷通阴陵；条口犊鼻上阴市，伏兔髀关申脉迎；委中殷门扶承上，白环心俞同一经。灸而勿针针勿灸，《针经》为此尝叮咛；庸医针灸一齐用，徒施患者炮烙刑。

明堂尺寸法 针灸同

头部竖寸　《经》云，头有头尺寸。前发际至后发际，折作一尺二寸。前后发际不明者，取眉中心上至大椎，共折作一尺八寸取之。

头部横寸　以眼内眦角至外眦角为一寸，并用此法取之。神庭至曲差，曲差至本神，本神至头维，各去一寸半，自神庭至头维共四寸半。

背部直寸　大椎至尾骶，共二十一椎，通长折作三尺。上七椎，每椎一寸四分一厘；中七椎，每椎一寸六分一厘；十四椎与脐平，共二尺一寸一分四厘；下七椎，每椎一寸二分六厘。侠脊第二行，各开四寸取之；侠脊第三行，各开七寸取之。

膺部腹部尺寸　两乳间横折作八寸，并用此法取之。天突至膻中，直折作六寸八分，下行一寸六分为中庭。上取歧骨，下至脐中，共折作九寸取之。脐中至横骨，共折作五寸取之。

手足背部横寸　并用同身寸。以男左女右手中指第二节内度，以秆心比两头横纹尖为一寸取之。

点穴法

凡取穴，或平直安定，或屈伸得之。如环跳则伸一足、屈一足取之。更量病人老少，身体肥瘦歪正，宽狭长短，不可十分拘泥。窦师云：取穴必须取五穴而用一穴，则为端的。坐点则坐灸，立点则立灸，坐立皆宜端正，一动则不得真穴。灸则先阳后阴，先上后下，先少后多，艾炷根下广三分，若不三分，火气不达。惟头面四肢差小耳，小儿则雀屎大可也。壮数，人健病深者可倍，老弱减半。扁鹊灸法，累灸至百壮千壮者，惟《明堂》多云针六分，灸三壮。凡灸头及胸膈鸠尾，不宜多灸，然皆视病之轻重而增损，不可太泥。故《明堂》禁穴，亦许灸一壮至三壮。所以心中风者亦灸心俞，不可执一论也。点艾以火珠火镜为最，次以清麻油纸燃点之，亦好。

调 养 法

凡灸，预却热物，服滋肾药；及灸，选其要穴，不可太多，恐气血难当。灸气海炼脐，不可卧灸。素火盛者，虽单灸气海，亦必灸三里泻火。灸后未发，不宜热药；已发，不宜凉药。常须调护脾胃，俟其自发，不必外用酒葱熨等法。发时或作寒热如疟，亦不可妄服药饵。落靥后，用竹膜纸贴三五日，次用所宜服药，以麻油水粉煎膏贴之。脓多者一日一易，脓少者两日一易，使脓出多而疾除也。务宜撙节饮食，戒生冷、油腻、鱼虾、笋蕨，量食牛肉、小鸡。长肉时方可量用鳅鳝、水鸡、猪肚、老鸭之类，谨避四气七情六欲，持以岁月必复。

炼 脐 法

彭祖固阳固蒂长生延寿丹盱江吴省斋公录赠

夫人之脐也，受生之初，父精母血相受，凝结胞胎混沌，从太极未分之时，一气分得二穴。穴中如产四穴，外通二肾，内长赤白二脉。四穴之中，分为表里，在母腹中，母呼儿呼，母吸儿吸，是一身脐蒂，如花果在枝而通蒂也。一月一周，真气渐足。既产胎衣未脱，脐带且缓断，倘脐门未闭，感风伤寒，即损婴儿真气。遂以艾火薰蒸数次，则真气无患矣。三七脐门自闭，惟觉口深，于是阳盛年长，泊于五味，溺于五音，探于五气，外耗精神，内伤生冷，而真气不得条畅，所以立法蒸脐固蒂，如水灌土培草木，根本自壮茂也。人常依法薰蒸，则荣卫调和，安魂定魄，寒暑不侵，身体可健，其中有神妙也。夫肺为五脏之华盖，声音所从生者，皮毛赖之而滋润，肾水由之而生养。腠理不密，外感内伤乘之，令人咳嗽。外感发散，内伤滋润，又有郁结则当解之。或伤辛燥之药，或未发散，而遂使郁遏之剂，则气不散而滞于肺中，多生粘痰而作喘急咳嗽。或伤房劳饮食，致使吐血，乍寒乍热，耳目昏昏，身体倦怠拘急，胸满烦闷，饮食少思，精神怯弱等疾作矣。医者可急用保真丸、化痰丸等剂疗之。倘用之无效，必须依法薰脐。今将此方药料，开具于后。

麝香　五钱。引诸药入五脏六腑，周彻百节。

丁香　三钱。入肺补血，实脾胃。

青盐　四钱。入肾以实其子，使肺母无泄漏，如乳补下益其气管。

夜明砂　五钱。透肺孔，补气不足，散内伤有余。

乳香、木香　各二钱。

小茴　四钱。治湿沥之症，调达周流，升降其气，不致喘嗽，如欲断水，先寻此源。

没药、虎骨、蛇骨、龙骨、朱砂　各五钱。

雄黄　三钱。消除病根，扶弱助强。

白附子　五钱。循各经络有推前拽后之功。

人参、附子、胡椒　各七钱。补元气，行血化痰为津液。

五灵脂　五钱。保肺气，消有余，补不足。

槐皮　能闭押诸气之性，使无走窜。

艾叶　取其火热，劫病去毒，起死回生。

上为末，另用白面作条，圈于脐上，将前药一料分为三分，内取一分，先填麝香末五分入脐眼内；又将前药一分，入面圈内，按药令紧，中插数孔，外用槐皮一片盖于药上，艾火灸之，无时损易，壮其热气，或自上而下，自下而上，一身热透。患人必倦沉如醉，灸至五六十壮，遍身大汗，上至泥丸宫，下至涌泉穴。如此，则骨髓风寒暑湿，五劳七伤尽皆拔除。苟不汗则病未愈，再于三五日后又灸，灸至汗出为度。学者虽用小心灸至百二十壮，则疾必痊。灸时要慎风寒，戒油腻生冷，保养一月以后，愈加精神健旺。若妇人灸脐，去麝，加韶脑一钱。扁鹊明此二十味浮沉升降，君臣佐使，使其所治劳嗽之疾，无不痊愈，不惟劳疾。凡一年四季各薰一次，元气坚固，百病不生。及久嗽久喘，吐血寒劳，遗精白浊，阳事不举，下元极弱，精神失常，痰膈等疾，妇人赤白带下，久无生育，子宫极冷，凡用此灸，则百病顿除，益气延年。

接　命　丹

养丹田，助两肾，添精补髓，返老还童，却病延年。用大附子一枚，重二两二钱，切作薄片，夏布包定，以甘草、甘遂各二两捶碎，用烧酒二斤共浸半日，文武火煮，酒干为度。取起附子，草、遂不用，加麝香三分，捶千余下，分作二丸，阴干，纳一丸于脐中，七日一换。一丸放黑铅盒内养之。

温脐种子方

五灵脂、白芷、青盐各二钱，麝香一分。为末，另用荞麦粉水和成条，圈于脐上，以前药实于脐中。

寻常只用炒盐。又治霍乱欲死及小便不通。如虚冷甚者，加硫黄，入麝香为引。

用艾灸之，妇人尤宜。但觉脐中温暖即止，过数日再灸，太过则生热也。

温脐兜肚方

专主痞积，遗精白浊，妇人赤白带下，经脉不调，久不受孕者。惟有孕者忌之。白檀香、羚羊角各一两，零陵香、马蹄香即广沉香、香白芷、马兜铃、木鳖子、甘松、升麻、血竭各五钱，丁皮七钱，麝香九分。以上十二味为末。分作三分，每用一分。以蕲艾絮绵装白绫兜肚内。初服者，每三日后一解，至第五日又服，一月后常服之。

针灸服药吉日 紧急不拘

丁卯、庚午、甲戌、丙子、丁丑、壬午、甲申、丙戌、丁亥、辛卯、壬辰、丙申、戊戌、己亥、庚子、辛丑、甲辰、乙巳、丙午、戊申、壬子、癸丑、乙卯、丙辰、己未、壬戌，及成开执日。忌辛未扁鹊死日。

又，春甲乙，夏丙丁，四季戊己，秋庚辛，冬壬癸。男喜破日忌除，女喜除日忌破，男女俱宜开日，俱忌满日，男忌戊，女忌己。又，游祸日不宜服药，正五九月巳日，二六十月卯日，三七十一月午日，四八十二月申日。

针 灸 禁 忌

九宫尻神禁忌

坤踝震腨指牙上，巽属头兮乳口中，面背目干手膊兑，项腰艮膝肋离从，坎肘脚肚轮流数，惟有肩尻在中宫。

其法一岁从坤，二岁从震，周而复始。针灸犯之，重则丧命，轻发痈疽。

九部人神禁忌

一脐二心三到肋，四咽五口六在首，七脊八腰九在足，轮流顺数忌针灸。

其法一岁起脐，二岁到心，周而复始数之。行年犯处，忌用针灸。

十二部人神禁忌

一心二喉三到头，四肩五背六腰求，七腹八项九足十膝，十一阴十二股是一周。

其法亦一岁一位，周而复始数之。

四季人神禁忌

春秋左右胁，冬夏在腰脐，四季人神处，针灸莫施行。

逐月血忌

行针须要明血忌，正丑二寅三之未，四申五卯六酉宫，七辰八戌九居巳，十亥十一月午当，腊子更加逢日闭。

逐月血支

血支针灸仍须忌，正丑二寅三卯位，四辰五巳六午中，七未八申九酉部，十月在戌十一亥，十二月于子上议。

十二支人神所在禁忌

子目丑腰耳寅胸，卯脾鼻辰腰膝中，巳手午心未头手，申头背酉背仍同，戌在头面亥头项，十二支人神忌逢。

逐日人神所在禁忌

一足鼻柱小指中，初一足大趾，十一鼻柱，廿一小指。

二踝发际外踝同，初二外踝，十二发际，廿二外踝。

三腿牙齿并肝足，初三股腿，十三牙齿，廿三在肝与足。

四腰胃脘手阳明，初四腰，十四胃脘，廿四手阳明经。

五口遍身足阳明，初五口，十五遍身，廿五足阳明胃经。

六手在胸又在胸，初六手，十六在胸，廿六又在胸。

七内踝气冲占膝，初七内踝，十七气冲，廿七在膝。

八腕股内占阴中，初八腕，十八股内，廿八在阴。

九尻在足并膝股，初九在尻，十九足，廿九膝股。

十腰内踝足趺中。初十腰背，二十内踝，三十足趺。

凡针灸，必忌人神、尻神、血支、血忌之类。急病一日上忌一时，正午以后乃可灸，早则恐有昏晕。卒病不拘早晚，若值雷雨，亦必宁待。

卷之二

本草引纂《捷径》雷公

医道之传，其来尚矣。历代圣君哲辅，靡不留心；自古仁人孝子，咸知注意。人生两间，身缘四大。风寒暑湿侵蒸，喜怒忧思郁结，苦乐荣悴悉损精神，饥饱逸劳俱伤气血，有生难免，具体皆然，禀受虚实不同，必有恒心乃济。非唯医者贵有恒心，虽病者服药及起居饮食，亦必有恒，乃能康济一身。草木良毒各异，未达其性勿尝。药无不效，用当极灵。试嚼乌梅，遽齿酸而津溢；才吹皂角，立鼻嚏以气通。啖辣芥则泪垂，啮花椒而气闭；阴胶知内疽所在，阴胶，即甑中气垢。点少许于口中，即知脏腑所起。直达至住处，知痛足可医也。硝末救脑痛欲亡。硝石末吹鼻中，头痛立止。囊皱漩多，夜煎草薢；体寒腹大，全赖鸬鹚；龟尿解噤，鼠骨生牙；磁石引针，琥珀拾芥；鸾胶续剑，獭胆分杯；血投藕而不凝，漆得蟹而自散；葱液可以熬桂作水，蟾膏乃能软玉如泥。略举数端证验，以明一切殊功。每用单行，则气纯而愈速，或时兼使，乃味杂而效迟。唯相须佐使配合，则并力以收功；若相反畏恶交参，必争仇而播毒。疾之剧差，休戚所关；方之臧否，安危是系。必合精详有据，岂宜灭裂无稽？对证求方，须裒众善之长；随宜用药，庶获万全之效。

本草总括

《本草经》肇炎皇，医之祖也。伊尹用《本经》为《汤液》，仲景广《汤液》为方法，后之陶、唐、李、陈，本草虽多，不能及也。日久黑白未免无混，得《经》意者惟东垣、丹溪，会《经》要者惟古庵、节斋。是以总法象于前，分五品于后，其先辈歌括多有修改之者，非好劳也，不敢少违经旨耳。《指南》云：不读本草，焉知药性？专泥药性，决不识病；假饶识病，未必得法。能穷《素问》，病受何气，便知用药，当择何味。

天有阴阳彰六气，

风寒暑湿燥火，三阴三阳上奉之。

温凉寒热四时行；

春夏温热者，天之阳也；秋冬凉寒者，天之阴也。阳则升，阴则降。

地有阴阳化五味，

金木水火土，生长化收藏下应之。

酸苦辛甘咸淡成。

辛甘淡者，地之阳也；酸苦咸者，地之阴也。阳则浮，阴则沉。酸生于东方，木应春气，温入肝；苦生于南方，火应夏气，热入心；甘生于中央，土应四季，气兼温凉寒热，味兼辛咸酸苦，其本气平，其本味甘，入脾胃；辛生于西方，金应秋气，燥入肺；咸生于北方，水应冬气，寒入肾；淡为五味之本，故本草不言淡。然有生必有化，木味化甘，火味化辛，土味化咸，金味化酸，水味化苦，其应脏腑则相同也。《经》曰：天食人以五气，地食人以五味。五气入鼻，藏于心肺，五味入口，藏于肠胃。

辛散酸收淡渗泄，咸软苦泻甘缓平；

药本五味，入五脏而为补泻。辛散，谓散其表里怫郁也；酸收，谓收其耗散之气也；淡渗，谓渗其内湿利小便也；咸软，谓软其大便燥结之大热也；苦泻，谓泻其上升之火也；甘缓，谓缓其大热大寒也。

酸苦涌泄阴为味，辛甘发散气阳轻。

又，咸味涌泄为阴，淡味渗泄为阳。有一药两味者，或三味者，或一气者、或两气者，轻清重浊之分，气味厚薄之异。

轻清成象亲乎上，

味薄，茶之类。清阳出上窍，本乎天者亲上也。

亲下重浊阴成形。

味厚，大黄之类。浊阴出下窍，本乎地者亲下也。阳化气，阴成形，万物皆然。

清之清者发腠理，阳中阳味厚之至；

附子气厚，阳中阳也，故发热。

清之浊者实四肢，阳中之阴薄气使。

茯苓淡，为在天之阳也。阳当上行，何为利水而泄下？《经》云：气之薄者，乃阳中之阴，所以茯苓利水而下行。然而泄下，亦不离乎阳之体，故入手太阳。

浊之浊者走五脏，阴中之阴乃厚味；

大黄味厚，阴中阴也，故泄下。

浊之清者归六腑，阴中之阳薄味尔。

麻黄苦，为在地之阴也。阴当下行，何为发汗而升上？《经》云：味之薄者，乃阴中之阳，所以麻黄发汗而上升。然而升上，亦不利乎阴之体，故入手太阴。

六淫外感如何治？风以辛凉热咸寒，

火淫同热。

湿苦热兮寒甘热，苦温燥胜佐辛酸。

风制法肝春木，酸生之道也。失常则病，风淫于内，治以辛凉，佐以甘辛，以甘缓之，以辛散之。热制法心夏火，苦长之道也。失常则病，热淫于内，治以咸寒，佐以甘苦，以酸收之，以苦发之。湿制法脾土甘，中方化成之道也。失常则病，湿淫于内，治以苦热，佐以咸热，以苦燥之，以淡泄之。燥制法肺秋金，辛收之道也。失常则病，燥淫于内，治以苦温，佐以甘辛，以辛润之，以苦下之。寒制法肾冬水，咸藏之道也。失常则病，寒淫于内，治以甘热，佐以苦辛，以辛散之，以苦坚之。盖五味酸苦甘辛咸，为五脏之本也。四时五行化生，各顺其道，违则病生。古圣设法以制变，如风淫于内，乃肝木失常，火随而炽，治以辛凉，是为辛金克其木，凉水沃其火。余皆仿此。但《内经》即曰风淫于内，又曰风淫所胜。盖自在泉而言，则曰淫于内；自司天而言，则曰所胜。六淫皆然，其治则一也。或客胜主，则泻客补主；或主胜客，则泻主补客。随其缓急以治之。

内伤苦欲分虚实，

肝苦急，急食甘以缓之，甘草；肝欲散，急食辛以散之，川芎；以辛补之，细辛；以酸泻之，白芍。心苦缓，急食酸以收之，五味子；心欲软，急食咸以软之，芒硝；以咸补之，泽泻；以甘泻之，参、芪、甘草。脾苦湿，急食苦以燥之，白术；脾欲缓，急食甘以缓之，甘草；以甘补之，人参；以苦泻之，黄连。肺苦气上逆，急食苦以泻之，黄芩；肺欲收，急食酸以收之，白芍；以酸补之，五味子；以辛泻之，桑白皮。肾苦燥，急食辛以润之，知母、黄柏。注云：开腠理，致津液，通气也。肾欲坚，急食苦以坚之，知母；以苦补之，黄柏；以咸泻之，泽泻。五脏虚实补泻，肝虚以陈皮、生姜之类补之。《经》曰：虚则补其母。水能生木，肾乃肝之母；肾，水也。若补其肾，熟地黄是也。如无他证，惟不足，肾气丸主之。实则白芍泻之，如无他证，泻青丸主之。实则泻其子，心乃肝之子，以甘草泻心汤。虚以炒盐补之，虚则补其母，木能生火，肝乃心之母。肝，木也；心，火也。以生姜补之，如无他证，朱砂安神丸是也。实则甘草泻之，如无他证，重则单黄连汤，轻则导赤散。脾虚以甘草、大枣之类补之，实则以枳实泻之，如无他证，虚则以益黄散，实则泻黄散。心乃脾之母，以炒盐补心。肺乃脾之子，以桑白皮泻肺。肺虚以五味子补之，实则桑白皮泻之，如无他证，实则用泻白散，虚则用阿胶散。虚则以甘草补脾土，补其母也；实则以泽泻泻肾水，泻其子也。肾虚以熟地、黄柏补之，泻以泽泻之咸。肾有补无泻，肾气丸主之。肺乃肾之母，金生水故也，以五味子补肺而已。

升降浮沉法一般。

肝主春，于时自子至卯，为阴中之阳，风药应之，如防风、羌活、升麻、葛根之类。自地而升天，味之薄者是也。味辛补酸泻气，温补凉泻。心主夏，于时自卯至午，为阳中之阳，热药应之，如附子、乌头、姜、桂、红豆之类。正秉火之气味，火之厚浮散下，气之厚者是也。味咸补甘泻气，热补寒泻。肺主秋，于时自午至酉，为阳中之阴，燥药应之，如茯苓、猪苓、泽泻、木通之类。自天收而降地，气之薄者是也。味酸补辛泻气，凉补温泻。冬主肾，于时自酉至子，为阴中之阴，寒药应之，如大黄、芩、连、黄柏、防己之类。正秉水之气味，水之厚化浮沉，味之厚者是也。味苦补咸泄气，寒补热泻。脾主长夏生化，味甘补苦泻气，寒热温凉，各从其宜，详后分类注。《经》曰：补泻在味，随时换气。凡言补，补以辛甘温热之剂，皆助春夏之升浮，在人身乃肝心也；凡言泻，泻以酸苦寒凉及淡渗之剂，皆助秋冬之降沉，在人身乃肺肾也。从时，春温宜凉，夏热宜寒，秋凉宜温，冬寒宜热；昼则从升，夜则从降；晴则从热，阴则从寒。然病与时逆，夏反用热，冬反用寒，如发表不远热，攻里不远寒，以其不住于中也。又如伤冷，虽夏月可用辛热；伤酒及素有热，虽寒月可用苦寒，然皆暂用也。以人病言之，病在上则宜升，病在下则宜降，病在外则宜浮，病在内则宜沉，病寒则治以热，病热则治以寒，变化至不一也。故升降浮沉则顺之，所谓无伤岁气，勿伐天和也；寒热温凉则逆之，所谓调其气，使之平也，岂可执一而论哉！

身腰下病梢能降，身半上病根宜飧；

凡药根在土中者，中半已上气脉上行，以生苗者为根。中半已下气脉下行，以入土者为梢。病在中焦用身，上焦用根，下焦用梢。《经》云：根升梢降。

横行手膊惟辛散，

五味酸止而收敛，咸止而软坚，苦直行而泄，黄柏、大黄之类是也；辛横行而散，桂枝之类是也；甘上行而发，甘草之类是也。

分经报使又何难？

诗曰：小肠膀胱属太阳，藁本羌活是本乡；三焦胆与肝胞络，少阳厥阴柴胡强。大肠阳明并足胃，葛根白芷升麻当；太阴肺脉中焦起，白芷升麻葱白乡。脾经少与肺部异，升麻兼之白芷详；少阴心经独活主，肾经独活加桂良。通经用此药为使，岂能有病到膏肓？然此皆外感杂证引药，若内伤虚损，须于前五脏虚实补泻药内求之。

君臣和合无反畏，

上品药一百二十种为君，主养命以应天，无毒，多服久服轻身延年；中品药一百二十种为臣，主养性以应人，无毒或有毒，遏病补虚，斟酌其宜；下品药一百二十种为佐使，主治病以应地，多毒，除寒热，破积聚，不可久服。《神农本经》三百六十五种，法周天三百六十五度，后陶隐居又加三百六十五种，合七百二十种，此以无毒有毒论君臣也。若制方之法，主治病邪者为君，辅君分治者为臣，应臣向导者为佐使。假如治风以防风为君，治上热以黄芩为君，中热以黄连为君，治湿以防己为君，治寒以附子为君。兼见何症，以症佐分治。或体薄不敢纯用苦寒，则以辛热为向导而监制之。大概养命养性之药，一君二臣三佐使。治病之药，一君二臣九佐使。务要君臣配合，如父子兄弟和气，主疗同而气味似旧方，小反小畏亦不甚拘，若大反大畏竟有同剂者，必追虫去积，仍有监制，乃不杀人，非初学可及也。用药凡例：凡解利伤风，以防风为君，甘草、白术为佐，风宜辛散也。凡解利伤寒，以甘草为君，防风、白术为佐，寒宜甘发也。凡眼暴发赤肿，以防风、黄芩泻火为君，黄连、归尾和血为佐，兼以各经药用之；凡眼久病昏暗，以熟地、当归为君，防风、羌活为臣，甘草、菊花之类为佐。凡痢疾腹痛，以芍药、甘草为君，当归、白术为佐。见血先后，以三焦热论，凡水泻以茯苓、白术为君，芍药、甘草为佐。凡诸风，以防风为君，随治病为佐。凡嗽以五味子为君，有痰者半夏为佐，有喘者阿胶为佐，有热无热者黄芩为佐，但分两多少不同耳。凡小便不利，以黄柏、知母为君，茯苓、泽泻为佐。凡下焦有湿，以草龙胆、防己为君，甘草、黄柏为佐。凡痔漏，以苍术、防风为君，甘草、芍药为佐。凡诸疮，以黄连、当归为君，甘草、黄芩为佐。凡疟疾，以柴胡为君，随所发时属经分用引经药佐之。相反药只十八味，逐一从头说与君：人参、芍药与沙参，细辛、玄参及紫参，苦参、丹参并前药，一见藜芦便杀人；白及、白敛并半夏，瓜蒌、贝母五般真，莫见乌头与乌喙，逢之一反疾如神；大戟、芫花并海藻，甘遂以上反甘草。若还吐蛊与翻肠，寻常用之都不好；蜜蜡莫与葱相睹，石决明休见云母；藜芦莫使酒来侵，人若犯之都是苦。又，硫黄原是火之精，朴硝一见便相争；水银莫与砒相见，狼毒最怕密陀僧。巴豆性烈最为上，偏与牵牛不顺情；丁香莫与郁金见，牙硝难合京三棱。川乌、草乌不顺犀，人参又忌五灵脂；官桂善能调冷气，若逢石脂便相欺。大凡修合看顺逆，炮爁炙煿莫相同。

七方十剂有机关；

七方：大方君一臣二佐九，凡病有兼症者用之；或病在肝肾之下而远者，分两多而频服之，亦大方也。小方君一臣二，病无兼症者用之；或病在心肺之上而近者，分两少而频服之，亦小方也。缓方有五：有甘以缓之之缓方，如糖、蜜、大枣、甘草，取其甜能恋膈也；有丸以缓之之缓方，气行迟也；有无毒治本之缓方，功自缓也；有品忤群众之缓方，或表里药同剂，或升降药同剂，更相拘制，各逞其能，而不得肆其毒也；有补上治上之缓方，心肺病不厌频而少是也。急方有五：有急病急攻之急方，如中风牙关紧急，用续命是也；有药性急烈之急方，如溲便闭塞，借用备急丸是也；有汤散荡涤之急方，下因易散故也；有药性有毒治标之急方，汗吐下剂是也；有补下治下之急方，肝肾之病，不厌频而多是也。奇方有二：有单方之奇方，用一物是也；有数合阳数之奇方，一三五七九，皆阳数也，故奇方宜下不宜汗。凡入阳之分亦谓之奇。偶方有二：有古之复方之偶方，二四六八十，皆阴数也，故偶方宜汗不宜下。凡入阴之分亦谓之偶。复方有二：有二方三方之复方，如调胃承气汤加连翘、黄芩、山栀、薄荷为凉膈散。如防风、荆芥、石膏、滑石、桔梗、川芎、麻黄、当归、芍药、白术为防风通圣散；有分两均齐之复方，胃风汤是也。十剂：宣剂可以去壅，姜、橘之属，郁而不散者用之；通剂可以去滞，通草、防己之属，留而不行者用之；补剂可以去弱，人参、羊肉之属，气弱血弱者用之；泄剂可以去闭，葶苈、大黄之属，闭而有余者用之；轻剂可以去实，麻黄、葛根之属，气实腠理闭密者用之；重剂可以去怯，磁石、铁粉之属，气浮神志不定者用之；滑剂可以去著，冬葵、榆皮之属，气著经涩二便涩者用之；涩剂可以去脱，牡蛎、龙骨之属，气脱、遗溺、遗粪、遗精、亡血者用之；燥剂可以去湿，桑白皮、赤小豆之属，分上中下表里用之；湿剂可以去枯，紫石英、白石英之属，气枯血枯者用之；又寒剂可以去热，硝、黄之属，热剂可以去寒，桂、附之属是也。

汤散丸丹斟等分，

药有宜膏煎者，宜水者，酒渍者，宜丸宜散者，亦有一物兼宜者。但古人以口咬细，令如麻豆大，为粗末煎之，使药水清汁饮于腹中，循行经络，易升易散；今人以刃锉如麻豆大，亦㕮咀法也。若一概为细末，不分清浊矣。如治至高之病加酒煎，去湿加姜煎，补元气加枣煎，发散风寒加葱煎，去膈上病加蜜煎。散者，细末也，不循经络，止去膈上病及脏腑之病。气味厚者，白汤调服；气味薄者，水煎和渣服。丸者，治下部之疾，其丸极大而光且圆，治中焦者次之，治上焦者极小。稠糊面丸者，取其迟化，直至下焦；或酒或醋丸者，取其收散之意也。犯半夏、南星或去湿者，以生姜汁煮糊为丸，制其毒也。稀糊丸者，取其易化也。水浸炊饼为丸及滴水为丸者，皆取其易化也。炼蜜为丸者，取其迟化而气循经络也。蜡丸者，取其难化而旋旋取效也。大抵汤者，荡也，去久病者用之；散者，散也，去急病者用之；丸者，缓也，不能速去其病，从缓而治；丹即丸之大者，凡药宜预修合，若临病旋制，药多不备，其能效乎？凡言等分，分两均等无异。养性补虚缓方皆然。若治病急方，必分君臣，大概君药用十分，臣药用七八分，佐药用五六分，使药用三四分，外有加减，数同佐使。病最重者，虽君臣分两悬绝无疑。譬之烟火硝黄，转移迥殊，可不小心斟酌之乎！

真伪新陈仔细看。

药多有假者，误服反致害人，必询问经历久而后能辨认。药宜陈者，惟麻黄、荆芥、香薷、陈皮、半夏、枳实、枳壳、吴萸、狼毒。其余味薄之药，俱用近新有力，若陈腐经霉者，皆不可用。

炮炙制度毋逞巧，

诗曰：芫花本利水，无醋不能通；绿豆本解毒，带壳不见功。草果消膨效，连壳反胀胸；黑丑生利水，远志苗毒逢。蒲黄生通血，熟补血运通；地榆医血药，连梢不住红。陈皮专理气，连白补胃中；附子救阴药，生用走皮风。草乌解风痹，生用使人蒙；人言烧过用，诸石火煅红。入醋能为末，制度必须工；川芎炒去油，生用气痹痛。凡药入肺蜜制，入脾姜制，入肾用盐，入肝用醋，入心用童便。凡药用火炮汤泡煨炒者，制其毒也；醋浸姜制酥炙者，行经活血也。且如知母、桑白皮、天麦门冬、生熟地黄、何首乌忌铁器，用竹刀铜刀切之，犯铁必患三消；远志、巴戟、门冬、莲子、乌药之类，如不去心，令人烦躁。猪苓、茯苓、厚朴、桑白皮之类，如不去皮，耗人元气；柏子、火麻、益智、草果之类，如不去皮，令人心痞。当归、地黄、苁蓉酒洗去土，生精活血，无令满闷；桃仁、杏仁，双仁有毒伤人，用去皮尖，不生疔疖；苍术、半夏、陈皮用汤泡洗，去其燥性；麻黄泡去头汁，庶不烦心；人参、桔梗、常山去苗芦，庶不呕。当知水飞、火煅、醋淬、酒浸、另研等项，必遵古法，毋逞新奇。

熟升生降古方刊；

凡病在头面及手梢皮肤者，须用酒炒，欲其上腾也；病在咽下脐上，须用酒浸洗；病在下者，生用。欲升降兼行者，半生半熟。如大黄、知、柏，必用酒制者，恐寒伤胃也。要知体厚者生用，体薄者炒用。然炒制必出火毒，收贮用之，随炒随用，以火助火。

及时煎服知禁避，

大概煎煮多用砂罐洗净，择人煎之。如补汤慢火煎熬，汗下及治寒湿药，紧火煎服。如剂大水少，则药味不出；剂小水多，则煎耗太过无力。煎以湿纸封罐口，熟则用纸滤过，或纱绢亦好，去渣取清汁服之，则行经络而去疾。若浓浊，则药力不行，反滞为害。《活人》云：补汤须用熟，利药不嫌生。补药用水二盏煎至八分，或三盏煎至一盏。利药一盏半煎至一盏，或一盏煎至八分。又主病药宜先煎，如发汗则以麻黄为主，须先煎麻黄一二沸，然后入余药同煎。余仿此。止汗先煎桂枝，和解先煎柴胡，下药先煎枳实，吐药先煎山栀，温药先煎干姜，行血先煎桃仁，利水先煎猪苓，止泻先煎白术，消渴先煎天花粉，止痛先煎芍药，发黄先煎茵陈，发斑先煎青黛，发狂先煎石膏，呕吐先煎半夏，劳力感寒先煎黄芪，感冒伤寒先煎羌活，暑证先煎香薷，风病先煎防风，腹如雷鸣先煎煨生姜，湿证先煎苍术。凡服药病在上者，食后徐徐服；病在中者，食远服；病在下者，宜空心顿服之，以达下也。病在四肢血脉者，宜饥食而在昼；病在骨髓者，宜饱食而在夜。若呕吐难纳药者，必徐徐一匙而进，不可太急也。又少服则滋荣于上，多服则峻补于下。凡服药后须三时久，方可食饭，亦不可即眠，令药气行也。五禁：咸走血，血病毋多食咸；苦走骨，骨病毋多食苦；辛走气，气病毋多食辛；酸走筋，筋病毋多食酸；甘走肉，肉病毋多食甘。服药禁忌：有术，勿食桃、李及雀肉、胡荽、大蒜、青鱼鲊等物；有藜芦，勿食狸肉；有巴豆，勿食芦笋羹及野猪肉；有黄连、桔梗，勿食猪肉；有地黄，勿食芜荑；有半夏、菖蒲，勿食饴糖及羊肉；有细辛，勿食生菜；有甘草，勿食菘菜及海藻；有牡丹，勿食生胡荽；有商陆，勿食犬肉；有常山，勿食生葱、生菜；有空青、朱砂，勿食生血物；有茯苓，勿食醋物；有鳖甲，勿食苋菜；有天门冬，勿食鲤鱼。服药不可多食生胡荽及蒜杂生菜，又不可食诸滑物果实等，又不可多食肥猪犬肉、油腻肥羹、鱼鲙腥臊等物。服药通忌见死尸及产妇淹秽事。妊娠禁服：蚖斑水蛭及虻虫，乌头附子配天雄；野葛水银并巴豆，牛膝薏苡与蜈蚣。三棱芫花代赭麝，大戟蛇蜕黄雌雄；牙硝芒硝牡丹桂，槐花牵牛皂角同。半夏南星与通草，瞿麦干姜桃仁通；硇砂干漆蟹爪甲，地胆茅根都不中。

用当一匕是仙方。

随证用药心法。外感四气头痛，须用川芎，如不愈，加各引经药：太阳川芎，阳明白芷，少阳柴胡，太阴苍术，少阴细辛，厥阴吴萸。巅顶痛须用藁本，去川芎。肢节痛须用羌活，去风湿亦用。腹痛须用芍药，恶寒而痛加桂，恶热而痛加黄柏。小腹痛须用青皮。胁痛、往来潮热，日晡潮热须用柴胡。胃脘痛须用草豆蔻。腹胀须用厚朴、白芍。腹中窄狭须用苍术。肌热及去痰须用黄芩。胸中烦热须用山栀。腹中实热大便闭须用大黄、芒硝。小便黄须用黄柏，数涩者加泽泻。上焦热须用黄芩泻肺火，中焦湿热及痛须用黄连泻心火，下焦湿肿及痛须用酒洗防己、草龙胆、黄柏、知母泻膀胱火。口渴须用葛根、茯苓，禁半夏。内伤脾胃肌热及虚汗，须用黄芪。脾胃受湿沉困无力、嗜睡及去痰，须用白术。宿食不消及心下痞，须用黄连、枳实。饮水多致伤脾胃，须用白术、茯苓、猪苓。水泄，须用白术、茯苓、芍药。内伤气分补气，须用人参。气虚惊悸恍惚，须用茯神。破滞气，须用枳壳利肺，多服损胸中至高之气。气刺痛，须用枳壳，看在何部分，引经药导之。去滞气，须用青皮泻肝，多服损真气。治气之标，须用木香行中下焦气，香附快滞气，陈皮泄逆气，紫苏散表气，厚朴泄卫气，槟榔泄至高之气，藿香上行胃气，沉香升降真气，脑麝散真气，慎用。治气之本，气郁上升须用川芎、香附、山栀、芩、连；阴火冲上须用知母、黄柏，佐以木香。盖气郁上升，皆属火也。内伤血分，补血不足，须用炙甘草，或益母草、夏枯草、龟板、牛膝、枸杞子；血寒，须用姜、桂；血热，须用生地、苦参；和血，须用当归，如血刺痛，分上下根梢用之。破滞血，须用桃仁、红花、血竭、牡丹皮；血崩，须用蒲黄、阿胶、地榆、百草霜、棕榈炭；血痛，须用乳、没、五灵脂。内伤痰嗽，须用五味子，喘者用阿胶；去痰须用半夏，热痰加黄芩，风痰加南星；胸中寒痰痞，用陈皮、白术；疮痛不可忍，须用黄柏、黄芩，详上下根梢及引经药。眼痛不可忍，须用黄连、当归，以酒浸洗。凡纯寒纯热药中，须用甘草以缓其力，寒热相杂者用之以和其性。如阴茎中痛，须用生甘草梢。此其大略，触类通于各门可也。

本草分类

依古庵而增以通用，各药制法见圈外。其程氏《释药》，出《大观》注，《尔雅》、《博物志》，多从之。

治风门

即《汤液》风升生也。古庵云：风属阳，善行数变，自外而入，以郁正气，故治风多行气开表药。又风入久变热，热能生痰，宜用祛风化痰药。又热极生风，风能燥液，宜用清热润燥药。

防风

防风气温味甘辛，通疗诸风痛满身，

头目胁痛并胸满，除湿止汗住崩津。

凡药必先识其立名之义，而后审其治疗。防风者，预防风疾也。无毒。浮而升，阳也，治脾胃二经及太阳经。乃卒伍卑贱之职，随所引而至者也。主诸风邪在表，恶风，周身节痛，四肢拘挛，一切风邪头眩目盲流泪，胁痛诸疮，泻上焦风邪之仙药也。又疏泄肺窍，解胸膈烦满，通五脏关脉，药中润剂。误服泻人上焦元气。兼理劳损盗汗，女人崩带。除经络间留湿，风能胜湿故也，诸风药皆然。坚润者佳，去芦及叉头叉尾者。恶干姜、藜芦、白蔹、芫花，畏萆薢。杀附子毒。得泽泻、藁本治风，得当归、芍药、阳起石，治妇人子脏风。

独　活

独活甘辛平苦温，诸风痹痛无久新，
头项齿颊皆能疗，金疮痂痓及奔豚。

一茎直上，得风不摇。无毒。沉而升，阴中阳也，足少阴行经药。主诸风掉眩，百节痛挛，肌皮苦痒，风寒湿痹，两足不能动。《汤液》云：独活气细而低，治足少阴伏风，而不治太阳，故足痹尤验。一切风邪，不论久新，头眩目晕，齿痛颊肿，颈项难伸，金疮奔豚，痫痓，女子疝瘕。蠡实为使，得细辛治少阴头痛。

羌　活

羌活苦温散表风，利节痛排巨阳痈，
更除新旧风寒湿，手足太阳表里通。

活，生也，出羌胡。无毒。浮而升，阳也。散肌表八方风邪，利周身百节疼痛，排巨阳肉腐痈疽，散时疫新旧风湿，乃手足太阳、足厥阴少阴表里引经之药，拨乱反正之主也。兼治赤眼及贼风失音，多痒血癞，手足不遂，口眼㖞斜，及妇人产后中风、腹痛、子肠脱出。余与独活同。《本经》原不分羌、独二活，后人始分，紫色节密者为羌活，黄色作块者为独活，羌活气雄，独活气细。去皮及腐朽者，得川芎治足太阳头疼。

荆　芥

荆芥辛温疗诸疮，暴伤寒证发汗良，
除痹破气专凉血，血风血晕是仙方。

俗名荆芥，本名假苏，气味似紫苏也。无毒。浮而升，阳也。主诸疮癞疮，风疹瘰疬，暴伤寒，头疼目眩，手足拘急，气壅寒热等症，发汗即散。惟有渴者不宜。除湿痹脚气，筋骨烦疼，破结气，下瘀血，通血脉，凉血止血，妇人血风要药。产后血晕，为末，童便调热服。产后中风身强，酒调服神效。又为末和醋，封风毒疔肿。取花实成穗者，日干用。

薄荷

薄荷辛凉最发汗，清头目解皮风绊，

止惊风热劫劳蒸，消食下气除霍乱。

至轻清而薄，荷乃花叶总名。无毒。浮而升，阳也，入手太阴厥阴经。主贼风伤寒发汗，通利关节，清利头目咽喉，一切在上及皮肤风热。又治小儿风涎，惊风壮热，大人骨蒸劳热，消宿食，下气壅，心腹胀满霍乱。兼能破血止痢，除瘰痓，疗阴阳毒，能引诸药入荣卫。大病后勿食，令人出虚汗不止。去梗。

升麻

升麻甘苦气寒平，解毒除瘟治腹疼，

伤寒初证并衄血，疮肿咽牙热自清。

能升阳气，其叶如麻。无毒。浮而升，阳也。主解百毒，辟瘟疫瘴气蛊毒，中恶腹痛，伤寒时气头疼寒热初证，及瘀血入里吐衄，肺痿肺痈咳唾脓血，小儿风痫痘疮斑疹，一切风痈肿毒，咽痛口疮牙疼，疮家之圣药也。但阳气下陷者宜用，下虚气不足者禁用。细削如鸡骨，色青绿者佳。发散生用，补中酒炒，止咳汗者蜜炒。得葱白、白芷、石膏之类，本治手足阳明风邪；得参、术、芍药之类，兼治手足太阴肌肉间热。

细辛

细辛温辣治伤寒，下气消痰通节关，

头面诸风不可缺，调经治痫又益肝。

形细味辛。小毒。浮而升，阳中阴也，足少阴本药，手少阴引经。东垣云：止少阴合病之首痛，杀三阳数变之风邪，最能温肾，散水寒内冷，故仲景用治邪在里之表也。主咳逆上气，破痰止嗽，开胸中滞，利九窍，通百节。治头痛眼风泪下，鼻痛齿痛口臭喉痹，一切头面风痛，不可缺也。又治风痫疾，风湿痹蜷挛，消死肌疮肉，及妇人乳结汗不出，经血不行，益肝胆气。如单服半钱，则气塞不通而死。水洗去土及芦叶头节。独活为使，恶狼毒、山茱萸、黄芪，畏硝石、滑石，反藜芦，忌生菜。得当归、芍药、川芎、白芷、牡丹皮、藁本、甘草，共疗妇人。得决明、鲤鱼胆，青羊肝，共疗目痛。

白　芷

白芷辛温疗风邪，主头面疾佐疮家，
妇人崩带通经用，血滞心腹痛又嘉。

《离骚》谓之药，言以芳洁自约而为止极。无毒。升也，阳也，手阳明本药，足阳明手太阴解利风寒剂也。主头面皮肤瘙痒，痹痛风邪，头风眩痛，目痒泪出。作面脂去皯瘢。与辛夷、细辛同用，治鼻塞。诸疮用以为佐，最能排脓长肌止痛。妇人血崩、赤白带下、经闭阴肿，瘀血心腹刺痛，胁痛呕吐，乃去旧生新之剂也。当归为使，恶旋覆花。治带白芷丸：治肠有脓、带下腥秽不已。白芷一两，红葵根二两，枯矾、白芍各五钱。为末，蜡丸梧子大。每十丸，空心米饮下，俟脓尽，乃以他药补之。

麻　黄

麻黄甘苦性微温，主中风邪治不仁，
伤寒表证及嗽喘，理瘴解疟消斑痕。

丛生如麻，色黄也。无毒。浮而升，阳也，手太阴之药，入足太阳、手少阴阳明经，泻卫实，去荣中寒之药也。主中风表证及风毒痿痹不仁，伤寒初证头疼寒热、咳嗽喘逆上气，理岚瘴及瘟疟，消赤黑斑毒风疹，皆发汗而散也。丹溪尝以人参佐用，表实无汗者一服即效。多则令人虚，或衄血亡阳，惟伤风有汗及阴虚伤食者禁用。诸风药大同。兼破坚瘕积聚、黄疸，及小儿痘疮倒靥。发汗用身去节，水煮三沸去沫。止汗用根。厚朴为使，恶辛夷、石韦。

藁　本

藁本辛温治鼾风，顶面皮肤一样功，

专辟雾露兼通血，疝瘕腹痛阴肿同。

根上苗下似枯藁。无毒。升也，阳也，太阳本经药。主风邪亸曳疼痛，痫风、金疮，大寒犯脑巅顶痛，或引齿痛。一切头面皮肤风疾，及酒渣粉刺，中雾露清邪，必用之。既治风，又治湿也，兼通妇人血脉、疝瘕腹急痛，阴中寒肿。长肌悦颜，可作面脂。去芦，出宕州者佳。恶茼茹，畏青葙子。

紫苏

紫苏辛温能解表，下气宽胸痰自少，

开胃通肠除蟹毒，子定喘咳须微炒。

紫，色；苏，苴也，形气土苴也。无毒。紫色者佳。能出汗，发散风寒在表，下气下食，开胃宽胸膈，通大小肠最捷。遇蟹毒，煮汁饮之。茎去节，治风寒湿痹，及筋骨疼痛脚气。子略炒捣碎，主肺气喘急痰嗽，呕吐翻胃五膈，破癥，利大小便。丹溪云：苏性轻浮而气味辛温，本草言下气者，散气也，子尤甚。脾胃气虚常泄者禁用。

秦艽

秦艽辛苦气温平，风痹肢节口牙疼，

时行寒热并劳热，治疸消浮令便清。

生秦地而形相交也。可升可降，阴中微阳，手阳明药。主风寒湿痹，肢节疼痛，通身挛急，善能养血荣筋，故肠风下血亦用之。一切头风口疮下牙痛，无问久新，时行邪气传尸骨蒸，小儿疳热，疗五种黄疸，消水肿，利小便。罗纹者佳，水洗去土，菖蒲为使。

威灵仙

威灵仙苦温无毒，能治诸风痛痒肤，

腰疼脚肿不履地，腹冷胃痰痃癖除。

昔人患痿不瘥，忽遇此药，数日能行，因神而名之。可升可降，阳也。治中风口眼㖞斜，诸风湿冷，万节痛风上下，腰膝脚冷痛不能履地。去大肠风及皮肤风痒，白癜毒疮折伤，通十二经脉，乃治痛要药也。去腹内冷滞，心膈痰水，久积瘕癥，痃癖气块，膀胱宿脓恶水，宣通五脏而不大泄，朝服暮效。但多服疏人真气，虚者禁用。酒洗，忌茗及面。单方：骨鲠喉咙，为末，酒调服。

苍耳子

苍耳子温味甘苦，周痹拘挛入骨髓，
瘰疬疥癣肤痒顽，头鼻目齿风皆愈。

色苍，实如鼠耳。《诗》谓卷耳，俗名羊带归。小毒。主风湿周痹，四肢拘挛，毒在骨髓，瘰疬疥癣，瘙痒疔疮，五痔肿痛，恶肉死肌，及时疫风寒，头痛鼻涕不止。凉肝明目，治齿痛且动，久服益气，耳目聪明，强志填髓，暖腰脚。入药去刺略炒，常服用黄精汁蒸三时，忌猪肉。叶微寒，治同。蛇毒，擂酒内服外敷。

天麻

天麻辛平治麻痹，利膝舒筋仍益气，
治儿惊痫通女血，除疝消痈关窍利。

味大辛而麻辣。无毒。降也，阳也。主诸风湿疾，头目昏眩，四肢麻痹拘挛，利腰膝，强筋力，久服益气。小儿风痫惊悸发搐，女人用之通血脉，兼治寒疝热毒痈肿。主诸疮恶气，鬼疰蛊毒，有自内达外之理。苗名赤箭，似箭干而色赤，治性亦同，有自表入里之功，但与御风草相似，误服令人有结肠之患。坚实者佳，凡使多用，更以他药佐之乃效。

蔓荆子

蔓荆子味苦甘辛，主筋骨痹热寒攻，
明目坚齿脑鸣痛，长须利窍杀白虫。

出秦地，六月开花，九月结实，故名蔓。无毒。阳中阴也，太阳经药。主筋骨寒热，湿痹拘挛，除目睛内痛，赤肿泪出，齿痛头痛，头昏脑鸣，凉诸经血故也。兼能长须发，利关节，通窍，杀白虫。胃虚者禁用。酒蒸一时，晒干捣碎，恶乌头、石膏。

牡　荆　实

牡荆实苦温通胃，除骨寒热下逆气，

烧沥清心开热痰，出音止眩儿痫悸。

不蔓生，故曰牡，即筶杖黄荆也。无毒。主通利胃气，除骨间寒热，止咳逆下气。茎烧沥饮之，去心烦热，漾漾欲吐，清头旋目眩，卒失音，小儿心热惊痫，兼解暑气，止消渴，除痰唾，气实痰盛人宜服之。丹溪云：虚痰用竹沥，实痰用荆沥，二味开经络，行气血，俱用姜汁助送。叶擂酒敷乳肿。八月采子阴干，青色者佳。防风为使，恶石膏。

牛　蒡　子

牛蒡子辛疏风拥，头面目齿咽喉肿，

皮肤疮疡筋骨挛，补中止渴消痰壅。

牛好食其根，一名恶实，俗名鼠粘子。无毒。疗诸风遍身毒肿，头面目赤肿，齿牙疼痛，咽膈不利，除皮肤疮疹，利腰膝筋骨拘挛，通十二经。吞一粒，可出痈疽头，兼能补中止消渴，宽胸痰，解痘毒。微炒捣碎用。根茎蒸熟，疗伤寒寒热汗出，中风面肿，热中，逐水。叶入盐少许，封疔肿，敷金疮，夏月浴皮肤习习如虫行风。

已上行气开表药。

南　　星

南星苦辛利风痰，破伤惊搐紧牙函，

麻痹疮肿寒咳嗽，消瘀破积蛇虫含。

生南方，形圆色白如星。有毒。可升可降，阴中阳也。利中风痰壅胸膈，不省人事，及破伤风，小儿惊搐，身强如尸，口噤牙关紧闭，头目肢体麻痹，疥癣恶疮痈肿，金疮扑损瘀血。又破坚积，堕胎，蛇伤虫咬。丹溪云：欲其下行，以黄柏引之。腊月置水中冻去燥性，入灰火中炮裂去皮。治惊痫，取为末，用牛胆汁拌匀，再入胆中，阴干为末；或用姜汁、白矾煮至中心无白点亦好。畏附子、干姜、生姜。

白附子

白附子甘辛行药势，上治风疮头面痕，
中心腹痛外血痹，下湿阴囊及腿豚。

色白，苗似黑附子，性走行，药亦近之。气温。小毒。治诸风癣疮，头面痕，面上游风百病，冷气心痛，血痹皮肤不仁，阴囊下湿，腿豚无力。兼治中风失音，女子带下。冷热灰炮裂用。

瓜蒂

瓜蒂苦寒能吐痰，风痫喉痹不须探，
果积蛊毒心腹胀，咳逆浮疸鼻息拈。

凡蔓生者为瓜，此甜瓜蒂也。有毒。善吐。凡风痰暴塞胸膈，头眩喉风，风痫风疹，咳逆上气，及诸果积蛊毒，病在胸中，皆吐下之。治黄疸及暴水肿，和赤小豆、丁香为末，吹鼻中，少时黄水自出，亦可服方寸匕。治鼻中息肉，为末，羊脂调少许敷之。青绿者佳，水煮去皮，麸炒黄色。花主心痛咳逆。

藜芦

藜芦苦寒亦善吐，风痫蛊毒与喉痹，
诸疮癣秃鼻息肉，止痢治疸除逆哕。

藜，黑色；芦，虚也。茎中虚如葱管，故俗名鹿葱。有毒。大吐上膈风痰，中风不语，暗风痫病，喉痹及蛊毒，浓煎防风汤浴过，焙干微炒为末，温水下五分，以吐为度。兼治诸疮疥癣马刀，鼻中息肉头秃，及久痢肠澼，黄疸，咳逆哕逆，杀诸虫。去芦头，糯米泔浸一宿微炒，不入汤药。黄连为使，反细辛、芍药、五参，恶大黄。单方：牙疼，为末，纳牙孔中勿咽。又烧灰煎膏点黑痣。

皂荚

皂荚辛咸利窍关，卒中风痹头痛宽，
消痰止嗽除胀满，祛痨贴肿堕胞难。

皂，黑色；两相夹合而中藏子也。气温，小毒，入厥阴经。搐鼻可开关窍，内服可通关格不利。中风、中气、中恶，痰厥、鬼魇、卒死、卒头痛甚，并皆为末吹鼻。久患风痹，死肌疥癣，及痰嗽咳逆，坐不得卧，为末，蜜丸服之。兼疗腹胀满，谷食不消，杀痨虫，破癥瘕腹痛，牙疼咽肿，妇人难产及胞衣不下。又和酒煎膏，贴一切肿毒，止痛。长荚者疏风气，如猪牙者治齿，取积，俱要肥腻不蛀，去皮子酥炙，或蜜炙烧灰。柏实为使。恶麦门冬。畏空青、人参、苦参。皂子疏通五脏风热；皂刺凡痈疽未破者能开窍，已破者能引药达疮所，乃诸恶疮癣及疠风要药也。昔有患眼昏眉落鼻崩，服刺灰，浓煎大黄汤下，七旬愈。又和米醋煎膏，敷疮癣奇效。

僵　蚕

僵蚕辛咸散痰结，中风喉痹疮瘢灭，

阴易崩带产余痛，儿惊夜啼口噤撮。

人家养蚕，有合箔自僵直死，小白色似有盐度者，即晒干，勿令中湿，湿则有毒。气平，无毒。浮而升，阳也。主散风痰。丹溪云：能助金清化之气，治相火结滞之疾，故《日华子》以治风及劳瘦也。治中风失音，半身不遂，并一切风疾头风，口疮面皯，喉痹欲死，灭诸疮瘢痕，及遍身疠疹，瘰疬，发背，痔疮痔肿，火丹金疮，皮肤风动如虫行。男子伤寒后阴易病，女子崩中带下，产后余痛，乳汁不通，小儿惊风夜啼、口噤撮口，兼去三虫，能发汗。头番干久者佳，糯米泔浸去涎嘴，火焙或姜汁炒。治面上疮瘢，僵蚕、衣鱼、鹰屎白等分，为末涂之。

蝉　蜕

蝉蜕甘咸气清凉，治头目眩皮风痒，

妇乳产难胞不下，主惊癫痫夜啼郎。

此即蚱蝉所脱壳也。蝉者，廉也，饮风露，而廉洁清高。气寒，无毒。主风邪头眩，目昏翳膜，皮肤瘙痒疥癞，妇人乳难产难，胞衣不下，小儿惊痫夜啼癫病，浑身壮热，杀疳虫止渴，痘疮不出，皆验。去翅足，水洗去土蒸过。蝉花，乃壳中化出，壳头上有一角如花冠状，专主小儿天吊惊风。俗云：五月不鸣，婴儿多定。良有以也。

蝎

蝎味甘辛去风涎，卒中㖞僻瘫半边，

瘾疹耳聋真可疗，小儿惊搐最当先。

蝎，螫也，毒能螫人也。气平，有毒。治中风口眼㖞斜，半身不遂，语涩，手足抽掣，诸风瘾疹，小儿惊风不可缺也。又治肾虚耳聋，蝎四十九枚，生姜如蝎大四十九片，同炒至姜干为度，为末，作一服，二更尽温酒调下，尽量至醉，次日耳中如笙簧即效，十年者二服愈。紧小者佳。有用全者，有用梢者，梢力尤切，水洗炒去毒。

白花蛇

白花蛇味甘咸温，疥癞诸风痹不仁，

口眼㖞斜筋脉急，半身不遂复能伸。

诸蛇鼻向下，独此蛇鼻向上，背有方胜白花纹。主大风癞瘙痒，中风湿痹，骨节疼痛，脚弱不能久立。兼治肺风鼻塞。雷公云：蛇性窜，能引药至有风处耳。出蕲州，眼如活不合，尾上有佛指甲，腹上有念珠迹者真。有大毒，宜去头尾各一尺，取中段酒浸三日，去酒炙干，去皮骨。

乌蛇

乌蛇无毒味甘平，诸风顽痹用之灵，

皮肤瘾疹疥癣毒，脱落须眉还可生。

性善不嗜物，背有三棱，色黑如漆，尾细尖长，眼下陷者为真。制同白花蛇。

蚺蛇

蚺蛇肉膏治大风，兼主产余痛腹中，

胆治䘌疮并䘌痛，目肿儿疳血痢同。

蚺，髯也，颔有须也；蛇，迱也，形迱长也。肉甘膏平。小毒。酿酒治大风及诸疮瘰疬肤顽，妇人产后腹痛。忌醋。胆苦甘，气寒，小毒。主心腹䘌痛，下部䘌疮，目痛齿痛，小儿五疳热丹，口疮久痢。其胆以刀切开，内细如粟米，着水中浮走者真，沉散者非也。

蛇 蜕

蛇蜕甘咸治蛇痫，喉风目翳诸疮虫，

肠痔蛊毒催难产，百种惊风救儿童。

蛇退皮也。无毒。主蛇痫摇头弄舌，癫疾瘈疭，寒热诸䘌，恶疮似癞，癜风白驳，煎汁涂之。疮有脓者烧敷之。肠痔蛊毒，妇人难产，小儿百二十种惊风，兼辟恶止呕。取石上白如银色完全者，埋土中一宿，醋浸炙干。恶磁石及酒。疟疾用塞两耳，内服盐汤，引吐即止。

虎 骨

虎骨辛温祛毒风，强筋骨治恶疮痛，

外感寒湿内伤痨尸疰，痔痢脱肛亦有功。

虎，武也，爪牙雄武也。无毒。主白虎痛风，筋骨髀胫腰膝毒风挛急疼痛，及恶疮鼠瘘，杀鬼疰毒卒魇。兼治温疟滑痢，升上辟恶头骨，补下坚筋胫骨、脊骨。雄而色黄者佳，酒或酥炙，药箭中者不用。牙主男子阴疮，磨乳汁治犬咬。膏涂头秃犬咬。爪辟恶鬼。胆主小儿疳痢，惊痫客忤，研水服。睛主癫痫，羊血中浸一宿，取出微焙干，捣末。屎主恶疮。须主齿痛，烧灰用。

牛 黄

牛黄小毒苦平凉，风痫失音及癫狂，

辟邪治疫催难产，儿惊百病尽相当。

牛口吐出生黄为上，其次有角黄、心黄、肝黄、胆黄，杀而得之，阴干无令见日。主中风失音及痫痓癫狂，除邪逐鬼，天行时疫，健忘虚乏，又堕胎催产难，小儿惊痫夜啼，痰热百病。取摩手甲，上黄透爪甲，轻松微香者真。另研。人参为使，恶龙骨、龙胆、地黄、常山，畏牛膝、干漆。得牡丹、菖蒲利耳目。

牛 膝

牛膝苦酸气亦平，酸痹拘挛疮疹灵，

男子精虚脑齿痛，妇人经闭结瘕癥。

茎有节似牛之膝。无毒。沉也，阴也。主寒湿痿痹，四肢拘挛疼痛不可屈伸，凡腰腿之疾，必用引下。治恶疮风疹，口舌生疮，伤热火烂。又竹木刺入肉，嚼烂罨之即出。皮肤疾亦用之。男子肾虚阴消失溺，多渴，脑痛，发白早，齿常痛，服之填精益髓自愈。妇人经闭，恶血结为癥瘕，产后心腹痛血晕。又治男妇小便不利，茎中痛。活血生血剂也。兼止老疟久痢。长大柔润者佳，酒洗用。恶龟甲、白前，忌牛肉。

何首乌

何首乌温味苦涩，主治诸疮头面风，

益精气血令有子，产后带疾酒调浓。

即夜交藤，因姓何人服之生子，久则须发黑也。无毒。升也，通十二经。主诸痈肿，疥癣瘰疬，头面风疮，遍身瘙痒，及五痔肠风，骨软风。益精髓气血，令人有子，黑须发，强腰膝。凡男子积年痨嗽痰癖，风虚冷气，脏腑宿疾，久痢皆宜。兼治妇人产后带下，面黄心腹痛，瘀血诸疾，为末酒调服。有雌雄二种，雄者紫红，雌者略白，凡修合须雌雄二种相合，米泔浸经宿，晒干捣碎。如作丸用黑豆拌，九蒸九晒，去豆。茯苓使，忌诸血、萝卜、铁器、无鳞鱼。得牛膝则下行。

以上祛风化痰药。

菊　花

菊花味甘气平寒，诸风湿痹皮肤顽，

头眩目泪胸烦痛，久服滋阴肠胃安。

菊，鞠也。《尔雅》云：鞠如聚金不落。花，萼也，后凡言花者，仿此。无毒。可升可降，阴中阳也。主诸风湿痹，腰痛去来，四肢游风，皮肤死肌。治头风眩痛，两目欲脱泪出，去翳养血，明目要剂也。又宽胸膈烦热，止心痛。丹溪云：能补阴气，治头目胸热诸症者，补其水而清气升，风火自降也。久服安肠胃，黑发延年。兼治疔肿，取根叶绞汁内服外傅。白菊，润肺，黑须发，和巨胜子蜜丸服。正月采叶，五月采茎，九月采花，阴干。味甘单叶黄花，应候开者入药；野菊味苦，大伤胃气不用。桑白皮为使。

密蒙花

密蒙花味甘平寒，专去眼中风翳漫，
赤眼青盲皆可用，儿疳痘眼热侵肝。

味甜如蜜，花一朵数十房，蒙蒙然细碎也。无毒。去一切风气肤翳多泪，小儿麸痘及疳气攻眼。出益州，酒浸一宿，候干，加白蜜拌匀蒸之，晒干。

白蒺藜

白蒺藜苦辛气微凉，诸风疮毒肿且痒，
头痛目昏咽牙痛，破血消瘕肺咳伤。

蒺，恶也；藜，刺也。好生道上，人疾恶其刺足也。无毒。主诸风疮疡痈肿，遍身瘙痒癜风，小儿头疮。治头痛目久失明，鼻久塞，咽喉卒痛，齿痛齿落，破瘀血瘕癥奔豚，咳逆肺痿胸满吐脓。兼治遗精溺血，妇人乳难带下，并催生堕胎。有黑白二种，黑者不入药，风家丸散并炒去刺。补肾用沙苑蒺藜，去壳取子微炒，乌头为使。单方：阴癫，用有刺者为末，敷之效。

青葙子

青葙子苦治皮风，恶疮疥痔杀三虫，
益脑髓能去目翳，风寒湿痹亦堪攻。

葙，囊箧也。药虽贱而治眼功大，青囊葙中不可缺也。黑色似苋实而扁，即野鸡冠花子，旧以子名草决明者，误也。无毒。主皮肤中风热瘙痒，杀二虫诸疮虱，痔蚀下部䘌疮。益脑髓，去目翳。盖翳膜皆脑脂下流而成故也。一切肝风热毒冲眼，青盲赤障皆验。又坚筋骨，去风寒湿痹。微炒捣碎。

草决明

草决明咸甘苦平，治肝风热冲眼睛，
唇青头痛兼止衄，消痰省睡益阴精。

治眼决然而明也；言草者，别于石决明也。无毒。主肝风热毒冲眼，青盲赤障肿痛，泪出肤翳，治唇口青色。用涂太阳穴止头痛，贴脑心止鼻衄，兼消痰止渴。久服益精，令人不睡。如绿豆大而锐，微炒。芪实为使。恶火麻仁。

木　贼

木贼苦甘善发汗，益肝明目除翳缦，
肠风痔痢消积块，女人崩带经不断。

作木器者，用之磨光能去木屑，故名贼也。无毒。轻浮发汗至易。近水而生，得阴气多，故益肝胆，明目退翳膜，止流泪，疗肠风久痢痔血。味涩苦，能消积块，治妇人崩中带下，月水不断，然亦必他药佐之乃效。《本草》云：得牛角腮、麝香，治休息痢；得禹余粮、当归、川芎，疗崩中赤白；得槐角、桑耳，疗肠风下血，又与槐子、枳壳相宜，主痔疾出血。单用炒为末服，治小肠膀胱气。去节，以水润湿，火上烘用。

白　薇

白薇咸苦大寒平，中风忽忽睡多惊，
止疟能袪邪魅惑，益阴精止淋露频。

色白而形微细。无毒。主暴中风身热支满，忽忽睡不知人。止温疟，治百邪鬼魅狂惑，寒热酸疼。益阴精。疗伤中淋露不断，及女子带下，兼下水气。出陕西。米泔浸，去须蒸。恶黄芪、大黄、大戟、干姜、干漆、山茱萸、大枣。

萎　蕤

萎蕤甘平治风热，四体拘挛跌筋结，
风温表里是灵丹，湿毒腰疼渴且泄。

萎，委委，美貌；蕤，实也。女人用去皯斑，美颜色，故又名女萎。根叶似黄精，入药多用根。无毒。主中风暴热，四肢拘挛不能动摇，跌筋结肉，一切疮疡斑剥，时行风温头疼，目痛眦烂泪出，寒热心腹结气，湿毒霍乱泄泻，烦渴，腰膝痛，茎中寒。兼治虚痨客热，润心肺，补中气。晋嵇绍有胸中寒痧，每酒后苦，服之得愈。水洗，竹刀刮去皮，蜜水蒸，焙干。畏卤咸。

巴　戟

巴戟辛甘气本温，大风血癞面多痕，

小肠阴痛相牵引，一切虚劳可复元。

生巴郡，根有棘刺。无毒。主大风邪气，血癞头面游风，小腹及阴中相引痛。补五劳阴痿不起，益精坚筋骨，止梦泄，男子阳虚者最宜。兼治水肿。内紫微白如粉者佳，盐水煮去心。覆盆子为使。恶雷丸、丹参。

天竺黄

天竺黄甘寒性和缓，去诸风热滋养五脏，

镇心明目疗金疮，儿惊天吊痰壅上。

生天竺国，竹内如黄土成片。无毒。凉心去热，小儿药最宜，和缓故也。

五加皮

五加皮苦辛温寒，风痹蜷急步履难，

疽疮瘀血肌皮滞，心腹疝痛阴不干。

上应五车星精而生，故叶生五出者佳。无毒。主风痹四肢挛急，腰脊两脚疼痛缓弱，小儿三五岁不能行尤验。治疽疮阴蚀及多年瘀血在皮肌，心腹疝气痛，男子阴痿囊下湿，妇人阴痒。酿酒久服补中益精，坚筋骨，强志意，延年不老，仙经药也。远志为使。恶蛇蜕、玄参。

桑寄生

桑寄生平甘苦味，主腰背强祛风废，

痈肿金疮皆可疗，下乳止崩安胎坠。

近海地暖，不蚕桑木气厚，枝叶上自然生出，非因鸟食子落而生也。无毒。主背腰腿脚遍身骨节疼痛，祛风痹顽麻废疾，痈肿金疮皆疗。又治妇人崩中不止，胎前漏血，产后乳难，小儿背强，实明目轻身通神。深黄色并实中有汁稠粘者真。忌火忌铁。误服他木寄生杀人。

以上清热润燥药。

豨莶草

豨莶草苦寒能补，麻痹偏风有涎吐，

治肝肾行大肠气，䘌疮烦满汁少许。

豨，猪也；莶，臭也。气如猪莶气，经蒸暴则散。小毒。主肝肾风气，四肢麻痹，骨间疼痛，腰膝无力，偏风口㖞，时时吐涎，及跌坠失音。亦能行大肠气，治三十六般风。久服明目乌须健骨，衰老风疾、妇人久冷尤宜。又治热䘌烦满不能食，生捣汁服三四合，多则令人吐。蒸法为丸。见卷六“九蒸豨莶丸”

水　萍

水萍辛酸治诸风，瘫痪瘙痒恶疮痈，
利水胜酒长须发，时行发汗有奇功。

浮生水面，与水相平。气寒，无毒。歌云：不在山兮不在岸，采我之时七月半，选甚痈风与缓风，些小微风都不算，黑豆淋酒下三丸，铁幞头上也出汗。一切恶疮痈肿煎汤洗之。发背痈疽初起及面生细疮，汤火疮，和鸡子清贴之。治水肿及中水毒，小便不利者，日干为末，服方寸匕，或捣汁饮之。时行热病发汗速于麻黄，兼能胜酒，长须发，止消渴。孙真人云：五月采浮萍阴干，烧烟去蚊。叶圆寸许，紫背者佳。

络　石

络石味苦性微寒，风热死肌口舌干，
背痈咽肿浆难入，坚筋利窍主腰髋。

根须布络石上而生，叶细圆者良，络木者不用，又名石薜荔。无毒。主风热死肌，恶疮疥癣，白癜疬疡，口干舌焦，咽肿水浆不入。古方治喉痹，单用水煎，细细呷之。治背痈和蜜服之。去蛇毒心闷刀伤，内服外封。此物感阴湿而生，凌冬不凋，故解热毒如是。《本草》云：治大惊入腹，除邪气，养肾，主腰髋痛。亦以其能坚筋骨，利关节，破瘀血耳。粗布揩去茎叶上毛，甘草水浸，晒干。杜仲、牡丹为使。畏贝母、菖蒲，忌铁。

白 鲜 皮

白鲜皮味苦咸寒，风瘫湿痹屈伸难，
治诸疥癣清头目，咳逆淋疸尤能安。

白色，鲜。膻气似羊膻，俗呼白羊鲜。无毒。主风瘫手足不举，筋骨弱乏，湿痹死肌，不可屈伸，一切热毒恶疮风癣，眉发脱落。又治时行头风目痛，腹热饮水欲狂，咳逆。《日华》云：通小肠水气，故淋沥黄疸用之。兼疗女子阴中肿痛，小儿惊痫。昔葛洪治鼠瘘已有口，脓血出者，煮服一升，吐鼠子而愈。水洗去粗皮。恶螵蛸、桔梗、茯苓。

漏　芦

漏芦大寒咸且苦，皮肤风热筋骨偻，
肠风尿血及遗精，通经脉又能行乳。

漏，流动而长也；芦，虚也。无毒。主皮肤风热，恶疮瘙痒。凡痔漏瘰疬乳痈发背，服之排脓止痛。瘾疹如麻痘者，可作浴汤。又治湿痹不仁，及跌扑续筋骨，傅金疮断血长肉。止肠风尿血泄精，通经脉，下乳汁。兼治赤眼，及小儿无辜疳，泻痢，冷热不调，杀虫。出黄帝葬所乔山及单州者佳。味苦酸者伪。去芦细锉，甘草拌炒，去甘草。南人用苗，北人用根。一云即飞廉。

辛　夷

辛夷辛温治脑风，眩冒如在船车中，
面肿齿痛并鼻塞，解肌利窍杀诸虫。

辛，辛香也；夷，灭也。善灭面䵟，以功言也。无毒。主头风痛，面肿引齿痛，眩冒身兀兀如在舟车上，通鼻塞涕出。又解肌，去五脏身体寒热，利九窍，去白虫。去皮心及外毛，毛射入肺令咳。水洗微炙。川芎为使。恶五石脂，畏菖蒲、蒲黄、黄连、石膏。

蓖麻子

蓖麻子平甘辛味，偏风肿痛服且熨，
疥癞水证单用之，下胎兼辟疰恶气。

子如牛蜱虫，叶似麻，属阴，能出有形滞物。有毒。主偏风口噤，一切肿痛，内服外熨疠风手指挛曲鼻塌，瘰疬丹瘤，疮疥剩骨，榨油涂之，或服三五粒。惟水肿水癥可研二十粒服之，吐恶沫，加至三十枚，三日一服，瘥则止。难产及胞衣不下，取七粒研膏，涂脚心，下即洗去，兼辟尸疰恶气。又研膏和蛤粉等分，治汤泡，用油调；治火烧，用水调敷之。盐水煮半日，去皮取子。叶主脚气肿痛不仁，捣蒸薄裹三次，效。

茼　茹

茼茹寒气辛酸味，主大风热恶疮疽，
杀虫消瘀排脓毒，善忘不乐亦欢娱。

形如庵茼可茹。小毒。恶肉败疮死肌要药。阴干黑头者良。甘草使。恶麦门冬。

茵 芋 叶

茵芋叶苦温有毒，诸风湿痹筋蜷缩，
寒热如疟肌体羸，邪气入里痛心腹。

《局方》罕用。古人以三建等药佐之，浸酒治偏风。

杜　若

杜若微温气味辛，风脑头疼涕泪频，
温中下气平胸胁，益精明目更轻身。

杜，土也，处处土产，若细辛芳香，故又名土细辛。无毒。去皮蜜水浸，晒干用。

羊 踯 躅

羊踯躅辛温大毒，皮肤痛痒贼风酷，
疰疟安然痫痹消，善除蛊毒兼诸毒。

羊误食则踯躅而死。凡用不可近眼。恶诸石及面。治风，诸酒方用之，不入汤药。

莨 菪 子

莨菪子苦甘寒有毒，专能截风治痫搐，
杀虫齿痛定癫狂，多服放荡无拘束。

即天仙子，多服久服善走。先用醋煮，次牛乳浸黑者真。晒干，生用泻火。

南　藤

南藤气温味辛烈，除痹排风和气血逐冷气治血风，
滋补衰老能兴阳，强腰膝兮变白发。

生依南树，茎如马鞭，有节，紫褐色。无毒。八月采。日干，或浸酒服。

石南叶

石南叶辛苦却平，筋骨皮毛风最灵，

养肾强阴疗脚弱，痹风蛊毒子堪凭。

生终南石上，如枇杷叶，无毛。有毒。女人久服思男。初夏采。猪脂炒，五加皮使。

蚤休

蚤休味苦气微寒，惊搐癫痫弄舌端，

疮痈瘰疬皆堪用，杀虫解毒不等闲。

即紫河车，又名重楼金线。初夏早采根，日干为美。有毒。主惊痫，摇头弄舌，胎风手足抽搐，热气在腹，癫疾。杀三虫，解百毒，能吐泻人，堕胎。古方治痈毒蛇毒，醋磨外敷，酒磨内服。

木兰

木兰寒苦采皮干，皮风痈癞面满丹，

赤鼻酒齄除湿痒，又消水肿治伤寒。

木香如兰，状如厚朴、桂皮。无毒。主风热在皮肤中，面上皯黯，及痈疽癞风等疾。

松萝

松萝甘苦平无毒，主治头风破瘿瘤，

解怒消痰止虚汗，吐疟利水也堪求。

即松树上寄生，五月采，阴干。兼治女子阴寒肿痛，令人得眠。

云母

云母甘平治中风，皮肤死肌恶疮痈，

补虚益精坚筋骨，止痢兼治带白红。

《抱朴子》云：服十年，云气常覆其上。盖服其母以致其子，仙经药也。无毒。主中风寒热如在舟车上，身皮死肌，一切恶疮风疹遍身，百计不瘥。煅粉清水调服，补肾虚冷少气，益精坚筋续骨，止痢及女子带下赤白，饱食后跌扑，以致胸热发狂，足不能履地，久服轻身耐寒暑。出庐山中有五色，白者佳，黑者不用。火煅红醋淬七次，水飞晒干，另研，凡石部药皆然。泽泻为使。畏鮀甲及流水。

石　胆

石胆辛酸苦气寒，主吐风痰疗诸痫，

恶疮鼠瘘齿甲痛，鼻息阴蚀崩淋安。

石中有汁如胆，即胆矾也。有毒。治初中风瘫痪，诸痫痓，醋汤调一字，吐痰立瘥。一切恶疮鼠瘘，虫牙落尽，鼻中息肉，口疮甲疽，烧烟尽为末，敷之。女子阴蚀痛，崩中下血，石淋，令人有子。兼散诸毒癥积，咳逆上气，能化铁为铜成金银。出有铜处煎炼而成，清亮者佳。水英为使。畏桂、芫花、辛夷、白蔹。

曾　青

曾青无毒小酸寒，头风目泪痹痛安，

止渴破癥神气爽，利窍通关益胆肝。

曾，层也，层层石中包含而色青也。其形小，累累连珠相缀，与空青同山，不空者为曾青，甚难得。主头风脑中寒，目痛泪出，风痹。止烦渴，破癥积，补阴，爽神气，利关节，通九窍，养肝胆。畏菟丝子。

空　青

空青酸寒利窍关，能治头风眼不看，

开聋破积通血脉，强志养神最益肝。

石壳中空，有汁青色，无毒。利关节九窍，故治头风耳聋，目盲赤肿翳泪，瞳人破者可使复明。兼破坚积，通血利水，下乳汁，强志养精益肝。点眼用汁，磨翳去壳。畏菟丝子。

以上治风通用。

菥蓂子　味辛，微温。无毒。除风痹，治热眼痛泪出，为末点四十夜，当有热泪及恶物出，去努肉。兼治心腹痛，肝家积聚。实叶皆似芥，俗呼为老荠，处处有之。五月采，阴干。

恶干姜、苦参。得细辛、荆芥良。

石长生 味咸苦，微寒。有毒。生石岩下，叶似蕨，黑光如漆，花紫。用茎叶治诸风疥癣，寒热。辟邪杀虫。

鹿衔草 鹿有疾，衔此草则瘥，又名薇衔。味苦平，微寒。无毒。主风湿痹痛痿蹶，惊痫吐舌，贼风鼠瘘，痈肿暴癥，逐水明目。岐伯治身热解惰，汗出如浴，恶风少气，名酒风，以泽泻十分，薇衔五分，饭后服。叶似茺蔚，丛生有毛，花黄，根赤黑，七月采茎叶，阴干。得秦皮良。

马先蒿 味苦平。无毒。主中风湿痹，女子带下无子。又治马疥。八月采，角似小豆而锐长。

陆英 味苦寒。无毒。叶似芹，故芹名水英，此名陆英。立秋采花，所在有之。主风痹痛挛，皮肤瘙痒，风脚水肿，阴痿。

海桐皮 味苦平。无毒。主腰膝脚痹痛风。浸水洗眼除肤赤，疥癣牙齿虫痛，并煮服含之。兼治霍乱久痢。

胡桐泪 胡桐树脂也。出肃州，似黄矾而实，入水便消。味咸苦，大寒。无毒。主风蛀牙疼要药。大热心腹烦满，和水服取吐。杀火毒并面毒。又可作金银焊药。古方少用。

钩藤 茎有刺，如钩。味甘苦，气微寒。无毒。惟疗小儿十二惊痫，天吊客忤，胎风寒热。

草乌 味苦甘，微温。有毒。生服痹喉，治风湿麻痹疼痛，发破伤风汗。姜汁炒，或豆腐煮，晒干。

天仙藤 似葛叶圆小有毛，夏采根苗用，味苦温。微毒。解风劳。得麻黄发汗，得大黄堕胎，得安胎药治子痫证。

石南藤 出天台，治风湿腰疼。

鱼津草 亦名水英。味苦寒。无毒。主男妇无故脚膝肿痛急强，名骨风。忌针灸。服药单煮此草频浸，五日即瘥。

谷精草 生田中。主喉痹齿痛诸疮，兼治翳膜遮睛；又和面水调，贴偏正头痛。

佛耳草 味酸热。治风寒嗽及痰，除肺中寒，大升肺气。

少用，过服损目。款冬花为使。

地杨梅 四五月有子，似杨梅，苗如蓑草。味辛平。无毒。治赤白痢，取茎子煎服。

郎耶草 生山泽，高三四尺，叶作鹰齿如鬼针。苗味苦平。无毒。主赤白久痢。小儿痞满丹毒寒热，取根茎煎服。

蛞蝓 味咸寒。无毒。主贼风㖞僻，惊痫挛缩。生研水服止渴，烧灰猪脂调敷脱肛，和蛤粉敷发背，石灰淹治牙虫。

衣鱼 即书内蠹鱼。味咸温。无毒。卒患偏风口眼㖞斜，㖞右摩左耳下，㖞左摩右耳下，正即止。妇人瘕疝小便不利，小儿中风项强，背起摩之。淋闭，取摩脐及小腹即通。研烂敷瘢疮，又和乳汁点眼，治翳及沙石草落目中。

清风藤 生天台山，其苗蔓延木上，四时常有，彼土人采其叶入药，治风有效。

矾石 矾，毒石也，与砒同。火煅百日，服一刀圭，生用杀人。穴巢中得者最佳，冬月置水中不冰。味辛甘大热。主风痹死肌，鼠瘘蚀疮，破坚癥积聚痼冷，去鼻中息肉，不入汤药。

青琅玕 琅玕，琉璃之类，火成之物，即玻璃也。有五色，惟青者入药。味辛平。无毒。主皮肤风痒死肌，疥癞火疮痈伤，磨目翳，起阴气，杀锡毒。畏鸡骨，得水银良。

玄精石 玄，黑也；精，灵也。言石色黑而有灵也。形如龟背，玄武北方之神，故名。太阴玄精，味咸温。无毒。主风冷邪气湿痹，益精气，妇人痼冷漏下，心腹积聚冷气。止头疼，解肌，伤寒及补药亦用之。捣碎细研，水飞日干。

金星石 寒，无毒。主大风疾。治脾肺壅毒，及肺损吐血嗽血，下热涎，解众毒。

银星石 体性似金星石，但金星石于苍石内外有金色麸片，银星石有银色麸片。俱出濠州，须火煅过用。

砗磲 生西国。玉石类，形似蚌蛤，有文理。大寒。无毒。主安神镇宅，解诸毒药及虫螫。和玳瑁等，以人乳磨服极效。

珊瑚 生波斯国。似玉红润。味甘平。无毒。主风痫，消宿血，去目翳。鼻衄，为末吹鼻中。小儿眼有肤翳，单为末点之。

玛瑙 生西国玉石间。色红白似马脑，有纹如缠丝，研木不热者为上。味辛寒。无毒。主辟恶，熨目赤烂。

蓬砂 蓬，茸茸也；砂，淋卤结成砂也。又名硼砂。味苦辛温。无毒。主消痰热止嗽，破癥结喉痹。不入汤药。色褐者味和效速，色白者味杂效缓。

古文钱 平，有毒，治翳障赤眼肿痛，盐汤浸点，或刮生姜汁点。妇人横产心腹痛，月隔五淋，烧以酒淬饮之。

石燕 生山洞中，因雷雨飞出，堕于沙上化为石。气凉。无毒。偏治久年肠风痔瘘，煮汁饮之。诸淋有效。妇人难产，两手各把一枚，立验。火煅醋淬七次。另研。

已上治风杂用。

主治各经风药

肝川芎　心细辛　脾升麻　肺防风　肾独活　胃升麻　大肠白芷　小肠藁本　三焦黄芪　膀胱羌活

已上诸药，发散风寒，升散郁火，兼治表湿之剂。此古庵正药也。

治　热　门

即《汤液》寒沉藏也。古庵云：治热以寒，寒药属阴，故治热多阴药。又郁火宜发散，宜用风门药，火郁则发之，升阳散火也。夫热燥皆属阳，宜与治燥门通看。

黄　芩

黄芩苦味枯飘者，泻肺除风热在肌，
坚者大肠除热用，膀胱得助化源宜。

芩，金也，黄色，应秋金也。气寒。无毒。可升可降，阴也，入手太阴经。中空而烂者名腐肠，泻肺受火邪气逆，消膈上痰热及胃中湿热黄疸。中破而飘者名宿芩，泻肺痰火，利气，除时行风湿热邪在表，寒热往来，诸疮乳痈，背发疔肿火疡，用之排脓。一切上部实热痰热积血，假此降散。细实直而坚者名条芩，泻大肠火，逐水消谷，止热泻下痢脓血、腹痛后重，养阴退阳。细实圆而坚者名子芩，去膀胱热，滋化源，利小肠，治五淋小腹绞痛，及女子血闭下血。又安胎者，由其能降上中二焦之火，使之下行也。故曰得厚朴、黄连止腹痛；得五味子、牡蒙、牡蛎令人有子；得黄芪、白蔹、赤小豆疗鼠瘘；得川芎调平心血，心平而热自退，血不妄行矣。酒炒上行，便炒下行，寻常生用。山茱萸、龙骨为使。恶葱实，畏丹砂、牡丹、藜芦。

栀　子

栀子苦寒泻肺火，更除胃热心烦侬，
目赤鼻衄身发黄，止痢通淋消癞颗。

形似酒栀。味薄。无毒。阴中阳也，入手太阴经。易老云：轻浮而象肺，色赤而象火，故泻肺中之火。又除胃热呕哕，发黄，及亡血亡津、中多内热。仲景治伤寒心下懊侬、癫狂不得眠，用此吐之。因邪盛拒而不纳，吐则邪得以出。其实栀子非吐药，惟治心中烦闷耳。兼治风痰头眩，目赤面赤，鼻衄鼻齇，止痢通淋，白癞赤癞诸疮疡，亦泻肺心火耳。《本经》谓解大小肠热，肺清而气自顺化。治发黄者，亦除胃湿热耳。近有治阴火用童便炒黑，谓其能益少阴经血；得故纸能滋阴降火，清上固下，性虽寒而带补。《衍义》曰：屈曲下行，降火开郁，能治块中之火。东垣云治脐下血滞，结而不得小便；又曰凉心肾，是药乃上中下美剂。要之，皆泻肺火，调肺气，滋肺源耳。紧小七棱者良。用仁去心胸热，用皮去肌表热，寻常生用。虚火，童便炒七次至黑色。

沙　参

沙参性寒甘苦味，能除表热与胃痹，
卒疝恶疮身浮痒，散血积兮补阴气。

生砂地，叶似枸杞，根如葵，筋大，外赤黄内白，一名白参，出华州者良。无毒。主肌表间热，头痛寒热，胃痹心腹痛，结热，卒得疝气下坠绞痛，一切恶疮疥癣，浮风身痒，散血分积，养肝之功居多，常欲眠而多惊烦者最宜，故曰厥阴本药也。兼泻肺热，能补五脏之阴，亦随各脏引至。易老常以此代人参，取其甘也。米泔浸晒。恶防己，反藜芦。

玄　参

玄参咸苦气微寒，清神气泻无根火，

风寒身热疟昏狂，肾伤腹块颈核瘰。

黑参也。无毒。易老云：枢机之剂，常领诸气上下肃清而不浊，治空中氤氲之气，三焦无根之火，肾伤必用之。《本经》君药也，治暴中风寒，身热支满，狂邪忽忽不知人。温疟洒洒，胸中多气，烦渴火肿者，皆浊气为之也。补内伤肾气，明目强阴益精，及传尸颈上有核，腹中有块，骨蒸惊悸健忘，一切痈肿瘰疬，头风喉痹，热毒游风，皆痰火停聚为之也。又治妇人产后余疾，血癥血瘕，名曰圣药宜哉！水洗，蒲叶隔蒸，或酒蒸亦好。恶干姜、黄芪、大枣、山茱萸，反藜芦，极忌铜铁。

丹　参

丹参苦寒治热狂，主癥痼结水鸣肠，

头目腰脚诸疮毒，胎经崩带益妇娘。

赤参也。无毒。治风邪留热狂闷，及冷热劳热，主破癥瘕，心腹痼疾。邪气入肠鸣如走水，头痛目赤，骨节痛，腰脊强，四肢不遂，风脚软痛者，单用浸酒服之。可逐奔马，故又名奔马草。恶疮瘿瘤肿毒，排脓止痛生肌，安生胎，落死胎，止血崩带下，调经脉不匀，益气养血，通利关脉，去旧生新之剂也。茎方棱青色，叶相对似薄荷有毛，一苗数根，根赤大如指，长尺余，处处有之，十月采根，酒洗晒干。畏咸水，反藜芦。

紫　参

紫参味苦辛气寒，除大热伏肠胃间，

治痢通经诸血疾，破积消痈利窍关。

叶似羊蹄，紫花青穗，皮紫黑，肉红白，肉浅皮深，实黑大如豆，所在有之，一名牡蒙。无毒。主肠胃大热，唾血衄血，肠中聚血。仲景以甘草佐之而治痢，《局方》用以通妇人经脉。

《本经》云：主心腹积聚，寒热邪气，痈肿诸疮，皆以其通九窍，利大小便也。三月采根，火炙令紫色。畏辛夷。

前　胡

前胡无毒亦苦寒，主治时行内外热，

下气消痰清头目，安胎治疳破癥结。

苗比柴胡先生。主伤寒时气，内外俱热，半表里证，痰满胸胁中痞，心腹结气，头目昏痛，骨节烦疼，咳喘呕吐寒热。《日华》又谓能安胎及小儿疳气，破癥结，开胃进食者，总皆消痰下气，推陈致新也。水洗，刮去黑皮并芦，或用竹沥浸润晒干。半夏为使。恶皂荚，畏藜芦。

白　前

白前气味甘辛平，善保肺气嗽有情，

胸胁烦闷气冲上，不眠喉作水鸡声。

色白，苗类前胡，根似白薇、细辛。保肺清肺，气嗽久嗽多用，以温药相佐尤佳。主胸胁烦闷，气逆上冲，呼吸欲绝不得眠，喉中常作水鸡声。《日华》用治奔豚上气烦闷。甘草水浸，去头须，焙干。

桔　梗

桔梗苦辛提气血，头目鼻咽皆肺热，

胸胁腹肠多有痰，又定惊痫排疮疖。

桔，结也；梗，绠也，其文缔结如绠也。气微温。小毒。浮而升，阴中阳也，手太阴引经药。《衍义》谓其开提气血。凡气血药中宜用，载诸药不致下沉，为舟楫之剂。主肺热气促嗽逆，脓血寒热，肺痿肺痈，及头目不清，鼻塞鼻衄，口疮牙风，喉痹咽肿，胸胁痛如刀刺，腹满积块，肠鸣下痢，中冷食不消，霍乱转筋，皆气凝血滞痰壅也。兼定大人惊恐风痹，小儿客忤惊痫，一切疮疖痈疽在表实证，假此引药行上行表。抑论本草云补气血，又曰养血补内漏。许旌阳谓其能升水降火。愚亦谓其有桔槔之义，故仲景用治少阴咽痛咽干。然则《衍义》所谓能开散气血凝滞，而痰亦疏通，能升提行上行表，而升中有降。

故丹溪曰：惟下虚及怒气上升者不宜。去头及两畔附枝，米泔浸一宿，焙干，节皮为使。畏白及、龙眼、龙胆。与牡蛎、远志同用疗恚怒，与石膏、葱白同用能升气于至阴之下，与硝、黄同用能引至胸中至高之分，利五脏肠胃。又有一种甜桔梗，即荠苨根，足以乱人参。见后卷。

百　部

百部微温味苦甘，主除肺热气上炎，

暴嗽久嗽单煎蜜，杀虫伐瘵又治疳。

言其根多部队成百然，无毒。主肺热咳嗽上气，能润肺，去肺中虫。一切暴嗽久嗽劳嗽，俱宜捣汁与蜜等分煎膏含咽。故东垣曰治肺热而咳嗽立止是也。又治疳蛔传尸，骨蒸劳虫，杀寸白虫、蛲虫；亦去虱，煮汤洗，牛犬虱即去。并治一切树木蛀虫，烬之亦杀蝇蠓。去心，酒洗炒，或晒干。

桑白皮

桑白皮甘涩寒无毒，泻肺客热嗽痰红，

去肺邪水消浮满，益肺元气主伤中。

桑字从叒从木，众手采取之形。叶可食蚕，根皮入药，入手太阴经。泻肺客热有余，喘嗽烦渴，痰中见红；去肺中邪水，浮肿腹满，利水道；益肺元气不足，内伤羸瘦，崩中脉绝；兼去寸白虫。作线可缝金疮，更以热鸡血涂之。采土内东行嫩根去骨，铜刀刮去薄皮，勿令皮上涎落。利水生用，咳嗽蜜蒸或炒。出土者杀人。续断、桂心、麻子为使。忌铁与铅。桑皮中白汁，主小儿口疮及鹅口舌上生疮，敷之神效。又涂刀伤燥痛，须臾血止，更剥白皮裹之，令汁入疮中良。蛇咬、蜈蚣、蜘蛛毒敷之效。桑叶，主除寒热风痛，霍乱腹痛，盐捣敷治蛇虫蜈蚣咬，遍身汗出。乘露采叶，焙为末，空心米饮下二钱。桑枝，平，细锉炒香，水煎浓汁服之，疗偏体风痒干燥，脚气风气拘挛，肺嗽口干，利小便。久服轻身，聪明耳目，令人光泽，暑月遇渴即饮。一学士常病两臂痛，诸药不效，服此寻愈，凡服一月见效。桑耳，味甘。有毒。黑者主女子漏下赤白，血病癥瘕，阴痛无子；黄熟陈白者，止久泄益气；金色者，治癖饮、积聚、腹痛、金疮。桑椹，晒干捣末，蜜丸服，止消渴，治金石发热。

山豆根

山豆根甘寒解毒，急黄热嗽用宜先，
咽喉肿痛含津咽，五痔头疮和水研。

生于山，其实如豆。川产者佳。善解诸药毒、蛊毒、寸白虫，治五般急黄，发热咳嗽，空心水调二钱服。喉痹口含一片咽津，五痔磨水研服，头上秃疮白屑以水研敷，或油调末涂。兼治齿痛，赤白痢，腹胀喘闷，或蜜为丸，或水煎服。蜘蛛犬蛇咬，并水研敷。

青黛

青黛甘咸性气寒，收五脏火尤泻肝，
消食解毒消疮肿，能治儿疳病百般。

青色，古用以画眉，故曰黛，即靛花也。无毒。能收五脏郁火，尤泻肝火，消食积，解诸药毒。摩敷热疮恶肿，金疮下血，蛇犬等咬。小儿惊痫，发热毛焦，鼻干皮枯，面黄肢瘦，腹胀泻痢，百般疳症，效。

蓝实

蓝实甘寒苦杀魃，解毒解结最相宜，
叶主热狂并吐血，解毒杀虫更出奇。

蓝字从监，《月令》仲夏无刈蓝，以伤生长之气。实，子也。无毒。主小儿魃病鬼疰，解经络中结气及败血。叶汁，主天行热狂烦躁，吐血衄血，赤眼，及小儿壮热、疳热、丹热，游风热肿，疔肿头秃，一切热毒；解诸药毒、箭毒、金疮血闷、产后血晕。杀鳖瘕虫蛇伤、蜘蛛蜂螫毒，捣汁一碗，入雄黄、麝香少许，点咬处，或细服之。又治噎病不下食有虫者，单服其汁，虫化为水。真青布烧灰，敷恶疮经年不瘥，灸疮出血，令不中风。

已上治上焦热药。

黄 连

黄连苦寒清心胃，目赤口疮胸痞滞，
热呕热痢热毒疮，妇阴肿痛儿疳气。

黄，晃也，象日光色也；连珠而生，上草也。无毒。味厚气薄，阴中阳也，入手少阴经。火就燥也，然泻心实泻脾胃，子令母实。心火因脾湿热而盛，故目为中焦使。药酒浸炒，则上行头目口舌；姜汁炒，辛散冲热有功，消心下痞满，伏梁积，热郁中焦欲吐不吐，恶心嘈杂吞酸，惊悸健忘，或卒心痛，热呕热泻热痢，一切湿热形瘦气急，一切时行热毒暑毒，诸般恶毒秽毒，诸疮疡毒，俱以姜和其寒，而少变其性，不使热有牴牾也。生用，治实火斑狂烦渴；吴萸水炒，调胃厚肠，治冷热不调，久痢久泻，肠澼腹痛下血，益胆镇肝，止血行滞；黄土炒，治食积，安蛔虫，小儿疳病有虫好食泥土；盐水炒，治下焦伏火，妇人阴中肿痛。心去，疗下焦虚，坚肾。《日华》云：治五劳七伤，皆泻南补北之谓也。丹溪谓黄连治病，清心胃也。肠胃有寒及伤寒下早，阴虚下血及损脾而血不归元者，皆不可用。黄芩、龙骨为使。恶菊花、芫花、玄参，畏款冬花，胜乌头，解巴豆毒，忌猪肉、冷水。单方：治小儿鼻下两道赤，名曰䘌鼻疳，以米泔洗，用黄连末敷之。

胡黄连

胡黄连苦性亦平，伤寒咳嗽疟骨蒸，
补肝明目理腰肾，主儿疳痢镇痫惊。

出胡地。无毒。主伤寒发热咳嗽，劳复身热，大小便赤如血，温疟骨蒸，内伤五心烦热。补肝胆明目，理腰肾，去阴汗，小儿久痢成疳，惊痫寒热。兼治妇人胎蒸虚惊。外黄内黑，折之尘出如烟者真。恶菊花、玄参，忌猪肉。

连 翘

连翘苦寒散心火，脾经湿热特轻可，
排脓消肿用作君，治血通淋为之左。

片片连合如鸟尾。无毒。浮而升，阳也，手足少阳阳明经药。入手少阴经，散心经火郁客热，降脾胃湿热，专能排脓消肿，瘰疬瘿瘤、痈肿恶疮不可缺也。治血证实者，与黄连同为中焦佐使，防风为上使，地榆为下使也。兼利月经，通五淋，消蛊毒，诸证皆心火凝滞而成。此药气味俱轻，而能散火解郁，虚者慎用。小儿诸疮客热最宜。去瓤。根名连轺，苦寒，《本经》不见注，惟仲景《伤寒》用治身热发黄。

葛　根

葛根甘平善解肌，阳明头额痛乃宜，
呕渴疟痢酒毒解，痹风胁痛亦能医。

葛，革也，藤皮可为絺绤也。无毒。浮而微降，阳中阴也，足阳明经药。善解肌发汗。目痛鼻干，身前大热，烦闷欲狂，头额痛者，阳明证也，可及时用之。若太阳穴痛而用此，是引邪传入阳明也。止呕吐干呕不息、生津止渴者，能升胃气，除胃热故也。胃虚者少用。治热毒血痢，温疟往来，解酒毒、诸菜毒、诸药毒、野葛巴豆毒。诸风痓痹风胁痛用之，胃阳升而邪自散也。兼通小便，排脓破血止血，故金疮家亦用之。罨箭毒，敷蛇虫咬，亦验。五月采入土深者，去皮晒干用。生根汁大寒，治天行时病，壮热烦渴，热毒吐血，及妊娠热病心闷，小儿胎热；叶主金疮止血；葛壳，主下痢十岁以上；花主消酒，并小豆花干末服方寸匕，饮酒不知醉；葛粉甘寒，主压丹石，解鸩毒，水调三合；去烦热，利大小便，止渴。取粉，以冬月采生葛，于水中揉出粉，澄成片，擘块，下沸汤中，以蜜生拌食；酒客渴，炒。又一种野葛，不可缉者，有毒，堕胎杀人。

石　斛

石斛甘平平胃气，皮间热痛多生痱，
定惊长肉益精神，内绝虚羸脚膝痹。

生石上，树有斗子，故名斛。无毒。平胃中虚热，逐皮间邪热痱痛，除惊定志，长肌肉，倍气力，强阴益精，补肾内绝不足，五脏虚劳羸瘦，除脚膝冷痹软痛。酒洗蒸。恶凝水石、巴豆，畏僵蚕、雷丸。

石　膏

石膏甘辛泻胃热，止渴解肌头痛裂，
更清肺火与三焦，散风寒邪及中暍。

昔黄帝用封九鼎，膏粘太甚，命之曰石膏。气寒。无毒。沉而降，阴中阳也，入手太阴少阳足阳明经。泻胃火、痰火、食积，或不食，或善食，口干舌焦，齿痛咽肿。以味甘，能缓脾生津止渴；以味辛，能解肌热出汗，上行至头；以气寒，能清肺润肺制火，除三焦大热。凡伤风、伤寒、时行，头目昏眩，寒热，气逆喘急，腹痛，及中暍壮热烦躁，日晡潮盛，小便卒数如淋。惟胃虚寒人禁服。捣粉，甘草水飞晒干，或火煅红。凡使勿用方解石，方解石大者方尺，小者如拳，皮上有土及水苔色，破皆作棱，性燥，能去风热耳。石膏大如棋子，白莹细理光泽者良，黄者令人淋。鸡子为使。恶莽草、巴豆，畏铁。

香　薷

香薷味辛性微温，清肺火邪解暑烦，
消肿下气兼止血，霍乱调中第一论。

薷，音葇；香辛而柔细也。俗名香茹，言可作菜茹也。无毒。丹溪曰：属金与水，而有彻上彻下之功。上清肺气，治暑除烦热，使火不得铄金也。又治肺郁，浊气上升于胃而作口臭，止鼻衄。舌上忽出血者，单服之亦可。下利小便，消水肿，宽肠消食下气。霍乱腹痛转筋要药。去梗，姜汁炒。又有一种石香葇，生石上，香甚，治霍乱尤捷。

茵陈蒿

茵陈蒿苦辛微寒，主湿热黄利便难，
伤寒瘴疟头目痛，伏瘕痰滞亦能宽。

因隔岁陈茎而生，蒿草之高者。无毒。阴中微阳，入足太阳经。主风湿寒热邪气，热结通身发黄，小便不利，以此为君，随证寒热，用他药为佐。治伤寒大热头热，头风目痛瘴疟，去癥瘕伏结，化痰利膈行滞气，兼消遍身疮疥。去根土，细锉焙干，勿令犯火。

滑　石

滑石甘寒治湿热，利便兼通脏腑结，
行积逐瘀下乳难，膈热身热多烦渴。

石乃土之精，石滑而细腻也。无毒。性沉重而降，阴也，入足阳明经。燥脾湿，降胃火，主小便癃闭淋沥，通九窍六腑津液，上气令下行，荡胃中积聚食毒瘀血，而泄澼自止。除膈上烦热身热燥渴，兼滑女子难产，下乳汁，妊娠小便转脬。白色者佳，余色有毒。研粉，或以牡丹水煮，飞过晒干。凡用必以甘草和之，石韦为使。恶曾青。

大　黄

大黄大寒苦善泄，不问痰癥瘕积热，
阳明燥结胀难禁，上走胸顶假舟楫。

色黄大块锦纹者佳。无毒。味极厚，性走不守，阴中之阴，降也，入手足阳明经。主除痰实，下瘀血血闭寒热，破癥瘕积聚、宿食厚味，一切积热；伤寒热入里深，土郁大便燥结，肚腹胀满，服之推陈致新，安和五脏，如戡祸乱以致太平，故有将军之号。丹溪曰：生用则通肠胃壅热，熟用则解诸疮毒，泻心火。又云：仲景治心气不足吐衄用大黄、黄芩、黄连，名曰泻心汤。《衍义》谓邪热因心气不足而客之，故吐衄，以苦泄其热，以苦补其心，两全之。然心之阴气不足而阳火亢甚，肝肺各受其火而病作，故芩、连救肝肺，大黄泻亢火，而血自归经，非既泻心而又补之谓也。《液》云：酒浸入太阳，酒洗入阳明，余经不用酒。盖酒浸良久，稍薄其味，而藉酒上升巅顶至高之分，太阳经也。酒洗亦不至峻下，故承气汤俱用酒浸，惟小承气生用。是酒亦大黄之舟楫，不独桔梗能载而浮至胸中，去湿热结热也。古有生用者，热去而患赤眼，河间谓其所用大黄未经酒制，而上热不去也。杂用量人虚实，或生，或面包煨熟，或酒浸蒸熟。黄芩为使，无所畏。得芍药、黄芩、牡蛎、细辛、茯苓疗惊恚怒，心下悸气，得硝石、紫石英、桃仁疗女子血闭。

朴　　硝

朴硝大寒辛苦咸，能除大热与停痰，
食鲠积瘀排疮毒，点眼入罐挂屋檐。

朴者，本体未化之义，其诸硝英芒，皆从此出。无毒。沉而降，阴也。力坚性紧，可熟生牛马皮，及治金银有伪。主百病寒热邪气，伤寒女劳复证，膀胱急，小腹胀满，身黄额黑，足热便黑；杂病喉痹口疮，腹胀大小便秘，停痰痞满，食物鲠胸不利，及积聚结癖留癖，胃中热结。破瘀血血闭，消疮肿，排脓软坚。葛洪治风热眼，用新罐先入热水，次以朴硝投之，搅化挂屋檐下，俟硝出，扫之以人乳调一字，点眼效。凡入汤药，先安盏内，俟药熟，乘热搅服。青白者佳，黄赤者伤人，此即隆冬扫地霜淋汁一煎而成者。《本草》云：能寒能热，能滑能涩，能辛能苦，能咸能酸，入地千年不变色。畏麦句姜。单朴硝散，取末二钱，茴香煎汤调服，治小便不通，膀胱湿热。风化硝，即朴硝以沸汤浸化，用绢滤收瓦盆内，悬井中经宿，结成牙子，莹白如水晶可用，否则再化再滤，直待莹白为度。却取硝为末，置竹箕内，单纱掩之置通风处，两月乃化，治一切痰火。

芒　　硝

芒硝即朴再煎成，润燥软坚一样情，
伤寒积热方多用，下疬通淋破月经。

即朴硝取汁，炼之减半，投于盆中，经宿有棱如麦芒，故谓之芒硝，又谓之盆硝；有四五棱白莹如白石英者，又谓之英硝，又谓之马牙硝。辛能润燥，咸能软坚，除五脏积聚久热，停痰瘀血，与朴硝一样，但此经火性稍缓，故古方多用此以代朴硝。下瘰疬黄疸，通月经，破五淋，推陈致新之剂也。石韦为之使。畏麦句姜。

硝　　石

硝石即芒下凝者，治同芒朴亦善泻，
通十二经疗五淋，头痛恶疮真难舍。

即芒硝下凝结如石，状如钗股，长五分者佳，能化诸石为水，故名硝石。烧之成焰，能发烟火，故又曰焰硝。三硝本一物，主治相同，但朴硝性紧，芒硝次之，硝石更缓。《本草》云：疗五脏十二经脉中百二十疾，五种淋疾，诸药不效者，服之立愈。头痛欲死，鼻内吹硝末即效。瘘、蚀疮、发背、疮肿、瘾疹初起，及服丹石发热发疮，并宜用之。恶苦参、苦菜，畏女菀。

玄明粉

玄明粉味甘辛寒，膈上虚烦热燥宽，
破积开痰除肠垢，漫说虚劳效百般。

《释药》云：玄门中多用之。以明莹者为上，太阴之精华，水之子也，阴中有阳之药也。法以冬月取朴硝和萝卜各一斤同煮，萝卜熟为度，取出，以纸滤过，露一宿，结成青白块子。善退膈上虚热，心中烦躁，头昏目眩，口苦咽干，背膊拘急，肠风痔漏淋疬，伤寒疫痢，腹胀便闭，一切痰火热毒，风毒风疮肿痛，并五脏宿食滞痰癥结，中酒中脍。丹溪云：诸硝善驱逐，以之治病致用，病退即止。若云炼服轻身延年，补五劳七伤，岂理也哉！惟老弱虚人挟热及伤寒妊娠，用此以代诸硝更缓。或曰硝性堕胎，然仲景治伤寒妊娠可下者，用大黄为引，子母俱安。《内经》云：有故无殒是也。

犀角

犀角苦酸咸气凉，大治伤寒热衄狂，
中风惊痫杀百毒，化脓为水治诸疮。

犀，明也，阴物受月之精，积于角尖，晦明之夕，光正赫然如炬。主伤寒温疫，头痛烦闷，大热发狂，吐血衄血及上焦蓄血发黄。又治中风失音，小儿风热惊痫，杀百毒蛊疰，邪鬼魇寐，解山溪瘴毒、钩吻、鸩鸟、蛇毒。又治发背痈疽疮肿，化脓为水，散痘疹余毒。丹溪曰：犀性走散，痘无余毒而血虚发燥热者禁用。兼明目消痰止痢，乃清心镇肝之剂也。出武陵、交州、宁州近海山中，牛首猪腹，脚有三蹄似象，力敌千牛，有杀而得者，有自退者，有水陆二种。惟㹀犀角长，纹理斑白，有重七八斤者，可作器皿耳。入药用牯犀，乌黑色，肌粗皱裂，光润，辟尘试毒，露之不濡者真。通天犀照百物，骇鸡惊鸟破水，尤为难得。凡修治取生角尖，未经药水煮者，锉末以纸裹怀中一宿，令受人气易研，故曰人气粉。寻常汤药磨水刺服。多用令人烦，以麝香一字水调解之。松脂为使。恶藿、菌、雷丸。凡治一切角忌盐。抑论古方治血，多以升麻代犀角，惟血出于胃，则用升麻为君代之可也，若出他脏，但可为佐。不然，犀性走而降，升麻发而升，其性味亦不甚和合也。

羚 羊 角

羚羊角味苦咸寒，主伤寒热清肺肝，
痫风毒痢皆能止，又消食噎辟邪干。

羚，聆也，耳边听之有声，然他角亦有声，但取角节蹙圆，绕挛中深锐，紧小有挂痕者真。无毒。入足厥阴经。主伤寒时气寒热，热在肌肤；清肺，能止热毒下痢血痢；清肝，能治风毒伏骨，疼痛蜷挛。古法为末，酒调服之，催产难；烧灰服之，治产后血冲心烦，又治食噎不通。雷公云：角有神，能辟蛊毒梦魇惊狂，小儿惊痫，山岚瘴气，故又曰羱羊，言有神灵也。入药勿令单用，须要不拆原对，以绳缚定，锉为末，勿令犯风，研极细入药，免刮人肠。

羖 羊 角

羖羊角咸苦微寒，退心肝热治惊痫，
止血止泄清头目，解蛊又令产后安。

牡羊角也，牛羊之字，以形举也。无毒。退心热，治惊悸，小儿惊痫；退肝热，止吐血止泄，疗百节中诸风头痛，青盲明目。又解蛊毒瘴毒，烧之辟邪魅虎狼与蛇。又妇人产后瘀血烦闷，腹中余痛，烧灰酒调服之。青羖者佳。取无时，勿使中湿，湿即有毒。菟丝子为使。

已上治中焦热药。

黄　蘖

黄蘖苦解五脏热，疸痢痔崩诸疮疖，

安蛔除痿小腹疼，无非火泻水不越。

蘖，巨也。木大而皮厚实鲜黄者佳，俗名黄柏。气寒。无毒，沉而降，阴也。足少阴手厥阴本药，足太阳引经药。主五脏肠胃中结热，黄疸，肠中痔，止泄痢，女子崩中，带下赤白。阴伤蚀疮，男子茎上疮，煮汁洗，更为末敷之。蜜炙为末治口疮，佐以细辛尤神。又蜜炙入青黛、龙脑一字，治颊舌疮，吐涎而愈。眼赤、鼻齄、喉痹及痈疽、发背、乳痈、脐疮亦用。东垣云：泻下焦隐伏之龙火，安上出虚哕之蛔虫，单制而能补肾不足，生用而能补阴痿厥。凡下体有湿，瘫痪肿痛，及膀胱有火，小便黄，小腹虚痛者，必用之。兼治外感肌热，内伤骨热，失血遗精阴痿。抑考黄连入心，栀、芩入肺，黄柏入肾，肾苦燥停湿，柏味微辛而能润燥，性利下而能除湿，故为肾经主药。然《本经》谓其主五脏热者，盖相火狂越上冲，肠胃干涸，五脏皆火。以上诸证，皆火之所为，湿亦火之郁而成也。用以泻火，则肾水自固而无狂越漏泄之患。所谓补肾者，亦此意也。丹溪谓：肾家无火而两尺脉微，或左尺独旺者，皆不宜用。惟两尺脉俱旺者最宜。铜刀削去粗皮，生蜜水浸半日，取出炙干，再涂蜜慢火炙之，每两炙尽生蜜六钱为度。入下部盐酒炒，火盛者童便浸蒸。恶干漆。

苦　参

苦参气寒吐大热，平胃能除心腹结，

逐水利疸破癥瘕，大风恶疮虫疥杀。

味至苦，入口则吐。无毒。沉也，纯阴，入足少阳经。主时气恶病大热，伏热结胸，用此为末，醋调吐之。平胃气补中，养肝胆气，安五脏，定志益精，利九窍。治疸逐水，除心腹结气，癥瘕积聚，及大风赤癞眉脱，遍身胸胫脐腹、近阴处生风热细疥痒痛，杀疥疮虫、下部䘌。又能明目止泪，治卒心痛，肠澼热痢，热毒风，皮肤烦躁，止渴醒酒，狂邪发恶，饮食中毒。丹溪云：苦参属水而有火，能峻补阴气。有用揩齿而致腰重者，以其气降而不升，非伤肾之谓也。胃弱者慎用。糯米泔浸一宿，蒸三时久，晒干，少入汤药，多作丸服。治疮，浸酒；治肠风，炒至烟起为末。玄参为使。恶贝母、菟丝子，反藜芦。

防　己

防己苦辛气亦平，善治腰脚肿且疼，

风湿热寒邪可利，疟喘疮痈用亦灵。

己，止也，防止足疾也。无毒。沉也，阳中之阴也，太阳本经药，通行一十二经。主腰以下至足血分湿热肿疼脚气，中风手足挛急，诸痫，伤寒，寒热邪气，通腠理，利九窍。膀胱有热、二便不利者最宜。风湿头汗、身重便难者必用之。又治风寒温疟及水肿风肿，肺气喘嗽，膈间支满，肺痿咯血多痰，杀痈肿疥癣虫疮。出汉中，纹如车辐，黄实而香者胜；出华州，青白虚软者名木防己，次之。但汉主水气，木主风气，古方亦通用之。酒洗去皮，治肺生用。雷公以车前根同蒸，去车前用。殷孽为使。恶细辛，畏萆薢、女菀、卤咸，杀雄黄毒。

柴　胡

柴胡苦寒泻三焦，在肌行经脏血调，

伤寒温疟胎产主，升清且退内伤潮。

柴，木也；胡，系也，以木代系相承也。无毒。升也，阴中之阳也。泻三焦火邪，所以能除手足少阳寒热，泻肝火也。东垣云：在肌主气行经，在脏主血调经。凡外感内伤及温疟往来寒热，胸胁满疼，诸痰热咳，肠胃结气，五脏游气，皆在经而未入于脏也，宜此行经和中解肌，佐以人参适宜。凡妇人经脉不调，用小柴胡汤合四物汤，加秦艽、牡丹皮辈调之；若有血积，更加三棱、莪术之类。又经行适外感热入血室，夜潮谵语，及胎前产后感冒，时行寒热不可汗吐下者，仲景用小柴合四物四君子和之。《经》云推陈致新，除大肠停水作胀，发黄，饮食积聚，骨节烦疼，肩背强急，湿痹拘挛，皆在脏而为血分疾也。宜此宣畅血脉，佐以黄芩尤妙。《象》云：除虚劳，去早晨潮热，惟内伤劳役元气下陷者，佐参、芪升气而祛邪则可。若元气下绝及阴火多汗者，误服必死。抑论伤寒大、小柴胡汤，以功言也，非柴胡有大小二种。其南柴胡最粗不用，俱用关陕江湖近道间所产茎长软皮赤黄者佳。外感生用，内伤升气酒炒三遍，有咳汗者蜜水炒。半夏为使。畏皂荚、女菀、藜芦，忌铜铁。又有一种出银州白色者，治劳蒸用之，以其色白入肺，质稍实不轻散。《本草》惟言银州者胜，未尝分言也。

草龙胆

草龙胆寒味苦涩，益肝胆治下热湿，
止痢消疸去肠虫，蒸骨儿疳痈肿急。

叶似龙葵，味苦如胆。无毒。沉而降，纯阴。主益肝胆，止惊痫健忘邪气。酒浸则上行，疗两目赤肿睛胀，翳膜瘀肉高起，疼痛不可忍，眼疾必用之药。治胃中伏热，时气温热黄疸；除下焦湿肿，热泄下痢下血；去肠中小虫，骨间寒热，小儿客忤疳气，痈肿疮疥口疮。又治卒心痛，虫攻心痛，四肢疼痛，止烦益智，杀蛊毒。若空腹饵之，令人溺不禁。铜刀刮去须土，甘草水浸一宿晒，虚入酒炒黑。贯众为使。恶防葵、地黄。

通草

通草辛甘泻小肠，利便故除脾疸黄，
止烦哕疏九孔窍，散痈破血下乳房。

即木通，心空有瓣，轻白可爱，女工取以饰物。无毒。阳也。《赋》云：泻小肠火积不散，无他药可比；利小便热闭不通，与琥珀同功。惟其利便开关格，故疗脾疸及浮肿多睡，胃热反胃呕哕，一切脾胃寒热不通，小腹虚满，耳聋鼻塞，声音不出，及妇人血闭血块，月水不匀，难产胞衣不下，乳汁不通。《珍》云：甘平以缓阴血是也。惟其泻火，故治心烦躁闷，止肺热渴，散痈肿恶疮，金疮鼠瘘踒折，一切疮疖瘿瘤，排脓止痛甚效，兼杀恶虫三虫。要之，泻火则便溺自利，利便则火邪自降。通行一十二经，故因名为通草。其花上粉，主恶疮痔瘘，取粉掺疮中。去皮节生用。

车　前　子

车前子味甘咸寒，止泻通淋治产难，

除湿祛风明赤眼，叶消瘀衄刀伤残。

喜生驾车牛迹中。无毒。止暴泄者，利水道，分清浊也。虽利水而不走气，与茯苓同功。主五淋闭痛，催难产横生。除湿痹，去肝中风热冲目赤痛，翳障肿痛泪出。疗肝养肺，强阴益精，令人有子。叶及根，主鼻衄、瘀血、下血、尿血、血瘕，金疮止血，又能止烦下气，除小虫。热痢用根叶捣汁一盏，入蜜少许煎服；血淋用根叶水煎多饮，名单车前饮。取子叶根完全者力全，用叶瓦上摊干，用子略炒捣碎，用叶勿用子。

地　肤　子

地肤子苦利膀胱，治瘕疝兮又兴阳，

皮风目痛皆堪洗，叶主淋痢及疮疡。

苗弱不举，布地而生，堪为扫帚。气寒。无毒。主膀胱热，利小便，疗疝瘕，补中强阴益精。《本草》云：与阳起石同用，治丈夫阴痿及阴卵癞疾。煎汤洗皮肤中风热，令人润泽；洗目去热暗雀盲涩痛。叶主大肠泄泻，止赤白痢，和气涩肠，解恶疮毒，客热丹肿及妊娠患淋，小便热痛，手足烦疼。形如蒿，茎赤叶青，大如荆芥。十月采实阴干，入补丸。

石　韦

石韦苦甘平无毒，主治劳热通淋沥，

止烦下气祛恶风，背发炒末酒调服。

蔓延石上，叶生斑点如皮，处处有之。主劳热邪气，补五劳，安五脏。治脬囊结热，五淋癃闭，利水道，止遗溺，益精气，止烦下气，祛恶风。又炒为末，冷酒调服治发背效。三月采山谷中，不闻水声及人声者，阴干。凡用去黄毛微炙，毛射入肺，令嗽不可疗。杏仁为使，得菖蒲良。有生瓦上者名瓦韦，亦治淋。

地　榆

地榆甘苦酸微寒，治下热痢血诸般，

妇人崩带乳硬痛，止渴诸疮脓可排。

叶似榆而初生布地。味厚。无毒。沉也，阳中微阴。东垣云：主下部积热之血痢，止下焦不禁之月经。一切吐血衄血，肠风便血，妇人血崩带下一十二病，胎前产后诸般血疾，及妇人乳痓硬痛，消酒止渴，补绝伤，治诸瘘恶疮热疮，除恶肉，排脓止痛。熬膏敷金疮，煎汤浸代指逆肿，煮浓汁饮治小儿疳热泻痢，酿酒服治风痹。惟虚寒冷痢禁用。热痢初起，亦不可用，恐涩早故也。去芦。恶麦门冬，得发良。

秦　皮

秦皮苦寒解热痢，清肝主风寒湿痹，

补精止带洗惊痫，点赤眼肿除翳泪。

生秦地陕西州郡，取皮渍水书纸，碧色不脱者真。无毒。《液》云：主热痢下重，以苦坚之，黄柏、白头翁、秦皮是也。治肝中久热，两目赤肿疼痛，风寒湿痹，洗洗寒气，男子少精发白，妇人带下亦宜。作汤浴小儿惊痫身热，水煎澄清洗赤眼，或冷水浸点眼除青翳白膜、风泪不止。如草间花黄蜘蛛螯人似癞，煮汁饮一斗即差。去骨，大戟为使。恶吴萸、苦匏、防葵。

龟　甲

龟甲咸甘治劳蒸，补阴自能去瘀癥，

崩痔疟痢血分痹，小儿合囟头疮灵。

龟，收藏义也；甲，函也。气平，无毒。主内伤阴虚骨蒸寒热，及劳倦骨痿，伤寒劳复肌体寒热欲死。力猛能去瘀血，破癥瘕，痎疟，五痔，血分湿痹，四肢重弱不能久立，妇人漏下赤白，阴疮难产及产前后痢。又治惊恚气，心腹痛，腰背疼，兼治小儿囟不合。头疮不燥，烧灰敷之。久服益气资智且能食。丹溪云：龟乃阴中至阴之物，禀北方之气而生，故能补阴血不足。阴足而血气调和则瘀血自去，癥瘕崩痔疟痢痹疾自消，筋骨自健，故曰大有补阴之功。以其灵于物，故用以补心甚验，令人有灵。入汤作丸，取江湖中水龟，生脱未中湿者良。其次卜师钻过者名败龟板，大者亦佳。酥炙，或猪脂、酒皆可。恶沙参、蜚蠊，畏狗胆。肉酿酒服，主大风挛急，或瘫痪不收。作羹食，主久咳嗽，大补而有神灵。不可轻杀，十二月食龟肉杀人。血治脱肛。骨带入山，令人不迷路。尿主久嗽断疟。又有一种秦地所产山龟，极大而寿，今四方亦有之，味苦无毒，主除湿痹身重，四肢关节不可动摇。

鳖　甲

鳖甲咸平治劳热，止疟破癥下气血，
更消阴蚀与痔疮，堕胎止崩宽儿胁，
肉味虽甘补中气，阴虚之人乃可啜。

其听以眼，故称守神。甲，介虫之甲函也。无毒。主尸疰劳瘦骨热，疗温疟劳疟老疟，心腹癥瘕坚积寒热，止上气急满，消恶血并扑损瘀血，去鼻中息肉，阴蚀痔恶肉，消疮肿肠痈，妇人漏下五色，羸瘦，催生堕胎，女子经闭，小儿胁下坚、痫疾。又治卒腰痛及石淋，杵末酒下。多忘善误，丙午日取甲着衣带上。丈夫阴痈医不能治，取鳖头烧灰，鸡子白调敷之。历年脱肛及产后阴脱，取灰干掺托上。用九肋多裙重七两者，生剔去肉，取甲酽醋炙黄色，去劳热用小便煮一日夜。恶矾石。肉，主补中益气，峻补阴，去血热及湿痹，但不可久食，则损人，以其性冷耳。有独目者，厌下有如王字者，头足不缩者，三足独足者，目四陷者，皆不可食。胸前有软骨谓之丑，食之令人水肿。若误中其毒，令人昏塞，以黄芪、吴蓝煎汤服之立解。又合苋菜食之，生虫、生鳖瘕；合鸡子食之杀人。又江中有阔一二丈者，名鼋，肉补，以盐淹可食，主湿气，诸邪气；血热，杀蛊毒，消百药毒，疗诸恶疮瘰疬，功同鳖甲。

鮀同鼍鱼甲

鮀鱼甲酸性微温，主心腹积有热烦，
肠风崩痔引阴痛，涕泣惊腰独可飧。

性嗜睡，恒闭目，形如龙，长一二丈。能吐气致雨，力猛能攻江岸。有毒。主心腹癥瘕，伏坚积聚，寒热，女子崩中下血五色，小腹阴中相引痛，疮疥死肌，五邪涕泣时惊，腰中重痛，小儿气瘻，皆渍用之，当炙。蜀漆为使。畏狗胆、芫花、甘遂。肉至补益，主少气吸吸，足不立地，能发痼疾。皮可贯鼓，膏摩恶疮。鼍骨散，用皮及骨烧灰，入红鸡冠花、白矾灰为末，空心米饮调服，治肠风痔疾甚效。

牡　蛎

牡蛎咸寒除寒热，止渴止嗽宽胸胁，
定惊收汗涩血精，更疗痈肿及疽甲。

牡，雄也，咸水结成。又云百岁鹏化成。无毒。入足少阴经。主伤寒寒热，温疟洒洒；除留热在关节及荣卫虚热，去来不定。止烦渴，疗咳嗽，除心痛气结，胁下痞热。定惊恐怒气，止盗汗，泻水气，除老血，涩大小肠。男子虚劳乏损，遗精梦泄，补肾正气，病人虚而多热者，加而用之。女子崩中，赤白带下，疗一切痈肿鼠瘘，瘰疬喉痹，甲疽脓血疼痛，小儿惊痫。久服强骨节，除拘缓，杀鬼延年。《本草》云：咸为软坚之剂，以柴胡引之，故能去胁下硬；以茶引之，能消结核；以大黄引之，能除股间肿；以麻黄根、蛇床子、干姜为佐，能去阴汗；以地黄为使，能益精收涩止小便。本肾经药也。取壳以顶向北、腹向南、视之口斜向东者为左顾，尖头大者胜。先用盐水煮一时，后入火煅红研粉用。贝母为使。恶麻黄、吴萸、辛夷，得甘草、牛膝、远志、蛇床子良。肉主虚损调中，解丹毒，美颜色，于火上炙令沸，去壳食，或姜醋淹生食之。海族中最美且贵者海牡蛎，丈夫食之无须。

文蛤、海蛤

文蛤海蛤味皆咸，治胸胁腰痛因痰，
能降疝气涩崩带，瘿瘰痔恶疮仍兼。

出东海表，相合而生。《说文》云：千岁燕化为海蛤，伏翼化为魁蛤。鹰食海蛤从粪中出，大如巨胜，有紫文彩、未烂者为文蛤；无文彩、已烂者为海蛤。二蛤相类，主治大同，惟分新久。文蛤无毒。主咳逆胸痹，腰痛胁急，坠痰软坚，止渴燥湿，收涩固济之剂也。止大孔出血，崩中漏下，恶疮鼠瘘五痔等证。又治疝痛，能降能消，能软能燥，同香附末姜汁调服。疗急疳蚀、口鼻尽欲死，烧灰，腊猪脂和涂之。凡修事一两，用浆水煮一时，后以地骨皮、柏叶各二两，又煮一时，取出，东流水淘三遍拭干，火煅研粉用，不入汤药。蜀漆为使。恶狗胆、甘遂、芫花。海蛤无毒。主咳逆上气，喘息烦满，胸痛寒热。疗阴痿，利大小肠。《液》云：蛤粉咸能走肾，可以胜水，故治十二水气浮肿，治项下瘿瘤。余同文蛤。魁蛤，形圆，长似槟榔，两头有孔，外有纵横文理。味甘平。无毒。主痿痹、泄痢、便脓血。《食疗》云：润五脏，止消渴，开关节，服丹石人食之免有热毒疮肿。

已上治下焦热药。

竹　　叶

竹叶气寒味辛甘，主虚烦热清心痰，

除喘咳渴与呕血，痓痹喉风肿症堪。

箽竹、淡竹为上，苦竹次之，余不入药。箽竹坚而节促，体圆而质劲，皮白如霜，即水白竹也。味辛平。无毒。可升可降，阳中之阴也。主除虚烦，清心经胸中痰热，咳逆上气；止消渴呕吐吐血，热毒风痰，筋急风痓喉痹；压丹石毒，利小水，通淋闭，消恶疡肿毒，杀小虫。根作汤益气止渴，补虚下气消毒。汁主风痓。实生于竹林茂盛蒙密之中，大如鸡子，竹叶层层包裹。味甘。主通神明，益气轻身，令人心膈清凉，凤凰所食也。淡竹肉薄，节间有粉。味甘平。无毒，治同箽竹叶。根，大下心肺五脏热毒气，消痰，治热狂烦闷。苦竹有白有紫，味苦平。无毒。《心》云：除虚烦，缓皮而益气，治不睡，疗口疮眼痛喑哑，利九窍，解酒毒。作沥功同。

竹　　茹

竹茹微寒治虚烦，清肺痿衄与血崩，

更治呕哕通噎膈，伤寒劳复益阴筋。

即刮去竹青皮也，淡、箽竹皆好。味甘无毒。主下热壅，虚烦不眠，温气寒热；止肺痿唾血，鼻衄吐血崩中，呕哕噎膈，伤寒劳复，阴筋肿缩腹痛。兼治五痔，及妊娠因惊心痛，小儿痫口噤，体热。

大　青

大青无毒大苦寒，主疗天行口渴干，
大热头疼腰脊强，解金石毒风疹丹。

花浸水昼夜，色甚青翠，故名。主天行瘟疫热毒，寒热口干作渴，头疼心烦，身强腰脊痛，时疾药多用。又治金石药毒及小儿身热、风疹、丹毒。春生，青紫茎，花似马蓼花，四月采茎叶，阴干。

草　蒿

草蒿寒苦祛痨热，能止痢泄与汗血，
开胃补中和心腹，金疮恶疥痛可劫。

蒿，高也，至秋而高，即青蒿。可杂香菜食之。无毒。主骨蒸劳热，冷热久痢，泄泻盗汗最妙。开胃明目，补中益气，驻颜色，黑毛发。止心痛热黄，及鬼气尸疰伏连，妇人血气，腹内满。疗恶疮疥癣风疹，杀虫。生捣敷金疮，止血生肉止痛。烧灰淋汁，和石灰煎膏，去恶肉。根茎子叶并入药，四者慎勿同用，若同用成痼疾。春夏采苗，秋冬采子，以童便浸七日夜，取出晒干用。

芦　根

芦根甘寒清胃热，时行热疫大烦渴，
止霍乱及小便多，孕妇心烦更可活。

芦，疏也，条长而节疏也。在处有之，生下湿坡中，状似竹，无枝，叶抱茎而生，花白作穗，即芦茅也。无毒。主清胃中客热，及寒热时疾，烦闷大热消渴，五噎膈气，干呕霍乱，吐逆不下食，止小便利，及孕妇心热烦闷。又治食狗肉不消，心下坚，或膜胀发热妄语，及食马肉鱼蟹中毒，并水煮服之。二八月采，逆流水肥厚根，去节须并土，日干用。

马 蔺 花

马蔺花甘气亦平，除胃中热咽喉疼，

风寒湿痹并疝痛，带下崩中血妄行。

一名蠡实，生河东川谷。叶似薤而长厚，开紫碧花，结实如麻，赤色有棱，根可为刷，其叶才出土便硬，故牛马不食。无毒。主喉痹肿痛，喘息不通，去白虫，敷鼻齇。《赋》云：治疝有益。多服令人溏泄，入药醋炒。实，主皮肤寒热，胃中热气，心烦满。除风寒湿痹，坚筋骨，长肌肤，令人嗜食。治妇人血气烦闷，产后血晕并经脉不止，崩中带下。止鼻洪吐血，通小肠，利大小二便，解酒毒，消一切疮疖肿毒金疮。治黄病，敷虫咬，杀蕈毒。茎叶功同。根，治中蛊毒，下血如鸡肝欲死者，取为末，水下寸匕，随吐效。三月采花，五月采实，阴干。

川　楝　子

川楝子苦寒微毒，伤寒大热痛心腹，

利疝气又补血精，皮洗游风根杀蛋。

子，可浣衣练绢，即金铃子。阴中之阳也，入心经。主温疫伤寒大热烦狂，利水道，止上下部腹痛，心暴痛，非此不除。治肾脏气伤，膀胱连小肠气痛。东垣云：治疝气而补精血是也。又治脏毒下血，杀三虫疥疡，酒浸湿蒸软去皮核，取肉晒干。皮、叶治游风疹疮疥癞，小儿壮热，煎汤浸洗。根，杀诸虫，利大肠，以醋磨汁涂疥甚良。俗名苦楝树，今人端午佩叶以辟恶。处处有之，川产者佳，入药当用结子雌树。凡雌树根皮一两，入糯米五十粒煎煮，杀毒。泻多以冷粥止，不泻以热葱粥发。其不结子雄树，能吐泻杀人。

王　　瓜

王瓜寒苦除邪热，愈聋止渴清诸血，

利疸肿兮消痈毒，带溺不禁尤堪啮。

王，大也。独生于诸瓜之前，月令四月王瓜生，即此也，一名土瓜根。处处有之，生田野及人家垣墙间，藤蔓，叶圆无缺，有刺如毛，闽人谓之毛桃。五月开黄花，花下结子如弹丸，如瓜蒌，小如栀子，无棱，色黄，根如葛，细而多粘。三月采根，阴干。无毒。主诸邪气热结，及天行热疾，愈耳聋益气；

止消渴内痹，瘀血月闭，寒热酸疼；破癥癖，落胎；逐四肢骨节中水，散痈肿留血鼠瘘，疗马骨刺入疮，妇人带下及小便遗溺不禁。又治黄疸变黑疸，生捣汁顿服，当有黄水随小便出。汁和酒服，吐蛊毒；为末酒下，下乳汁。子，润心肺，治黄病生用，肺痿、吐血、肠风下血、赤白痢疾炒用。

地　龙

地龙咸寒治热狂，蛊毒蛇瘕服之良，
更医肾风注脚胫，粪治痢丹及犬伤。

即蚯蚓。无毒。丹溪云：属土而有水与木，性寒。大解诸热毒，行湿病及伤寒伏热狂谬，大腹黄疸，杀伏尸鬼疰、蛊毒蛇瘕，去三虫长虫。治肾脏风下注脚风不可缺也，仍须盐汤为使。又治中风痫疾喉痹，小便不通，及交接劳复阴缩，并绞汁服之。中蛊吐下血若猪肝欲死者，取十枚，以苦酒渍汁饮之。一方将地龙入葱叶中，紧捏两头，频摇动即化成水，涂蜘蛛咬，点耳中治耳聋及蜒蚰入耳。粪，主赤白热痢，取无砂者炒令烟尽，水沃滤汁服之。治热疮丹毒、蛇犬伤，并盐捣敷之。入药炒用，取白颈自死者，去土，盐水洗，微炙。雷公用糯米泔浸一宿取出，又用酒浸一日取出焙干。凡制二两，入川椒、糯米各一分同熬，令糯米熟，去椒米用。若人被其毒，以盐汤饮之，并洗伤处即解。

石　决　明

石决明咸寒又平，去皮盐水瓦瓶烹，
善除肝肺经风热，更治青光内障盲。

出南海，附石而生，形似蛤，大如掌，小如指，明耀五色，内亦含珠，生七孔九孔者良。凡用先磨去粗皮，用盐水入瓦罐中煮一伏时，取出为末如粉。无毒。主肝肺风热，骨蒸劳极，及青盲目障翳痛，水飞点之。五淋水调服，服后永不得吃山桃，犯之令人丧明。

珍　珠

珍珠气寒除烦渴，镇心坠痰细作末，

点翳膜兮催死胎，小儿惊风亦可活。

珍，珍重也；珠，圆明也。生南海，采老蚌剖珠充贡。无毒。主手足皮肤逆胪，镇心坠痰止泄。为粉点目中，主肤翳障膜，用绵裹塞耳主聋，敷面令润泽好颜色。合知母疗烦热消渴，合左缠根治小儿麸疮入眼，为末酒下治难产下胞衣及子死腹中。小儿惊热药中多用之。取新完未经钻缀者，研极细方可饵服，不尔伤人脏腑。

禹余粮

禹余粮壳味甘寒，大热烦满不自安，

咳逆癥瘕并痞痢，崩带赤白镇之安。

大禹行山乏食，采以充粮而弃其余。无毒。主大热邪气，咳逆寒热烦满，血闭癥瘕，伤寒下痢不止，心下痞硬，利在下焦，及妇人崩中带下赤白。《本经》云：重可以去怯。禹余粮之重为镇固之剂也。又治小腹痛结，及骨节烦疼，四肢不仁，痔瘘等疾。久服益脾，安五脏，耐寒暑，轻身延年。形如鸭卵，外有壳重迭，轻敲则碎，中有黄细末如蒲黄者佳。如卵内有子一块者，不堪用，令人肠干。火煅醋淬七次，研末水飞。用杜仲、牡丹为使。畏贝母、菖蒲、铁落。又有一种石中黄，即禹余粮壳中未成粮，黄浊水也，功同上，去壳研用。

食盐

食盐入肾味咸寒，能除寒热吐痰顽，

止心腹痛杀蛊疰，䘌疮齿血亦能干。

即所食之盐。盐，淹也，淹物久留不坏。无毒，能引药入肾。主伤寒寒热，吐胸中痰癖，止心腹卒痛，杀鬼邪蛊疰毒及下部䘌疮，坚齿，止齿缝出血。又炒盐青布裹熨妇人阴痛及火灼疮。化汤洗蚯蚓毒。小儿卒不尿，盐灸脐中。空心盐揩齿吐水，洗眼夜见小字。陶隐君云：五味惟盐不可缺。然淡为五味之本，北方人食不欲咸而颜完少病，古有终身不服盐而寿高须发不白者。盖盐能伤肺走血损筋，令人肤黑，病嗽及水肿者全禁。炒赤，或水飞过，不可多用。漏芦为使。盐黑丸：食盐一升研末，入瓦瓶内筑实，黄泥封固，火煅令透，候冷取出，入豆豉一升熬焦，桃仁一两麸熬令熟，巴霜二两。各研末和匀，蜜丸梧子大。每三丸，平旦时服。未吐利，更服二丸。天行时气，豉汁及茶下，服后多吃茶汁以行药力；心痛酒下，血痢饮下，鬼疟茶饮下，骨热白蜜汤下。忌冷浆水。凡服药后吐利勿怪，服药二日，忌口二日。吐利苦多，煎黄连汁服之。其药宜冬月修合，磁盒收贮，勿令泄气，惟小儿女子不可服多。

青　盐

青盐咸寒去痰热，明目固齿乌须发，
除诸血疾腹心疼，滋肾镇心涂疮疖。

即戎盐，出北方西羌，一名胡盐。四海皆有盐，北青南赤。食盐以河东鲜州精白者为胜，入药以北海青黑色、形块方棱、明莹者佳。无毒。主烦热痰满，治目痛瘀赤昏涩、牙疼。固齿乌须，止吐血溺血、齿舌出血，去蛊毒心腹痛，除五脏癥结积聚。补下元，助水脏，益精气，坚筋骨，益气镇心。敷痈肿瘰疬疥癣疮疖。水飞过用。

卤　盐

卤盐苦咸寒无毒，主大烦热渴欲狂，
消痰磨积涤肠垢，去湿热喘满相当。

卤，水也，可煎盐者，即石碱。主大热消渴狂烦，消痰磨积块，涤五脏肠胃留热结气，去湿热，消心下坚、食已呕逆喘满，除邪气，下蛊毒，柔肌肤明目，治目痛。量虚实用之，过服损人。

银　屑

银屑辛平除邪热，惊悸癫狂腰痛折，
能安五脏定心神，丹毒磨水忌诸血。

银，限也，天地所产有限，禀气西方辛阴之神，服之则伤肝，生者仍有毒。主邪热癫狂，惊悸发痫，恍惚谵语，夜卧不安，除邪气鬼祟，明目定志，安五脏，镇心神，治妊娠卒腰背痛如折。水煎饮之。小儿诸热丹毒，并冷水磨服。入药多用银器，或银箔。畏磁石铁，忌一切血。外科用末，当以文银锉末，用水银研令消也，或用银箔以水银消之，入硝石及盐研为粉，烧出水银，淘去盐石，为粉极细，用之乃佳。

金　屑

金屑辛平除风热，善止惊痫镇心神，

止咳血渴退蒸劳，坚髓利脏生杀人。

金，禁也，刚严而禁制也；屑，砂中生末也。金生于土，故从土。禀气中央阴己之魂，生者杀人，热者服之亦伤肌。雷公云：凡金银铜铁器，借气以生药力而已。入药用则消人脂，有毒。主风热癫痫，除邪毒气，镇心神，安魂魄，止上气咳嗽，伤寒肺损吐血作渴，骨蒸劳，坚骨髓，利五脏，调和血脉。又主小儿惊伤五脏，风痫失志。入药多用金器，水煎取汁，或金箔。畏水银，恶锡。误中生金毒者，惟鹧鸪肉可解。

腊　雪

腊雪甘寒解诸毒，善祛天行大热疫，

酒后暴热或发黄，小儿狂痫可温服。

雨下遇寒，气凝而为雪，春雪不堪收，十二月者佳。无毒。主解一切毒，治天行时气，瘟疫热疾，及丹石发动，酒后暴热黄疸；小儿热痫狂啼，仍小温服之。藏淹一切果实良。冬霜无毒，主解酒后诸热，伤寒鼻塞；治暑月汗渍，腋下赤肿及痱疮，和蚌粉敷之立愈。凡用瓦木上霜，以鸡翎扫取，收瓷瓶中，时久不坏。秋露水，味甘美，无毒。在百花上者，止消渴，愈百疾，调五脏，润肌肤；在柏叶上者，主明目，俱于朝露未晞时拂取之。正月雨水，夫妻各饮一杯，还房当获时有子神效。若煎服之，令人阳气上升。夏冰，味甘大寒无毒，主去热烦，熨人乳石发热肿。暑夏盛热与气候相反，当时暂快，久皆成疾。

人　黄

人黄气寒诸毒散，时行大热癫狂乱，

破开疔肿醋和敷，中毒恶疮清汁灌。

即人屎。味苦。无毒。解诸毒，时行大热心躁，狂乱奔走，状似癫痫，言语不定，及骨蒸劳热温病，劳后食复。宜用干陈者入罐内，以泥固济，火煅半日，取出去火毒，研末，新汲水或沸汤调服三钱，未效再服。又善破疔肿，开以新者封之，一日根烂。发背欲死，烧灰醋调，敷肿处良。粪清汁冷，亦主天行热狂热疾，中毒并恶疮蕈毒箭毒，取汁服。取法：腊月截淡竹一段去毒，留底二节，上节发窍，以大甘草纳竹筒内，以木塞上窍，以留节一头插于粪缸中，浸一月，取出晒干待用。厕溺坑中青泥，疗喉痹，消痈肿，若已有脓即溃。

人　溺

人溺气寒能降火，鼻洪吐血血攻心，
劳嗽肺痿胎难产，扑杖蛇伤患处淋。

即人尿。味咸，无毒。疗寒热头疼温气，童男者尤良。丹溪云：降火最速，热劳方中多用之。主吐血衄血，卒血攻心，和姜汁煎二三沸，乘热服差。止劳嗽失音肺痿。破癥积，明目益气，润肌肤，利大肠，推陈致新之药。胃虚及气血虚无热者不可用。又治难产及胞衣不下，和姜葱煎三沸，热服即下。产后饮一杯，压下败血恶物，免血晕之疾。伤胎血结心腹痛，并扑打瘀血攻心，单煎，服之效。被蛇犬等咬，以热尿淋患处。人中白，即尿桶中澄底结白者，须置风露下，经二三年者可用，又名秋白霜。丹溪云：能泻肝火，降阴火，故治传尸热劳肺痿，心膈热，鼻衄吐血，羸瘦渴疾。又敷汤火灼疮及紧唇疮。凡用须刮在新瓦上，用火逼干研末。

已上治热通用。

防葵　出兴州，根似防风，叶似葵，每茎三叶，一本十茎，中发一干，花如葱花，与狼毒相似，但置水不沉耳，世亦稀有。味苦辛，气平寒。无毒。主膀胱热结，溲溺不下，疝瘕肠泄。疗五脏虚气，小腹支满胪胀。止癫痫惊邪狂走，咳逆湿喑鬼疟。消气血瘤，杀百邪。久服益气强志，坚筋骨，除肾邪。中火者不可服。去虫末，甘草水浸一宿，晒干。

景天　叶似马齿苋而大，作层，上茎极脆，开红紫花，今人以盆养于屋上以辟火，故又名慎火草。味苦酸，气平。无毒。主大热身热烦，邪恶气，诸蛊毒痂疵，寒热诸不足。治火疮风疹恶痒，游风疮毒，小儿丹毒赤肿，生捣敷之。其花主女人漏下赤白。七月采，阴干。

萹蓄 在处有之，苗似瞿麦，叶细绿如竹，茎赤如钗，股有节，花青黄色，可食。味苦，气平。无毒。主热黄五痔，及丹石毒发冲眼肿痛，并捣汁顿服。霍乱吐利不止，以五味调和煮羹食之。又主浸淫疥瘙热肿，恶疮痒痛，并捣敷之。女子阴蚀，小儿蛔虫攻心心痛，面青口中沫出欲死者，空心服之，其虫自下。五月采苗，阴干用。

王不留行 在处有之，高七八寸，叶尖如小匙头，实如松子，四月开花黄紫色，本名剪金花。因蜀主素好此花，后因降宋迁汴，人言此花曰王不留行。味苦甘，气平。无毒。阳中之阴也。止心烦鼻衄，除诸风痉风痹内寒，金疮止血，逐痛出刺，痈疽恶疮，瘘乳发背，游风风疹。通血脉，调月经，催难产，下乳汁。三月收苗，五月收子，蒸两时，入浆水浸一宿，取出焙干用。

贯众 生山谷阴处，苗赤叶绿，如蕨茎干三棱，似雉尾，根大如瓜，紫黑色，有毛，陵冬不死，又谓之贯节。味苦，微寒。有毒。主腹中邪热气诸毒，除头风，破癥瘕，止鼻血金疮，杀三虫，去寸白。二八月采根，阴干，去毛皮。赤小豆使。

白英 生山谷，似葛叶有毛，实如龙葵子，一名白草。春采叶，夏采茎，秋采花，冬采根用。味甘，寒。无毒。主寒热八疸消渴，补中益气，故作羹饮，甚疗劳。夏月煮粥食，极解热毒。又主烦热，风疹丹毒，疟瘴寒热，小儿结热，煮汁饮之。

爵床 生田野，似香薷叶长而大，今人谓之香苏。味咸寒。无毒。主腰脊痛不得着床，俯仰艰难。除热可作浴汤。

翘根 味甘，寒平。小毒。主下热气，益阴精。久服悦颜明目耐老。以作蒸酒饮病人。

屈草 味苦，微寒。无毒。主胸胁下痛，邪留肠间，寒热阴痹。久服益气，轻身耐老。

羊桃 山野甚多，似家桃，又非山桃，叶蔓，花赤，实如枣核。味苦，寒。有毒。主熛热身暴赤色，风水积聚，除小儿热，去五脏五水大腹，利小便，益气。可作浴汤，洗风痒恶疡，诸疮肿毒。二月采，阴干。

溲疏 与枸杞相似，但有刺。味辛苦甘，气寒，无毒。主皮肤中热，除邪气，止气溺，通水道，除胃中热，下气。漏芦为使。

梓白皮 即梓树之皮。处处有之，似桐而叶小，花紫色，即楸之疏理、白色而生子者。味苦，寒。无毒。主热，去三虫，疗目中疾，及吐逆反胃。小儿热疮，身头热烦蚀疮，汤浴之。叶，捣敷手脚火烂疮；饲猪，肥三倍。一法：立秋日太阳未升时，采叶煎膏，傅瘘疮瘰疬。昔有人患发背，肠胃可窥，百方不差，一医者用此膏敷其外，用云母膏作小丸，服尽四两止，不累日，云母丸透出肤外，与膏药相着，其疮遂差。凡使勿误用椅树皮，椅皮梓实相反。

桐叶 处处有之，用白桐，二月开淡红花，结子可作油者。叶，味苦，寒。无毒。主恶蚀疮着阴皮，主五痔，杀三虫，疗贲豚气病。皮，主五淋，浴发去头风，生发滋润，及痈疽痔瘘恶疮，小儿丹，煎膏敷之。其花饲猪，肥大三倍。油，冷，微毒。主消水肿，傅恶疮疥及鼠咬。一种梧桐，四月开淡黄小花如枣花，五六月结子，此即月令桐始花者，其子多食之动风气。白皮，主肠中生痔，肛门边有核者，又可敷疮，并酒服之。

理石 生两石间，皮黄赤，肉白，作斜理文，不似石膏。味辛甘，大寒。无毒。主身热，利胃解烦，除荣卫中去来大热结热，解烦毒，止消渴，及中风痿痹。破积聚，去三虫，益精明目。滑石为之使。恶麻黄。

长石 生长子县，文如马齿，方而润泽，颇似石膏，但厚大纵理而长为别。味辛苦，寒。无毒。主身热，胃中结气，止消渴，下气，除胁肋肺间邪气，及四肢寒厥，利小便，通血脉，明目去翳膜，下三虫，杀蛊毒。

干苔 生石上者，名干苔。味咸，气寒。主心腹烦闷，冷水研饮。疗痔杀虫，及霍乱呕吐不止，煮汁服之。又发诸疮疥，下一切丹石，杀诸药毒，不可多食，令人痿黄少血色。生水中者名陟厘，南人取为纸，名苔纸，色青黄体涩，味甘大温。主心腹大寒，温中消谷，强胃气，止泄痢，断下药用之。

屋游 即古瓦屋上背阴青苔衣也。八月采，去泥阴干。味甘，寒。无毒。主浮热在皮肤，往来寒热，利小肠膀胱气及小儿痫热，时气烦渴。生古墙侧背阴青苔衣，名垣衣。三月采，阴干。味酸。无毒。主黄疸心烦咳逆，血气暴热在肠胃中，金疮内塞。久服补中益气，长肌悦颜。生墙上者名土马鬃，岁多雨则茂盛，比垣衣更长。治骨热烦，毒壅鼻衄。井中苔，味苦寒。无毒。主热疮漆疮水肿，杀野葛、巴豆诸毒，疗汤火疮。

海金沙 味甘，平。无毒。主通利小便，得栀子、马牙硝共疗伤寒热狂。收全料，纸衬晒干，以杖击之，其砂自落。

苎根 即今织布苎麻根也。味甘，滑冷。无毒。主天行热疾，大渴大狂，服金石药人心膈热，善能安胎，小儿赤丹，其渍苎汁疗渴甚验。丹溪云：苎属水，而有土与金，大补肺金而行滞血，故能破血止血晕，及产后腹痛。又治五种淋疾，水煎浓汁服之即通。治诸痈疽发背，乳痈初起，热丹毒，肿毒，箭蛇虫咬，并捣根敷上，日夜数易，肿消则瘥。

菰根 生水中，叶如蒲苇，刈以秣马甚肥，春亦生笋，堪啖，岁久者中心生白台如小儿臂，谓之菰手，南人呼为茭草。味甘，大寒。无毒。主肠胃痼热烦渴，止小便利，去胸中浮热风，利五脏邪气，酒皶面赤，白癞，瘰疬火疮，除目黄，止热痢。杂鲫鱼为羹，开胃口，解酒毒，压丹石发热。多食动冷气，滋牙齿，伤阳道，令下焦冷，发痼疾。不食为妙。

甘焦根 即巴焦也。岭南者有花有实，味极甘美；北地者但有花而无实；他处虽有，而作花者亦少。主天行热狂烦闷，消渴黄疸。患痈毒并金石发热闷，口干，并绞汁服；热肿游风风疹，并捣敷之。油，无毒，治暗风痫病、晕闷欲倒者，饮之得吐便差。又涂须发令黑不落，及汤火疮。取法：用竹筒插皮中，如取漆法。

马勃 即马庀菌也。生湿地及腐木上，虚软如紫絮，弹之粉出。主喉闭咽痛。去膜，蜜水调服。敷诸恶疮马疥甚良。

孩儿茶 味苦、甘，气寒。无毒。消血，治一切疮毒。古方儿茶、薄荷叶、细茶为末，蜜丸，饭后含化三五粒消痰。

紫背天葵 俗名叶下红，叶似胡荽，根如香附子。三月采，阴干。治乳痈，擂酒内服外敷；治喉痹肿痛，擂汁咽立消。凡煮云母、石钟乳粉、曾青，用此草与甘草同制极妙。

泉水 味甘，平。无毒。主消渴反胃，热痢热淋，小便赤涩，兼洗漆疮痈肿。久服却温，调中，下热气。新汲水，治心腹冷病，又解合口椒毒，又主鱼骨鲠，令合口向水，张口取水气，鲠当自下。凡饮诸水疗病，皆取新汲清泉，不用停污浊暖，非惟无力，固亦损人。又阴地流泉饮之，发疟软脚。

井华水 即井中平旦第一汲者。味甘，平。无毒。主洗目肤翳，及酒后热痢。又治大惊、九窍出血，以水噀面，勿令知之。平旦含口，去口臭；和朱砂服，好颜色。又堪炼诸药石，投酒醋令不腐。

半天河水 即竹篱头及高树间天泽水也。微寒。无毒。主鬼疰狂邪气，杀蛊毒鬼精，恍惚妄语，与饮勿令知之。诸风恶疮瘙痒，取水温洗之。抑考半天河水，天泽水也，故治心病狂邪恶毒；腊雪寒也，故解一切热毒；井水澄澈也，故通九窍。后世又用东流水者，取其快顺疾速也；倒流水者，取其回旋留止，上而不下者也。

浆水 味甘、酸，性凉，善走。无毒。主调中引气宣和，强力通关，开胃止消渴霍乱泄痢，消宿食，化滞物，宜作粥薄暮啜之。解烦去睡，调理脏腑，粟米新熟白花者佳。煎合醋止呕哕，白肤体。惟冰浆至冷，孕妇食之堕胎，或令儿骨瘦不成人。浆水不可同李实食，令人吐利。

地浆 即掘地坑，以水沃之，搅令浊，俄顷取之。气寒。无毒。主热渴烦闷，解中诸毒诸菌毒，及食生肉中毒。

已上治热杂用。

主治各经热药

肝气柴胡，血黄芩	心气麦门冬，血黄连	脾气白芍，血大黄
肺气石膏，血山栀	肾气玄参，血黄柏	胆气连翘，血柴胡
胃气葛根，血大黄	三焦气连翘，血地皮	膀胱气滑石，血黄柏
大肠气连翘，血大黄	小肠气赤茯，血木通	胞络气麦门冬，血牡丹皮

主治骨肉分痨瘵发热药

肝气当归，血柴胡	心气生地，血黄连	脾气芍药，血木瓜
肺气石膏，血桑皮	肾气知母，血生地	胆气柴胡，血瓜蒌
胃气石膏，血芒硝	三焦气石膏，血竹叶	膀胱气滑石，血泽泻
大肠气芒硝，血大黄	小肠气赤茯，血木通	

已上诸药，治上中下三焦内热，兼治湿热之剂。

治　湿　门

即《汤液》湿化成也。古庵云：气虚不能运化水谷而生湿，宜补气除湿药，又宜调中消导药，行湿利二便药。外湿宜汗散，宜用风门药，风能胜湿也。夫湿寒皆属阴，宜与治寒门通看。

人　参

人参甘温补五脏，止渴调中利湿痰，
明目开心通血脉，安魂定魄解虚烦。

参，参也。久服补元气，有参赞之功，五参皆然。无毒。浮而升，阳也。主补五脏，随本脏药为使。以升麻引，则泻肺脾中火邪，以补上升之气；以茯苓引，则泻肾中火邪，以补下焦元气。一切劳伤，肺脾阳气不足，喘促、短气、少气最妙。惟阴虚火嗽、吐血者慎用。故曰：肺寒还可用，肺热则伤肺。肺寒者，脉滞濡行迟，假参之力，通经活血，则元气亦自是发生而盛矣；肺热者，气血激行，再加通经以助其激速，而脾气耗甚矣。止渴者，生津也。调中安脾助胃，去肠胃中冷，心痛胁满，霍乱反胃，消湿痰，定喘，消积，明目，开心。入手太阴而能补阴火，乃气中之血药也。故生脉散及表药、痘疮药中多用者，亦取其通经而走表也。善能安魂定魄，辟邪止惊，除中虚烦热。与黄芪同用，则助其补表；与白术同用，则助其补中；与熟地同用，而佐以茯苓，则助补下焦而补肾。或泥于作饱而不敢用，盖不知少服则湿壅，多服则宣通意也。形如人形，大如鸡腿者佳。去芦不令人吐。和细辛密封，千年不坏。反藜芦，恶卤咸。

黄　芪

黄芪甘温性无毒，补益三焦呼羊肉，

内托痈疽外敛汗，生津退热效尤速。

黄，色；耆，老也，服之延年。又名芪者，底也，补下元也。可升可降，阴中之阳也，入手少阳、手足太阴经。东垣云：温肉分而实腠理，益元气而补三焦。盖补肺，皮毛自实。治上焦虚喘短气者，泻肺中火也；中焦脾胃虚弱，脉弦，血脉不行，羸瘦，腹痛；下焦久泻痢，肠风，崩带，月事不匀，胎前产后诸虚疾，小儿百病。补三焦、肾、命门不足，呼为羊肉。又云：内托阴证之疮疡，外固表虚之盗汗。治痈疽久败，排脓、止痛、生肌收口。逐五脏恶血，大风癞疾，五痔鼠瘘。肺痈已溃者，用此从里托出。有汗则止，无汗则发。表虚有邪发汗不出者，服此则汗。兼止渴生津，生血补中。泻阴火，退虚热之圣药也。惟苍黑气盛者禁用，表邪旺者亦不可用，用之反助邪气。阴虚者亦宜少用，用之以升气于表，则内反虚耗矣。皮微黄，肉白柔软。出绵上者，服之长肉。疮疡生用，肺虚蜜炙，下虚盐水炒。恶龟甲、白鲜皮，畏防风。风能制芪，芪得防风，其功愈大，盖相畏而相使者也。

甘　草

甘草甘平生泻火，炙之健胃可和中，

解毒养血坚筋骨，下气通经消肿红。

甘，甜草也。性缓，能解诸急。热药用之缓其热，寒药用之缓其寒。善和诸药，解百药毒，故又名国老。无毒。可升可降，阴中之阳也，入足三阴经。生则分身、梢，泻火。梢子生用，性寒，能泻胃火，解热毒，除胸中积热，去茎中痛。节，生用消肿导毒，治咽痛；炙则性温，能健脾胃和中。身大者，补三焦元气，止渴止嗽及肺痿吐脓，腹中急痛，赤白痢疾。又养血补血，坚筋骨，长肌肉倍力，下气除烦满逆气，通经脉。消诸痈疽疮疡红肿，与黄芪同功，若未溃者宜生，已消与不红肿者宜炙。大抵脾胃气有余，如心下满及肿胀呕吐，痢疾初作，皆不可用。下焦药亦少用，恐缓不能达。凡药宜少用，多用则泥膈而不思食，抑恐缓药力而少效。白术、苦参为使。恶远志，反大戟、芫花、甘遂、海藻。忌菘菜，猪肉。

白茯苓

白茯苓甘平渗湿，消痰润肺伐肾邪，
养心神又调脾脏，益气助血补虚家，
赤者须知破气血，利溲入丙功尤赊。

茯，伏也；苓，灵也。松脂伏于地中而生，治病有灵验也。味甘、淡，气平。无毒。浮而升，阳也，入手太阴、足太阳少阳经。东垣曰：白茯苓补虚劳，多在心脾之有准。又云：白者入壬癸，是三焦通行药也。渗湿者，利小便，消浮肿，暴病行水之圣药也。消痰润肺者，主胸胁逆气，烦满咳逆，口焦舌干，消渴津少，一切痰壅痰饮、肺痿肺火不可缺也。肾邪者，淋沥淋结白浊，腰胫肿痛，无力等症，皆肾经停蓄邪水之所为也。惟此药能伐去邪水，以安真水。养心神者，治忧恚惊邪，恐悸健忘好睡，心下结痛，保神养神安魂之主药也。调脾胃脏气者，小便涩而能利，小便多而能止；大便结而能通，大便多而能止。一切脾胃不和，水谷不分，寒热无定，呕逆不止，须用之。补虚者，《本经》云：长阴益气力。《日华》云：补五劳七伤，安胎，暖腰膝。丹溪云：凡药气重者主气，味重者助血。茯苓虽曰淡渗，而味甘且重，不走真气。佐以人参等补剂下行，亦能补虚固肾。阴虚者少用无害。养生家，每取白者蒸暴三次，为末，以牛乳汁和膏服之。或蜜浸，或酒浸，封固百日后，常服不饥延年，肠化为筋，通神致灵。要知虚而上有痰火，下有湿热者最宜。若劳役阳虚，小便多、汗多者，禁用。赤茯苓，味淡，入足太阴，手少阳少阴经。东垣云：赤者入丙丁，主破结血结气，泻小肠火，利小便，分水谷。阴虚者切忌，盖白补而赤泻。出云南，似人形、龟鸟，味甘者佳。去粗皮杵末，水飞浮去赤膜，晒干，免致损目。有生山之阴，味苦者，须热汤淋去苦味。马刀为使。恶白蔹，畏牡蒙、地榆、雄黄、秦艽、龟甲，忌醋及酸物。得甘草、防风、芍药、紫石英、麦门冬，共疗五脏。

茯　神

茯神能疗风虚眩，恚怒惊悸善忘健，
补虚劳乏辟不祥，心下坚满亦可美。

假松之气，津盛发泄于外者，结为茯苓；津气不甚盛者，抱根而生，名为茯神，言专能敛伏神气也。味甘，气平。无毒。阳也。治风眩、风虚、心虚之要药。止恚怒、惊悸、善忘，开心益智，定魂魄，养精神；疗五劳口干，补虚乏，辟不祥；又治心下急痛坚满。人虚而小便不利者，加而用之。去皮及根。畏恶同茯苓。

薯　蓣

薯蓣甘温气最平，能补荣卫治湿凝，
腰疼梦失虚羸热，又止头风眼眩睛。

薯，署色明也；蓣，形如芋也。俗名山药。无毒。手太阴经药也。凉而能补，凡脾胃中气不足久泄者，必用之。补心气，开达心孔，安魂多记。补肺津，润皮毛干燥，除烦热或寒热邪气，下逆气。补肾阳气，强阴，涩梦泄，止腰疼。东垣云：山药而腰湿能医。丹溪云：生者消肿硬。盖补气血则留滞，自不容不行也；补肝能坚筋骨及头面游风，头风眼眩。久服益颜色，长肌肉。病人虚羸，加而用之。怀庆者佳。熟则滞气，湿则滑，惟干实者入药。二门冬、紫芝为使。恶甘遂。

白 术

白术甘温健胃脾，寒湿热湿尽相宜，
痰痞呕泄肿汗渴，兼补气血安胎儿。

术，浊也，色白而形浊也。味甘而辛苦不烈。无毒。可升可降，阳也。入手太阳少阴、足阳明太阴经。补脾胃虚弱，不思饮食，去诸经湿。又退胃热，除寒热，消虚痰痞气宿滞，止霍乱、呕逆、泄泻、腹中冷痛，利小便，消水肿胀满。又有汗则能止，无汗则能发。缓脾生津除湿渴，利腰膝间血。上而皮毛，中而心胃，下而腰膝。在气主气，在血主血，故补虚药多用之。兼安胎产，产后中风口噤及大风、痿痹、足胫毒疮，皆效。丹溪云：与二陈同用，则健胃消食，化痰除湿；与芍药、当归、枳实、生地之类同用，则补脾而清脾家湿热，再加干姜，去脾家寒湿。东垣云：佐黄芩有安胎之能，君枳实有消痞之妙，惟伤寒动气不宜用。米泔浸半日，去芦。泻胃火生用，补胃虚土炒。防风、地榆为使。忌桃李雀鸽肉。

已上补气除湿药。

苍 术

苍术辛烈苦甘温，主风寒湿痹疸屯，
肿满痰积疟皆散，止呕泻治头目昏。

苍，以色言。无毒。浮而升，阳也。入足阳明太阴经。主风寒湿痹，死肌痉疸，逐皮间风水结肿，心下满闷，腹中胀痛窄狭，消痰饮、痃癖、气块，祛疟，除瘟疫、山岚瘴气，止霍乱吐泻不止。治大风在身面，风眩头痛，目泪出，青盲雀目，内外翳障。久服乌须注颜，壮筋骨，明耳目，润肌肤是验，然此皆为阳虚者言也。丹溪云：辛散雄壮，发汗甚速。以黄柏、牛膝、石膏下行之药引之，则治下焦湿疾；入平胃散，能去中焦湿疾，而平胃中有余之气；入葱白、麻黄之类，则能散肉分至皮表之邪。惟血虚怯弱及七情气闷者慎用，误服耗气血，燥津液，虚火动而痞闷愈甚。米泔浸七日夜，去粗皮，炒黄色，或童便浸。防风、地榆为使。忌桃李雀鸽肉。抑考《神农经》

云：若欲长生，须服山精。言术结阴阳之精，未尝分苍白也。自陶隐居分用，而后贵白而贱苍，善乎！东垣云：补中除湿，力不及白；宽中发汗，功过于白。

半　夏

半夏味辛气亦平，去湿痰健胃脾经，
伤寒呕咳咽喉肿，胸满头疼尽忌生。

夏至第三候生，叶亦半生，天然妙也。有毒。沉而降，阴中阳也。入足阳明太阴少阳经。性燥胜水，善去脾经湿痰，痰去而脾胃主气自健，饮食自进。寒痰、风痰亦用者，辛温故也。主伤寒寒热，温疟呕吐，咳逆上气，及形寒饮冷伤肺而咳。治咽喉肿痛，心下坚胀，肠鸣，胸中痰气痞塞，及痰厥头痛头眩，非此不除。兼消痈肿、瘿瘤，气虚而面色痿黄有痰气者，加而用之。凡用，生令人吐，熟令人下，故《局方》多用熟者。但《本草》云：生微寒，熟温。宜生者，姜佐熟煎可也。凡诸血证及自汗渴者禁用。丹溪云：燥而耗津，虽少阳病，渴者亦忌。惟气证因动火上盛，用半夏调其气而动火伏，而渴自止。腊月热水泡洗，置露天冰过，又泡，共七次，留久极妙。如虚证及孕妇恶阻用曲，免致损血堕胎。射干、柴胡为使。恶皂荚，畏雄黄、生干姜、秦皮、龟甲，反乌头，忌海藻、羊肉、羊血、饴糖。造曲法：先将半夏汤泡九次，晒干为末，随病用药，或煎膏，或绞汁，调末为丸如弹子大，用楮叶或纸包裹，以稻草上下盦七日生毛，取出悬风烟之上，愈久愈良。如治诸痰，用生姜自然汁；风痰用牙皂煎膏，甚者少加麝香；寒痰青，湿痰白，用老姜煎浓汁，少加白矾三分之一；火痰黑，老痰胶，用竹沥或荆沥，少入姜汁；皮里膜外痰核，用白芥子、竹沥；虚劳热痰，用麻油浸三五日，炒为末，面糊为曲。治癫痫，一切健忘，舌强等似风痿证，用腊月黄牛胆汁，略入熟蜜；小儿惊风，加南星等分，用甘草煎膏；脾虚慢惊及郁痰，用香附、苍术、川芎等分煎膏；中风卒厥，伤寒，并诸疮疡内结不便，一切宜下之病，用皮硝、白粉霜十分之三，共用河水煮透，为末，以大黄煎膏，痰积沉痼，取二两，入海粉一两，雄黄五钱，为末蜜丸；一切沉痼痰病，用黄牛肉煮成膏，造曲日干。

橘　皮

橘皮辛温利膀胱，主除痰气逆胸堂，
消导脾胃止呕泻，发表寒湿佐生姜。

橘，色如璠玉，有文。无毒。味厚。可升可降，阳中之阴也。除膀胱留热停水、五淋，利小便。主胸中痰热，逆气客气，消痰止气嗽，润肺。和胃健脾，轻则水谷不化，冲胸作呕，或下泄，或气痢，或霍乱；重则癥瘕积滞，皆能消导。兼去白虫，解酒毒。治下焦冷气，脏间虚冷气，脚气冲心。久服去臭，下气通神。丹溪云：与白术、半夏同用，则渗湿而健脾胃；与甘草、白术同用，少用则补脾胃，无甘草、白术而多用、独用，则泻脾胃；与苍术、厚朴同用，去中脘以上至胸膈之邪；再加生姜、葱白、麻黄之类，则能散肉分至皮表有余之邪。陈久者良，隔年者亦可用。留白略炒，健脾胃和中；去白曰橘红，消痰泻肺发表；入下焦用盐水浸，肺燥者，童便浸晒。白檀为使。又有一种曰柚，比橘差大，不堪入药。青橘叶，导胸胁逆气，行肝气乳肿痛及胁痛，药中用之以行经。橘核，治肾注腰疼，膀胱疝痛，肾冷，炒去壳为末，酒调服。

青　皮

青皮苦寒破滞气，入肝胆又利脾胃，
膈胁小腹痛且膨，疝积愈低愈能治。

与橘皮一种。大而色红已成熟者，曰橘皮；小而色青未成熟者，曰青皮。无毒。沉而降，阴中阳也。入手少阳经，厥阴引经药。主破滞气，利脾胃，消饮食，除积结膈气，止小腹胀痛须用之。又泻肝气，治胁痛，疝气，及伏胆家动火惊证，用二三分可也。橘皮治高，青皮治低。故东垣云：破滞气，愈低而愈效；削坚积，愈下而愈良。气虚弱者少用，盖有滞气则破滞气，无滞气则损真气。气短者全禁。去瓤用，消积定痛，醋炒。

枳　壳

枳壳微寒味苦酸，逐水消痰胸膈宽，

止呕泻痢攻坚积，散痔利风利窍关。

枳，即橘属，去瓤用壳。无毒。浮升而微降，阴中阳也。逐心下停水，去胃中湿，消胀满，泻肺痰气、劳气咳嗽，背膊闷倦，胸膈痞结，腹胁满痛。东垣云消心下痞塞之痰，泄腹中滞塞之气是也。止呕逆，反胃，霍乱及五膈气，泻痢，消宿食，破癥瘕、痰癖、老积，肠风下血，痔肿，《本草》所谓安胃是也。治遍身风疹痒，麻痹痛。《药性论》云主皮毛之病是也。兼通关节，利大小肠，瘦胎催生。气血虚弱者禁用。水浸软去瓤，麸炒香熟。

枳　实

枳实比壳性更酷，主治大同下胁腹，

更消脾瘀破坚癥，溏泻阴痿莫误服。

与枳壳一种。大而色黄紫多瓤曰壳，小而色青中实少瓤曰实。无毒。浮而降，纯阴。逐停水，消痰饮，宽胸胁，安胃气，止喘逆，破积聚，利五脏，除寒热结，功同枳壳。但枳壳性祥而缓，枳实性酷而速。更能去脾间瘀血，瘀血去而痞自消。去日久稠痰，消年深坚积。丹溪云：脾胃湿热生痰有积者，入白术中四分之一。脾用枳实，有推墙倒壁之功，故治下，主血在心腹之分；胃用枳壳，损至高之气，故治高，主气在胸膈之分。皆疏通决泻滑窍破结实之剂。《本草》云：止溏泄，益气明目。亦谓积去而脾健神清也。《药性论》云：肾内伤冷，阴痿而有气，加而用之，借以达下耳。要之，实证可用，虚而久病慎不可误服。海藏云：益气佐以参、术、干姜，破气佐以牵牛、硝、黄，其善用枳实者乎！又与黄芪等分，糊丸服，治肠风下血；单用蜜丸服，治五痔；为末饮调服，治胸痹气壅，心膈不利及小儿久痢淋沥，水谷不调；炒熟熨妇人阴肿痛。壳、实俱宜商州陈久者。水浸软去瓤，麸炒。

厚朴

厚朴苦温除痰湿，最散心腹胀痛急，

霍乱积痢并头疼，治痹消瘀通经翕。

皮厚，质朴。味苦、辛。无毒。可升可降，阴中阳也。消痰下气，除胃湿，逐结水，泻膀胱，泄五脏一切气。治心腹烦痛胀满，散结之神药也。疗霍乱转筋，胃中冷逆，胸中吐不止，或呕酸水，消宿食，厚肠胃，走积年冷气，腹内肠鸣，止泻止痢。又治中风伤寒头疼寒热，气血痹，死肌，调关节，破宿血。通妇人月经，及产前后腹脏不安。兼定惊悸，下淋露，去三虫。《本经》云：与枳实、大黄同用，则能泄实满而解热胀，是消痰下气也；与橘皮、苍术同用，则能除湿满而平胃气，是温中益气也；与解利药同用，则治伤寒头痛；与泄利药同用，则厚肠胃。大抵用苦则泄，用温则补。胃弱气虚者终不敢用，以其味苦而辛，能散人元气也。此丹溪谓平胃散用之，不使胃土太过而复其平，以致于和而已，非温补之谓也。吁！竹沥、山药，凉而能补；橘皮、厚朴，热而能泄，用者悟之。肉厚色紫者佳。去粗皮。入汤药，用生姜汁炒；入丸药，用醋炙或酥炙。干姜为使。恶泽泻、寒水石、硝石。忌豆。

射干

射干苦寒消食热，宽膨下气逐老血，

破癖通经治儿疝，便毒喉风痰核结。

形如射鸟之竿。有小毒。开胃下食，除饮食大热，散胸中热气，腹中邪逆，胸腹胀满，肺气喘嗽，咳逆上气。疗老血在心脾间，咳唾言语气臭，破癥结、痃癖、瘀血，通女人月闭，治小儿疝气，发时肿痛如刺，散结气，消肿毒，去胃痈，治便毒。足厥阴湿气因疲劳而发，取三寸同生姜煎服，利两三行即效。又治咽痛水浆难入，不得消息，咽汁立差。丹溪云：属金而有木与火水。行太阴、厥阴之积痰，使结核自消甚捷。久服令人虚。即乌扇根，紫花者是，红花者非。三月采。米泔浸一宿，日干。

旋覆花

旋覆花咸甘冷烈，逐水消痰止呕噫，

宽胸胁清头目风，治痹又利肠脏结。

花如菊，淡黄绿繁茂，圆而复下，俗名金沸草。有小毒。治心胁痰水及膀胱留饮，寒热水肿，消胸上痰结，唾如胶漆，开胃，止呕逆不下食；治伤寒汗吐下后心下痞坚，噫气不止及结气胁下满，去头面风，目中眵𥉂，风气湿痹，皮间死肌，利大肠，去五脏间寒热结气。兼通血脉，除惊，补中下气。《衍义》云：走散之药，稍涉虚者禁用。去梗叶，蒸熟晒干。入煎药，用绢滤过，免伤人肺。叶，治金疮止血，捣敷之。根，治破斫断筋，急取捣汁滴疮中，仍用渣封疮上，过半月断筋自续。又有一种旋花，性治大同，今少识者，故不录入。

大腹皮

大腹皮辛温无毒，消肿宽膨定喘促，

止霍乱通大小肠，痰膈醋心气攻腹。

腹大而平者名大腹，尖者名槟榔。大腹皮消肿宽胀，定喘，止霍乱，通大小肠，治冷热气攻心腹，大肠毒痈，痰膈醋心，并以姜、盐同煎。入疏气药良，下一切气，调中开脾健胃。丹溪云：性温，疏通脾胃有余之气，虚者不可用。鸩鸟多栖此树，宜先以酒洗，后以大豆汁洗，火焙赤。

京三棱

京三棱苦辛平涩，消积散癥功可立，

又治心腹胀且疼，破血通经下乳汁。

京，当作荆，楚地所出也。叶似茭蒲，茎皆三棱。无毒。阴中阳也。治老癖、癥瘕、积块。快气宽胸，气胀鼓满最宜。妇人血脉不调，心腹刺痛，通月经，产后腹痛，血晕宿血及气滞乳汁不行。兼治小儿痫热，无辜痃癖。扑损瘀血亦用。色白属气。破血中之气，真气虚者勿用。生细根屈如爪者，名鸡爪三棱，又名草三棱；不生细根，形如乌梅者，名黑三棱；根黄白色，形如钗股者，名石三棱；色黄体重，状若鲫鱼而小者，名京三棱，为上。其实一物，但力有刚柔耳。入药醋煮熟锉，焙干或火炮用。

蓬莪茂

蓬莪茂苦辛能逐水，治心脾病破气痞，

定霍乱又止奔豚，消瘀调经益妇女。

蓬蓬然茂盛，即莪术。气温。无毒。消水行气，破积为最。主心腹痛，中恶疰忤鬼气，痃癖冷气，霍乱吐酸，饮食不消，开胃化食。治一切气，丈夫奔豚，妇人血气心痛。通月经，消瘀血，妇人药中多用。兼止扑损下血及内损恶血，解诸毒。色黑属血，破气中之血。入气药能发诸香，虽为泄剂，亦能益气。孙用和治气短不能接续及滑泄小便数，莪术、金铃肉各一两，硼砂一钱，为末，空心盐汤下二钱，名茂铃散。陈醋煮熟锉，焙干，或火炮醋炒，得酒醋良。

扁豆

扁豆甘平助胃脾，和中下气霍乱宜，

清暑更能解诸毒，女人带下花尤奇。

形扁不圆，有黑白二种。黑者小冷。入药用白者。味甘，微温。无毒。补脾胃五脏，和中下气。止霍乱吐泻，清暑气，行风气。解一切草木酒毒，杀河豚毒。凡使去皮，姜汁炒。花，主女子带下赤白，干末米饮调服。叶，主霍乱及吐利后转筋，生捣，以少酢浸汁服；亦敷蛇咬。醋煮食，治瘕。惟患寒热人勿食。嫩荚蒸食甚美，患冷气人勿食。

薏苡仁

薏苡仁甘寒除风湿，筋挛骨痛难伸屈，

消肺利肠除肺痿，令人能食性不急。

薏，意；苡，实也。无毒。主风湿痹，筋挛骨痛不仁，难以屈伸及干湿脚气。消水肿，利肠胃。治肺痿肺痈吐脓血，咳嗽涕唾上气，心胸甲错。久服益气，令人能食，性缓不妒。凡用须倍于他药。咬之粘牙者真。水洗略炒，或和糯米炒热、去米。治妒方：薏苡、天门冬、赤黍米等分，蜜丸。男妇服之，皆不妒忌。

神　曲

神曲甘温破坚癖，消心膈痰进饮食，

调中止泄止霍乱，更医痢痔及劳复。

神，按六神而造；曲，朽也，郁之使生衣朽败也。无毒。纯阳。入足阳明经。破癥结水腹坚大如盘，消心膈气，痰逆胸满，肠胃中塞，饮食不下，宜此开胃健脾，消化水谷。止霍乱泄泻，痢下赤白。消食痔，疗伤寒饮食劳复；兼治脏腑中风气，补虚去冷气；落胎，下鬼胎，治卒胎动不安，或腰痛胎转抢心，下血不止，小儿痫疾。又六畜食米胀欲死者，煮汁灌之立消。麸皮曲，性凉，入大肠，亦消食积。红曲，活血消食。造神曲法：六月六日，或三伏上寅日，采蓼草三两，青蒿、苍耳草各六两，俱捣自然汁，杏仁末一两，带麸白面一升，赤小豆一碗，煮软熟，去皮研，然后取前汁共一处拌匀，踏实成曲。一如造酒药法出白，愈久愈好，入药炒令香。

麦　蘖

麦蘖甘温破冷积，善止霍乱宽胸膈，

更利上焦瘀与痰，下气宽肠救产厄。

大麦用水渍之，不以理，生芽为蘖。无毒。破癥瘕冷气，止霍乱，治宿食停滞，胸膈胀满，行上焦滞血，腹中雷鸣，消痰下气，宽肠开胃，补脾温中之快药也。胃气虚人宜服，以代戊己腐熟水谷。但多食久食消肾，所以妇人催生堕胎，产后秘结，鼓胀不通亦用之。炒黄杵去皮。豆蔻、砂仁、木瓜、五味子为使。

棠球子

棠球子化食开结气，消痰积瘀健脾胃，

更治痢疾与腰疼，产余腹痛有滋味。

即山楂。楂者，粗也，非美果。棠球即山楂未熟而酸涩者。无毒。消食积，化宿滞，行结气，消积块、痰块、血块，治腹痞胀发热，健脾开膈之美药也。又治痢疾，腰疼。兼催疮痛，消滞血。丹溪治产妇恶露不尽腹痛，或儿枕作痛，以山楂百枚水煎，入砂糖少许，空心服效。陈久者良。水洗蒸软，去核晒干。生而成熟者，俗名茅楂，又名山里红果，性同，小儿食之良。

使君子

使君子甘性温平，孩子五疳用最灵，
杀虫止泻又止痢，小便混浊也能清。

因郭使君用疗小儿故名。无毒。主小儿五疳，明目，杀积虫，止泻痢及小便白浊。去壳用仁，或兼用壳。

阿魏

阿魏辛温消肉积，杀虫破癖祛瘟疫，
治霍乱止心腹疼，食疟传尸与蛊毒。

阿曰呢，魏曰哒，西番语也。无毒。消肉积，化宿食，杀诸虫，破癥癖冷气，去臭气，下恶气，辟瘟疫，止霍乱、心腹冷痛，祛疟疾，除传尸邪鬼蛊毒，兼治小儿疳积，杀一切蕈菜毒。状如桃胶黄，散极臭而能止臭。取半铢安熟铜器中一宿，至明沾处白如银者真。凡使先于净钵中研粉了，于热酒器上裛过用。

罂粟壳

罂粟壳酸涩亦温，久泻痢嗽劫其根，
收气入肾治骨痛，鸦片性急须少食。

即罂粟壳也。治脾泻久痢涩肠，及虚劳久嗽，又收固气入肾，治骨病。虽有劫病之功，然暴嗽、泻者用之，杀人如剑。水洗去筋膜，蜜炒黄色。鸦片，又名阿芙蓉。即罂粟花开时，用竹针刺十数孔，其津自出，次日以竹刀刮在银器内，待积取多了，以纸封固，晒二七日即成片矣。治同上。性急，不可多用。

已上调中消导药。

猪苓

猪苓淡苦气亦平，行水消浮烦渴宁，
伤寒暑病疟疫用，更止湿热暴遗精。

形如猪粪，与茯苓义同。无毒。升而微降，阳中阴也。入足太阳、少阴经。除湿，利水道，治肿胀满急痛，从脚上至小腹肿，小便不利，及妇人子淋、子肿。治中暑消渴，解伤寒瘟疫大热发汗，主痎疟，解毒蛊疰不祥。勿听子云：止泄精。脾经湿热流入肾经，用以渗泄，中病即止。此药苦以泄滞，淡以利窍，渗真气，燥津液，无湿证者忌用，有湿证而肾虚者亦忌。久服损肾昏目。肉白而实者佳。铜刀削去黑皮，微焙干用。

泽　泻

泽泻甘咸泻水浮，止渴泄善通淋溲，

治痞除痹肾风疮，下乳催生亦可求。

生汝南池泽，性能泻水。气寒，无毒。沉而降，阳中阴也。入足太阳、少阴经。逐三焦膀胱停水留垢，伐肾邪水，分利小水之捷药也。故曰：水病湿肿灵丹，小便淋涩仙药。止烦渴、泻痢，除五脏痞满，风寒湿痹，肾脏风疮，通血脉，下乳难，催生，补女人血海，令有子，皆湿热凝滞病也。扁鹊云：多服令人眼病。丹溪云：眼中有水属膀胱，渗利太过则水涸而火上盛，故眼病也。仲景八味丸用之，亦不过接引桂、附归肾耳。诸书云：止阴汗，生新水，补虚损，补阴不足，止泄精，为正剂，非也。凡淋、渴、水肿，肾虚所致者亦不可用。形大而长，尾有两岐者佳。去芦酒浸一宿，日干。畏海蛤、文蛤。叶，主大风，乳汁不出，产难，强阴气。实，主风痹，消渴，除邪湿，益肾强阴。久服令无子。

瞿　麦

瞿麦气寒辛苦味，利膀胱治诸癃闭，

破血通经逐死胎，出刺排脓除目翳。

瞿然而高尺余，叶尖青色，根紫黑色，形如细蔓菁，五月开紫红花，似映山红，七月结实作穗似麦，故名瞿麦。处处有之。无毒。阳中微阴。逐膀胱邪逆、利小便为君，关格，五淋，癃闭，小便不通，热者用之。又下闭血，通月经，破血块，催生堕胎或子死腹中。出竹木刺入肉，下骨鲠，决痈肿排脓，明目去翳。单用空心服之，令人气咽、遗溺，小肠虚者禁用。《本草》又云：养肾气，止霍乱，长毛发，亦为湿热者言耳。叶，治小儿蛔虫，痔瘘泻血，水煎服。丹石药发眼目肿痛及肿毒浸淫，妇人阴疮，并捣敷之。不用茎叶，只用实壳，以竹沥浸一时晒干。蘘草、牡丹皮为使。恶螵蛸。

紫　草

紫草苦寒利九窍，肿疸卒淋俱可疗，

荡腹心邪治伤寒，痘疹面皶为最妙。

色紫。无毒。利九窍，通水道，疗腹胀满痛、五疸、卒淋涩痛，祛荡心腹邪气，伤寒时疾多用之。善发小儿痘疹不出。又豌豆疮、面皶、恶疮瘑癣及恶虫咬，紫草煎油涂之。去头须，以黄蜡溶化投水，用蜡水蒸之，或酒洗。

木　瓜

木瓜酸温消肿痹，最治霍乱与脚气，

止渴消痰和腹心，入肝养肾滋脾肺。

木实如瓜，良果也，嫩者佳，枝亦可用。无毒。入手足太阴经。消水肿湿痹，霍乱吐泻转筋不止，下气消食最良。治奔豚脚气，止渴，降痰唾，疗冷热痢、心腹痛。东垣云：气脱则能收，气滞则能和。《衍义》云：入肝益筋与血，病腰肾脚膝无力不可缺也。《本草》云：益肺而去湿，和胃而滋脾。雷公云：调荣卫，助谷气，解酒毒。但单服多服损齿及骨。出宣州者佳。忌铅铁，以铜刀削去皮子，用黄牛乳汁拌蒸三时，日干。

赤小豆

赤小豆甘酸性平，腹肿脚气热寒宁，

止吐泻与卒下血，消渴痈疽亦有情。

色赤形小。无毒。阴中阳也。主下水，大腹水肿，皮肌胀满及脚气肿满入腹；利小便，止小便数；除烦满寒热，止泻及吐逆卒澼，肠痔下血及舌忽出血不止，消渴；大能解毒，排痈肿脓血，散恶血不尽。兼催难产，下乳汁及产后心闷，烦满不食。乃行水通气健脾之剂。久服燥津，令人虚且黑瘦。入药炒用，捣末醋调，或鸡子清调敷疮肿、乳肿、丹毒，取汁洗小儿急黄烂疮。赤豆粉，治烦解热，补血脉，坚筋骨，解小麦热毒。叶，食之明目。花，味辛，平，有腐气，故名腐婢。主下水气，痎疟，寒热邪气，散气满不能食，止泻痢，明眼目，起阴气，止消渴，酒病头痛，兼治小儿丹毒热肿。

百　合

百合甘平医百合，消腹胀痞痛心胁，
肺痿寒热遍身疼，喉风癫涕疮痈捷。

其根百片，累合而生。无毒。治伤寒坏证，百合病，腹中满痛及阴毒伤寒。消浮肿胪胀痞满，大小便不利，心下急痛胁满，肺痿肺痈，肺热咳嗽，喉痹，烦闷寒热，遍身疼痛。治癫邪涕泣狂叫，及惊悸心胆不宁。兼治乳痈发背，诸疮肿，杀蛊毒，养五脏，补中气，通耳窍，亦渗利中之美药。花白者佳。采根，日干。

葶　苈

葶苈大寒辛苦味，善消水肿泻肺气，
更医肾瘴破脾积，解毒祛风治疙痱。

葶，定也；苈，沥也，行也。能定肺喘而行水。无毒。沉也，阴中阴也。东垣云：除遍身之浮肿，逐膀胱之留热，定肺痈上气喘促，疗胸中积壅痰嗽。兼治肾瘴唇干，破癥瘕积聚结气，饮食寒热，解一切毒入腹不可疗及马汗。用一两炒研浸水，利下恶血。又煎汤洗头风，捣末敷白秃，身暴中风热痱痒者亦可洗且涂之。丹溪云：属火，性急走泄为功，苦者尤甚，甜者少缓。病人稍涉虚者远之，杀人甚捷。不必久服，乃虚。隔纸炒香，或蒸熟。榆皮为使。恶干姜、石龙芮。含膏丸：葶苈、知母、贝母各一两，枣肉五钱，沙糖一两半，丸如弹子。每以新绵裹一丸含咽，治嗽喘，三丸即效。

牵　牛

牵牛苦寒利肿膨，走脾肾治脚腰疼，

下气除嗽破痃癖，堕胎泻蛊性不平。

出田野人牵牛易药，因以名之。有毒。利小便及大肠风秘，热壅结涩，善消鼓胀水肿。又治腰疼脚满及风毒脚气，胫肿捏之没指者，行脾肾气故也。下一切湿热气壅，消痰嗽，破痃癖气块，堕胎，泻蛊毒。海藏云：以气药引之则入气，以大黄引之则入血。罗谦甫云：味辛辣，泻人元气，非湿胜不得施泄，以致便闭肿满，不可轻用。虚者尤宜慎之。况湿病根在下焦血分，饮食劳倦亦皆血分受病，如用辛辣泻上焦太阴之气，是血病泻气，俾气血俱病也。黑白二种，白属金，黑属水，其实感南方热火之气而生，故性烈而善走也。《局方》多用黑者。水淘去浮者，取沉者晒干，酒拌蒸三时，炒熟舂去皮，每斤取头末四两。生者尤急，治水肿以乌牛尿浸；治风气积滞，以童便浸。得青木香、干姜、山茱萸良。

大　戟

大戟苦甘寒有毒，消十二肿宽胸腹，

破癖逐瘀通经孕，祛风散肿辟瘟疫。

枝茎似戟，处处有之。春生红芽，叶似初生杨柳，根似苦参。秋冬采根。大寒。阴中微阳。主利大小肠，消十二水肿，胸腹胀满急痛，破癥结癖块，下恶血，通月水，堕胎孕，治中风，皮肤瘾疹疼痛，吐逆，颈腋痈肿及天行黄病，温疟，蛊毒，头疼便秘。此药能汗且下之。《珍》云：泻肺损真气，与甘遂同为驱逐剂耳。细锉蒸或微炒。赤小豆为使。恶山药，畏芦草、鼠屎，反芫花、海藻。毒用菖蒲解之。泽漆，即大戟苗，生川泽，采时叶有白汁如漆。味苦辛，微寒，无毒。主皮肤热，大腹水气，四肢面目浮肿，利大小肠，止疟，止咳，消痰，杀蛊毒。端午日采，日干。赤小豆为使，恶山药。

甘　遂

甘遂苦寒善攻决，消水肿满开胸结，

化痰饮与食宿留，又破癥坚及痞热。

甘者，土之味；遂者，田沟行水之道。纯阳。有毒。此药专能行水攻决，下五水，散膀胱留热，面目肌肤遍身浮肿，心腹坚满。伤寒水结胸证非此不除，以其气能直透达所结处也。化痰饮、宿食、留饮，破癥坚积聚、大腹疝瘕、痞热气肿满。虚者慎用。皮赤肉白，作连珠实重者，麸炒。雷公用甘草汤、荠苨汁同浸三日，东流水洗净焙干。盖欲其相激而力尤胜也。瓜蒂为使。恶远志，反甘草。

芫　花

芫花苦寒消水肿，咳逆喉鸣痰气壅，

心腹腰脚胀且疼，破积杀虫达毛孔。

芫，元也，始也。元气始动而花开，处处有之，生坡涧傍，二月开紫花作穗。有毒。主利五水在五脏，皮肤肿胀，咳逆上气，喉鸣或肿，喘嗽，消胸中痰水喜唾，治心腹及腰脚膨胀作痛，破积聚气块疝瘕，杀虫鱼肉毒。一切恶疮痈肿，风痹蜷挛，皆能通利血脉而愈。又治金疮疥癣，生肌止血，宜烧灰用。兼治蛊毒鬼疟，内搜肠胃，外达毛孔。《捷径》云：须知此物力如山，体实者久服则虚，虚者禁用。醋炒不可近眼。决明为使。反甘草。根，主疗疥疮，可毒鱼。一方，取入土根洗净，捣汁入银器内煎膏，以丝线于膏内度过，如痔瘘有头者，将此线系之，候落时以纸拈入膏药于窍内除根。未落不得使水，系瘤亦效。

商　陆

商陆酸辛气亦平，直疏五水有神灵，

兼疗胸邪身痿痹，疝瘕痈肿鬼物精。

陆，路也。多生路旁，故又名当陆，俗名樟柳根。如人形者有神。有毒。降也，阳中之阴。利大小肠，直疏五脏水气，疗胸中邪水腹胀，痿痹脚软，疝瘕痈肿如石，瘰疬恶疮，杀鬼精物，又泻蛊毒，堕胎。为末，外敷喉痹效。铜刀刮去皮，薄切，东流水浸三日，取出和绿豆同蒸半日，去豆晒干或焙。有赤白二种，白者入药，赤者但可贴肿，服之伤人。忌犬肉。得大蒜良。

续　随　子

续随子辛温有毒，利水宽膨效最速，

消痰破积逐瘀凝，通经解蛊利肠腹。

初生一茎，茎端生叶，叶中复出相续随生实也，一名千金子。治肺气、水气，下水最速。又治心腹痛，冷气胀满。除痰饮呕逆不下食，破积聚痃癖癥瘕，下一切恶物宿滞，逐瘀血。通妇人月闭血结，杀蛊毒鬼疰，利大小肠及腹内诸疾。但多服损人，泻不止者，以浆水薄醋煮粥止之。兼治一切恶疮疥癣、蛇咬。茎中白汁剥人面皮，去鼾䵟、白癜甚效。川产者良。去壳研，以纸包用物压去油，研粉。

海　　藻

海藻咸寒利小便，消水下气破瘕疝，

瘿瘤颈核单服之，化痰通血尤堪羡。

海中之草，色黑如乱发，叶类水藻而大。无毒。沉也，阴中阴也。利小便闭结，下十二水肿及气疾急满，脚气，奔豚气，腹中上下鸣，癥瘕坚气，疝气疼痛，核肿。破结气痈肿，瘿瘤气，颈下核如梅李。或卒结囊，单用酒渍数日，稍稍饮之。又消宿食，化五膈痰壅，通妇人血结月闭、石淋。孟诜云：起男子阴气，可常食之，惟北人不宜。洗去咸味，用黑豆、紫背天葵同蒸一时晒干。反甘草。

昆　　布

昆布咸酸性冷寒，能消水肿利漩难，

瘿瘤结硬真良剂，阴癞煮汁咽之安。

昆，大也；形如布。无毒。主十二水肿，利水道，散瘿瘤聚结气，疮瘘坚硬者最妙，咸能软坚故也。项下结囊，和海藻等分蜜丸含咽。癞卵肿者，单煮汁咽之。久服令人腹痛，发气吐沫，以热醋少饮解之。凡海菜寒中，有小螺者尤损人，胃虚者慎服。东流水煮半日，去咸味，焙干。昆布臛，取一斤以米泔浸一宿，切细煮烂，入葱、盐、椒、豉、橘皮，和粳米饭食，极下气，治膀胱急妨，海藻亦依此法。

已上行湿利大小便药。

楮　　实

楮实甘寒治肿水，明目补气壮阴痿，
皮汁生涂疥癣疮，叶茎风疹可煎洗。

楮，赭也，其实赤色，皮斑者名楮，皮白者名榖。无毒。主除水肿，明目益气，补虚劳，助阳气，壮阴痿，健腰膝，充肌肤，益颜色。但单服多服令人骨软。入药，水沉去浮者，去皮酒浸蒸半日，焙干。树皮，主逐水利小便。又可造纸，其纸烧灰酒调服，能止血晕血崩，金疮出血。皮间白汁，疗疥癣，敷蛇虫蜂犬咬。叶，主恶疮生肉，又鼻衄不止，捣汁饮之。痢疾，焙为末，乌梅煎汤下。小儿身热，食不生肌，可作浴汤。枝茎，主瘾疹风痒，煎汤洗浴。

泽　　兰

泽兰甘苦辛微温，皮肤骨节水难存，
逐旧生新和血脉，妇人百病可寻源。

生池泽，其香似兰。无毒。入手少阳经。利身面四肢肚腹浮肿及骨节中水，通九窍，利关脉，养新血，破宿血，消癥瘕。产后腹痛，衄血，中风余疾，濒产血气衰冷，成痨羸瘦，头风目痛，血沥腰疼，百病审因皆效，妇人急用药也。兼治丈夫鼻衄吐红面黄，金疮痈肿，排脓生肌长肉，扑损瘀血。有二种，叶圆根青黄者，能生血调气；叶上斑、根须尖者，能破血通久积，四五月采。细锉，绢袋盛，风干。

庵　蕳　子

庵蕳子苦治阳水肿，消瘀成痈及食冗，
目昏身痹也能医，妇人经闭何须恐。

形似艾蒿，处处有之，庵舍屋间中多种之以辟蛇。性微寒，无毒。主腹中水气，肿胀留热，及五脏瘀血变成痈毒，消食明目，除心下坚，膈中寒热，风寒湿气周痹，遍身骨节烦疼，腰脚重痛，膀胱疼及妇人月闭不通，治折伤，破血活血剂也。十月采实，阴干，或生捣汁服。荆实、薏苡为使。

蓼 实

蓼实辛温能下水，明目温中去寒暑，
霍乱转筋腹内疼，破癖消痈及疮瘰，
叶洗脚肿敷蛇伤，肠蛭马蓼独可取。

蓼，寥也，至秋柯枝高大寥寥然。茎赤叶大，上有黑点，生水泽中。《衍义》云：即水蓼之实也。无毒。下水气面目浮肿，明目温中，治风寒及夏月中暍心闷欲死，霍乱转筋，心腹疼痛，并水煮服之。又治痃癖、痈疮、瘰疬，久服则效，效则已。小儿头疮敷之良，除大小肠邪气，通五脏壅。多食令人吐水，损肾阳气。二月食之发心痛寒热；合鱼鲙食，令人阴冷疼，气欲绝。入药微炒研碎。叶，煮汤捋脚，消气肿及脚痛成疮；生绞汁服，治蛇毒入内心闷，仍捣敷伤处。马蓼，去肠中蛭虫。抑考蓼有七种：香蓼可作菜食，治腰脚。青蓼，可酿酒，主风冷。红蓼，可作酱。水蓼，一名大蓼，即水红蓼，主恶疮，去痹气。诸蓼叶俱狭小，惟马、水二种阔大。花皆黄白，子皆青黑。

樗 白 皮

樗白皮寒苦燥湿，久泻久痢皆能涩，
男精女带儿疳虫，肠痔尸疰蛊毒戢。
一种香椿性颇同，洗风疮疥煎取汁。

樗木疏，有花有荚而气臭；椿木实而无花，叶香可啖，发于春首，木之长也。樗根白皮，小毒。性燥而涩，善止滑泻，赤白久痢，男子遗精，小便不禁，女人崩带，小儿疳痢、疳虫、蛔虫。又治痔疾、肠风下血不止，鬼疰传尸蛊毒。但合猪肉、热面频食则中满，盖壅经脉也。入药蜜炙用。椿白皮，味苦温，有毒。动风，熏十二经脉、五脏六腑，多食令人神昏血气微。治男子白痢脏毒，女子血崩赤带、产后血不止，小儿疳䘌。叶，洗疮疥风疽，性与樗木大同，但不涩耳。故雷公云：入药用东行根皮，以生葱同蒸半日，去葱阴干用，偏利溺涩也。

金 樱 子

金樱子酸涩性平，燥脾益肾止遗精，

和血调脏治痢泻，久服耐老身亦轻。

色如金，形如罂。无毒。疗脾泻下痢，止小便利，涩精气，久服养精益肾，调和五脏，活血驻颜，耐老轻身。丹溪云：属土而有金水。经络隧道以通畅为和平，昧者反取涩性为快。中寒有痞者禁服。凡采，须十月半熟时，不尔，复令人利。煎膏法见卷六“金樱膏”。花，平。止冷热痢，杀寸白虫。皮，止泻血及崩带。

无食子

无食子又名没石，温苦止泻痢白赤，

养血生精安气神，乌须长肉治疳䘌。

出西戎波斯国，其树似桃，三月开花，子如弹，初青，熟乃黄白。虫蚀成孔者入药。土人每食以代果，番胡呼为无食、没石。雷公云：墨石子者是也。无毒。主肠虚，赤白冷痢，肠滑泄泻，神效。益血生精，和气安神，乌须发，长肌肉。治阴毒、阴痿、阴汗疮，烧灰，先用温水浴了，即以帛微裹，后敷灰囊上甚良。凡使勿犯铜铁并被火惊者。颗小文细者佳，炒用，细研。

钓　樟

钓樟辛烈温无毒，消水下气安心腹，

破积止吐止霍乱，中恶金疮辟时疫。

叶尖长如钓钩，文似樟木也。消水肿，下奔豚脚气，水煎服。治腹胀，宿食不消，常吐酸水，鬼疰霍乱，中恶心腹绞痛，并酒煎服。又为末疗金疮断血，煎汤洗疮痍风痒疥癣，悬门辟天行时疫。八九月采根皮，日干，略炒用。

榆　皮

榆皮滑利性甘平，利水通便产易生，

心痛头疮当采实，小儿痫热用花清。

俞，合也。三月生荚相合。无毒。利水道，消肿满，通大小便，治五淋。除肠胃邪热气，治不眠。疗齁通经，治子死腹中，滑胎方多用之。兼治暴患赤肿，妇人妒乳。小儿白秃，和醋渣封之。五丹火疮，鸡清调涂。实，味微辛。能助肺气，杀诸虫，下气，令人能食，消心腹间恶气，卒冷心痛，疗小儿头痂疕及诸疮癣。花，主小儿痫，伤热，小便不利。荚，和牛肉作羹食，治妇人带下。嫩叶作羹食，消水肿，压丹石，利关节。二月采树皮，去赤皮焙干，八月采实，并勿令中湿，湿即伤人。

琥　珀

琥珀甘平脂化成，利水通淋破坚癥，

安心清肺燥脾土，明目治癫逐瘀凝。

琥，瑞玉也；珀，白也。有安魂定魄之功。乃松脂入地千年化成。无毒。利小水，通五淋，破结癥，安心神，止心痛，定魂魄，清肺气，运化下降，燥脾土，明目磨翳，治癫邪，杀鬼魅百邪。《本草》云主安五脏者是也。逐瘀血，产后血晕闷绝，儿枕痛者最妙。兼解蛊毒，金疮止血生肌。但血少而小便不利者，服之反致燥急之苦。《别说》云：茯苓、琥珀皆自松出，然茯苓生成于阴，琥珀生于阳而成于阴，故皆治荣而安心利水也。如血色，以布摩热拾得芥者真。凡用先以水调柏子仁末安磁罐内，次入琥珀于末中，煮半日久，别有异光，另捣如粉，重筛用。单琥珀散：为末，灯心、薄荷煎汤调服二钱，治小便尿血，神效。

灯　心　草

灯心草甘寒无毒，清心利水通淋缩，

烧吹喉痹止儿啼，破伤嚼涎敷一掬。

从生江南泽地，茎圆细长直，穰可燃灯，根苗生煮清心退热，利水道，通五淋。丹溪云：灯心属土。火烧灰存性，取少许吹喉痹甚捷。涂母乳上与儿吃，治夜啼。和唾嚼烂敷破伤。

绿　矾

绿矾酸寒消肿疸，疳积肠风亦可散，

喉痹蛀牙疮癣虫，甲疽伤肿火上煅。

又名青矾。无毒。消水肿、黄疸、小儿疳积，乃抑肝助脾之剂也。肠风下血，酿鲫鱼烧灰为丸服之。治喉痹蛀牙口疮及恶疮疥癣有虫，甲疽肿痛出水，火煅醋淬三过。《局方》多用米炒，恐胜矾力也。又一制法，见卷五“手部甲疽”。

已上治湿通用。

石龙刍 生水石处，俗名龙须草，可作席，所在有之。味苦，寒，无毒。利小便，通淋闭，除心腹邪热，风湿鬼疰恶毒，痞满饮食不消，出汗，止茎中痛，杀蛔虫。久服补虚羸，明耳目，轻身延年。凡败破席受人气多者，皆消瘀血，通淋，利小便。煮服良。蒲席、灯心席俱好。九节多味者良。七月采茎，暴干。

荛花 荛，饶也。言其花开多也。味辛、苦，气寒，有毒。主伤寒，温疟，十二水肿，利水道，破积聚大坚、癥瘕，荡涤肠胃中留癖、饮食寒热邪气，疗痰饮咳嗽。仲景用治利者，以其行水也，水去则利止，量病斟酌用之。六月采花，阴干。

狼毒 味辛，平，有大毒。能杀飞禽走兽，狼鼠中之即死。消水气，止咳逆上气，破痰饮积聚癥瘕，饮食寒热，胁下积癖，心腹胀痛，脏腑内一切虫病。兼治恶疮鼠瘘，干癣，疽蚀，鬼精蛊毒。川产陈而沉水者良。

海带 生东海。比海藻更粗长，如带，作下水药速于海藻、昆布。主催生，治妇人及疗风。凡海中菜，皆治瘿瘤结气，青苔、紫菜皆然。水洗用。

苘实 苘麻之子，即白麻也。叶似苎而薄，花黄，十月结实，如葵子黑色，其皮可织布及作绳索。处处有之。味苦，平，无毒。主赤白冷热痢疾，取子炒香为末，蜜汤下一钱。若热结痈肿无头，吞之则头破，根亦可用。

乌臼木 根皮，味苦，微温，有毒。主下水气，通大小便，治头风癥结积聚，炙黄用。子油解蛇毒，去阴下水，染发。

杉材节 须油杉及臭者良。味辛、微温，无毒。煎汤洗脚气肿满及漆疮，煎汤服之治心腹胀痛，去恶气及风毒、奔豚、霍乱上气，坚筋骨。入药炒用。杉木上菌，主心脾气疼，暴心痛。

南烛枝 叶禀南方火气而生，叶似茗而圆厚，冬夏常青，枝茎微紫，九月结子如茱萸，紫色，可食。味苦，平，无毒。益肠胃，止泄除睡。强筋益气，久服轻身长年，变白去老。四月采叶，捣汁浸粳米，九蒸九暴名乌饭，以袋盛之可适远方。日进一合不饥，益颜色，坚筋骨能行。又春夏取枝叶，秋冬取根皮，细锉，水煎浓汁、去渣熬成膏，入童便少许，每服一匙，温酒下，日三次，明目乌须，驻颜轻身，兼治一切风疾。根烧灰熟水下，治小儿误吞铜铁物。

蔓椒 俗呼为樛。山野处处有之。味苦，温，无毒。主风寒湿痹历节疼，除四肢厥气膝痛及游蛊飞尸。可蒸病出汗。

云实 俗呼马豆。川谷处处有之。丛生，叶如细槐，枝间微刺，花黄白，荚中子大如麻子，黄黑色。味辛、苦，温，无毒。主泄痢肠澼，杀蛊毒，去邪恶结气，止痛，除寒热消渴，治疟药中多用之。五月采，和豫实蒸一日，晒干用。

白蒿 生川泽。所在有之。春初最先诸草而生，似青蒿而叶粗，上有白毛。及秋香美可生食，俗名蓬蒿也。味甘，平，无毒。主五脏邪气，风寒湿痹，补中益气，长毛发令黑，疗心悬，少食常饥。久服耳目聪明，轻身不老。

虎掌 山谷近道有之。其苗一茎，茎头一叶，五六出如爪，根似大半夏，四周生芽如虎掌。味苦，微寒，有大毒。主利水道，除阴下湿，风眩目转，心腹寒热结气，疝瘕肠痛，积聚伏梁，筋痿拘缓。汤泡七次，火煨。蜀漆为使。畏莽草。

姑活 生河东。味甘，温。无毒。主大风邪气，湿痹寒痛，久服轻身耐老。

别羁 生蓝田川谷。味苦，温。无毒。主风寒湿痹身重，四肢疼酸寒，历节痛。

石龙子 生石涧中，形似龙而小。《衍义》云：能至风雨，故利水道，通五癃邪结气，破石淋下血。有四种：在草泽者，名蝾螈、蜥蜴；在壁者，名蝘蜓、守宫。以五色具者为雄而良，色不具者为雌乃劣耳。入药当用草泽中者。五月采，去腹中物，火干用之。恶硫黄、斑蝥、芫荑。

蝼蛄 即月令蝼蝈鸣，俗呼土狗。味咸，寒，无毒。主十种水病肿满，喘促不得卧，通石淋，主难产，溃痈肿，除恶疮，下哽噎，解毒。其腰以前，主涩大小便；腰以后，主利大小便。若箭镞在咽喉胸膈及针刺在肉不得出者，用土狗脑捣汁滴上三五度，箭刺自出。夏至采夜行者，日干，入药炒用。

鼠妇 即地鸡。多足，色如蚓，背有横纹蹙起。生瓮底下湿处及土坎中，常负鼠背上故名。味酸，微寒，无毒。主利水道，气癃不得小便，妇人月闭血癥，痫痓寒热，堕胎。仲景用治久疟者，以其主寒热也。端午采，日干，微炒。

笔头灰 是年久使乏兔毫笔头。微寒。主小便不通，小便数难，阴肿中恶，脱肛淋沥，烧灰水调服之。治难产用生藕汁下，若产母虚弱，素有冷疾，暖过服之，效。

天浆子 即粪虫。六月取入布袋，置长流水中三日夜，晒干为末，专化谷食、肉食，故小儿疳积用之。

蛇含石 蛇冬蛰时含土，至春发蛰吐之而去。一名蛇黄。味甘，性冷，无毒。主心痛，疰忤，石淋，产难，小儿惊痫。火煅醋淬三四次，水飞研细用之。

已上治湿杂用。

主治各经湿药

肝白术，一云川芎。	心黄连，一云赤茯。	脾白术
肺桑白皮	肾泽泻	胃白术
小肠车前子	三焦陈皮	膀胱茵陈
大肠秦艽	胞络茗	

已上诸药，治上、中、下三焦内湿，兼调气补气之剂。

治　燥　门

即《汤液》燥降收也。古庵云：燥因血虚而然。盖血虚生热，热生燥是也。宜用解热生津药及滋血润燥药。夫燥热皆属阳，宜与治热门通看。

天门冬

天门冬苦寒润肺，泻火消痰定喘气，

肺痿肺癥多渴衄，通肾补虚及偏痹。

天，颠也，一名颠棘。《尔雅》名门冬，冬月作实也。无毒。升也，阴也。入手太阴、足少阴经。东垣云：保肺气不被热扰，定喘促徒得安宁。又云：润肺肝。《日华》云：润五脏。其实保与定皆润也。肺润而五脏自润，乃润肺之美药也。泻肺热肺火，消痰止嗽定喘，肺痿肺痈吐脓血，血热吐衄，消渴烦热。又治肺经津燥结为癥瘕积聚。通肾气，补五劳七伤及诸暴风湿偏痹，热毒游风。性虽冷能补精枯血冷，益气填髓，养肌肤，利小便，杀三虫，去伏尸；久服颜色洁白，耐寒暑，身轻不饥，延年，令人多子。但专泄而不收，中寒肠滑者禁用。汤浸去皮心，焙热即当风凉之，如此二三次自干，不损药力。地黄、贝母为使。畏曾青、鲤鱼。外用浣衣洗面最洁。

麦门冬

麦门冬甘气微寒，清肺火令心神安，

养阴通脉医痿蹶，清谷调中治呕干。

形如穬麦。无毒。降也，阳中之阴。入手太阴经。泻肺火，生肺金。治咳嗽烦渴，血热妄行及肺痿吐脓，安心神，清心热及心下支满。夫伏火去则金清自能生水，而阴精日长日固。心神安则血有所统，则客热自散。又脉失及痿蹶必用者，心肺润而血脉自通也。大抵后人治心肺多，古人治脾胃多。《经》云：消谷调中，止呕吐。主心腹结气，伤中伤饱，胃络脉绝，羸瘦短气，身重目黄口干。久服安五脏，美颜色，令人肥健有子。去心用，不令人烦。行经酒浸。地黄、车前为使。恶款冬花，畏苦参。

知母

知母苦寒润心肺，补肾泻火更清胃，

劳蒸渴嗽止痁斑，兼利小肠消肿溃。

补阴药用之，以其能知血之母也。无毒。沉而降，阴中阴也。入足阳明、手太阴，足少阴本药。润心肺，滋化源，止惊悸，下气消痰。泻肾火、胃火之圣药。内伤虚劳，阳盛有汗，骨蒸热劳，往来传尸疰病，消渴口干，咳嗽，伤寒，久疟，烦热发斑皆治。兼通小肠，除邪气肢体浮肿及胁膈中恶，风汗内疸，妊娠腹痛，产后蓐劳。辟射工溪毒。《经》云：多服令人泄。凡肺中寒嗽，肾气虚脱，无火证而尺脉微弱者禁用。去皮，补药盐水或蜜水蒸或炒，上行酒炒。忌铁器。

贝　母

贝母苦辛平散郁，降火消痰清肺疾，

烦热咳渴咽项风，淋疸疝瘕心腹实。

形如聚贝子。无毒。丹溪云：贝母治诸痰者，辛能散结，苦能降火，气血调畅，而痰自愈，收敛疮口亦此意也。消痰止嗽，润肺清心，和中气，安五脏，乃怯证之要药也。又主伤寒洗洗恶风寒，目眩项直，烦热咳嗽，作渴无汗，喉痹，淋沥，时气黄疸，疝瘕，腹中结实，心胁满逆。兼治妇人难产，胞衣不下，乳难，乳痈。去目中肤翳，项下瘿瘤痰核，金疮风痉，人面恶疮。姜汁泡去心，雷公用灰火炮黄去心，和糯米炒黄熟，去米用。其中有根颗不作两片无皱者，名丹龙精，损人筋脉。厚朴、白薇为使。恶桃花，畏秦艽、矾石、莽草，反乌头。三母散：知母、贝母、牡蛎，为末，猪悬蹄汤调服，善下乳汁。又单贝母为末，砂糖丸，含化，止嗽。

栝　楼　根

栝楼根苦寒益津，能消痼热烦满身，

退疸续伤通月水，解毒排脓逐瘀陈。

栝，括隐也；楼，蒌敛也，言包其子于内如括囊也。根名天花粉，内有花文，天然而成也。雷公云：栝圆黄皮厚，蒂小苦，楼长赤皮蒂粗，阴干服。天花粉，无毒。沉也，阴也。生津液，止消渴，除肠胃痼热，时疾满身烦躁，大热发狂，退八疸身面黄，唇干口燥；续绝伤，通月水，下乳汁，利小肠；诸痈肿发背，痔漏疮疖乳痈，排脓消肿解毒，生肌长肉，兼逐扑损瘀血。《本草》云补虚安中者，热去津复而中自和，与天门冬冷补之意同。二八月采入地深者，去皮，日干，生卤地者有毒。

栝楼实

栝楼实苦甘润肺，消痰治嗽宽胸痹，
止血止痢补虚劳，伸手面皱通经闭。
叶茎清暑解热中，瓤入茶煎降痰气。

俗名瓜蒌仁。无毒。丹溪云：属土而有水。《本草》言治胸痹者，以其味苦甘性润，治痰嗽，利胸膈，甘能补肺，润能降气。胸有痰者，以肺受火逼，失降下之令，今得甘缓润下之助，则痰自降，宜为止嗽之要剂。又洗涤胸膈中垢腻郁热，治消渴之神药。《日华》云：治吐血肠风下血，赤白痢疾，补虚劳，疗手面皱，生津液，通月经，下乳汁。茎叶，疗中热伤暑最效。瓤干者煎茶化痰降气；又湿者和葛粉拌炒熟为末，沸汤下，治肺燥热渴，大便秘。十月采黄老实，取子炒，去壳去油用。枸杞为使。恶干姜，畏牛膝、干漆，反乌头。

地骨皮

地骨皮苦寒无毒，入肾泻火退晡潮，
有汗骨蒸惟此妙，表风肌痹亦堪调。

即枸杞根。大寒。升也，阴也。入足少阴、手少阳经。海藏曰：地为阴，骨为里，皮为表。惟属阴也，故泻血中之火，阴分日晡潮热；惟主里也，故治传尸有汗骨蒸，独此与知母最妙，凡肌热在外皆能治之；惟走表也，故治在表无定风邪、风湿痹痛。能坚筋骨，益精，止渴，利肠，凉血止血。凡痈疽出血脓不止，刮粗皮煎汤，洗令血净，以中心白瓤贴之立愈。有痼疾人勿用。全州者佳。去骨水洗，刮去粗皮，焙干，忌铁。

牡丹皮

牡丹皮寒泻火伏，养真血气破结蓄，
专主无汗之骨蒸，又补神志之不足。

牡丹乃天地之精，群花之首。叶为阳发生，花为阴成实，丹为赤即火，故能泻阴中之火。味辛苦，无毒。阴中微阳。入足少阴、手厥阴经。主吐血衄血瘀血，热留肠胃不散。消打扑瘀血，续筋骨，女子经脉不通，血沥腰疼，破坚癥，下胎下胞，产后一切冷热血气。疗疮痈排脓止痛及下部生疮成洞，皆养真血而破瘀血蓄血之功也。又治冷气，散诸痛结及中风瘈疭、痉、惊痫、邪气，除时气头痛客热，五劳劳气，头腰痛，风禁癫疾，皆固真气而行结气郁气之力也。易老云：治神志不足。神属心，志属肾，故八味丸用之以补心肾也。又曰：牡丹皮入足少阴及手厥阴，治无汗之骨蒸；地骨皮入足少阴及手少阳，治有汗之骨蒸。有二种，白者补，赤者利。出合州、和州、宣州山中，单叶红花者佳。二八月采根如笔管大者，以铜刀劈去骨，阴干，酒拌蒸三时，日干用。畏菟丝子，忌蒜。今人家移枝接者，名千叶牡丹，不用。

五　味　子

五味子温滋肾阴，除烦止渴补虚任，
敛肺通脉定喘咳，和中消积水肿淫，
肺火盛者用南味，辛甘且散风邪侵。

北五味色黑，皮肉酸甘，核苦辛咸。无毒。可升可降，阴也。入手太阴、足少阴经。滋肾水，暖肾脏，除烦热，生津止渴，补虚劳羸瘦，强阴益精，壮筋骨，收肺气，耗散火热，嗽必用之。主肺寒咳逆，上气喘嗽，通血生脉，补气，兼和中气，霍乱转筋，翻胃，解酒毒，消食积痃癖，奔豚冷气，水湿气淫，腹肿胀大。是知在下补肾，在上滋肺，在中和脾。孙真人云：夏月常服五味，以补五脏气。是不特金水二脏药也。但多食收补太骤，反致虚热，又酸甚吊痰引嗽。如肺火盛者，莫如用南五味，色黄，味辛甘，稍重而能散痰火，去风邪。苁蓉为使。恶萎蕤，胜乌头。

乌　　梅

乌梅酸平能敛肺，止渴除烦下痰气，
调胃和中断疟痢，虚劳蒸热及偏痹。

白梅虽暖仍化痰，捣傅痈疮点黑痣。

五月采黄色梅实，用早稻秆烧灰，和米饮拌之，火薰干为乌梅。无毒。可升可降，阴也。收肺气者，生津止渴，除烦热烦满，下气止嗽，消痰及痰厥头痛。调胃者，治瘴疟久痢，便血久泻，涩肠，解烦毒，清酒毒，定霍乱吐蛔，心腹胀痛，短气欲死。东垣云：凡酸味收补元气，诸虚劳骨蒸羸瘦，久嗽少睡必用之。又疗肢体偏痛，皮肤麻痹等症。古方和细茶、干姜为丸，治休息痢。烧灰傅一切恶疮努肉立验。入药，温酒或水洗，蒸去核用。白梅，以盐水暴干，藏密器中，临用去核，性暖无毒。亦入除痰药中。又捣烂敷刀箭伤止血，及刺入肉中，乳痈肿毒，亦和药点青黑痣，蚀恶肉。生梅暖，止渴多唾，伤骨，蚀脾胃，令人膈上热，发虚热，服黄精人尤不相宜。《衍义》云：食梅则津液泄，水生木也，津液泄故伤齿，肾属水，外为齿故也。根疗风痹，出土者杀人。叶煮浓汁服，治休息痢并霍乱；洗葛衣令洁净，经夏不脆。梅核仁亦可单用除烦热，如手指忽肿痛，以乌梅仁和苦酒捣膏，以指渍之立愈。

枇　杷　叶

枇杷叶苦平无毒，清肺止渴止咳促，
扫肺风生胸面疮，卒呕下气效尤速。

叶如枇杷，故名。治肺热咳嗽气逆，消渴，及久嗽身热肌瘦将成痨者。又治肺风疮，胸面上疮，及卒呕哕不止，下气。四月采，每叶重一两者，以粗布拭去毛净，甘草汤洗一遍拭干，酥炙。其毛射人肺，令咳不可疗。实，甘寒无毒。治肺气，润五脏，下气止呕逆并渴疾。多食动痰热，和炙肉、热面食之，令人患热毒黄病。

兰　　草

兰草芳平辛更甘，止渴生津去癖痰，
利水散郁消诸痹，久服可与神明参。

叶似马栏，故名兰草。即今人栽植座右，花开时满室清香者。无毒。善止消渴，除胸中痰癖。丹溪云：散久积陈郁之气甚有力，利水道。《经》云消诸痺，治之以兰是也。兼杀蛊毒，辟不祥。和油煎膏，泽头长发。久服益气润肌，轻身不老，可通神明，盖禀金水清气而似有火。方药俗人并不识用，惟东垣常用之。五六月采，阴干。入药煎煮。

马兜铃

马兜铃子寒而苦，肺热咳嗽痰无数，
咳逆连连坐卧难，熏痔更医五种蛊。
根即名为青木香，利膈止痛无不愈。

实如马项之铃，作四五瓣。无毒。阴中微阳。主肺热咳嗽，痰结喘促，气上逆连连，不可坐卧。又治血痔瘘疮，以药于瓶中烧烟薰病处。五种蛊毒，水煎顿服吐之，立化蛊出，惟蛇蛊，加麝少许。入药劈开，取向里子，去革膜，微炒。根名土青木香，治气下膈，止刺痛。八月采用。

款冬花

款冬花温味辛甘，止劳嗽喘唾稠粘，
肺痿烦渴心惊悸，洗肝明目咽如挽。

款，至也，至冻时开花，故又名颗冻。纯阳无毒。主咳逆上气，善喘息，呼吸连连不绝，涕唾稠粘，消痰止嗽。治肺痿肺痈吐脓血，消渴烦热，寒热。润心肺，益五脏，补劳劣。古今治嗽之最要者也。有人病久嗽，用款冬花于无风处烧，以笔管吸其满口则咽，数日效。兼治心虚惊悸，发痫，洗肝明目，治咽喉肿痛如挽。花半开者良。去枝土，甘草水浸一宿，阴干。杏仁为使。恶皂荚、硝石、玄参，畏贝母、辛夷、麻黄、黄芪、黄芩、黄连、青葙子。得紫菀良。

紫菀

紫菀苦温能调肺，肺痰嗽血定喘悸，
寒热胸结气能消，补虚治蹶并劳疰。

菀，软也。色紫而体软润者佳。又有白菀，性亦颇同。无毒。益肺，安五脏。消痰止渴，止久嗽及肺痈咳唾脓血，喘悸，咳逆上气，胸胁寒热结气。补虚劳不足，润肌添髓。兼治喉痹，痿蹶，尸疰，劳气百邪，妇人卒不得小便，小儿惊痫。去芦，蜜水浸一宿，焙干。款冬花为使。恶天雄、瞿麦、雷丸、远志，畏茵陈。治久嗽不差，紫菀、款冬花各一两，百部五钱，为末，生姜、乌梅煎汤下三钱，甚效。

阿　胶

阿胶甘温保肺气，劳喘损嗽及久痢，

补虚治痿立亦难，养肝安胎腰腹坠。

取乌驴皮，以东阿井水煎者佳。盖济水性清趋下，故治浊痰逆上。无毒。降也，阳也。入手太阴、足少阴厥阴经。益肺气，定喘，虚损咳唾脓血非此不除。止赤白久痢，得黄连、黄柏为佐最妙。补虚羸阴气不足，心腹内崩，劳极洒洒如疟状，腰腹痛，小腹痛甚，四肢酸疼，脚酸不能久立，一切瘫痪不遂。养肝血，凡血虚而胎动不安，腰腹重坠下血，血痢或卒尿血。丹溪云：久嗽久痢，虚劳失血者宜用。若邪胜初发者用之，强闭其邪而生他症。阿胶，真者难得，宁用黄明牛胶。但牛皮胶制不如法，自制者为妙。凡煎时必用鹿角一片，不尔则不成也。凡使先于猪脂内浸一宿，取出锉碎，以蚌粉炒成珠。山药为使。畏大黄。得火良。

诃　梨　勒

诃梨勒温通肺津，泻逆消痰敛咳频，

开胃涩肠消食胀，肾积胎漏崩带神。

梵语云诃梨勒，俗名诃子。味苦，微酸。无毒。沉而降，阴也。苦多酸少，能泻肺敛肺而不能补。故但通利津液，泻气上逆，胸膈结满，消痰除烦。治久咳，火伤肺郁，胀满喘嗽。开胃调中，涩肠脏，止水道、久痢、气痢、久泻肛痛、霍乱，消食下气，除冷气心腹胀满。又治奔豚肾气，胎漏胎动，气喘胀闷，产后阴痛，和蜡烧熏及煎汤熏洗。一切崩中带下，肠风泻血并治，盖有收涩降火之功也。气实者最效，气虚及暴嗽初泻不可轻用。六棱黑色肉厚者良。水泡，面包煨熟，去核，或酒浸蒸去核，焙干。子未熟时风飘堕者，谓之随风子，暴干收之。治痰嗽咽喉不利，含三数枚，殊胜。

竹　沥

竹沥甘寒最滋阴，止渴止汗除烦心，

口疮目痛救胎产，中风痰壅失声音。

取竹沥法，见卷六“杂病用药赋”竹沥膏。丹溪云：无毒，性缓，能除阴虚大热大寒。治消渴，久渴，自汗，尿多，胸中烦热，狂闷惊悸及口疮目疮，头风头痛，中风失音，风痹。一切痰火气血虚而少食者宜用。又云：痰在四肢，非此不开。妇人胎前子烦，头旋倒地，胎动不安，产后强直口噤，小儿惊痫，天钓夜语。兼治金疮口噤欲死，时行瘟疫迷闷。大抵寒而能补，不必疑其寒也。

菖　蒲

菖蒲气温味辛苦，除烦下气出音语，

明目聪耳定头风，伸痹通心五脏补。

菖，昌盛之貌，叶丛生如蒲。无毒。除烦闷，治咳逆上气，中恶鬼气，心腹冷痛。出声音，明目，治耳聋、耳鸣、耳痛，头风。利四肢风寒湿痹不得屈伸。通九窍，开心孔，补五脏虚，久服延年高志。兼治痈肿疮疥，杀诸虫，止小便，丈夫水脏、妇人血海久冷。安胎，治产后下血不止。《局方》补心药中多用，然辛芳太甚，年壮心孔昏塞者用之得宜，若心劳神耗者禁用。生石涧，一寸九节不露根者佳。五月、腊月采，阴干去毛。秦艽为使。恶麻黄，忌饴糖、羊肉、铁器。

远　志

远志苦温益肾精，补中高志定心惊，

利膈通窍除咳逆，苗感阴生止梦萦。

性能令人志识高远。苗名小草，其形细也。无毒。沉而降，阳也。主益精壮阳，补中虚，定心气惊悸健忘，梦邪遗精，去心下膈气，除咳逆，利九窍，明耳目。小草，四月感阴而生，故益精补阴气，止虚损梦泄，治心孔昏塞。先用甘草、黑豆水煮去骨，后用姜汁炒。畏珍珠、藜芦、蛴螬，杀雄、附毒。得茯苓、葵子良。

酸　枣　仁

酸枣仁平止烦渴，引血归脾安睡歇，
补中止泄及脐疼，宁心益胆除痹蹶。

出酸枣县者真。味酸，无毒。除骨蒸烦热及心虚惊悸不眠。丹溪云：血不归脾而睡卧不宁者，宜用此大补心脾，则血归脾，而五脏安和，则睡卧自宁。又补中益气，治心腹寒热，邪结气聚，脐上下痛满，血转久泄。宁心志，敛虚汗，益胆气。又治四肢酸疼湿痹，筋骨风。久服助阴气，安五脏，令人肥健，轻身延年。睡多，生用；不得睡，炒熟，再蒸半日，去皮尖，研碎用。恶防己。

已上解热生津药。

生　地　黄

生地黄寒甘苦味，滋肾凉心清肺胃，
调脾养肝润二肠，妇人崩漏胎产治。

水试浮者为天黄，半沉者为人黄，俱不用；沉重者为地黄，最胜。无毒。沉而降，阴也。入手太阳、少阴，足少阴本药也。滋肾水真阴不足，劳瘦骨蒸，日晡寒热，唾血，耳鸣。凉心火血热，五心潮烦惊悸。清肺热咳嗽鼻衄，泻脾胃湿热吐血，牙痛欲脱。丹溪云：生地较之熟地更宣通不滞。劳倦伤脾者，以实脾药中用二三分，以固脾气，使脾家永不受邪，盖湿热去而脾胃自固。所以《本草》曰：除寒热积聚，去胃中宿食，养肝血，益胆气。主折伤绝筋伤中，逐血痹，明眼目，利大小二肠，治便血溺血。老人津枯便燥者必用之。女子崩中血不止，胎动胎漏，产后血上泊心闷绝。大抵补五脏，通血脉，益气力，虚而多热加而用之。多用恐倒脾胃，中虚寒者禁用。生采者大寒，日干者微寒，火干者微温。脉洪实热者，生采捣汁服之；脉虚血热者，用姜汁拌炒，免致泥膈痰。得门冬、清酒良。恶贝母，畏芜荑。若犯铜铁器，令消肾白发，男伤荣，女损卫。又合萝卜食，则能耗诸血。

熟地黄

熟地黄甘苦温平，补血填髓滋肾精，
疗伤寒后腰股痛，除新产罢腹脐疼。

无毒。沉而降，阴也。入手足少阴、厥阴经。东垣云：熟地黄补血，且疗虚损。又曰：活血气，填骨髓，滋肾水，补真阴，治伤寒后血衰、腰股酸疼，除新产后血虚脐痛难禁。丹溪云：下元血衰者须用之。尺脉微者，佐以桂、附则填精补髓；尺脉旺者，佐以知、柏则滋阴降火。独用则泥膈，故中满痰盛者慎用。余治与生地悉同。盖本经只言干生二种，后世改用熟者，生寒熟滞，中寒有痞易泄者全禁。怀庆者佳。水洗，用生地捣汁九蒸九晒，或酒或姜汁俱好。畏忌同生地。

当归

当归甘辛头止血，破血用尾和用身，
随所引用上头角，中理胸腹下荣筋，
兼治风疮及气逆，金疮胎产更称神。

气血昏乱服之各有所归，出当州者良。大温，无毒。可升可降，阳也。入手少阴、足太阴、厥阴经，以心主血，肝藏血，脾裹血也。头止血而上行，身养血而中守，尾破血而下流，全活血而不走，又头硬者亦破血。大抵去旧生新之剂全用。引以川芎、细辛之类，则治血虚头痛、眼痛、齿痛，合诸血药。入薏苡、牛膝，则下行而治血不荣筋，腰痛足疾，合诸血药。入人参、川乌、乌药、薏苡，则能荣表以治一身筋寒湿毒。在参、芪则补气血虚劳而止汗长肌；在芍、术、地黄则养血滋阴而补肾；合芍药、木香，则能和肝而止痛治痢；合鳖甲、柴胡，则定寒热而除温疟；合陈皮、半夏，则能止呕；合远志、酸枣，则能养心定悸；在桂、附则热而温中散冷；在硝、黄则寒而通肠润燥；在莪、棱、牵牛则破恶血而消癥痞。是皆随所引药为用，盖味辛甘而气疏畅无定故也。兼治客血内塞，中风痓汗不出，湿痹，中恶客气，金疮跌扑，诸恶疮疡及风癣在皮肤中。《经》云：本血药而又治胸中咳逆上气。主妇人漏下绝子，脐腹急痛，癥瘕，胎动下血，心腹疼痛，逆产，死胎，产后恶血上冲。《别说》云：于补虚最速，于产后备急。又有言曰：补女子诸不足。说尽当归之用。患大虚冷，加而用之。肥润不枯燥者佳。治上酒浸，治外酒洗，血病酒蒸，痰用姜汁炒。畏菖蒲、海藻，恶牡蒙、蔺茹、热面。一云：川产者力刚可攻，秦产者力柔可补。

川　芎

川芎辛温行血气，止头疼破血海瘀，
更散心郁治痈疽，风寒湿痹亦能去。
叶名蘼芜治老风，又主咳逆及蛊疰。

芎，穹也，至高之位，性主头病，故名。无毒。浮而升，阳也。入手足厥阴、少阳本经药。主血虚中风，入脑冷痛，面上游风去来，目泪出，多涕唾。东垣所谓上行头角，助清阳之气而止痛是也。主妇人经闭无子，或崩中不止，或胎动不安，子死腹中，或胎衣不下，或产后血晕，破瘀血，养新血，一切衄吐溺血皆治。东垣所谓下行血海，养新生之血而调经是也。丹溪云：川芎味辛，但能升散而不能下守，血贵宁静而不贵躁动，四物汤用之，以行血药之滞耳，岂有辛散而能养下元之血哉？愚谓东垣、丹溪原不相背，盖行滞破瘀而后新生之血可养。丹溪又曰：痈疽诸疮肿痛药中多用之者，以其入心而能散火邪耳。又开郁行气，止胁痛、心腹坚痛，诸寒冷气，疝气，亦以川芎入心助行气血而邪自散也。古人所谓血中气药，信哉！一切风寒湿痹、气痹、血痹、腰脚软弱、半身不遂皆治。《日华》云：治一切血，一切气，一切风，一切劳损。但单服、多服、久服则走泄真气，多致暴亡。川产形块重实色白者良。水洗，略炒或蒸。生用痹皮风。白芷为使。得细辛疗金疮止痛，得牡蛎疗头风吐逆。蘼芜，辛温无毒。主身中老风，头中久风风眩。又治咳逆，定惊气，辟邪恶，除蛊毒鬼疰。四五月采苗，阴干。

白　芍

白芍酸寒补津液，治血虚痛破坚积，

止泻痢因湿热消，生血损肝还受益。

芍，灼也，灼灼其花，根能治病，故名。有小毒。可升可降，阴中阳也。入手、足太阴经。通肺燥，滋肾阴，补津停湿，令小便自行，非通利之药也。血虚腹痛非此不除，以其酸能收敛肝之阴气，而补中焦脾胃故也。质重味厚，能破坚积疝瘕。水泻下痢、刺痛后重必用之者，以能收敛湿热邪毒，而脾之正气自舒。兼治诸淋、诸血、风毒骨痛，敛汗退热。治妇人产前诸疾，赤白带下，能入血海，乃收降之妙剂也。昔人皆谓泻肝补脾，东垣又谓损其肝者缓其中，缓中即调血也。谓芍药能调血者，何哉？盖当肝火阴邪犯脾，酸能收泄阴气而止痛健脾，非泻肝之正气也。若肝损血虚，则能调荣卫而生新血。惟产后气血大虚，东方生发真气亦微，初产又无邪火，误用伐伤生气，必变他证。大抵亦随所佐用而为寒热，佐以柴胡、牡丹、山栀，则泻火而除热燥；佐以生姜、肉桂、干姜则温经而散寒湿。恶寒腹痛则加桂，恶热腹痛则加芩。与参、术同用则补中气，与归、地同用则补阴血。惟血虚冷而中虚寒者禁用。冬月宜服者亦减半。出杭越茅山者佳。酒浸，炒或煨。雷丸为使。恶石斛，畏硝石、鳖甲、小蓟，反藜芦。

赤　芍

赤芍专能消瘀血，利水下气祛烦热，

大除腹痛通月经，疗眼消痈肝火泄。

二芍药性亦大同，但色白在西方，则补而敛涩；色赤在南方，则泻而微散。东垣云：赤芍药破瘀血而疗腹痛，烦热亦解。仲景方中多用之者，以其能定寒热，利小便也。宣通脏腑，利膀胱、大小肠，故月经闭者用之。泻肝火赤眼暴肿、努肉及诸疮，肠风，痔瘘。生用偏降，酒浸稍能升发。

枸　杞　子

枸杞子寒滋肾精，补气养血眼目明，

退热宽胸润肠胃，疮毒风痹脚腰疼。

枸，狗也。《尔雅》云：其根久如狗形，服之大有灵异。

杞，即杞柳之杞。多刺，又名枸棘。味苦、甘，微寒。无毒。古谚云：去家千里，勿食枸杞。言其滋益精气，强盛阴道也。内伤大劳，嘘吸少气，肝风血虚，眼赤痛痒昏翳。除烦，止虚劳寒热，下胸胁气，治五内邪气，热中消渴，利大小肠，散诸疮毒，去皮肤骨节间风、周痹、风湿腰脚疼痛。兼治客热头痛、齿痛、满口出血。煎膏久服，轻身不老，坚筋骨，耐寒暑。其叶甘，春初可作菜食。甘州者佳，去蒂晒干。

肉苁蓉

肉苁蓉补右肾精，阴痿非此不能兴，
止茎中痛强筋髓，妇人崩带与瘕癥。

马精落地所生，初生似肉。味甘、酸、咸，微温。其性从容和缓。无毒。补右命门相火不足，男子绝阳不兴，泄精，尿血，遗溺，下痢，止茎中寒热痛，膀胱邪气，强筋髓，暖腰膝，止腰痛。又治妇人血崩带下、瘕癥、阴痛、绝阴不产。丹溪云：峻补精血，骤用反致动大便滑。酒浸一宿，刷去浮甲及心中白膜如竹丝草样，不尔，令人上气不散。酒蒸，或酥涂炙。根名琐阳，味甘、咸，气温，无毒。闭精，补阴气。虚而大便燥结者，煮粥食之，不燥者勿用。入药炙。

牛膝　本滋精血，润燥药也。因何首乌连编风类。

鹿茸

鹿茸甘温生精血，专治崩漏与遗泄，
虚劳如疟脚腰疼，石淋痈肿骨中热。

鹿，六也，为律，律主鹿。六月初生肉角，其毛茸茸。味甘、咸，无毒。补虚羸，生精血，益气强志，女人崩中漏血，赤白带下，男子泄精溺血，小便利，虚劳洒洒如疟，羸瘦，四肢酸疼，腰脊冷痛，脚膝无力。散石淋，痈肿，骨中热，疽痒。又能破留血在腹，坚筋骨，安胎下气，治寒热惊痫，杀鬼精。生齿不老，乃血家去旧生新剂也。不损破出血，形小如紫茄者佳。或长四五寸，分歧如马鞍形，茸端如玛瑙者亦好。用酥涂匀，火焰中急燎去毛尽，微炙用。有小虫，不可鼻嗅。麻勃为使。按月令，冬至一阳生，麋解角；夏至一阴生，鹿解角。故麋茸补阳，鹿茸补阴。鹿峻，乃牝牡相感之精。其法用初生牡鹿三五只，苑囿驯养，每日以人参煎汤，同一切料草任其饮食，久之以硫黄细末和入，从少至多，燥则渐减，过而复始，大约三年之内，一旦毛脱筋露，气胜阳极，别以牝鹿隔苑诱之，欲交不得，或泄精于外，或令其一交，即设法取其精置瓷器内，香粘如饧，随人所宜补药，如补阴丸、固本丸之类，以此峻加炼蜜三分之一，同和为丸，或和鹿角霜为丸，空心盐酒下，起虚羸瘵疾危证甚捷。

鹿　角

鹿角咸温仍秘精，止尿血与小腹疼，
逐瘀强筋祛邪恶，疮肿磨傅可复平。

鹿者，仙兽。常自能乐性云泉，至六十年，必怀琼于角下，角有斑痕紫点，盖鹿载玉而角斑。无毒。东垣云：鹿角秘精髓，而腰脊之痛除。止尿血、留血在阴中，除小腹血急痛，治折伤恶血，强筋骨，补绝伤，除邪恶气，治妇人梦与鬼交及胞中余血不尽欲死。诸恶疮、痈肿、热毒，醋磨傅之。或醋煮锉碎为末，或磨水，或烧灰，或炙黄色。杜仲为使。

鹿角胶

鹿角胶甘温而平，虚羸失血四肢疼，
女崩无子安胎孕，淋露折伤用最灵。
霜味咸能补肾气，壮阳专止梦遗精。

即白胶。无毒。主伤中虚羸，劳绝气衰，多汗，咳嗽，吐血、咯血、嗽血、尿血、下血，四肢酸疼，腰痛，女人崩中不止，血闭无子，服之令有子，安胎止痛，淋露，折跌伤损。久服益髓长肌，悦颜色，令人肥健轻身延年。凡肿已溃、未溃者，以白胶一片渍软贴之，头上开孔，有脓即出，无脓自消。鹿角霜，味咸，温，无毒。治五劳七伤羸瘦，补肾益气，固精壮阳，强骨髓，止梦遗。煎胶霜法：取鲜角锯半寸长，置长流水中浸三日，削去黑皮，入砂锅内以清水浸过不露角，桑柴火煮，从子至戌时止，旋旋添水，勿令火歇，如是者，三日角软，取出晒干成霜。另用无灰酒入罐内，再煎成胶，阴干。或炒成珠，或酒化服，或入补药为丸服，功同麋角。得火良，畏大黄。有入药及黄蜡同煎者，非古法也。

蒲　黄

蒲黄无毒味甘平，止血用熟行用生，
心腹膀胱寒热去，涩肠止泻又止精。

产于香蒲之上而色黄，即花中涩屑也。隔纸炒黄，蒸半日，焙干。熟用补血、止血，治女子崩中带下不止，止痢血、衄血、尿血、肠风下血，坠胎血晕，产后诸血病。兼治脱肛，涩肠止泻，止遗精。生用破血消肿，去心腹膀胱热，利小水，通经脉，破瘀血，妇人月候不匀，血气心腹痛，血癥儿枕急痛。又治打扑血闷，排脓疮疖，游风肿毒，敷重舌、舌上生疮及阴下湿痒，产后妒乳、痈肿。又用蜜调，作饼食之，解心脏虚热，甚益小儿。多食令自利虚人。

香蒲，即蒲黄苗。主五脏心下邪气，口中烂臭，坚齿明目，聪耳轻身。

柏　实

柏实甘辛平润心，滋肾兴阳腰痛深，
利膀胱中冷脓水，安脏除风湿痹侵。
叶苦涩温止诸血，益脾敛肺补真阴。

万木向阳，惟柏西向，故字从白，禀金之正气，木之最坚者也。无毒。主养心神，润心血，止汗定惊。又滋肾水，兴阳道，疗虚损、历节、腰中重痛、腰肾中冷脓宿水。兼安五脏，益气血，除风湿痹，去头风，治百邪鬼魅、小儿惊痫。久服令人肌润聪明，不饥，延年。乾州者佳。去壳取仁，微炒去油。牡蛎、肉桂为使。畏菊花、羊蹄、诸石、面曲。侧柏叶，无毒。主吐血、衄血、血痢、崩中赤白、尿血及七情呕血，胸中疼痛，冷风历节疼痛，大风眉发脱落。久服去湿痹，耐寒暑，止饥，益气轻身。丹溪云：性善守多燥，大益脾土，涩肺补阴之要药也。又止小儿泄痢，杀五脏虫。为末和油涂头，生发。炙热罨冻疮、鼠瘘、肿核。凡采叶随月建方，以取得月令之气也。去梗，糯米泔浸七日，炒。坟墓上者不可用。柏白皮，主中热，油及火灼烂疮，长毛发。为末，猪脂煎涂。柏枝节煮以酿酒，治风痹，历节风，烧汁涂瘑疥癞疮。

槐　实

槐实苦酸咸气寒，湿热肠风痔痢宽，
疏五内邪清头目，疝痛阴疮胎产难。
皮主牙疳根喉痹，枝治风瘘崩带安。

槐木，虚星之精，叶大而黑，昼合夜开，故从鬼。又名守宫实，即荚中子，大如豆，坚而色紫，俗名槐角。无毒。主湿热肠风下痢、五痔，疏导五内邪气，风热烦闷。兼明目，除热泪，头脑风眩，心头吐涎如醉，漾漾如立舟车上者。又治疝痛及男妇阴疮湿痒，妇人乳瘕，子脏急痛，堕胎催生，吞七粒即效。《本草》云：补绝伤益气，亦治中带补之剂也。微炒用。槐白皮，味苦。主口齿风疳䘌血，浆水煎含之。阴疝、卵肿、气瘤及痔有虫，或下脓血，煎汤淋洗。槐根皮，平。主喉痹寒热，中风强直，皮肤不仁。煎汤洗五痔并一切恶疮，妇人产门痒痛及汤火疮。煎膏，消痈肿，止痛长肉。槐枝，煮汁酿酒疗大风、瘘痹甚效。崩中，带下赤白，烧灰，酒调服。九种心痛，水煎服。又煎汤洗疮及阴囊下湿痒。煅炭揩齿去虫，烧沥涂癣，和麻油磨浓点赤眼。槐叶，平。煎汤，治小儿惊痫壮热，疥癣疔肿，鼻气窒塞。

槐　花

槐花苦平清肺肠，肠风痔痢最为良，
心痛眼赤俱炒用，杀腹虫治皮肤疮。
胶化风涎治口噤，四肢顽痹与破伤。

槐花，又名槐鹅。无毒。阴也。润肺脏，凉大肠。治肠风下血、五痔便血、血痢甚佳，不可过剂。又治心痛、眼赤，杀腹脏虫，治皮肤风热，微炒用。槐胶，主一切风，化涎。治肝脏风、筋脉抽掣及急风口噤，或四肢不收、顽痹，或毒风周身如虫行，或破伤风、口眼偏斜、腰背强硬。任作汤、散、丸、煎，杂诸药用之，亦可水煮和药为丸。槐树上菌，又名槐耳。无毒。主五痔脱肛下血，心痛，妇人阴中疮痛。

桃 仁

桃仁无毒苦甘平，破血通肠利月经，
兼除咳逆心胸满，疝瘕腰痛杀虫精。
花悦颜色医淋肿，奴散气血肺心清。

桃者，逃也，能令鬼邪逃遁，五木之精也。无毒。沉而降，阴也。入手、足厥阴经。主瘀血、血闭、血结、血热、血癥、血瘕及卒暴出血、心痛、骨蒸、偏风、半身不遂，润大肠，通月水。兼主上气咳嗽、喘急、胸膈痞满，止疝痛、腰疼，杀虫及尸疰邪祟。又小儿癞卵、妇人阴痒，捣泥敷之。《心》云：苦以泻滞血，甘以生新血。血结实者可用，血燥虚者慎之。凡使汤泡去皮尖，炒赤，研如泥用。桃花，除百病，悦颜色，治水肿、石淋，利大小便。三月采，阴干，千叶者不用。桃奴，即干实着树上经冬不落者。微温。治伏梁气在心下结聚不散。烧灰存性，治肺气吐血诸药不止及胎下血不止。正月采，酒拌蒸软，铜刀切取肉，焙干用。茎白皮，除中恶腹痛，去胃中热。桃枝，戊子日取作枕，补心虚健忘，耳目聪明。煎膏涂口疮及下部䘌疮，煎汤洗天行疫疠。桃叶，出疮中虫，治霍乱腹痛，大小肠不通，小儿寒热客忤，多用作汤导药。桃实，味酸，无毒。多食令人发热。有味辛者，肺病宜食。食桃讫，入水浴成淋。桃胶，主保中不饥，忍风寒，下石淋，破血，愈百病，桑灰汁煮三次，阴干用。桃寄生，主小儿中蛊毒令腹内坚痛，面目青黄，淋露骨立，病变无常。花、叶、枝、茎等俱能辟不祥，杀邪魅，疗中恶蛊疰。今人用桃作符着门上者，亦取其厌邪也。

杏 仁

杏仁有毒苦甘温，润肺止嗽及奔豚，
消食治肿通气闭，祛风发汗出声音。

杏，文从木、从甘，实大而甘也。沉而降，阴也。入手太阴经。润肺燥热在胸膈间，急满喘促，咳嗽上气，喉鸣及奔豚气逆。消宿食，杀狗肉积毒。治浮肿腹痹，大肠气闭不通。又解肌发汗，散肺风寒咳嗽，头面风邪，眼瞷鼻塞，冷泪，喉痹生疮，时行头痛，风气来去，中风半身不遂，失音卒哑。兼治脚气，惊痫，产乳，金疮，五痔下血不止，扑损瘀血，卒不得小便。盖杏仁虽下气，少用亦能活血，多服令人血溢出血不止，或泻或脐中出物。古今有单服杏仁而得效者，必壮实痰气壅滞及声不亮、目不明者乃宜。东垣云：杏仁治气，桃仁治血，俱治年高大便秘燥，当以气血分用，佐以陈皮。此正论也。凡使汤泡去皮尖，麸炒黄色，去油；有火有汗者，童便浸三日。又烧令烟未尽，研如泥，绵裹纳女子阴中，治虫蛆。恶黄芩、黄芪、葛根，畏蘘草。解锡、胡粉毒，得火良。双仁者杀人，可毒狗。杏花，味苦，无毒。主补不足，女子伤中，寒热痹，厥逆。杏实，味酸，热，有毒。食多伤筋骨，损神气，令人目盲。小儿尤不可食，多致痈疽及上膈热。

郁李仁

郁李仁味苦酸平，破血润燥二便行，

消肿攻癖通关格，根主牙风肿且疼。

郁，盛貌，即《诗》所谓棠棣之花，李木之子也。无毒。阴中阳也。破血，润燥，滑大肠，利小便水道，泄五脏膀胱急痛，宣腰跨冷脓，主大腹水肿、面目四肢浮肿，消宿食，下气，破癖气，治卒心痛及肠中结气，关格不通。凡使汤浸去皮尖，生蜜浸一宿，研如膏用。根，凉。主风虫牙，龋齿，齿龈肿痛，去白虫，浓煎含之。

火麻子

火麻子甘无毒平，润肠能破积血凝，

治痹宽膨止消渴，催产下乳救脉停。

花性大同却有毒，食久令人见鬼精。

又名麻子仁，四棱，处处有之，皮可为布及履。东海者大如莲实，北地者大如豆，南地者子小。入足太阴、手阳明经。主大肠风热结燥，小便淋闭。破积血，治皮肤顽痹，风癞骨髓疼痛，风水腹大，脐腰重痛。止消渴。治妊娠心痛腹疼，逆生倒产，产后恶露不尽、腹胀。古方脉代用之者，以其能复血脉而益中气也。兼治小儿赤白痢。长肌肉，益毛发，但多食反损血脉，滑精，痿阳，发带病。凡使以布包沸汤中浸，汤冷取出，垂井中一夜，勿令着水，次日晒干，新瓦上挼去壳用。花名麻贲，又名麻勃，即麻花上勃勃者。主利五脏，下血破积，止痹散脓。久食令人见鬼狂走。

胡　　麻

胡麻甘平润五脏，治癞风落发无量，
巨胜子专补髓精，调肺镇心虚家尚。

即胡地黑脂麻，又名壁虱胡麻。无毒。调肺气，润五脏，暴食利大小肠，久食即否。去陈留新，逐风湿气、游风、头风，合苍耳子治风癞，长毛发。治温疟大吐后虚羸，催生堕胎，金疮止血。巨胜子，即胡麻中七棱、两头尖、色赤、味酸涩者。八谷中最为大胜。主伤中虚羸，补五内，益气力，填髓脑，坚筋益精，补肺气，止心惊。久服轻身，耐饥渴寒暑，有益于男子者也。凡使汤淘去浮者，酒蒸半日，晒干，舂去粗皮，微炒。服食家九蒸九晒，蜜丸服，名静神丸，除一切痼疾。油，微寒。主天行热秘，肠内结热，利大小肠，下胞衣，生者杀虫，摩疮肿，生秃发。苗名青蘘，味甘、寒，无毒。主五脏邪气，风寒湿痹，益气血，补脑髓，坚筋骨。作汤沐，润毛发，滑皮肤。

油　　麻

油麻甘寒炒则热，通血行气肠胃滑，
去浮风疾润肌肤，油能解毒疗疮疖。

子可榨油。生则寒，炒则热。通血脉，行风气，去头浮风，滑肠胃，润肌肤。久食损人肌肉。麻油，又名香油。杀五黄，下三焦热毒，通大小肠，治蛔心痛，敷一切疮疖疥癣。煎膏，生肌止痛，消痈肿，补皮裂，治疮。食物须逐日熬熟用，经宿即动气，有牙齿并脾胃冷疾、消渴、精滑者，切不可吃。况煎炼服之，与火无异，人家积油百石则生火。油麻亦有二种，白者润肺，黑者润肾。

葵　子

葵子甘寒滑小肠，催生下乳穿疮疡，
根主疮淋解椒毒，叶堪作菜莫多尝。

葵，揆也。《左传》：能卫其足者，知也。惟知所以能揆，此即常食葵菜。履养经冬，至春作子，故谓之冬葵子。无毒。性滑利。宣导热壅，利小肠，通癃闭及卒关格二便不通，支满欲死。妊娠患淋，或卒下血，倒产难产，子死腹中，或乳难内闭，乳汁不通，并微炒捣碎煮浓汁服之。一切疮肿疖毒未出脓者，水吞三四粒，即作窍出脓。根主恶疮、淋闭，利小便，止消渴，解蜀椒、丹石毒。小儿吞钱，煮汁饮之，立出。叶为百菜主，其心伤人，小儿发斑恶肿，绞汁饮之。性冷利，不可多食。又霜葵多食吐水，动五饮。四季食生葵令饮食不消，发宿疾，动风气，天行病后食之丧明。合鲤鱼食害人，又无蒜勿食。黄芩为使。

蜀　葵

蜀葵甘寒钝人性，解热利便根茎胜，
叶消热痢制石丹，子除水肿风疥病，
花有五色能润燥，赤白带下偏相应。

种出巴蜀，似葵，花有五色，如槿花。无毒。阴中阳也。久食钝人性灵。根茎，主客热，利小便，散脓血恶汁。叶，主热毒下痢及丹石发热结，煮食或捣汁服之。又烧灰敷金疮，捣烂敷火疮。子，主水肿淋涩，催生落胎，治一切疮疥瘢疵土靥，小儿风疹。花，赤者治血燥，白者治气燥；赤治赤带，白治白带，空心酒下。又白者治痎疟，并阴干用。

黄蜀葵花

黄蜀葵花治便淋，用子催生待产临，
疮家要药惟敷傅，能消脓水久侵淫。

近道处处有之。另是一种，非蜀葵中黄者，叶尖狭，多刻缺，夏末开花淡黄色，叶心下有紫檀色，六七月采，阴干或日干。治小便淋。难产催生，取子四十九粒，焙为末，温水下；根煮浓汁冷服亦好。《衍义》云：疮家要药。诸恶疮脓水久不差者，作末敷之即愈。又有一种龙葵，苦寒，无毒。北人谓之苦葵，叶圆花白，子若牛李子，生青熟黑，食之解劳少睡，去虚热肿。其子疗疔肿。其根为末，入麝少许，敷发背痈疽甚，差。

苏　木

苏木甘咸平去瘀，风噤血癖气凝聚，

通经产后是灵丹，疮损下痢与呕吐。

出苏方国，故名，即今用染色者。无毒。可升可降，阳中阴也。去瘀血和新血之剂。主男妇中风口噤不语，虚劳，血癖，气滞，妇人气血心腹痛，月候不调或经闭不通，产后恶露冲心，腹中绞痛，胀闷欲死及蓐劳，失音，血噤，血晕。消肿毒，排脓止痛，一切金疮扑损并用。故东垣曰：除产后败血，有此立验；破疮疡死血，非此无功。兼治赤白痢后重急痛，霍乱呕逆及常呕吐，并用水煎。破血，酒煮；去风，佐以防风为妙。去皮节细锉，和梅枝蒸半日，阴干用。

红 蓝 花

红蓝花辛温散血，胎死产晕口噤结，

兼治诸风及痹喉，少用补血东垣诀。

若作胭脂功又奇，小儿聤耳不可缺。

色红，叶如蓝，即今染红及作胭脂者，俗名红花。无毒。阴中阳也。《衍义》云：辛温则血调和，故少用则能入心养血；过于辛温则血走散，故多用则能破血。治胎死腹中及产后血晕口噤，腹内恶血不尽绞痛，经闭腹内血气刺痛，并酒煮服。兼治三十六种风及产后中风，血热烦渴，喉痹壅塞不通，一切肿毒及蛊毒下血，生绞汁或煎服之。东垣谓：补血虚者，佐补血药而少用也。搓碎用。苗生捣碎，敷游肿。子吞数粒，主天行痘子不出。胭脂点小儿聤耳，滴耳中。

已上滋血润燥药。

茜　根

茜根苦寒清心肺，逐瘀止血及崩带，
退黄治痹排脓疮，中蛊作吐称为最。

茜，鲜也，可以染绛，西地最多。无毒。阴中微阳。主六极损伤，心肺停瘀，吐血、衄血、下血、尿血，崩中带下，月经不止，产后血晕。又治黄疸、风寒湿痹，排脓，治疮疖痔瘘、踒折扑损瘀血，皆验。中蛊吐如烂肝者，称为最要。兼补中及膀胱不足，止遗泄亦美药也。铜刀锉炒，勿犯铁、铅，畏鼠姑。

茅　根

茅根无毒性甘平，逐瘀止血治淋难，
消除客热医烦渴，灸疮血出用花安。
针罨刀箭穿疮孔，烂茅止血傅疮斑。

茅，冒也，毛也。冒然而生，为地之毛也。处处有之，春生苗，布地如针，夏开白花，六月采其根，洁白甘美，至秋则枯。主除瘀血，血闭寒热，止诸血吐衄及妇人崩中漏下、月经不匀。利小便，下五淋，除客热在肠胃，止渴坚筋，通血脉。劳伤中气虚羸者，亦可服之。花，性温，治吐血、衄血，及灸疮出血不止。茅针，一名茅笋。性凉，可啖，甚益小儿。通小肠，止鼻衄及暴下血、溺血，罨刀箭金疮，止血止痛。凡痈毒软疖未溃不作头脓，酒煮服之，一针一孔，二针二孔。烂茅，即茅屋上四角经霜久者，性平。止吐衄，酒煮服之。斑疮蚕咬，和酱汁研敷。茅屋滴溜水，解云母毒。

蓟　根

蓟根小大甘平论，破血还能养血元，
大者能兼补下气，治带安胎消肿焮。
小者专主九窍血，只宽胸膈退热烦。

出北地蓟门者胜。蓟，冀也。热则冀凉，冷则冀和，弱则冀强，乱则冀治。大蓟，大有所冀也；小蓟，小有所冀也。二蓟无毒。俱治吐呕衄血、暴下血、血崩及九窍出血，金疮流血不止。乃破瘀血，生新血之剂。故《经》云：养精保血。大蓟，治血之外兼能补养下气，治女子赤白沃带，胎动下血，疗痈恶疮。古有阴冷囊肿，疼痛欲死，不眠，煮汁服之立瘥。叶，治肠痈腹脏瘀血，血晕，扑损，生擂酒并小便任服。小蓟，力微，治血之外只能开胃，宽胸膈，退热烦及衄、鼻塞不通而已。大蓟，高三四尺，叶皱；小蓟，高一尺许，叶不皱为异，亦可为蔬。四月采苗，九月采根，洗净阴干，微焙，亦可生捣汁服。

卷柏

卷柏无毒辛甘平，止血用炙破血生，
血闭瘕淋阴内痛，咳逆风痿脱肛宁。

生石上，处处有之。卷屈如鸡足，青黄色，叶似柏。生用破血，炙用止血。主妇人经闭无子，癥瘕，淋结，阴中寒热痛。兼治咳逆，头中风眩，痿厥，脱肛，尸疰，五脏邪气，强阴益精，和颜色。七月采，去近石沙土处，阴干用之。

茺蔚子

茺蔚子味甘辛温，行血养血解心烦，
逐水去风止损痛，女药称仙号返魂。
茎可洗疮花治带，叶傅诸疮可无痕。

茺，充实也；蔚，盛貌。无毒。善行瘀血，养新血。治血逆心烦，益心力，逐水气浮肿，去风热疮毒。治折伤内损有瘀，天阴则痛。兼能明目养精，除大热头痛。一名益母者，善救胎前因热病子死腹中，难产，产后血胀血晕，产前诸疾，求嗣调经，无所不效，故曰妇人仙药。单用煎膏，号曰返魂丹，详卷七“妇人小儿外科用药赋”返魂丹。茎，煎汤，洗瘾疹瘙痒；若初生小儿浴之，不生疮疥。花，治妇人赤白带下，每末二钱，空心温汤下。叶，治小儿疳痢垂死，大人痔疮，煮粥或取汁饮之。疔肿、乳痈、丹毒、诸恶疮疖、蛇毒，已破未破，捣汁内服、外敷。面上风刺，为末，用面汤调，烧灰涂之。亦制硫黄。子苗，入洗面药，令光泽。小儿聤耳，取汁滴之。治马咬，和醋炒，为末封之。初春亦可取作菜食。治病，花、茎、子、叶同功。

刘寄奴

刘寄奴温苦味真，消瘀血治产余屯，
通经宽胀愈腹痛，汤火金疮效若神。

无毒。主破瘀血。治产后余疾下血，止痛极效，更通妇人经脉癥结，下气，消水胀，止水泄、心腹疼痛。又治汤火疮至妙，先用糯米饮刷患处，后用此为末掺之，不痛无痕。凡汤着处，先用盐末掺之，护肉不烂，然后傅药。所以名刘寄奴，宋高祖裕之小名也。俗用此止金疮出血如神，但多服令人利。生江南，苗、茎似艾蒿，有四棱，高二三尺；叶青似柳，四月开小黄花，七月结实，似黍而细，一茎上有数穗互生；根紫大，七月采。苗、花、子通用。雷公云：去茎、叶，只用实。以布拭去上薄壳皮，酒拌蒸，日干用。

马鞭草

马鞭草凉味苦辛，活血行血利女人，
通经破癖消膨胀，男子阴囊肿可伸。

苗类益母而茎圆，抽穗如马鞭稍，故名。无毒。活血行血，治妇人月经不通，气血腹胀，月候不匀，破恶血癥瘕、痞块，肋胀欲死，并煎膏酒下。男子阴肿核痛，捣烂涂之。兼治水肿，久疟，喉痹，躁肿连颊及食鱼脍生肉住膈，结成癥瘕，并捣汁饮之。

白头翁

白头翁苦温无毒，鼻洪痢赤当先服，
更止疟狂消瘕疝，项下瘿瘤头上秃。

处处有之，叶似芍药而大，有风则静，无风则摇，近根处有白茸，状似人白头，故名。可升可降，阴中阳也。治鼻衄血、赤毒痢、蛊痢腹痛极效。又治温疟，狂烊寒热，阴疝偏坠，癥瘕积聚，瘿瘤瘰疬，头秃膻腥。兼止金疮血出及痛，一切风气，百骨节痛。乃逐瘀解毒之剂也。七月采根，阴干，得酒良。茎、叶功同。

鸡冠花

鸡冠花子凉无毒，泻肝热治肠脏风，
更主血脓红白痢，妇人带下及崩中。

花形似鸡冠。子入药。微炒。

干漆

干漆辛温毒而益，破久瘀血年深积，
治痹止咳及心痛，利疝祛虫通经脉。

木汁如水滴下，可以漆物，阴干如蜂房，孔孔隔者佳。有毒。降也，阳中阴也。东垣云：破日久闭结之瘀血，削年深坚固之沉积。兼治五缓六急，风寒湿痹，止咳嗽及九种心痛，腹肋积滞气，小肠膀胱疝痛，去蛔虫，通经脉。丹溪云：属金而有水与火。性急能飞，补用之中节，积去后补性内行。故《经》曰：补中续筋填髓。《日华》云：治传尸，生者去长虫。凡使干者须捣碎炒烟出，不尔，损人肠胃；湿者煎干。素畏漆者忌服。或毒发，饮铁浆及甘豆汤并蟹解之。半夏为使。畏鸡子，忌油腻。验漆以物蘸起，细而不断，断而急收，又涂干竹上阴之，速干者真。二圣丸：干漆末一两，湿漆一两，熬食饭久，和丸如梧子大。每一丸，酒下无时。治妇人不曾生长气血，脏腑痛甚，男子疝痛牙紧，灌下即安。

棕榈子

棕榈子苦平无毒，止血养血须炒熟，
泻滑痢久可涩肠，皮又破癥烧灰服。

棕，形如马鬃，闾阎多植此为用。子如鱼子，初生黄色者可淹为果，成熟黑色者入药。炒用，上止鼻洪吐血，下止崩带肠风便血，兼涩肠止泻及赤白痢。皮入药，烧灰存性，破癥止血与子同。

卫矛

卫矛气寒苦且涩，通经止崩下乳汁，
破癥结除心腹疼，杀虫祛风邪难入。

在处有之。茎长四五尺许，其干上三面如锋刃箭羽，故又名鬼箭羽，人家多蟠之以卫祟。无毒。主通月经，止血崩带下，能堕胎，下乳汁及产后血绞腹痛；破陈血癥结，蛊疰中恶，腰腹心胸胀满；去白虫，消皮肤风毒，令阴中解杀百邪鬼魅。八月采，阴干，只用箭头，拭去赤毛，酥炒用。

虎　　杖

虎杖甘平破瘀血，通经能散暴癥结，
止痛排脓利小便，暑渴煎令冰冷彻。

在处有之。茎如竹笋状，上有赤斑点如虎斑文，初生便分枝丫，根皮黑色，破开即黄，亦有高丈余者。无毒。主破留血，月候不通，产后恶血不下，心腹胀满，血晕，暴结癥瘕，扑损，肠痔疮疖，痈毒恶疮，排脓止痛。治大热烦躁，止渴，利小便，压一切热毒。夏月和甘草同煎为膏，如琥珀色，令冷彻如冰，服之极解暑毒。兼破风毒结气及风在骨节间。孕妇禁用。八月采，根和叶裛一宿，取出晒干。或浸酒服之，效尤速。

蜜　　蜡

蜜蜡甘温炼去黄，止血益气续绝伤，
下痢胎漏金疮妙，长肉生肌厚胃肠。

蜡，猎也。蜂猎百花酿蜜，渣为蜡。初极香软，经酒、醋煮炼便黄赤，再煎炼，水中徉十数过即白。无毒。主下痢脓血后重，妊孕胎动，漏血不绝欲死，金疮出血，皆能止之。兼补中益气，续绝伤，小儿尤宜。久服耐老不饥。恶芫花、文蛤。治雀目方：黄蜡溶化，入蛤粉相和得所，每二钱，以猪肝二两批开，掺药在内扎定，煮熟取出，乘热熏眼至温冷，并肝食之，以平为度。

蛴　　螬

蛴螬咸温在桑枯，瘀闭胁坚不可无，
汁点眼翳开喉痹，木刺痈疮碎捣敷。

蛴，齐也，无头尾之分；螬，曹也，曹曹踊动貌。无毒。主破恶瘀在胸腹不去吐血，通月经血闭，下乳汁，破骨踒折血在胁下，坚满疼痛。汁点目中淫肤、青翳、白膜，点喉痹止痛消肿。竹木刺入肉，捣碎敷之立出。痈疽痔瘘，赤白游风，丹疹，取汁涂之。生桑柳树中内外洁白者佳，生积粪中者，皮黄色暗，止可敷疮疽。冬月或临时采，阴干，糯米同炒，米焦黑取出，去口畔并身上肉毛黑尘，作三四截研粉用。蜚蠊为使。治禾芒入目，以新布覆目上，持蛴螬从布上摩之，其芒自出。

代赭石

代赭石寒甘且苦，养气血精又善止，

镇肝健脾治惊痫，辟贼风邪及疰蛊。

出代郡。赭，红黑之间色也。无毒。入手少阴、足厥阴经。养气血，除五脏血脉中热，血痹，血瘀。止吐血鼻衄，肠风痔瘘，翻胃泻痢，尿血遗溺，脱精，女子赤沃漏下，带下，月经不止，产难，胞衣不出，堕胎，大人小儿惊气入腹，阴痿不起。《经》云：怯则气浮，重以镇之。怯者惊也，肝气浮也。小儿惊痫疳疾，服之健脾。兼治贼风瘾疹痒疼，鬼疰蛊毒。赤红青色，如鸡冠有泽，上文头有如浮沤丁者，谓之丁头代赭，最胜。火煅醋淬七次，研粉水飞用。干姜为使。畏附子、天雄。无真者，以牡蛎代之。

乱发

乱发苦温极补阴，止血止咳通闭淋，

利水治风医霍乱，产难惊热敛疮淫。

发，拔也，拔跃而出。无毒。丹溪云：发补阴之功甚捷。止鼻衄汗血，大小便下血，血痢，血闷，血晕。止咳嗽，转脬，五淋，关格不通。利水，消黄疸，女劳疸。治中痓，破伤风及沐发后中风。定霍乱烦躁，催生及胎衣不下，小儿惊热痫证。煎膏，长肉消瘀。治痈肿骨疽，金疮杂疮。不拘新剪旧落，或自己发，或无病人发，或童男胎发并好。用皂角水洗净，入罐内烧存性。止血，或吹鼻，或酒下，或入补药丸。单发灰散：烧为末，温水或酒下二钱，治血淋甚效。又合鸡子黄煎之，消为水服，治小儿热痰，疗百病。如胎热生疮，蔓延遍身，啼号不乳者，用此涂上，随以苦参粉掺即愈。又和蜂房、蛇蜕烧灰，酒下一钱，治疮口不合效。人发傅痈疽立愈。

乳　汁

乳汁甘寒润发肤，填补五脏点睛珠，
老病口疮女经闭，惟有脏寒不可哺。

妇人血下为月经，上为乳汁。无毒。治瘦悴，悦皮肤，润毛发，补五脏，点眼止泪，消赤肿痛，老人虚热，口疮不食，妇人血枯经闭。昔张苍常服，身肥白，年享百岁有余。但性属阴，脏寒人食之则泻。服乳法：取甘香者入银器内，加梨汁一半，锅内顿滚，五更热服。消痰润肺，补虚生血，无梨汁亦可，但服须吸气入脘乃佳。又和豉汁饮之，解独肝、牛肉毒，极效。晒乳粉法：遇有乳汁若干，即下银锅内煎成膏，用大磁盘盛于日下晒之，以水浸于盘下，乃未济之妙也。不然，其乳久晒不干。

秋　石

秋石丹霜体若金，阳炼壮阳阴补阴，
洞髓还元无不治，点肉调汤味更深。

味咸，无毒。治色欲过度，羸弱久嗽，眼昏头眩，腹胀喘满，腰膝酸疼，遗精白浊。洞人骨髓，无所不治，真还元卫生之宝也。只一小锅可炼体若金石，永不暴润。阳炼法：童便不拘多少，入铜锅内熬干，如铁坚硬，锅内亦放火，烧去臭气，乘热取出，打碎为末；再入锅内，清水煮化，用绵纸七重滤过，复入锅内熬干。如此淋熬三次，白如霜雪，乃入砂罐内，铁灯盏盖，盐泥固济，火煅一日夜，只取飞上铁灯盏者为末，枣肉丸如绿豆大。每服五丸至十丸，空心酒下，久服壮阳起痿，脐下如火。诸般冷疾，久年虚损，劳惫甚者，服之皆验。阴炼法：童便不拘多少，入浓皂角汁少许，以杀其秽，以井水一半相和，旋搅百匝，令澄去清水，只留浊脚，再换新水，如此澄搅数多，以白色无臭气为度，晒干，枣肉为丸。每服十丸，空心酒下，或以人乳汁和晒尤妙。此法去咸味，不伤肺，大能滋阴降火。阴阳炼：即阴炼浊脚不晒，用火熬干，仍入罐内火煅。治阴阳俱虚。

以上治燥通用。

天灵盖 乃天生盖，押一身之骨，未合即未有。只有囟门、顶骨中一片如三指阔、十字解者是。味咸平，无毒。主传尸尸疰，鬼气伏连，久瘴痨疟，寒热无时，及肺痿乏力，羸瘦，骨蒸盗汗，兼治犬咬。凡使须军门斩贼得之方可，不然，恶疾病死，诸毒聚顶，服之反害，不如以虎头骨及黄犬头骨代之。近时方士好用此入补药，以为胜于滋阴壮阳之剂，不知尸气损神，且犯天条，罪祸莫测。其骨，男者色白，女者色赤，阳人使阴，阴人使阳。采得后用煻灰火罨一伏时，待腥气尽，以檀香煎汤洗过，酥炙黄或烧黑研用。爪甲，催生，取细末点目中去翳障，搐鼻中止衄血，烧灰水调服治转胞、淋闭、尿血，凡用孕妇及自己者效。

人胞衣 又名紫河车，乃男精女血构成。味甘，温，无毒。主气血羸瘦，妇人劳损，面皯皮黑，腹内诸病渐瘦者。男用男胎，女用女胎，须首生者佳。如无，壮盛妇人亦可。用米泔洗四五次，不动筋膜。去草屑，以竹器盛长流水中浸一刻，以取生气，用瓦盆放木甑内，或锅内亦可，自卯至酉蒸烂如糊，取出，于石臼内同诸药捣丸。一法：洗净，用酒半碗，花椒少许，同入砂锅内，口上用纸糊，慢火烘干，重一两半者佳，为末入药。此药不宜久留，恐服之令腹内生虫也。产后胞衣埋地中，七八年化为清水者，味辛，无毒。主小儿丹毒，天行热病，寒热不歇，妄语狂言，头上无辜发立，虚痞等疾。

红铅 即无病室女初行月水。味咸，有毒。治男妇气血衰弱，痰火上升，虚损，左瘫右痪，中风不语，肢体疼痛，饮食少进，女子经闭等症，服之神效。取法：以黑铅打一贝形如黄冠子，俟月信动时，以此具置阴户上，接取二三盅，倾瓷器内，待沉底，红如朱砂者，此为母气真元也。黄色浮皮者用纸渗去，却取澄过茯苓入红铅内和匀，作薄饼子阴干为末，以麻黄煎膏为丸，辰砂为衣，银器收贮服之。妇人月经并浣裈汁，解箭并女劳服。又马血入疮中，并剥马被骨刺破毒死者，以月经涂之效。近有奇术，能令刀斫不入，惟以月经涂之便死，此是污秽坏神气也，故人合药所以忌之。男子精涂金疮出血不止，和鹰屎去面上靨瘢及汤火灼疮。

裈裆 即裈之当阴处，方圆六寸是也。主男妇阴阳易病。男病用女，女病用男，裈裆烧灰，水调服。经衣，即拭经水布也。烧灰为末，敷虎狼伤，酒下主箭镞入腹，阴阳易病。

已上以人补人，今俗所尚。但秋石还元降火可也，河车、经余不过后天渣滓。乳汁，古人以之乳子，犹恐饥人之子，而况煎熬成丸，变其纯阴之质，化为燥烈之性，固未必能补，亦且可惜，偶病相宜，乍服对酒，或入药服之亦可。亦尝证诸《本草别说》云：《神农》人部惟发髲一物外，余皆出于后世医家，或禁流之术，奇怪之论，殊非仁人之用心。世称孙思邈有大功于世，以杀命治命尚有阴责，况于是也！近数见医家用天灵盖以治传尸，病未有一效者，信《本经》不用未为害也。残忍伤神又不急于取效，苟有可易，仁者宜尽心焉。若不以是说为然，决为庸人惑乱。噫！以是为训。迩来方士，犹有教人服死胎全体者，童男女交接水者，《闻见纪训》载服此者尽皆恶死，且遇奇祸，戒之戒之！

玉泉 玉乃石之精，天地重宝；泉者，玉之泉液。一云玉消为水，故名玉泉。味甘平，无毒。主五脏百病，柔筋强骨，长肉益气，利血脉，安魂魄，明耳目，耐寒暑，久服轻身不老，兼治妇人带下十二病，除气癃血块等症。畏款冬花。

玉屑 玉，肉也，温厚光润如肉也；屑，碎也，削之碎碎也。以苦酒浸之，令消如泥。润心肺，滋毛发，明眼目，助声喉，久服轻身长年，兼除胃中热，喘息烦满，止渴。屑如麻豆大，服之精润脏腑，渣当完出。若为粉服之，使人淋。畏鹿角。

砺石 砺，粗硬也，可作磨刀石。无毒。主破宿血，下石淋，除瘕结，伏鬼恶气，烧赤投酒中饮之。磨汁滴目，除障暗。

桃花石 形似赤石脂，色如桃花，光润体重，舐之不着舌者佳。味甘温，无毒。主大肠中冷，脓血痢，令肌热能食。

百药煎 味酸，无毒。润肺治嗽，化痰止渴，疗肠风下血，为末掺诸疮，干水敛口。造法：用五倍子十斤，乌梅、白矾各一斤，酒曲四两。又将水红蓼三斤煎水去渣，入乌梅煎，不可多水，要得其所，却入五倍粗末并矾曲和匀，如作酒曲样，入瓷器内，遮不见风，候生白取出，晒干听用。染须者加绿矾一斤。

女贞实 又名冬青子。味苦甘平，无毒。主补中，安五脏，养精神，除百病，久服肥健，轻身不老。浸酒服，去风补血。立冬日采，晒干用。皮，凉。去血，补益肌肤。叶，烧灰涂面治疸，兼减瘢疵，亦堪染绯。

蕤核仁 味甘，微寒。无毒。主心腹邪结气及心下结痰痞气。益气明目，治目肿眦烂风痒，赤痛泪出，鼻齆鼻衄。凡使去壳取仁，汤泡去皮尖。每四两用芒硝一两，木通七两，同煮一伏时，取仁研膏，任加减入药，极治风热。如风虚者，去皮尖，后用纸压去油净，以花椒煎浓汁调成膏，涂瓷碗底上，用蕲艾烧烟熏七次，然后取碗于火上，煅之若油起，即以竹纸拭去，直待油尽色黑，即取碗覆地上，以去火毒，随宜入片脑等，点眼甚效，治眼风或生翳，或眦赤，一切眼疾并主之。蕤仁研膏，入黄连末等分和匀，取干枣三枚，割头少许，去核，以前末填满，以枣头合定，用薄绵裹之，以水半碗，于银器中文武火煎，取鸡子壳以来，以绵滤过，待冷点眼，神效神效！

椰子 即海棕实也。味苦，无毒。黑发，止血，疗鼻衄、吐逆、霍乱，煮汁服之。壳可为酒器，如酒中有毒则酒沸起。壳中肉益气，壳中浆饮之得醉。主吐血、消渴、水肿，去风热，涂头令发黑。丹溪云：属土而有水。生海外极热之地，土人赖此以解夏月暍渴。多食动风。

木槿 平，无毒。止肠风泻血、赤白痢、痢后热渴，作饮服之，令人得睡。入药炒用。花凉，治同。作汤代茶吃，又治风。

萱草 俗名鹿葱。味甘凉，无毒。治沙淋、小便赤涩、身体烦热，下水气，退酒疸，取根绞汁服。破伤风，酒煎服。又和姜汁服，治大热吐血。主安五脏，利心志，令人欢乐无忧，轻身明目。取嫩苗及花作俎食，甚利胸膈。丹溪云：萱草属木性，下走阴分，花名宜男，宁无微意存焉？五月采花，八月采根用。

水苏 一名鸡苏，处处有之。多生水旁，苗似旋覆，两叶相当。气香馥，味辛微温，无毒。主肺痿、吐血、衄血、血痢、崩中、带下、产后中风及血不止，头风目眩，诸气疾脚肿。下气消谷，除饮食，辟口臭，去恶毒气，久服通神耐老。可作菜。

鸡肠草 生田野下湿地。茎梗细而中空，有似鸡肠，断之有丝缕，故又名蘩蒌。味酸平，无毒。主破血及产后血块，炒热和童便饮之，恶血尽出。烧灰揩齿止宣露。水煎服止淋，止小便利。又积年恶疮毒肿不愈，捣汁敷之神效。

鲤肠草 一名旱莲草。味甘酸平，无毒。主血痢及针灸疮血出不止，敷之立已。汁涂须发令黑而繁。煎膏点鼻中添脑，又排脓止血，通小肠，敷一切疮并蜃病。二八月采，阴干。

牛角腮 即黄牛角尖，烧存性用。味苦温，性涩，无毒。主下闭血瘀，血疼痛。止妇人血崩、赤白带下及肠风下血、冷痢泻血、鼠乳痁疾。

木虻 味苦平，有毒。生木叶中，初出如白蛆，渐大羽化，色绿如蜩蝉，亦啖牛马等血。故治瘀血，血闭寒热，无子及目赤痛，眦伤泪出，又能堕胎。如蛇螫人九窍出血，取三七枚烧，服之效。五月采，去翅足，炒黄。

蜚虻 即今啖牛血者，方家呼为虻虫。味苦寒，有毒。主逐瘀血，破血积坚痞、癥瘕寒热，通血脉，利九窍，女子月水不通，除贼血在胸腹五脏，治喉痹，消积脓，堕胎。去翅足炒。恶麻黄。

蜚蠊 形似蚕蛾，腹下赤，多在林树间，百十为聚，八九月知寒，多飞入人家，作姜气者是。味咸寒，有毒。主破瘀血坚癥，寒热积聚，内寒无子。通血脉，治喉痹。去翅足，炒黄色。

䗪虫 生沙中及人家墙下土中湿处，似鼠妇而大，形扁如鳖，故名土鳖，俗名簸箕虫。味咸寒，有毒。主心腹寒热洗洗，破血积癥瘕，通月水血闭，下乳汁，妇人药中多用。十月采，日干炒。畏皂荚、菖蒲、屋游。

以上治燥杂用。

主治各经燥药

肝当归	心麦门冬	脾麻仁	肺杏仁	肾柏实
大肠硝石	小肠茴香	三焦山药	膀胱茴香	胞络桃仁

以上诸药，治上中下三焦内燥，兼补血和血之剂。

治　寒　门

即《汤液》热浮长也。古庵云：治寒以热。热药属阳，故治寒多阳药。外寒宜汗散，宜用风门药，寒从汗解也。夫寒湿皆属阴，宜与治湿门通看。

附　子

附子辛甘咸热毒，虚寒风湿行经速，
咳逆厥冷腹心疼，霍乱呕痢筋蜷缩。

附子、乌头、乌喙、天雄、侧子，五物同出异名。似乌鸟头者为乌头，俗名川乌；两歧相合如乌之嘴者为乌喙；细长至三四寸者为天雄；附根而生者为附子；小者为侧子。补虚多用附子，风家多用天雄、川乌。东垣云：附子有大毒。阳中阳也。其性浮而不沉，其用走而不守。本手少阳三焦、命门药也。能治六腑沉寒，五脏痼冷。主中寒及伤寒阴证阴毒，四肢厥冷，心腹疼痛，烦躁迷闷不省，风寒咳逆邪气，霍乱转筋，下痢赤白，脾胃虚冷，肿胀翻胃呕逆，久泻不止，头痛头风。坚筋骨，治偏风半身不遂，及寒湿痿躄拘挛，腰脊膝痛，脚疼冷弱不能行步，诸痹瘫痪，痰涎。得白术，治肾寒湿；得干姜，补中回阳。为百药之长，通行诸经，引用取效最速。丹溪云：八味丸用为少阴向导，其补自是地黄，后世因以为补，谬哉！孕妇误服堕胎。取端平圆大重一两以上者力全，用黑豆煎水浸五日夜，去皮尖并脐，切作两片，以姜渣包夹，外又用面包，灰火中炮熟。如外黄内白，劣性尚存，须薄切，炒令表里皆黄。有用童便煮而浸之，以助下行。俗方每用附子，皆须甘草、人参、生姜相配者，正制其毒故也。惟古姜附汤生用之。地胆为使。恶蜈蚣，畏防风、黑豆、甘草、人参、黄芪、乌韭。

川　乌

川乌破积除寒热，心腹脐间冷气结，
肩胛诸痹目中疼，消胸痰滞三虫杀。
乌喙专主阴囊痒，能消癥肿医历节。

行经逐寒，治风湿邪，与附子大同。主破诸积聚寒热，心腹脐间冷痛，肩胛痛不可俯仰，一切风痹、血痹、半身不遂皆验。目中痛不可久视，消胸中痰冷，食不下，堕胎，杀三虫。长而有尖者佳，制同附子。远志为使。反半夏、瓜蒌、贝母、白蔹、白及，恶藜芦，忌豉汁。其汁煎之名射罔，味苦。杀禽兽。疗尸疰坚癥，头风痹痛，又主瘘疮疮根，结核瘰疬，毒肿及蛇咬，先取药涂四畔，渐渐近疮，习习逐病至骨。疮有热脓黄水出涂之，若无脓水，有生血及新伤肉破即不可涂，立杀人。中之者，以甘草、兰青、小豆叶，冷水解之。乌喙，味辛，微温。主风湿，丈夫肾湿阴囊痒，寒热历节掣引腰痛不能行步，痈肿脓结。乌龙丹：川乌、五灵脂各五两，量入龙脑、麝香。为末，滴水丸，弹子大。每一丸先以生姜汁研化，次暖酒调，日二次，空心、晚食前服。治瘫痪风，手足亸曳，口眼㖞斜，语言謇涩，步履不正，神效。三神丸：乌头三两，一两生，一两炒熟，一两烧存性。为末，醋煮，面糊丸，绿豆大。每五丸，空心服。泻用井花水下；赤痢，甘草汤下；白痢，干姜汤下；赤白痢，生姜甘草汤下。

天　雄

天雄壮阳散寒湿，上疗头面风邪急，

侧子专治偏痹风，疮瘘痈肿效可立。

东垣云：天雄散寒，为去湿助精阳之药。凡上焦虚阳，头面风去来疼痛，喉痹，背脊伛偻，胸膈痰水，气喘促急，霍乱，必用之。久服令人心雄，力作不倦，故名。余与乌、附同，但天雄走上，乌、附达下。取身全短、无尖、周匝有附子孕十一个、皮苍色者佳。凡丸，炮去皮尖、底须，汤药和皮生用亦佳。远志为使。恶腐婢，忌豉汁。侧子，专治腰脚冷痹，半身不遂，及遍身风疹，颈上鼠瘘，一切痈肿皆验。余与乌、附相同。

生　姜

生姜发散主伤寒，鼻塞头疼咳逆安，

入肺开胃止痰呕，破血行气到心间。

姜，御湿气，如田有界以分水也。味辛，温，无毒。浮而升，阳也。主发散伤寒伤风，头痛鼻塞寒热，咳逆喘嗽上气。入肺开胃益脾，化痰涎，止呕吐翻胃之圣药也。以上诸证皆在表在上之邪，姜能行气散气，故治之。产后必用者，以其能破血逐瘀也。今人但知为胃药，而不知其能通心肺也。心气通则一身之气正，而邪气不能容，故曰去秽恶，通神明。后人因孔子不彻，而每好食之，其实多服反少智，损心气，故孔子亦不多食。古云：八九月食姜，至春患眼、损寿、减筋力。又云：平人夜食姜，令人闭气，病则不拘也。丹溪云：留皮则冷，去皮则热。非皮之性本冷也，盖留皮则行表而热去，去皮则守中而热存耳。故又有言曰：姜屑，比之干姜不热，比之生姜不润。以干生姜代干姜者，以其不僭故也。秦椒为使。恶黄芩、黄连、天鼠屎。杀半夏、厚朴、莨菪毒。

桂　枝

桂枝辛甘热且浮，微解风寒汗自收，

一样嫩枝名柳桂，善治上焦热不留，

薄桂专行肢节滞，横行肩臂必须求。

桂，犹圭也，为诸药之先聘也。木叶心皆一纵理，独桂有两纹，形如圭。诸家论桂不同，惟陈藏器云：菌桂、牡桂、桂心，同是一物。出交趾、南海、桂林、桂岭、桂阳、柳州、象州者佳。菌桂正圆，如竹卷二三重，味烈肉厚者，即今肉桂。菌，竹名，言其卷如竹筒，故又名筒桂。半卷多脂者，名板桂，即今铁板桂也。牡乃老桂，味稍淡，皮薄少脂，乃桂品中之最高者，故又名官桂。桂心，即牡桂去皮一半，取中心近里味辛者。桂枝乃细薄而嫩者。薄桂比桂枝稍厚，柳桂比桂枝更薄。桂枝有小毒。浮而升，阳也。气、味俱轻。入足太阳经，故能上行头目，发散表邪。凡伤风伤寒有汗者，用以微解表邪，邪去而汗自止，非固表止汗之谓也。柳桂，乃小枝嫩条，尤善行上焦，补阳气，虚人服之使不生热也。薄桂，乃细薄嫩枝，入上焦，横行肩臂，治痛风，善行肢节凝滞，兼泻奔豚。凡使略刮去粗皮。

已上治上焦寒药。

肉　桂

肉桂辛热补肾脏，养精止烦又止汗，

利肝肺气遏心疼，温中破癖除霍乱。

纯阳，小毒。入手、足少阴经。东垣云：气之厚者，肉桂也。气厚则发热，故下行而补肾相火不足。主一切风气，五劳七伤，养精髓，暖腰膝，止虚烦虚汗。利肝气，除风湿冷痹、筋骨挛缩。利肺气，止咳嗽鼻齆。养心神，治卒心痛。久服明眼目，和颜色，面生光华。兼温脾胃，长肌肉，破痃癖癥瘕瘀血，霍乱转筋，下痢，一切沉寒痼冷，中下腹冷痛。此药通血脉，利关节，故妇人经闭亦用之。惟有孕者，必炒过乃不堕胎。宣导百药，无所畏，谓之通使。春、夏二时慎用。《本草》虽云小毒，亦从类化，与芩、连为使，小毒何施？与乌、附、巴豆、干漆为使，则小毒化为大毒。得人参、麦门冬、甘草，则能调中益气而可久服；得柴胡、紫石英、干地黄，则能调荣而止吐逆。凡使色紫而厚者佳，刮去粗皮。忌生葱。

官　桂

官桂无毒治中寒，咳逆喉痹吸呼难，

补中更治心胁痛，温筋通脉利窍关。
桂心专能止心痛，行血药滞补阴悭。

官桂，主寒在中焦，上气咳逆，结气喉痹，呼吸不清，兼补中益气，治心痛、胁痛。温筋通脉利关节，治冷风疼痛。桂心，治九种心痛及中恶、寒疝、产后血冲心痛，止唾血吐血，破血通月闭，下胞衣，杀三虫，兼治中风偏僻，牙紧舌强，失音及脚软痹不仁。丹溪云：桂心入二三分于补阴药中，则能行血药凝滞而补肾，由味辛属肺而能生水行血。外肾偏肿痛者亦验。

干　姜

干姜生用发寒邪，利肺咳逆身痹麻，
炮苦守中温脾肾，疟利霍乱腹疼佳，
炒黑止血又生血，产后潮热退无些。

大热，无毒。可升可降，阳中阴也。生用味辛，发散寒邪，与生姜同功。利肺冷气咳嗽，咳逆胸满。除风寒湿痹，一切风邪诸毒，皮肤间结气。《唐本》云：治风下气，宣诸脉络，微汗是也。水洗慢火炮制，则味微苦，止而不移，非若附子行而不止，能守能补，与生姜异。温脾胃，治里寒水泄，下痢肠澼，久疟霍乱，心腹冷痛胀满，又下焦寒湿，沉寒痼冷，肾中无阳，脉气欲绝，佐以附子立效。伤寒阴阳易病，单服之。童便炒黑，止鼻衄、唾血、血痢、崩漏。与补阴药同用，能引血药入气分生血，治血虚发热及产后大热。丹溪云：多用能耗散元气，壮火食气故也。须生甘草缓之。畏恶同生姜。造干姜法：取生者水淹三日，去皮，置流水中六日，更去皮晒干，酿瓷瓮中三日，内紫色乃成。蜀地者佳。白姜，即蜀姜去皮未经酿者，色白，味极辣，治肺胃寒邪功多。干生姜，乃留皮自干者，治脾胃寒湿。

高 良 姜

高良姜辛苦大温，冷冲心痛腹相牵，
霍乱呕痢宿食化，脚气冷痹亦堪论。

出高良郡，形似山姜。纯阳，无毒。主胃中暴冷，逆冲心痛，或腹内亦痛，霍乱转筋，翻胃呕食，泻痢，消宿食，解酒毒，兼去风冷痹弱脚气。大抵温中下气，消积健脾，与诸豆蔻同功。锉碎，麻油拌炒。

红豆蔻

红豆蔻辛温无毒，肠虚水泻痛心腹，
霍乱呕酸酒毒醒，更辟瘴雾忌多服。

云是高良姜子，微带红色。主肠虚水泻，心腹搅痛，霍乱，呕吐酸水，解酒毒，去宿食，辟瘴雾气毒。兼治冷气腹痛，吐泻痢疾。不宜多服，令人舌粗，不思饮食。

白豆蔻

白豆蔻味辛大温，上焦气冷补还元，
散肺中滞退云翳，助脾消积止胃翻。

色白，形如豆。凡物盛多谓之蔻，一颗内子有百粒，故名。无毒。升也，阳也。入手太阴、太阳经。别有清高之气，补上焦元气不足，散胸中冷气，破肺中滞气，退白睛中红翳。如赤眼暴发则不宜用。东垣云：温中止霍乱而助脾。主消冷积，止心腹冷痛，宽胸进食。若冷吐翻胃，遇食即吐，单用二三枚为末，酒调服之，立效。去皮用。

草豆蔻

草豆蔻辛气亦温，心胃寒痛呕翻翻，
下气温中除霍乱，善进饮食退酒烦。

实结于草上。无毒，浮也，阳也。入足太阴、阳明经。主风寒邪犯胃口之上，心腹胃脘作痛作胀，呕吐霍乱，下气温中，补脾胃，磨积滞，调散冷气甚速，虚弱不能饮食者最宜。兼消酒毒，去口臭。面包煨熟，去面用。雷公以茱萸同炒，微黄黑，去萸，取豆蔻皮并子杵用之。

肉豆蔻

肉豆蔻辛温补中，下气消痰开胃胸，
霍乱心腹多膨痛，实肠久泻有奇功。

形似豆蔻，对草蔻言，故名肉蔻。无毒。入手阳明经。温中补脾，消痰饮、宿食、酒毒、冷积。下气宽胸，开胃止霍乱吐沫，心腹胀痛。实大肠，止虚泻、冷泻之要药也。兼治气痢、赤白痢，小儿乳霍吐逆，不食作泄，腹内虫痛，中恶，冷疰鬼气。《日华》云：肉蔻下气，以脾得补而善运化，气自下也。非若陈皮、香附之快泄。《衍义》以为多服泄气，恐不然。油色肥实肉白者佳。用汤调糯米粉，或醋调面包，灰火中煨黄熟取出，以纸捶去油净，勿令犯铜。

缩　砂

缩砂蜜辛温暖脾胃，消食和中止泻吐，
涩肠抑肾奔豚邪，止咳保胎行肺气。

皮紧缩皱，形色如砂，又名砂仁。无毒。入手足太阴、阳明、太阳、足少阴经。暖胃温脾，消化酒食，治心腹中虚冷痛，霍乱转筋，呕吐水泻，赤白痢，休息痢，气痢，涩大小肠，除肾积奔豚气，止肺气咳嗽，咳逆上气。又炒过治妊娠触伤，胎动腹痛。丹溪云：缩砂治病，行气故也。治痢药中用之，以热攻热，乃所以顺治也。和皮慢火炒令香熟，刮去皮，取仁捣碎用。与檀香、豆蔻为使则入肺，与人参、益智为使则入脾，与黄柏、茯苓为使则入肾，与赤石脂为使则入大小肠。

益 智 仁

益智仁辛温疗胃寒，和中止呕唾涎残，
固精止溺及余滴，养神补气三焦安。

服之益人智慧，故名。无毒。疗脾胃中受寒邪，止呕哕涎唾，当于补中、和中药内兼用之。又治遗精虚漏，小便余滴。夜多小便者，取二十四枚碎之，入盐煎服，奇验。诸辛香剂，多耗神气，惟此能益气安神，安三焦，补不足，然亦不可多服。《液》云：主君相二火，手足太阴、足少阴本经药也。与诸香同用则入肺，与补气药同用则入脾，与滋补药同用则入肾。盖脾、肺、肾三经，子母互相关也。去皮用。

荜　拨

荜拨热辛除胃冷，下气消痰破积猛，

呕酸泻痢腹心疼，治肾寒疝腰脚眚。

无毒。除胃冷下气，消痰饮宿食，痃癖，呕逆醋心，水泻，虚痢，霍乱，冷气心腹满痛。又治肾冷寒疝，核肿阴汗，腰膝酸痛，妇人内冷无子。又偏头痛，令患人口含温水，取末一字，随左右鼻吸之，绝妙。此药性急，甚于胡椒。令人以调食味，多服走真气，令人肠虚下重。去涎，用醋浸一宿，焙干，刮去皮粟子，令净，免伤肺令人上气。

香　附

香附辛甘充散寒，皮风胸热也能宽，

消食霍乱腹心痛，开郁理血女人丹。

气香，附根而生，又名莎草根。气平，无毒。沉也，阴中阳也。味轻辛散，能充皮毛发，去寒气及皮肤瘾疹，胸中虚热，消食下气，治一切霍乱，心腹疼痛，肾气膀胱冷。古云：香附理血气，妇人之仙药。盖妇人性偏多郁，此药散郁逐瘀，令新血自生而百体和。炒黑能止血，治崩漏下血。凡气血药必用之，能引血药至气分而生血，亦阳生阴长之义。《本草》云：益气者，正谓其为血中气药，能和气而生血止血也。不然，逐瘀快气之剂，岂能补气益气哉？采得后用秆火烧去毛，入石臼内捣净。气病略炒，血病酒煮，痰病姜汁煮，下虚盐水煮，血虚有火童便煮过则凉，积冷醋浸炒则热。他药亦可以此类推。忌铁，得乌药良。又与巴豆同炒，治泻泄不止。生用，治大便不通。

藿　香

藿香辛温散寒气，霍乱心疼并呕哕，

消风水肿辟瘴邪，行气入肺专开胃。

藿，豆叶，叶似藿，或言主疗霍乱，故名。无毒。可升可降，阳也。入手足太阴经。能发汗散寒湿，温中止霍乱心腹痛，吐逆最要药也。又消风水毒气浮肿，辟恶气瘴气，兼止疟，进食，治口臭。本芳香开胃助脾之剂，但入发表散药则快气，入补脾药则益气，入顺气药则理肺滞。水洗去土梗，用叶。

丁　香

丁香辛热快脾胃，止呕逆乱泄肺秽，
入肾壮阳暖膝腰，风肿牙疳及冷痹。

形似钉。纯阳。无毒。入手太阴、足阳明、少阴经。主温脾胃，去积滞，消痃癖，杀酒毒，善止翻胃呕吐，干湿霍乱，心腹冷痛，泻肺寒咳逆上气、口气，补肾壮阳，治腰疼膝冷，风毒诸肿及齿疳䘌骨糟。《液》云：与五味子、莪术同用，亦治奔豚气，兼疗五痔、五色毒痢、鬼疰蛊毒，乌须杀虫，能发诸香。雄者颗小，煎膏中用之，去丁盖，免发背痈；雌者颗大，如枣核，谓之母丁香，味佳力大，故《局方》多用之。单方疗妇人阴冷痛，取雌者为末，缝纱袋中，纳阴内，中病即已。

木　香

木香苦辛健脾胃，气积霍乱并疟痢，
专宽胸腹散肺痰，消痈治疝行肝气。

气香，形如木，即青木香也。出舶上，气温，无毒。可升可降，阴中阳也。健脾胃，消食积，治一切气痛，久年冷气痃癖癥块胀痛，九种心痛，妇人血气刺痛难忍，止翻胃呕逆，霍乱吐泻。得草果、苍术，治温疟、瘴疟。佐黄连，治赤白痢为最要。专泄肺经气滞痰结，胸腹间壅塞及冷气不能运转，佐以生姜、肉豆蔻，其效尤速。消痈肿毒及膀胱冷痛、疝气，俱以槟榔为使。丹溪谓：木香行肝气。苦入心，辛入肺，心肺气调而肝家郁火自伏，更无攻冲拂逆之患，非肝气之自行也。兼疗淋露羸劣少气，安胎，御雾露，辟疫邪，杀蛊毒。行药之精，久服强志，不梦寤魇寐。抑论调气者，和气也；泄气者，散气、破气也。易老专言破气，东垣以为能补能泄，大抵随诸药佐为用。故曰：以黄连制之，则不过于疏畅；以知、柏制之，则不过于上升。形如枯骨，油重者良。行气，生磨刺服，不见火。止泻实大肠，用湿纸包，灰火中煨。其有芦头丁盖子色青者，是木香神也。又有一种西木香，止痢腹痛尤效。

沉　　香

沉香辛温能暖中，吐泻转筋痛腹胸，
消风水肿治冷痹，壮阳散滞一身通。

出海南及交广，细枝紧实未烂者为青桂香；坚黑中实不枯沉水者为沉香；形如鸡骨，中空，半浮半沉与水面平者为鸡骨香；形如马蹄者为马蹄香；最粗者为栈香；又有削之自卷，咀之柔韧者为黄蜡沉，尤难得。其实一种，有精粗之异耳。沉香无毒。沉而降，阳也。主暖胃调中，止转筋吐泻，心腹痛，气痢，风水肿毒，冷风麻痹，骨节不任，湿风皮肤痒。补右肾命门，壮元阳，暖腰膝，散滞气，保和胃气。用为使，上而至天，下而至泉，无所不至。兼去恶气，破癥癖，补五脏。入汤磨刺，入丸散另研极细。

檀　　香

檀香辛温升胃气，霍乱腹心痛立去，
又行肾邪攻腹心，兼消肿毒并恶疰。

树如檀，生南海，黄、白、紫三种，俱入药。无毒。阳中微阴。入手太阴、足少阴，通行阳明经，引胃气上升，又能引芳香之物上行至胸膈之上、咽嗌之中，同为理气之剂。主霍乱心腹痛，进食杀虫。治肾经邪气上攻，心腹疼痛及腰痛。消风热诸疮肿毒，为末，醋和涂之。傅金疮，止血止痛。兼辟中恶鬼气。抑论诸香动火耗气，非冷气不舒者不可轻服。脑麝芳窜尤甚，切宜慎之。古人夏月囊香以辟汗气，犹谓能散真气而开毛孔，况服之不当者乎！

胡　　椒

胡椒辛热去胃寒，消食化痰利膈间，
霍乱冷痢腹心痛，壮肾和脏忌多餐。
荜澄茄尤温膀肾，本是同根性一般。

出胡地。其味焦辣也，无毒。除脏腑中风冷，去胃寒痰吐水，食已即吐尤验。消食下气宽胸，止霍乱腹心冷痛，大肠寒滑寒痢亦用。调五脏，壮肾气，过餐伤肺走气。饮食中用之者，杀一切鱼肉鳖蕈毒。凡使内无皱壳者力大，石槽中研末用。荜澄茄，胡语也。向阳者胡椒，向阴者澄茄，治与胡椒一般，尤能助脾胃，温肾与膀胱冷气，心腹卒痛及染须用之。去柄及皱皮，酒浸蒸半日，细杵。

蜀　椒

蜀椒辛热散风寒，齿目肤顽肠澼安，
咳呕疟疸并癥结，壮阳缩便达下关。
子名椒目专渗水，秦椒止痛逐风瘫。

出四川，谓之蜀椒，皮红肉厚里白，气味浓烈；出关陕，谓之秦椒，色黄黑，味短，不及蜀椒。有小毒。浮也，阳中阳也。能发汗散风寒，除六腑沉寒，伤寒时疫亦用之。治齿痛目翳泪出，骨节皮肤死肌痹痛，腰脚不遂，肠澼下痢水泻。止咳逆咳嗽，呕吐，温疟，黄疸，水肿；破癥结宿食，心腹冷痛；壮阳疗阴汗，缩小便，涩遗精。东垣曰川椒达下是也。兼治产后宿血诸疾，下乳汁，杀虫鱼毒，鬼疰蛊毒。乃温脾胃与肾，开腠理，通关益气，通血之剂也。调食蒸鸡豚，味佳。多服令气乏气喘，十月食椒，损心多忘。丹溪云：服椒者无不被其毒，以其久久火自膀胱起也。凡使去目及闭口者，酒拌湿蒸两时久，取出入瓮阴干，勿令见风，或微炒出汗，乘热入竹筒中，以杵舂去附红黄壳。杏仁为使。畏款冬花、雄黄、附子、防风。椒目，味苦、辛，有小毒。主十二水肿，胀满水蛊。利小便及膀胱急，治盗汗。此药止行渗道，不行谷道，所以能下水最速。入药微炒，不宜久服。椒叶，热，无毒。治奔豚伏梁气及内外肾钓痛，霍乱转筋，和艾及葱捣烂，醋汤拌罨。秦椒，味辛、苦，生温熟寒，有毒。治与川椒大同，主腹中寒痛，风邪痿痹，喉痹。通妇人月经，利五脏。服食当用蜀椒，畏恶制法同。

韭　菜

韭菜辛温性最急，温中又除胃客热，
中风中恶腹心疼，消瘀破积止便血。
根同捣汁利膈胸，子主精寒多梦泄。

韭，久也，一种而复生也。味辛带微酸，无毒。温中，除心腹痼冷作痛，又除胃中客热，中风失音，及中恶腹心急痛如刺，俱捣汁饮之。善消胸膈间瘀血凝滞，痃癖冷痛，止尿血泻血及卒下痢。《衍义》云：春食则香；夏食则臭，令人乏气；冬食动痰，令人吐水；五月及酒后尤不可食。孔子谓不时不食者，正谓此辈。未出土者为韭黄，食之滞气。凡好食韭者，多神昏目暗。入药捣汁，冬月用根，捣时臭于葱薤。养生者忌之，又不可与蜜同食。子，主阳衰精冷，梦泄白浊，暖腰膝，壮阳道。入药微炒。单韭子散：治梦泄失精。炒为末，酒下二钱，效。花主动风，根主养发。

白芥菜

白芥菜辛散冷气，子利胸膈止翻胃，
痰生膜外面皮黄，肿毒诸痈胆调敷。

芥味辛辣，有刚介之性，青、紫、白三种。白芥甚辛美，气温，无毒。能发汗，散腹中冷气作痛。其子微炒，研碎入药。利胸膈痰，止翻胃吐食，痰嗽上气，中风不语，面目色黄，安五脏，止夜多小便。丹溪云：痰在皮里膜外，非此不能达。又治走注风毒疼痛，如游风肿毒诸痈，为末，猪胆汁调敷，日三易之。兼辟邪魅、射工、鬼疰，气发无常，扑损瘀血。紫芥，作齑食之甚美，入药不及白者力大。青芥极辣，通鼻，温中，降肾寒邪气，心痛，腰痛，风痹，利九窍。三芥子叶大同，多食俱动风气。有便血痔疾者忌之。

莱菔

莱菔辛甘气亦平，温中消食去痰凝，
汁润肺消并咳血，下气多餐反涩荣，
子吐风痰宽喘胀，倒壁推墙不顺情。

性能制来辫面毒，故名。俗云温菘，又云萝卜，无毒。大者肉坚，蒸食煮食能消谷，去胸膈痰凝气滞；小者白脆，生啖或捣汁饮之，止消渴宽中甚验。又治肺痿吐血，咳嗽劳瘦，和羊肉、鲫鱼煮食之妙。总为调脾润肺之剂，故丹溪云：属土而有金与水。《本草》虽言下气最速，但熟食则辛散味去而甘缓独存，反滞膈停饮，涩荣卫，令人发白早。子，吐风痰，治喘嗽膨胀，癥瘕积聚，黄疸；利五脏及大小二便，有推墙倒壁之功；兼治头痛，明目去风。孕妇水道不通，单为末，灯心汤下。诸痈，醋研涂之。入丸散略炒研用。芜菁，即萝卜苗也。和油敷蜘蛛咬，恐毒入内。为末酒下，又治犬咬。一方乳痈初肿，疼痛作寒热，取根叶入盐少许捣敷，觉热易之。花阴干为末，空心水调服，治虚劳眼暗，久服长生，可夜读书。

艾　叶

艾叶苦温最热中，霍乱腹心痛有功，

杀虫调血和肝气，崩漏安胎暖子宫，

生汁止痢并吐衄，实主壮阳明目瞳。

艾灸百病，有惩创意，令人痛切自治。干熟者性温。无毒。辟外感风寒，温胃，止霍乱转筋，心腹痛，杀蛔虫，薰痔䘌，利肝滞冷气作痛，调和血脉。治妇人崩漏带下，安胎倒产，子死腹中，产后泻血不止。暖子宫，令人有子。生捣汁，性寒有毒，治赤白痢，吐血、衄血、泻血及心腹恶气刺痛，毒发热气上冲发狂，或有疮出血者。端午日日未出时不语采，日干，陈久良者。《衍义》用艾捣筛去青渣，取白，入硫黄相和为炷，灸穴。实，主壮阳，助水脏，暖腰膝及子宫，明目，兼疗一切鬼邪毒气。治火眼，用艾烧令烟起，以碗盖之，候烟上碗成煤，取下用水调化，洗或点，更入黄连尤妙。

槟　榔

槟榔辛苦善调中，下气坠药杀三虫，

消谷逐水除痰癖，疟痢脚气与诸风。

槟榔，男子之称，故向阳者为槟榔，向阴者为大腹子。无毒。降也，阴也。又云阴中阳也。调中健脾，散滞气，泻胸中至高之气，止呕吐醋心，逐出寸白虫，消谷逐水，除痰癖，祛瘴疟，治痢里急后重如神，脚气冲心。治诸风、诸积、诸气。以其性沉，有若铁石之重，故能坠降诸药下行。闽广多服之者，盖以地暖郁蒸气多，居民藏之，气亦上盛，故服此以降之耳。槟榔，白者味辛，多散气；赤者味苦、涩，杀虫。生时甚大易烂，用灰汁煮熟焙干，始堪停久。尖长有紫纹者名槟，力小；圆而矮者名榔，力大。今不复分，但取鸡心正稳、中实如锦纹者佳。刀刮去底，细切。急治生用，经火则无力；缓治略炒，或醋煮过。

常　山

常山辛苦除寒热，逐水消痰疟可截，
善治腹块并项瘿，老弱虚人忌入舌。
蜀漆即是常山苗，性同更医逆气结。

生常山道中，微寒，有毒。主伤寒、温疟寒热，破胸腹停水水胀，胸中痰结吐逆。凡疟皆痰与水为之，故截疟必用此吐痰去水。又治疟母及腹中积聚邪气，痞结坚癥，鬼毒蛊疰，项下瘿瘤鼠瘘。丹溪云：性暴悍，善驱逐伤气。老弱虚人及久病忌之。凡使细实色黄形如鸡骨者佳。生用令人大吐，酒浸一日，蒸熟或炒，或醋浸煮熟，则善化痞而不吐。畏玉札，忌菘菜、葱。蜀漆，生蜀中，采时茎内有汁如漆，纯阳，有毒。吐疟破癥疗鬼疰，与常山一同，更治咳逆气结。入药用甘草水蒸二次，晒干。栝楼、桔梗为使。恶贯众。

草　果

草果辛温温脾胃，消痰止呕吐酸味，
益气又能消气膨，疟母果积真难费。

东垣云：草果仁温脾胃而止呕吐，治脾寒湿寒痰之剂也。益真气，又消一切冷气膨胀，化疟母，消宿食，解酒毒果积，乃其主也。兼辟瘴解瘟。去内外壳取仁，或用面裹煨熟。

玄胡索

玄胡索味苦辛温，理气腹心腰痛尊，
活血调经淋露止，破血专救产余昏。

生胡国。玄，言其色；索，言其苗交纽也。无毒。可升可降，阴中阳也。入手足太阴、足厥阴经。善理气痛及膜外气块，止心气痛及小肠、肾气、腰暴痛，活精血，调妇人月经，腹中结块，崩中淋露。又破血及堕落车马疼痛不止。酒摩或煮服，醋煮亦好。

五灵脂

五灵脂甘温治气刺，止血又能行血脉，

善治产后血昏迷，肠风冷痹及疳疫。

色含五彩而有灵，即寒号虫屎也。无毒。主行诸气，心腹刺痛。炒熟止崩漏，生用利气脉，通经闭，行瘀血，善救产后血晕，又治肠风及风冷气血闭，遍身疼痛冷麻，小儿五疳积聚，兼辟疫，除目翳，治吐逆连日不止。妇人小儿方多用之。入肝甚速。出北地，色黑如铁。生用者，酒研飞炼去砂石；熟用者，飞后炒令烟起，另研。

郁金

郁金辛苦寒无毒，冷气胀痛醋摩服，

凉心止血破血凝，金疮用之即生肉。

郁金亦不甚香，但其气轻扬，能致达酒气于高远以降神也。正如龙涎无香，能散诸香之气耳。古人用以治郁。金，言其色也。纯阳。主下气宽中，心腹冷气结聚胀痛，温醋摩服之。凉心止血，破恶血血积，血淋尿血、诸失血亦用之。疗金疮，生肌甚速，兼治马热病。女人小儿方多用之。出蜀地。色赤似姜黄，中空如蝉肚者佳。水洗焙，或醋煮。

姜黄

姜黄气烈似郁金，治冷气胀痛腹心，

破血积能通经水，退风热消痈肿深。

形似生姜而色黄。《日华》云：海南生者名莪术，江南生者为姜黄。味苦、辛，气大寒，功力烈于郁金。治气为最，冷气宿食，心腹结积胀痛用之。破恶血、血块、癥瘕，通月经，产后败血冲心尤验。兼除风热，暴风疼痛，消痈肿，治扑损瘀血。醋炒用。

巴　豆

巴豆大毒味辛热，主荡胃中寒积结，

气血痰食水癖消，更通月水排脓血。

出巴蜀，形如豆。一种刚子颗小似枣核两头尖者，能杀人。《本草》云：生温熟寒。其实热，毒药也。惟急治通水谷道，生用去心膜，纸捶去油；缓治消坚磨积，水煮五次，或炒烟尽色黑研用。可以通肠，可以止泻，世所不知，此《雷公》说也。主荡涤胃中寒积，癥瘕，痃癖，冷气血块，痰癖，宿食，留饮，水肿，宣一切壅滞闭塞，气痢积疟，女子月闭，烂胎。惟伤寒热闭忌用。兼去恶肉，排脓消肿，除鬼毒蛊疰，杀虫鱼、斑蝥、蛇虺毒。东垣云：斩关夺门之剂。不可轻用，误中其毒，以黄连、大豆汁解之。芫花为使，恶蘘草，畏大黄、黄连、藜芦。忌芦笋、酱豉、冷水。得火良。古枳巴丸：大枳壳两个去瓤，每个入巴豆一粒在内，线扎，置砂锅内，以醋浸一宿，煮干为末，湿纸蘸药敷根上，痔去，即用生肌散；如日久顽漏，用津液调敷，败肉自去。或去巴豆，醋糊为丸，梧子大，每十五丸茶清下，治痔漏下血痒痛。

以上治中焦寒药。

菟　丝　子

菟丝子甘辛平补卫，肾寒精遗腰脚痹，

润心肺止口渴干，明目去积健脾胃。

其根初生似兔，其苗初生若丝，得他草木则缠绕而上寄，未必专附松也。中春结实，禀中和凝正阳气，性平，无毒。偏补卫气，助人筋脉。主肾虚阴茎中寒精自出，遗溺尿血。强阴益精，补髓坚筋骨，续绝伤，腰膝酸痛顽麻。润心肺燥，止口渴舌苦。治肝虚风，明目，小儿头疮，疹痘痒塌，痔痛。益脾胃，进饮食，去寒血为积。令人肥健，久服延年轻身，有子。仙方多有为末单服者，久则气壅便闭，宜以润药解之。若单为丸，则久服无妨。不入汤药。水淘洗去砂土晒干，择去杂子，酒浸二三日，蒸出芽，捣烂如膏为丸；或作饼，晒干入药亦好。

紧急只用酒炒研末。根行血，可和丹药。苗捣汁，涂面瘢神效。

补骨脂

补骨脂辛大温燥，肾伤腰痛阴湿瘙，
精冷髓败便溺频，风虚顽痹尤可靠。

能补骨中脂髓，又名破故纸，因番语呼为婆固脂，即胡韭子也。无毒。主房劳过度，肾经有伤，腰痛，阴囊湿痒，阳衰精冷自流，骨髓伤败，小便利，腹中冷，易泄；又治风虚冷痹，四肢疼痛及妇人血气堕胎，兼明耳目。一切劳伤火衰者用之。《雷公》云：性大燥。酒浸一宿，漉出，用水浸三宿，蒸三时久，日干；紧急微炒，止泄面炒，补肾用麻子仁炒。恶甘草，忌羊肉。

茴香

茴香无毒味辛平，助阳开胃止痛疼，
冷疝脚气并霍乱，诸瘘恶痈叶更灵。

又云茠香者，茴，茠，声相近也。助阳者，温肾与膀胱、小肠。治冷气癞疝肿痛及干湿脚气。一云本膀胱药，以其先丙能润燥，丙与壬合。此药入手足少阴、太阳，以开上下三经之通道，而回阳散冷，故曰茴香。开胃者，调和胃气，止呕吐，定霍乱及瘴疟，破一切臭气口气。止疼痛者，一切肾冷脾寒，心腹气痛，肋如刀刺及外肢节疼痛。又治诸瘘漏，生肌止痛，盖阳气回而邪自散也。凡使酒浸一宿，取出炒黄色捣碎。又有一种八角茴香，气味燥烈，专主腰疼。古方单角茴散，炒为末，酒下二钱，治腰重痛有效。

胡芦巴

胡芦巴热治肾冷，面青腹胁膨如鲠，
膀胱疝痛肾虚寒，壮阳消痰力最猛。

即番萝卜子也，胡俗呼为芦巴。味苦，气大温。纯阳，无毒。得硫黄、附子，治肾虚冷，面色青黑，腹肋胀满；得茴香、桃仁治膀胱冷，疝气，甚效；得补骨脂、肉豆蔻，治元脏虚寒易泄；得硫黄、茴香，治阳衰阴痿，冷痰壅上。酒洗微炒用。

吴茱萸

吴茱萸辛热毒小，治心腹冷痛如绞，

疝痹肠风脚气攻，霍乱咳逆咽膈饱。

食萸性同疗水浮，颗粒差大力却少。

出吴地。可升可降，阳也。震坤合见，其色青绿，气味俱厚。入足三阴经。疗心腹冷气，冷痰，冷食，癥癖，心腹绞痛难忍，中恶及鱼骨入腹刺痛，亦效。又下焦寒湿、疝痛、寒气，不可缺也。逐风邪，开腠理，除湿滞血冷，遍身瘘痹，腰脚软弱。利大肠壅气，肠风痔疾，杀肠中三虫。脚气冲心，单用和生姜汁饮之，下气最速。止霍乱转筋，胸满，吞酸吐酸，泻痢。又寒邪所隔，气不得上下，食则口开目瞪，久则寒中胀满者，立效。东垣云：咽嗌寒气，噎塞而不通，胸中冷气，闭塞而不利，一切咳逆寒热或厥冷并验。盖此药性好上冲胸膈，下则开胃厚肠。兼治产后余血，虚羸盗汗，或子肠脱出。凡阳衰虚冷者最宜。但多服亦散元气，肠虚者尤不可单服。凡使汤浸去苦汁六七遍，然后用盐水或黄连水炒。蓼实为使。恶丹参、硝石、白垩。畏紫石英。东行根白皮，杀三虫，寸白、蛔虫，治喉痹、咳逆、泄注下痢、食不消、女子经产余血，兼治白癣。南行枝，主大小便卒关格不通，取断如手第二指中节长，含之即下。食茱萸，处处有之，比吴产者颗差大，经久色黄皮黑，辛热，无毒。疗水肿甚佳，功同吴萸，但力少劣耳。多服冲眼脱发，六七月食之，伤气发疮。

山茱萸

山茱萸酸涩微温，补肾强阴固精元，

去头面风除疝瘕，逐痹调经益肝源。

生山中。茱，言色红；萸，肥润也。无毒。补肾气，兴阳道，坚长阴茎，添精髓，止遗精及小便利，去头风骨痛，风气去来，鼻塞鼻齄，目黄，耳鸣耳聋，面疱面疮，肠胃风邪亦验。又除疝瘕，逐寒湿痹，治女子月水不定。《本草》云：发汗通九窍，去心下寒热邪气。本涩剂也，何以能通发耶？盖诸病皆系下部虚寒，用之补养肝肾，以益其源，则五脏安和，闭者通而利者止，非若他药轻飘疏通之谓也。酒浸去核，每一斤取皮肉四两，慢火焙干。核能滑精，故去之。蓼实为使。恶桔梗、防风、防己。

杜　　仲

杜仲辛甘温无毒，肾虚风冷背腰缩，
脚弱阴痒小便遗，强志坚筋精自足。

昔有人姓杜名仲，用治腰痛而愈，故名。沉而降，阳也。治肾虚冷生风，腰疼背痛，甚则腰脊挛缩，浑身强直，脚膝酸疼不欲践地，阴下湿痒，小便余沥，强志，坚筋骨，益精气，兼治妇人胎脏不安，产后诸疾。削去粗皮，酥蜜涂炙，或姜汁涂炙，以丝断为度。恶蛇蜕、玄参。叶嫩时采食之，主风毒脚气及久积风冷，肠痔下血。

续　　断

续断苦辛温壮阳，止精能令腰脚强，
止血调经安胎产，破瘀消痈疗折伤。

无毒。主劳伤不足，益气力，兴阳道，止泄精，缩小便。治腰疼脚软，关节缓急，与桑寄生同功。止血，妇人崩漏带下，尿血为最。又能宣通经脉，胎前胎动漏血，产后血晕，寒热难禁，恹恹气欲绝，单煎一两，温服，即验。一切面黄虚肿、癥结、子宫冷症皆治。破瘀血，消疮肿痈毒，乳痈瘰疬，折伤扑损、金疮乃所主也。盖因能止痛生肌续筋骨，故名曰续断。出川中，皮黄皱，节节断有烟尘起者佳。酒浸焙。地黄为使。恶雷丸。

萆　　薢

萆薢无毒苦甘平，肾冷停水背腰疼，
阴痿失溺白浊症，风痹恶疮多怒情。

萆，卑下也；薢，解也；言性能治下部疾也。主肾虚冷，停蓄宿水，腰痛背强，阴痿失溺，小便混浊，瘫痪软风，关节老血，寒湿周痹，恶疮不瘳，肠风痔漏，热气伤中，恚怒。兼补水脏，坚筋骨，益精明目。出川中虚软者佳。酒浸，或盐水煮焙。干薏苡为使。畏葵根、大黄、柴胡、牡蛎。

乌　药

乌药辛温疏寒疫，肾冷冲心腹及脊，
消食宽膨霍乱宁，诸气诸风诸疮熄。

色黑，根似乌樟；药乃治病总名，从草从乐，草部居多，人病则忧，病去则乐也。无毒。入足阳明、少阴经，乃疏气散寒之剂。治天行寒疫及阴毒伤寒，能发汗回阳立瘥；治膀胱肾间冷气攻冲背膂，心腹疼痛。《衍义》云：与沉香磨服，治胸膈冷气甚验。消宿食，宽膨胀，除黄疸，利小便，止霍乱吐泻、下痢。得香附，治诸般气证；入风药疏一切风；入疮药治诸痈疖疥癞。兼治中恶、鬼疰、蛊毒，心腹疼痛，妇人血气刺痛，小儿腹中诸虫及猫犬百病。此药气胜味薄，无滋益，但取辛散凝滞而已。香附治内，内和而外自释。乌药疏散宣通甚于香附，不可多服。岭南者色褐而坚硬，天台者色白而香软可爱，但天台出者难得，土产者亦好。去皮心，略炒。叶及根嫩时采，代茶服，补中益气，偏止小便滑数。

以上治下焦虚寒药。

黄　精

黄精无毒味甘平，大补劳伤心肺清，
除风湿益脾胃气，十年专服可长生。

得太阳之精也。补五劳七伤，润心肺，除风湿，益脾胃，补中益气，安五脏，耐寒暑，服十年乃可延年不饥。其花胜其实，但难得耳。二月采正精，阴干入药，生用。若单服之，先用滚水绰去苦汁，九蒸九晒。但此物与钩吻相似，误用杀人。钩吻即野葛，蔓生，叶头尖处有两毛钩子。黄精如竹叶相对，根如嫩姜，黄色。又偏精不用。

蓍　实

蓍实性平酸苦味，开心强志有先知，
明目聪耳兼益气，轻身不老亦不饥。

即蓍草之实，天地间寿考物也。

五　芝

五芝青黄赤白黑，平补五脏应五色，
惟有紫芝性更温，疗痔医聋皆难得。

王者仁慈，则芝生于土，瑞草也。青芝，色如翠羽，味酸平，补肝气，明目安魂；黄芝，色如紫金，味甘平，益脾气，治心腹五邪；赤芝，色如珊瑚，味苦平，补心气，去胸中结滞；白芝，色如截肪，味辛平，益肺气，治咳逆，通利口鼻；黑芝，色如泽漆，味咸平，益肾气，利水道，通九窍；紫芝，味甘温，保神，益精气，坚筋骨，悦颜色，利关节，治耳聋，疗痔疮。相传紫芝最多，非五芝之类。但芝自难得，岂能久服轻身不老耶？

仙　茅

仙茅气温味甘辛，补肾兴阳益老人，
虚劳失溺脚腰痹，散胃冷令食入唇。

叶似茅，服之延年，故称仙。有毒。主肾虚无子，益阳道，老人失溺，丈夫虚劳，腰脚冷风挛痹不能行。开胃下气，治心腹冷气不能食。久服通神强记，助筋骨，益肌肤，长精神，明目。传云：服十斤乳石，不及一斤仙茅。蜀川、江湖、两浙有之。叶青如茅，冬枯春发，三月有花如栀子黄，不结实，独根旁有细根相附，外皮粗褐，内肉黄白。二月八月采根，阴干，米泔浸去赤汁。忌铁、牛肉。单方：合五加皮等分煎膏，最益人。

石龙芮

石龙芮苦平无毒，平肾胃补阴不足，
茎冷失精多躁烦，起痹通关和心腹。

处处有之，一丛数茎，茎青紫色，每茎三叶，其芮芮短小多刺。五月采子如葶苈，色黄；二八月采皮，阴干用。陆生者叶有毛而子锐，主平肾胃气，补阴不足，茎常冷失精，久服轻身不老，明目润肌，令人有子。生水中者，叶光而子圆，主风寒湿痹，逐诸风，利关节，治心腹邪气，烦满热躁。大戟使，畏吴茱、蛇蜕。

骨　碎　补

骨碎补苦温无毒，破血止血折伤续，
劳极骨内血风疼，下虚齿痛耳鸣促。

本名胡孙姜，唐明皇以其主折伤有功，故名。主破血止血，补伤折骨碎，疗骨中毒气，血风疼痛，五劳六极，右手不收，上热下冷。亦入妇人血气药用。兼治下虚齿痛耳鸣及恶疮，蚀烂肉，杀虫。生树石上，五月采根，铜刀削去毛，细切，蜜水蒸，晒干。

淫　羊　藿

淫羊藿辛性亦平，补肾助阳壮阴茎，
又治冷风筋骨痹，益气强志消痈形。

羊食之则淫，人食之好为阴阳，故名。俗云仙灵脾。无毒。补肾虚助阳，主阴痿绝伤，茎中痛，小便不利，丈夫绝阳不兴，女子绝阴不产。又治一切冷风劳气，筋骨挛急，偏风手足不遂，四肢皮肤不仁。益气力，强心志，老人昏耄，中年健忘，消赤痈瘰疬，下部有疮洗虫出。按此兴阳之剂，《本草》云久服无子者，何也？盖不补真元，徒助虚阳，致动欲火，妄交妄合，精气不实，宜乎无子也。惟阳衰阴痿，略用以鼓动则可。生汉中，不闻水声者良，夹刀夹去叶四旁花枝，细锉，羊脂拌炒。山药为使，得酒良。

腽　肭　脐

腽肭脐咸热无毒，疗痨尸疰攻心腹，
精冷面黑膝腰疼，补中破癖并血宿。

腽，温也；肭，内也；脐，剂也，温内之剂。又水物多以脐交，言其性也。东垣云：疗痨瘵，更壮元阳，脾肾虚损极有功也。主鬼气尸疰，梦与鬼交，鬼魅狐魅及中恶邪气，心腹作痛，肾衰精冷，阴痿面黑，腰膝酸疼，脾衰脐腹积冷，少气羸瘦，痞块痃癖。此药补中益气，又兼消导，能破宿血，治惊狂瘸疾。出东海，状若鹿，长尾，两足，头似狗，故名海狗。遇日出，浮于水面，弓矢采之，取其外肾，上有红紫斑点，两重薄膜裹其肉核。收密器中，常润湿如新，取置睡犬旁，犬忽惊跳若狂者真。又严冬置盂水浸之，不冻者真。凡使火燎去毛，酒浸一日，微微火上炙令香，细锉另研用。如无真者，以黄狗肾三枚可代一枚。

原蚕蛾

原蚕蛾咸热强阴，尿血泄精亦可寻，
砂治痹风瘾疹起，退消疔肿血风侵。
纸主诸血口牙病，丝吐消渴不能禁。

原，再也。是第二番蚕，以其敏于生育也。蚕蛾、蚕沙、蚕蜕、蚕纸皆取第二番者佳。蚕蛾雄者，小毒。主强阴道，交接不倦，止泄精尿血。暖水脏，益精壮阳最捷。又治暴风，金疮，冻疮，汤火疮，并减疮瘢，小儿撮口噤风。凡使取蛾入葱管中风干，去翅足，微炒。屎，名晚蚕沙。气温，无毒。主风痹瘾疹，皮肤顽麻，筋骨瘫缓，腹宿冷瘀血，肠鸣，热中消渴，孕妇佩之转女为男。入药炒黄色，或炒热，可熨诸风。蚕蜕，乃眠起时所蜕皮也。主血风，益妇人，敷疔肿。入药微炒。蚕蜕纸，谓之蚕连。平，主吐血鼻洪，肠风泻血，崩中带下，赤白痢，牙宣牙痈，喉痹口疮，俱烧灰存性，蜜丸含化，或干敷患处；小儿走马疳，入麝少许，贴患处。茧壳，缫丝。味甘平，无毒。口干消渴者，可用此煎汤探吐，畏吐者细细饮之。此物属火，有阴之用，能泻膀胱水中相火，引清气上朝于口。

蛤蚧

蛤蚧咸平有小毒，肺虚劳嗽并喘促，
壮元阳辟传尸邪，更通月水下淋沥。

生城墙或大树间，首若蛤蟆，背有细鳞，长四五寸，尾与身等，形如大守宫，雌雄相随，常自呼其名曰蛤蚧。最护惜其尾，或见人欲取之，自啮断其尾。凡采者，须设法存其尾则力全。补肺虚劳嗽有功，治久嗽不愈，肺间积虚热，久则成疮，故嗽出脓血，晓夕不止，喉中气塞，胸膈噎痛，上气喘急，辟传尸邪气鬼物。壮元阳，通月经，利水道，下石淋。去头足，酒洗去鳞鬣内不净，酥炙用。雄者口大身小，雌者口尖身大，入药亦须两用，或男用雌，女用雄。口含少许，奔走不喘者真。

桑螵蛸

桑上螵蛸能补肾，专攻遗溺及遗精，
白浊疝瘕皆可用，炮熟免令泻病生。

螗螂逢木便产一枚，出子百数，惟产于桑木上，得桑之津气者为佳。味咸甘，气平，无毒。主五脏虚损，肾衰阴痿，梦寐失精，或漏精自出，遗溺白浊，及孕妇小便不禁，不可缺也。久服养神气，益精生子，又主女子伤中疝瘕，血闭腰痛，通五淋，利水道。热水浸淘七遍，焙干，炮令黄色，免令作泻，或略蒸过用亦好。畏旋覆花。得龙骨疗泄精。绿桑螺，似蜗牛，黄小，雨后好缘桑叶，主脱肛，烧末以猪脂和敷，脱肛立缩。

伏翼

伏翼味咸平无毒，主儿魃病明眼目，
止久嗽又通五淋，常服延寿无忧辱。
夜明砂辛寒治疳，更疗疬疮子死腹。

即蝙蝠也。夜直庚申乃伏翼。善服气能寿，主小儿魃病，取血滴目，令人夜视有精光，止久嗽上气，治五淋，利水道，久服令人喜乐，媚好无忧，延寿，兼治金疮出血，内瘘。立夏后采山谷及古屋间者阴干，重一斤色白倒悬者佳。先拭去肉上毛及肠肚嘴脚，然后用酒浸一宿取出，以黄精自然汁涂之，炙令焦干。苋实、云实为使。夜明砂，又名天鼠屎，无毒。小儿无辜疳，熬捣为末，拌饭吃；治瘰疬，略炒，为末，茶调服；子死腹中，烧灰酒下。兼治面黑面皯，皮肤洗洗时痛，腹中血气，破寒热积聚，除惊悸五疟。

白石英

白石英味甘辛温，止咳暖胸住渴烦，
疗肺痿痈除诸痹，利水强阴定魄魂。

石色白而有英华。无毒。暖胸膈者，胸膈久寒也。兼治风寒湿痹，利小便，补五脏。大如指长二三寸，六面如削，白彻光亮者上。有五色，惟白、紫二石入药。火煅醋淬七次，水飞用。

紫石英

紫石英甘辛气温，温胃补心益下元，
专救妇人绝产育，风寒病入子宫存。

色紫无毒。入手少阴、足厥阴经。除胃中久寒，温中，生养肺气，主咳逆上气，心腹痛，寒热邪气，补心气虚，安魂魄，定惊悸、风痫、瘈疭，填下焦，补元气不足，轻身延年。又治女子风寒在子宫绝孕，十年无子。兼治痈肿等毒，醋淬为末，生姜、米醋煎敷之。火煅醋淬七次，细研水飞用。长石为使。畏扁青、附子，忌鮀甲、黄连、麦句姜。得参、苓、芍药，共疗心中结气，得天雄、菖蒲，共疗霍乱。

磁石

磁石咸寒能吸铁，起痹开聋通关节，
益肾壮阳补绝伤，散核消痈除烦热。

磁，慈也。吸铁联属，若慈母恋儿也。无毒。主周痹（凡痹随血脉上下，不能左右去者为周痹）及风湿肢节中痛酸，身强筋骨不利。又治耳聋目昏，通关节，养肾脏，壮阳道，止白浊，补绝伤，令人有子；散颈核鼠瘘，咽痛，除满烦大热及小儿惊痫。消肿毒，醋调敷疗肿立验。小儿误吞铁针铜钱，取枣核大钻孔，线穿令吞，针自出。能悬吸针虚连三四者佳。火煅醋淬九次，细研水飞或炼汁饮之，但久服必有大患。柴胡为使。恶牡丹、莽草，畏黄石脂，杀铁毒。

阳起石

阳起石咸温无毒，治男阴痿最有功，
主女瘕癥腹内痛，止崩漏下暖子宫。

生阳起山。性善升，能助人阳气。主男子下虚阳衰乏，阴痿不起，茎头寒，阴下湿痒臭汗，暖腰膝；治女人子脏中血瘕癥结，寒热腹痛，月水不定，崩中带下，子宫久冷无子；兼治冷湿痹风，消水肿，久服令人有子。形如狼牙，色白明莹者佳。火煅醋淬七次，细研水飞用。桑螵蛸为使。恶泽泻、菌桂、雷丸、蛇蜕，畏菟丝子，忌羊血。

石　钟　乳

石钟乳甘温性悍，补肺治咳气逆乱，
肾阳衰竭脚弱疼，下乳通关须炼煅。

石钟灵气，滴下津液如乳。东垣云：钟乳粉补肺气，兼疗肾虚。主寒嗽咳逆上气，出声音，补虚损，益精涩精，强阴壮阳，下焦伤竭，脚弱疼冷，无子精清者，可入补药中兼服之。又通百节，利九窍，下乳汁。丹溪云：此慓悍之剂，可用于暂而不可久。唐时惑于方士服食长生之说，柳子厚又从而述美之，习以成俗，迨宋及今。且《唐本》注云：多服发渴，不炼服之令人淋。况石药气偏，不问冷热有毒，钟乳又偏之甚者。《经》曰石钟乳之气悍，可不信诸！生少室山谷及道州江华县，明白光润轻松，色如炼硝石者佳。凡修半斤用沉香、零陵香、藿香、甘松香、白茅香各一两，以水煮一伏时，然后用甘草、紫背天葵汁各二两，再煮一伏时取出，慢火焙干，细研筛过，却入乳钵中，研三日夜勿歇，然后用水飞，澄了日干，再研二万遍，点末臂上便入肉不见为度。蛇床子为使。恶牡丹、磁石、牡蒙，畏黄石脂。

以上治虚寒通用。

殷孽　即钟乳根，盘结如姜。味辛，温，无毒。主烂伤瘀血，泄痢寒热，鼠瘘，癥瘕结气，脚冷疼弱，下乳汁。恶防已，畏术。

孔公孽　即殷孳床，色青黄，中有孔。味辛温，无毒。主伤食不化欲眠，腰冷膝痹，毒气，瘕结邪气，出声音，利九窍，下乳汁。治恶疮疽瘘痔，男子阴疮，女子阴蚀。木兰为使，恶细辛，忌羊血。此二孽止可浸酒及煮服，不入丸、散。

白垩　即画工所用白土也。味苦、辛，温，无毒。主女子寒热癥瘕，子宫冷，月闭阴肿，漏下无子，涩肠止痢及痔瘘泄精，水脏冷，鼻洪吐血。久服伤五脏，令人羸瘦。火煅研，盐汤飞过凉干，免涩结人肠。

鹅管石 形如鹅管，色白，味甘平，无毒。专主肺寒久嗽，痰气壅膈，兼治疳疮。煅研。

钩吻 得太阴之精，食之钩人喉吻。味辛、温，大毒。主中恶风，咳逆上气，水肿癥积，除脚膝痹痛，四肢拘挛，杀儿疰蛊毒，金疮乳痓，恶疮疥虫，杀鸟兽。误中其毒，以桂心、葱叶沸汤解之。忌冷水。捣自然汁入膏中用，勿误饵之。

女菀 味辛，温，无毒。主风寒洗洗，霍乱泄痢肠鸣，疗肺伤咳逆出汗，久寒在膀胱，支满惊痫，寒热百疾。

王孙 味苦平，无毒。疗百疾，补虚益气。主五脏邪气，寒湿痹，四肢酸疼膝冷，痢疾，金疮破血，生肌止痛。

合欢 花，上半白，下半肉红，散垂如丝，树似梧桐，枝柔叶繁，互相交结，每一风来，辄似解了不相牵缀，树之阶庭，使人不忿。其叶至夜而合，故又谓之夜合花。味平，无毒。主安五脏，利心志，耐风寒，令人欢乐无忧，久服轻身明目。丹溪云：合欢属土，而有水与金，补阴之有捷功也。兼治磕损疼痛。皮主肺痈唾脓，心胸甲错，又能杀虫，续筋骨，煎膏消痈肿。叶汁可洗衣垢。

白棘 味辛、寒，无毒。然有钩、直二种，直者主虚损阴痿，精自出，补肾气，益精髓，止尿血；钩者主心腹痛，喉痹，痈疽痔漏，疮肿溃脓，止痛，决刺结。或煮，或烧灰存性用。

药实根 味辛、温，无毒。主寒湿邪气，诸痹疼酸，续绝伤，补骨髓。子主破血，止痢，消肿，除蛊疰、蛇毒。

甘松香 味甘，温，无毒。主冷气，卒心腹痛，胀满，下气。兼治面黑风疳，齿䘌，野鸡痔。用合诸香，得白芷、附子良。

又有三柰，性味颇同，入诸香药料，鲜入丸、散。

紫稍花 按《本草》，龙与鹿游于水边，遗沥粘着木枝如蒲槌状，色微青灰，味甘，性温。主阳衰阴痿。

樗鸡 生樗木上。形类蚕蛾，但头足微黑，翅有一重灰色，一重深红。五色俱，腹大者佳。又名红娘子。味苦，平，小毒。主阴痿益精，补中下气，强志轻身，生子好色；又治心腹邪气，腰痛，行瘀血血闭。不可近目。七月采，晒干，微炒。

蜻蜓 六足四翼，青色大眼者良。余色及缠腰有绿者不用。微寒，无毒。主强阴止精，壮阳暖水脏。去翅足，微炒。一云即青娘子。

以上治虚寒杂用。

主治各经寒药

肝气吴茱，血当归	心气桂心，血当归	脾气吴茱，血当归
肺气麻黄，血干姜	肾气细辛，血附子	胆气生姜，血川芎
大肠气白芷，血秦艽	小肠气茴香，血玄胡	三焦气附子，血川芎
膀胱气麻黄，血桂枝	心胞气附子，血川芎	

已上诸药，治上、中、下三焦内寒，兼治湿寒之剂。

古庵云：上五品药性，乃治风、热、湿、燥、寒五气切要之剂。除治风通行外，治热门宜与治燥门兼用，治湿门宜与治寒门兼用，热燥属阳，寒湿属阴故也。盖瘦人血虚多热燥，肥人气虚多寒湿，仔细分类治之。

治　疮　门

古庵云：疮属热属毒，故治疮多清热解毒药，亦因气逆血滞，又宜行气活血药。其内服药已见前五门下，此多赘其外敷药而已，又有各门载不尽者，亦附于此。

金　银　花

金银花即忍冬草，甘温无毒阴疽宝，
消渴虚风寒热宁，腹胀血痢叶可捣。

处处有之。其藤左绕附木，名左缠藤。凌冬不凋，又名忍冬草。花有黄白二色，又名金银花。主痈疽疮肿，止消渴要药也。叶，煮汁酿酒，补虚疗风及寒热身肿腹胀。浓煎服，主热毒、血痢、水痢，兼治五遁飞尸。去梗，阴干。

夏枯草

夏枯草味苦辛寒，鼠瘘头疮瘿结团，

明目破癥除脚气，能消湿痹又滋肝。

《月令》云：靡草死，得金气而生，至夏火盛而死，火克金之义也。无毒。主寒热鼠瘘、瘰疬、头疮，散瘿结气，破癥瘕，除脚气湿痹。兼治肝虚睛疼，冷泪羞明，入香附子一倍为末，茶清下一钱，效。丹溪云：有补养血脉之功，久服轻身长年。四月采，阴干。王瓜为使。

蒲公英

蒲公英草性平甘，专治乳痈疔肿黯，

触木恶刺称神药，化热行滞散结痰。

蒲公用此草治痈肿得效，故名。无毒。主妇人乳痈肿痛，或产后不自乳儿，蓄积乳汁作痈，并水煮汁饮，外封之立消。一方同忍冬藤，煎浓汤，入酒少许，服罢随手欲睡，是其功也，睡觉乳安。又捣敷疔肿诸疮皆验。又治手足触木恶刺及狐尿刺肿痛，摘取根茎白汁多涂立差。丹溪云：属土，化热毒，解食毒，散滞气，消恶肿结核有奇功。可入阳明、太阴经。麦熟时，在处田间路侧皆有之。叶似苦苣有细刺，中心抽一茎，三月茎端开黄花似菊花，其茎甚脆，断之有白汁出。四月五月采，洗净细锉用。

山慈菇

山慈菇是鬼灯檠，花即金灯湿地生，

疮肿痈疽瘰疬核，毒消万病醋磨曾。

花似灯笼，色白，上有黑点，故名。有小毒。主痈肿疮瘘、瘰疬结核，解诸毒，内入丸散，外用醋磨敷之。亦剥人面皮，除皯黯。又取茎叶入蜜捣膏，贴疮肿口上，以清血出为效。四月初，挖地采之，迟则腐烂，极与老鸦蒜相类，但蒜无毛，慈菇上有毛包裹，宜刮去皮焙干。又一种团慈菇，根似小蒜，主治略同。

松脂

松脂苦甘温无毒，风痹恶癞并头秃，
清胃伏热润心肺，生津固齿明耳目。

松液流地凝成。主恶风，历节酸痛，风痹死肌，痈疽，恶风癞疮瘙疥，头疡白秃。煎膏贴诸疮瘘烂，排脓生肌止痛，抽风杀虫，除胃中伏热，润心肺，生津止渴，固齿，聪耳明目。入滋补药和服，壮阳实阴茎，令人有子，久服轻身延年。通明者佳。用河水煮化，投冷水内，令两人扯拔，既凝再煮，如此三次，再用酒煮三次，仍前扯拔，以白如饴糖为度。煎膏药，用桃、柳、桑、槐、芙蓉叶煎水煮拔。凡用入石臼内另捣为末，不可晒焙，亦不可单服，塞实肠胃。

松子

松子甘芳温无毒，补虚益气滑肌肉，
花虽味美热上焦，节主历节筋骨缩，
叶治湿风长发毛，根益五劳辟五谷。

松子，主虚羸少气，补不足，滑肌肤，实肠胃，久服延年。得柏子仁，治老人虚秘。兼治诸风邪气，风痹寒气。松花，酒服轻身，疗病胜枝叶，但多食能发上焦热病。松黄汤：松花、蒲黄、川芎、当归、石膏各等分，红花少许。水煎，细呷。治产后壮热，头痛颊赤，唇焦口渴，烦躁昏闷。松节，温。主百节久风，风虚脚痹，四肢软弱疼痛或转筋挛痛。丹溪云：松属金。用其节炒焦，治筋骨间病，能燥血中之湿也。松叶，味苦、温，无毒。主罨风湿疮、冻疮，生毛发，安五脏，守中不饥，延年，兼治脚气风痹，历节风，中风口祸，瘟疾恶疮，并煮汁酿酒服之效。松根白皮，补五劳，益气，辟谷不饥。又树皮绿衣，合和诸香烧之，其烟团聚，青白可爱。

枫香

枫香脂味苦辛平，瘾疹风痒齿痛轻，
皮能止痢并霍乱，又云浮肿可疏行，
子甘性热燥痰血，杀虫癞疥用相停。

遇风善摇；香，言其气也。又名白胶香。无毒。主瘾疹风痒，齿痛，浮肿及吐血不止。丹溪云：属金而有水与火。性疏通，故木易有虫穴。其脂液为外科要药。凡使另研。枫皮，味辛、平，涩，小毒。止水痢、霍乱，消肿，无非疏通，非涩也。大枫子，味甘，性热。主疠风、癞疥、疮癣，杀虫。多服燥痰伤血。入丸药去壳，纸捶去油，外调疮药带油。

白及

白及苦辛平无毒，痈疽疥癣裂皮肉，

平胃风痱缓不收，补肺止血治打扑。

及，苙也，栏也。叶初生似井栏。阳中阴也。主痈肿恶疮，败疽死肌，除白癣疥虫。嚼涂手足皲裂、痔瘘、刀箭汤火等疮，生肌止痛，方多用之。平胃中邪气，贼风鬼击，痱缓不收。治久咳、呕血、咯血、肠风血痢，单用为末，米饮调服。凡被打拷，肺窍控损见血者尤妙，以其能补肺窍也。又衄血不止者，津调涂山根立止。《珍》云：涩肺与白蔹性治大同，兼治结热不消，阴痿面䵟，令人肌滑。入丸可少用作糊。水洗紫石英为使。恶理石，畏李核、杏仁，反乌头。

白蔹

白蔹无毒苦甘平，敛诸疮口故留名，

除热目赤杀火毒，女阴肿痛儿痫惊。

主痈疽发背、疔疮、瘰疬、痔漏、扑损刀箭汤火等疮，散结止痛生肌。《衍义》云：白蔹、白及，古今服饵方少用，多见于敛疮方中，二物多相而行。又除热目中赤，杀火毒，女子阴中肿痛，下赤白，小儿惊痫，瘟疟。代赭为使。反乌头。又一种赤蔹，功用与白蔹同，但表里俱赤耳。

五倍子

五倍子平酸苦味，治肺风毒湿癣疮，

眼肿牙疳并痔痢，顽痰热渴可煎汤。

因商贩得五倍之利而名。又名文蛤，其内多虫似之。无毒。主肺脏风毒流溢皮肤作风湿癣疮，瘙痒脓水，小儿面鼻疳疮。

末敷口疮，立进饮食。或风毒上攻，眼赤肿痛涩痒，上下睑烂，浮翳努肉侵睛，内服外洗。疗齿宣疳䘌，五痔肠风下血，泻痢。丹溪云：属金与水。含口中善收顽痰，解诸热毒，生津液，收敛之妙剂也。蜀中者佳，去虫。汤药生用，丸药略炒。染须炒至烟起，以浓茶泼之，再炒至烟净，用青布包，以脚踏石压干为末。单方：治小儿吐不定，五倍子二个，一生一熟，甘草一寸炙，为末，米泔下二钱，立止。

无名异

无名异甘平无毒，主治金疮理折伤，
内损生肌止疼痛，更消痈肿治诸疮。

广州黑褐者良，状如黑石炭，嚼之如饧，言无可名其异也。主金疮折伤内损，止痛生肌，消肿毒痈肿，醋摩敷之，另研。

赤石脂

赤石脂甘酸且温，生肌敛口疮无痕，
固肠胃又涩精血，下胎衣为入心源。
白者性味俱相似，青黄黑各应脏论。

赤以色言，脂乃石之膏粘也。无毒。降也，阳中之阴也。敷痈疽、疮疖、痔瘘，排脓止痛，生肌敛口，固肠胃，疗腹痛泄澼、寒滑疳泻、下痢赤白，涩精益精，止小便利及淋沥。又止吐血、衄血及女子崩中漏下，难产胞衣不下。《经》云：涩可去脱。石脂为收敛涩剂，而又能催生下胞衣者，何也？盖赤脂入丙，白脂入庚故也。所以赤者主养心气，镇惊悸。凡使色理鲜腻粘舌者佳。火煅通赤，放冷细研，水飞三次，晒干。恶大黄，畏芫花。白石脂，味甘、酸，平，无毒，主养肺。青石脂，味酸，平，无毒，主养肝胆气。黄石脂，味苦，平，无毒，主养脾气。黑石脂，味咸，平，无毒，主养肾气，强阴。《图经》云：五色石脂，主治并同，后人分之，今惟用赤白二种，余不复识，制法同上。曾青、燕屎为使。恶松脂、细辛。畏黄芩、黄连、甘草。得厚朴并米饮，止便脓。

青礞石

青礞石疗痰火疮，能消食积滞脏腑，
小儿羸瘦妇人癥，攻刺腹心作痛苦。

其石青青朦朦，味淡，无毒。性好沉坠，得焰硝能利湿热痰积从大肠而出。因湿热盛而皮肤生疮者，一利即愈。得巴豆、大黄、三棱等剂，治食积不消留滞在脏腑，结成癥块，经久不差。兼治小儿食积羸瘦，妇人积年食癥攻刺腹心。入盐泥固济罐内，火煅一日，细研。

凝水石

凝水石寒甘辛味，火烧丹毒醋调敷，
解胃伏热及身热，时行烦渴立消除。

又名寒水石。出常山，色白，有纵理者，有横理者，投水中，与水同色凝动者佳。大寒，无毒。治小儿丹毒，火烧为末，醋调敷之。能解胃中及五脏伏热，身热皮中如火，时行烦渴，伤寒劳复发热。兼荡腹中积聚邪气，水肿小腹痹，压丹石毒。火煅七次，水飞。《雷公》以生姜汁煮干，研用。畏地榆，解巴豆毒。

狗脊

狗脊草苦甘微温，断诸疮血治痹顽，
强膂坚脊利腰脚，失溺伤中补肾元。

形如狗脊，黄毛者佳，名金毛狗脊。无毒。能止诸疮血出，治周痹寒湿，膝痛脚软，腰背强痛。此药能利机关，坚筋骨，颇利老人。疗失溺不节，伤中肾虚，亦补益之剂也。恒山者胜。火燎去毛，细锉酒拌，蒸半日，晒干。萆薢为使。恶败酱。

蛇床子

蛇床子平甘苦辛，疥癣阴痒及遍身，
暖宫壮阳令有子，治痹通关逐瘀湮。

蛇常栖息此草上，故名之。无毒。治恶疮，湿癣，阴痒，大风身痒，煎汤浴之，或捣末猪脂调涂。治妇人阴中肿痛，赤白带下，一切子宫冷证；男子阴痿，大益阳事，缩小便，令人有子。又治诸湿痹毒，腰胯疼痛，四肢顽麻，通关节，逐扑损瘀血。兼治癫痫，风冷齿痛。温中下气，久服轻身悦颜。入洗汤生用，入丸、散用布包。挼去皮壳，取净仁微炒。恶牡丹、巴豆、贝母。

伏 龙 肝

伏龙肝味气辛温，消痈散肿醋涂痕，
止诸血下咳逆气，时疫胎产水调吞。

伏龙，灶神也。历家云：伏龙日，忌作灶。《容斋随笔》云：以猪肝和泥作灶。立名之意本于此。微毒。主消痈疽肿毒，发背乳痈，丹毒，鸡子黄或醋调涂之。腋臭，小儿脐疮，干末敷之。止咳逆上气，吐血衄血，肠风尿血，泄精及妇人崩带，有孕时疫热病令胎不安，水和涂脐中，内又服之。催生下衣，小儿夜啼，大人中风不语，心烦恍惚，手足不随或腹中痛满，冷水搅汁服之。《雷公》云：是十年已来灶额内火气自然结积，如赤色石，中黄有八棱。凡使火煅、水飞两遍，令干。自陶隐居以为灶心土，其实《雷》之说有理，当从之。

铛 下 墨

铛下墨即釜底煤，金疮生肌止血来，
吐红血晕恶心痛，妇人难产亦能催。
百草霜治热毒疮，消积止泻亦奇哉。

无毒。解诸疮毒。涂金疮，生肌止血，如疮在面，慎勿涂之，黑入肉如印。止诸血及吐血、血晕，单用细研，酒调或水调，温服。兼治中恶心痛，妇人逆产及霍乱转筋，鼻气壅塞不通。又治舌卒肿如猪脬，满口即死，以酒调涂舌下立差。百草霜，即额上墨，又名灶突墨。无毒。治小儿头疮及热毒疮，消积化滞下食，止暴泻痢，妇人虚损，月候不调，崩中漏下，横生逆产，瘦胎胞衣不下。《局方》误以铛墨为百草霜，所指虽与经殊，而功用大同，惟黑奴丸两用之。

龙 骨

龙骨味甘平无毒，敛口专消肠内痈，

止精血汗安心志，燥湿除癥医痢脓。

齿攻结气及癫痫，角治中坚瘈疭风。

生晋地川谷及太山岩、水岸土穴中，死龙处得之。李肇《国史》云：春水时鱼登龙门蜕其骨也。主肠痈内疽，阴蚀及诸疮久不敛口，少用最妙。小儿脐疮不差，研末敷之。治遗精白浊，缩小便，止吐衄、尿血、肠风下血、盗汗、女人崩漏胎漏。安心志，定魂魄，夜卧多梦纷纭者加用之。成无己云：龙骨、黄丹、牡蛎皆收敛神气以镇惊。《雷公》云：龙骨气入肾脏，又能燥湿破癥，止泄痢脓血、老疟。兼治咳逆，心腹鬼疰精魅，小儿热气惊痫。凡使得脊脑作白地锦文，舐之着舌者佳，青白者次，黑者下。火煅细研，或酒煮，焙干用。畏石膏、理石、干漆、蜀椒。得人参、牛黄良。抑论龙骨涩药，去脱固肠而又破癥坚，何也？盖质虽枯涩，而味甘缓血，即如轻粉性寒利肠，质燥又敛肛门。噫！涩药能通，山茱萸、赤石脂之类；通药能止，香附、巴豆之类。犹之天门冬寒而补，厚朴热而泻，此药性之所以难识，而用熟者得之。齿，平，味涩，无毒。主心下结气不得喘息，惊痫，癫狂，诸痉，骨间寒热。镇心安魂，治小儿五惊十二痫，身热不可近。兼杀鬼精蛊毒。角，平。主惊痫瘈疭，身热如火，腹中坚及热泄。

乌 贼 骨

乌贼骨温燥脓汁，阴痛耳聋目翳泣，

止痢杀虫心腹疼，消肿更治崩漏急，

通经破癖令生儿，肉味酸平志气立。

又名墨鱼，性嗜乌，噀出腹中墨以混水自卫，乌见以为死，往啄之，乃卷取入水而食之，故谓之乌贼，骨名海螵蛸。味咸，微温，无毒。止疮多脓汁不燥，丈夫阴头痈久不愈者，为末敷之良。妇人阴蚀肿痛，烧末酒调服之。又治耳聋有水，目中赤白，浮翳泪出，小儿疳眼。止下痢，为末，粥中调食之。杀小虫并水中虫，惊气入腹，腹痛环脐，水肿。主女子崩漏赤白，血枯经闭寒热，血癥血瘕，阴寒无子。凡使水煮一时，炙令黄，去皮，细研，水飞，日干。恶白蔹、白及、附子。腹中墨，主血刺心痛，醋磨服之，甚者醋炒服之。肉，味酸、平，益气强志，常服令人有子。有无骨者谓之柔鱼，须长直，味尤佳，风浪稍急，即以须粘石为缆。

蛤　　蟆

蛤蟆味辛寒有毒，痈肿金疮可内服，

破癥治疳攻犬伤，生捣又堪署打扑。

蟾酥乃是蟾之精，恶疮疳瘦效尤速。

即今癞蛤蟆，又名蟾蜍。形小腹大，皮上多黑点，能跳接百虫食之。时在坡泽中作呷呷声，举动极急者。主痈疽发背，疠癞，恶疮，阴蚀，疥癣，肿毒立消。破癥坚，治小儿疳气骨热，目昏，面黄瘦，狂犬咬毒。生捣烂，署打扑损伤。丹溪云：属土与水。《本草》言食之不患热病者，或炙、或干、或烧灰，和在药剂用之，非若世人煮为羹入盐味而啜其汤。此物湿化，火能发湿，久则湿以化热，戒之戒之！兼治虫蚀下部穿肛，蛤蟆一枚，鸡骨一分，烧灰，吹下部令深，大验。又小儿月蚀疮，和猪脂涂之。凡使端午日取东行者，去皮、爪、肠、肚，阴干，酥炙，或酒炙去骨，或烧灰用。蟾酥，即眉间白汁。取法：翻转蟾蜍，四脚向天，勿令射眼，即瞎，用手指于眉间挤出于油纸上，阴干。主痈疽疔肿瘰疬，一切恶疮顽癣，又蛀牙齿缝中出血，以纸纴蘸少许按之立止。又和牛酥，以吴萸苗汁调，摩腰眼并阴囊，治腰肾冷，助阳气。又端午日取眉酥入朱砂、麝香，为丸麻子大，空心服一丸，治小儿疳瘦；如脑疳以乳汁调，滴鼻中。蟾肪，能软玉易斫，仍解诸疮毒。蟾脑，明目，疗青盲。

鲮　鲤　甲

鲮鲤甲微寒有毒，蚁瘘痔疮敷且服，

痹风瘴疟血冲心，又治惊邪多啼哭。

产于陵，似鲤，而生鳞若铁甲也。以其好穿地道，又名穿山甲。主诸恶疮疥癣、痔瘘乳痈，烧灰敷之，或水或酒调服。

《图经》云：日中出岸，开鳞甲若死，令蚁入中，蚁满，便闭而入水，蚁皆浮出，因接而食之，故主蚁瘘为最。治风痹，疗山岚瘴疟、产后血气冲心血晕，此药能通气和血。兼治小儿惊邪、妇人被邪啼哭及诸疰疾。水洗，细锉，蚌粉炒成珠，为末。

水　蛭

水蛭苦咸性毒凉，善吮痈疽理折伤，
更利宿血通积结，堕胎通经救妇娘。

蛭，质也，水中质质也。又名马蚑、马蝗。有毒。治赤白游疹及痈疽肿毒，先洗去肿处皮咸，以竹筒盛蛭缀之，须臾便吮，血满自脱，更用饥者吮之，以皮皱肉白为度，无不差也。又治跌打折伤有功，热酒调下一钱，食顷痛可，更一服痛止。或和麝香为末，酒下一钱，当利蓄血。盖苦走血，咸胜血，所以伤寒血证用之。兼利水道，破血癥。昔楚王食寒菹所得而吞之，果能去结积。虽曰阴祐，亦是物性兼然。妇人积聚癥块，月闭无子亦用之，堕胎则最急也。有石蛭、泥蛭、草蛭，惟水中蛭，小者佳。此物难死，加火炙经年，亦如鱼子，烟熏三年，得水犹活。五六月采，腹中有子者去之，先以米泔浸一宿，日干，细锉，微火炒，或猪脂煎令黄色乃熟，不尔，入腹生子为害。畏盐及石灰。

蜈　蚣

蜈蚣有毒能攻毒，气味辛温杀恶虫，
消积破瘀堕胎产，口疮牙噤保婴童。

大吴川谷中最广，江南亦有之。背绿腹黄，头足赤而大者为公，黄细者为母，用公不用母，故曰公。解诸疮毒及丹硫毒，制诸蛇毒及虫鱼毒、蛊毒、尸疰恶气。杀三虫，止邪疟，疗心腹寒热积聚癥瘕，去恶血堕胎。又治小儿撮口，舌上生疮，牙关不开，不能收乳，为末，以猪乳汁调灌之。此物鸡好食之，故中其毒者，以乌鸡屎水调涂之，或蛞蝓尤妙。麝啖蛇则专制蛇毒，芜菁园无蜘蛛，物性相制，每每如此。姜汁炙，去头足，为末，再用绵纸盛，就无烟火上炒熟用之。

斑　蝥

斑蝥辛寒须炒熟，内消瘰疬敷癣毒，

破血癥又破石瘩，通经堕胎溃人肉。

甲上有黄黑斑纹如猫画也。大毒。主瘰疬疔肿，恶疮疽蚀，死肌顽癣，生痂痒甚。破血积癥瘕，利水道，疗石淋，通经堕胎，行蛊毒。《衍义》云：孕妇不可服。为能溃人肉，治淋药多用，极苦，人尤宜斟酌。七八月豆盛时采，阴干，去翅足，入糯米中炒，米黄为度，生则令人吐泻。马刀为使。恶巴豆、丹参、空青、肤青。

芜　荑

芜荑无毒味辛平，疗风治疥杀虫灵，

积癥肠滑不可缺，腹心冷气痛堪凭。

芜，秽也；荑，伤也，其气臭如伤败之物也。疗皮肤骨节中风毒，淫淫如虫行，又治恶疮、疥癣、痔瘘、一切疮，多用外敷。性杀虫，去三虫，逐寸白及脾胃有虫，食即痛，癥结积聚，肠鸣腹痛，冷痢滑泻及冷气心痛不可缺也。兼治妇人子宫风虚，小儿疳积，中恶蛊毒。孟诜云：多用发热心痛，为辛故也。陈久者良，小者即榆荚仁，止堪为酱及治鸡病，入药当用大者，面炒黄，得诃子、豆蔻良。

雷　丸

雷丸咸苦冷微毒，逐皮热毒杀诸虫，

摩膏疗儿百种病，久服伤阴男女同。

雷，累也；丸，圆也，累累相连如圆状也。主散皮肤中热结毒气，胃中邪热。杀疮疥中虫及寸白三虫。作摩膏除小儿百般积病。《本草》云：利丈夫，不利女人。疏利男子元气，不疏利女子脏气，非利益之利也。故又曰：久服令阴痿。要之，疏利之剂伤阴损血，男女中病则已，皆不宜过服。兼治癫痫狂走，蛊毒。出汉中，白者佳，赤者杀人。醋浸泡，去黑皮，焙。《雷公》以甘草汤浸二日，刮去黑皮，酒拌蒸半日，焙干用。芫花、厚朴、荔核为使。恶葛根。

芦　荟

芦荟苦寒疗热风，脑疳鼻痒齿䘌空，
目昏颈癣并痔瘘，镇儿惊痫杀疳虫。

芦，黑也；荟，合也。木之脂液凝成，色黑如饧，用数块散至水中，化则自合者为真。以其味苦，故又名象胆。《雷公》云：即番国白象胆也。无毒。主风热烦闷，胸间热气。吹鼻治脑疳，除鼻痒，敷齿䘌。和甘草减半为末，敷颈项耳颊癣疮湿痒并痔疾疮瘘。又明目镇心，治小儿癫痫、惊风、诸热。疗五疳，杀蛔虫、三虫。解巴豆毒。另研用。

硫　黄

硫黄甘酸性大热，杀诸疮虫燥脓血，
壮肾阳气暖肺脾，涩精治痹除呃噎。

硫，流也。助焰硝成火药，流而不返。又硫乃石之液，火之精也。有毒。疗疽痔恶疮，头秃，下部䘌疮，妇人阴蚀，一切疥癣，诸疮，努肉，恶血。杀虫及腹脏诸虫。暖肾壮阳，脚冷疼弱无力，筋骨顽痹，下元虚冷，泄精冷秘。又治脾寒久泻，心腹痃癖积聚及肺胃俱冷，咳逆上气，鼻衄。一切脾肾元气欲绝，服之皆验。中病即已，不可过剂。能化金银铜铁奇物。《液》云：来复丹用硝石之类，至阳佐以至阴，与白通汤佐以人溺、猪胆汁大意相同。所以去拒格之寒，兼有伏阳，不得不尔。如无伏阳，不必以阴药佐之也。出广州舶上，矾石液也。色黄莹净者佳。凡使溶化入麻油中，或入童便中浸七日，细研水飞。入痼冷药，以雀脑髓拌之则不臭。一法：硫黄四两，用白矾半斤，入瓦罐内，以豆腐浆煮一日，去水慢火熬干，令结成一块。次日挖地坑埋一瓦罐，内贮米醋一碗，另用铁叶一片，钻十数孔于上，盖定罐口，却取前硫黄罐子覆铁叶上，两口相对，外以盐泥封固，候干，以炭火煅三炷香久，其白矾粘于上罐，硫黄溜于下罐醋内，候冷取出，水浸一宿，阴干，研用。曾青为使。畏细辛、铁。又土硫黄，出广南荣州，溪涧水中流出。味辛，热，腥臭。主疮疥，杀蛊毒。

雄　黄

雄黄苦甘平有毒，治诸疮癣鼻息肉，
化蛊杀虫辟瘴邪，破癥癖令筋骨续。

出墩煌山，产山之阳者为雄，山之阴者为雌。疗诸疮，疥癣，痔瘘，䘌疮，鼻中息肉，一切恶疮死肌。昔有误食发而成腹蛊，饮一剂，吐蛇无目，烧之有发气，即愈，此化蛊毒之验也。解藜芦毒，杀诸蛇虺及百虫毒，辟岚瘴鬼魅、中恶邪气。破癥瘕积聚及绝筋破骨、百节中大风。《药性论》云：人佩之，鬼神不能近；入山林，虎狼伏；涉川济，毒物不敢伤；孕妇佩之，转女为男。单方为末，蒸饼为丸，甘草汤下，暑痢、暑泄皆效。赤如鸡冠明彻坚实不臭者，可入服食药，余但可疗疮，细研水飞。

雌　黄

雌黄辛甘平有毒，恶疮疥癞头生秃，
身痒白驳皮死肌，肺劳久嗽亦堪服。

主恶疮痂疥，乌癞头秃，鼻中息肉，下部䘌疮，虫风身痒，身面白驳，皮肤死肌及肺劳久嗽，妇人血气久冷，心痛不止。兼杀蜂、蛇毒，辟恶邪气。《衍义》云：入药最稀，治外功多。服食者宜详审之。色黄似云母，甲错可折者佳。细研，入瓦罐中，火煅通红，候冷细研，水飞用。

白　矾

白矾酸寒治诸疮，瘰疬鼻息阴蚀痒，
耳目口齿喉风痹，热痰渴泄毒虫伤。

矾，卤也。地之湿者产卤，淋卤而成矾也。无毒。主恶疮，瘰疬，痔漏，阴蚀，脓出痒甚，甲疽肿痛，鼻中息肉，䶊衄，一切疥癣风疹，去恶生肌之妙剂也。又治耳卒肿出脓，目赤目翳努肉，口舌生疮，牙齿肿痛出血，历久碎坏欲尽，急喉风痹，心肺烦热，风涎壅盛，作渴泄痢。兼治蛇蝎、恶犬、壁虎、驴涎、马汗毒伤。此药本除热在骨髓，多服则反伤骨；本能却水消痰，多服反伤心肺。出晋州，白色光明者佳。细研入瓦罐中，火煅半日，色白如轻粉者名枯矾。惟化痰生用，治齿痛喉痹绵裹，生含咽之。甘草为使。恶牡蛎，畏麻黄。抑考矾有五等：惟白矾多入药用；绿矾疗诸疮，亦入咽喉口齿药；黄矾，本丹灶家所须，亦疗疮、生肉、染发；黑矾，又名皂矾，疗疳及染须发药用之；红矾，即石胆，本绿色，煅之则色赤，今亦稀见。鲫矾散：鲫鱼一个，破去肠，入白矾令满，瓦上烧存性，为末。用鸡毛卷药敷之，治痔漏久不愈者，效。

丹　砂

丹砂微寒甘无毒，发痘治诸疮息肉，

凉心润肺更清肝，益气通血明眼目。

丹，言其色赤也，形质颗块如砂，又名朱砂。治诸疮，疥痂，息肉，内服外涂。痘疮将出，服之解毒，令出少。治心热烦躁，养精神，安魂魄，润肺止渴，清肝明目，纳浮溜之火，益气益精，通血脉，兼辟邪恶瘟疫，中恶腹痛，破癥瘕，下死胎。但宜生使，炼服有毒。《周礼》以五毒攻疮疡，用丹砂、石胆、雄黄、矾石、磁石置瓦合中，火煅三日夜，其烟上着，以鸡羽扫取之以注疮，恶肉、附骨、脓血溃出即愈。出辰州，光明莹彻，大者如鸡子，小者如石榴子，箭镞紫点若铁色，碎之作墙壁云母片者佳。细研水飞，灰碗内铺纸渗干用。恶磁石，畏咸水。

乳　香

乳香辛温善止痛，疗诸风疮及风中，

消肿止泻定霍乱，补肾催生俱要用。

形似乳头，即波斯国松木脂也。纯阳，无毒。能调气血，定诸经之痛，内而心腹骨节、外而疮疡痈疽疼痛者必用之。疗诸风疮、瘾疹、痒毒，入药服之则内消，煎膏贴之则生肌。又治中风口噤不语，消风水毒肿，止大肠泄澼，定霍乱，补肾益精，暖腰膝，下肾气，妇人难产，催生下死，小儿急慢惊风，俱要药也。紫赤如樱桃者上，枫香、松脂多可混之，烧之乃辨真伪。入丸、散，微炒，杀毒。得不粘，或捣碎纸包，席下眠一宿，另研。一法，用时以缯袋挂于窗隙间，良久取研之乃不粘。又薰陆香亦其类也。

没　药

没药苦平疗疮痍，破血止痛最为奇，

腹心筋骨疼皆用，产后金疮也相宜。

没，沦没也。木之膏液没入地中凝结成块，大小不一，亦波斯国松脂也。但其色黑，无毒。东垣云：没药在治疮散血之科。凡血滞则气壅，经络满急而作痛肿，此药推陈致新，故能破宿血，消肿止痛，为疮家奇药也。又治妇人内伤癥结，脐腹疗刺，堕胎，心腹俱痛，产后血晕、血气痛及历节诸风，骨节疼痛，一切金疮、杖疮、打扑折伤皆宜。兼治卒下血，目中翳晕肤赤。制同乳香。

麒　麟　竭

麒麟竭味甘咸平，敛口生肌止血疼，

更破血宿除血晕，女虚带下用之灵。

紫矿内红外紫黑，能消阴滞益阳精。

出南蕃。麒麟树之津液结成，又名血竭，言其色红也。有小毒。一切恶疮疥癣久不合口者，此药本生肌止痛止血，但性急多用反能引脓。又主打伤折损疼痛及血气心腹疗刺，破瘀血，去五脏邪气，除妇人产后血晕及素虚赤白带下，血积。凡使味微咸、甘，作栀子气，嚼之不烂如蜡者佳；味咸甚，作腥气者非入药。另研，得密陀僧良。紫矿，生海南山谷，亦木中脂液结成，形若烂石，与血竭同条，功效全别。无毒。治湿痒疮疥，宜入膏用。又能消阴滞气，益阳精，染家所须。

龙　脑

龙脑辛温百药先，香透肾关及顶巅，

下痞喉痹目肤翳，清心解热散风涎。

即婆律国杉木脂也。脑乃流出香液，药物惟此最贵，故称龙。气味清香为百药先，纯阳，无毒。善散而窜，通利九窍，下则入肾入骨，上透耳目顶巅。人欲死者吞之，气即散尽，盖芳之甚而散之速也。古方治目赤、内外肤翳、耳聋、喉痹，下疳疮及发豌豆疮，一切风疮多用之。又风湿邪气，心腹积聚，及时疾心烦、狂躁惊热，大人、小儿风涎闭塞，妇人难产亦用之者，皆取其辛散故也。丹溪云：龙脑属火。世人误以为寒，而不知其性散甚似乎寒耳。《局方》辄用与麝同，为桂、附之助。人身阳易于动，阴易于亏，且诸香属阳，岂有香之甚者而反寒乎！形似白松脂，作杉木气，明净状若梅花瓣者佳。曾经火逼成片，或如雀屎者次。然非常服之药，独行则势弱，佐使则有功，于茶最相宜。入药另研，合糯米炭贮之则不耗。又龙脑膏，乃根下清液，砍木作坎而承之。专主耳聋，然极难得。又樟脑，乃樟树屑液造成，治疥癣癞疮，作热敷之。

麝　香

麝香辛温蚀疮脓，能攻风毒杀诸虫，
中恶邪气腹心痛，胎产痫惊关窍通。

形似鹿而小，走疾如箭，其香在阴前皮内，别有膜裹，春分取之，生者良。无毒。能蚀一切痈疮脓，吐风痰。制蛇蚕咬、砂虱溪瘴毒。杀疮虫及脏腑诸虫，辟恶气鬼物、瘟疟蛊疰、中恶心腹暴痛胀急。妇人有孕，闻其气亦堕胎，催生下死最速。小儿客忤、惊痫亦用之。其通关透窍，上达肌肤，内入骨髓，与龙脑相同，而香窜又过之。伤寒阴毒，内伤积聚，及妇人子宫冷、带疾，亦用以为使，俾关节通而冷气散，阳气自回也。开麝并宜子日，另研筛用。真者带过园中，瓜果不实。

水　银

水银辛寒毒入肉，量用涂疮杀虫虿，
堕胎绝孕又消阴，疗儿涎惊热风搐。

形如水，流不止，色白如银。主恶疮、疹瘘、疡疥、痂痒、白秃。《局方》多用涂疮，不知其性滑重，入肉蚀脑，令百节挛缩。昔有患挛躄病，以金物炙熨，水银当出蚀金，候金色白者是也。妇人难产催生下死最速，服之则绝孕。敷男子阴，阴消无气。钱氏多用疗小儿惊热涎潮发搐。《衍义》云：水银入药，极须审谛，有毒故也。又镀金烧粉人多患风，使作，须饮酒并肥猪肉，铁浆可御其毒。又名汞，出于丹砂。其法：作炉置于中，下承以水，上覆以器，外加火煅养，则烟飞于上，水银溜于下，其色微红，先以紫背天葵并夜交藤自然汁煮一伏时，其毒自退。杀金、银、铜、锡毒。畏磁石。得铅则凝，得硫黄则结，得紫河车则伏，枣肉研之则散。

轻　粉

轻粉辛冷自水银，疮癣风痒外敷频，
更涂瘰疬酒齄鼻，利儿疳涎暂入唇。
又有银朱同一种，杀虫专治疠风人。

体轻色白如粉，又名腻粉。有毒。主杀疥疮，癣虫风痒，瘰疬，鼻上酒齄，俱外敷之。通转儿疳爱吃泥土，涎潮瘈疭。《图经》云：下膈涎最速，但多用有损。若惊风属心气不足者，下之则里虚，惊气入心必死。抑论《经》云利大肠，东垣又云抑肺而敛肛门，何也？盖轻粉经火本燥，原自水银性冷，用之于润药则利，用之于涩药则止。所以又能消水肿，止血痢，吐风涎。要之，虚病禁用，实者亦量用之。造轻粉法：食盐、明矾各等分，同放锅中煮令黄色，取起为末，名曰黄曲。以此曲一两，入水银二两，多则曲一斤，水银二斤，同入瓦罐内，上用铁灯盏盖定，外用黄泥如法固济，勿令泄气，候干，用炭火旋旋烧上，频频以水滴铁灯盏内，候罐通红，则内药尽升上罐口，候冷拆开即成轻粉。入药用汤煮五度，如麻脚慢火焙干。畏磁石、石黄。忌一切血者，以其本自丹砂也。银朱，亦水银升者。杀疮虫，治脑虱，薰疠风疮，能收水去毒。又年久杨梅顽疮不愈者，用水花朱一钱，枯矾、朱砂各一钱半，为末，用全蝎酒煎膏为丸，分作六丸，分三日服，以羊肉、鲜鱼等汤送下，九日全愈。但内服亦须升过，将朱捣碎，以雄黄等分配入，固济罐中，文火二炷、武火一炷香久，银朱上升于灯盏，雄黄下坠于罐底，俟冷取朱研用。

砒　霜

砒霜大毒味酸苦，恶疮腐肉用少许，

治疟除齁效若神，膈内风痰可作吐。

砒，劈也，又豼也。毒能开劈形魂，令人豼也；霜，以形色言也。又名信石。主恶疮，瘰疬腐肉，和诸药敷之，自然蚀落。又治蛇尿着人手足即肿痛肉烂，指节脱落，取砒为末，以胶清调涂即瘥。主诸疟及齁喘。风痰在膈，可作吐药，但过服，轻则吐红，重伤脏腑杀人。兼消肉积坠胎。误中其毒者，冷水研绿豆汁或醋解之。出信州。色黄、赤，明彻不杂，如乳尖长者佳。醋煮杀毒，或瓦合固济，火煅半日，取出用甘草水浸半日，拭干，细研用。

硇　砂

硇砂咸苦辛毒大，专去诸疮肉恶败，

破血下痰伐久积，死胎逢之即烂坏。

硇乃卤咸之类，形如砂。出西戎，形如牙硝，光明者良。性大热，专去恶疮息肉，生肌止痛，破结血，下痰气，疗咳嗽，一切血块、气块、肉胀久积、死胎，皆能溃腐，合他药治目中翳。凡用须细研水飞过，入瓷器中重汤煮令自干，以杀其毒；或用黄丹、石灰作匮，火煅通赤，取出另研。若生用，腐烂肠胃，化人心为血。误中其毒者，研生绿豆汁解之。畏一切酸浆水，忌羊血。消五金八石，柔金银，可为焊药。《日华》云：北庭砂，色黄白，味辛、酸，无毒。功能消败去秽，益阳，敷金疮，用者择之。

已上疮毒正药，其细料药品，小儿方多用之。

自然铜

自然铜味气辛平，误用金牙吐伤生，

主疗折伤续筋骨，更除积聚止心惊。

赤铜屑入乌须药，贼风烧赤酒中倾。

不从矿炼，故号自然。颗块如铜，坚重如石，有黄赤，有青黑，烧之青烟如硫黄，臭如马屁，食之涩，不畏火煅者真。

若误用为金牙，即吐杀人。金牙大如棋子而方，出蜀郡，惟吐蛊敢用之。自然铜，主疗折伤打扑，散瘀血，排脓止痛，续筋骨，又破积聚，治产后血邪，安心止惊悸，以酒摩服。丹溪云：接骨方在补气血脾胃，俗工惟在速效，生铜非经锻不可用；然新出，火毒、金毒相扇，挟香热药毒，虽有接骨之功，燥散之祸甚于刀剑，戒之！凡使火煅醋淬九次，细研，水飞用。铜禀东方乙阴之气，结而成魂，性利，服之伤肾。《局方》乌须药用之。法以打铜器上起薄皮，研为末，用水飞淘五六次，澄去泥渣，只取净末；又有以铜丝火煅醋淬，为末更易。又主贼风反折，烧赤淬酒服之。狐臭，炒热以醋和搽之。兼治折伤，接骨焊齿明目，治风眼及女人血气攻心痛。锡铜镜鼻，古无纯铜镜，皆用锡杂之，乃有光明，微寒。主女子血闭癥瘕，伏肠绝孕，产后余疾刺痛及伏尸邪气，小儿卒中客忤惊痫，又能催生，治暴心痛，并烧赤淬酒饮之。

铜青　铜绿

铜青铜绿一般名，铜上精华彻体生，
敛口金疮堪止血，洗淘目暗即光明。

铜上所产，其青不问生熟铜器皆有，乃铜之精华也。气平，微毒。主合金疮止血，明目，去肤赤息肉。兼治妇人血气心痛及瘫痪风痰，卒中不语。糯米糊丸，酒研服之。能吐青涎，泻恶物。《局方》今亦少用。北庭窨者佳。水洗净，细研。水飞去石澄清，慢火熬干。

生　铁

生铁微寒主脱肛，被打瘀血酒煎尝，
秤锤催生衣不下，血瘕儿枕痛尤良。
铁落能除胸膈热，针砂辛平退疸黄。

初炼出矿，用以铸泻器物者谓之生铁。性坚，服之伤肺。主历年脱肛，被打瘀血在骨节及胁外不去，俱酒煮服之。熟铁，又谓之柔铁。味辛、平，有毒。主坚肌耐痛。铁精，乃锻炼极精者。主明目，化铜，疗惊悸，定心气，小儿风痫，阴㿉，脱肛。钢铁，乃生熟相杂用以作刀锋者。味甘，无毒。主金疮，烦满热中，胸膈气塞，饮食不化。秤锤，味辛，温，无毒。主妇人横生逆产，胎衣不下，产后血瘕，儿枕腹痛及喉痹寒热，并烧赤淬酒服之。无秤锤，用铁杵或斧。锁匙，治妇人血噤失音，煎汤服之。故锯，治误吞竹木入喉中，出入不得，烧赤淬酒服之。铁落，即砧上打落细皮屑也。味辛、甘、平，无毒。主皮肤风热恶疮及胸膈中热，饮食不下。针砂，即作针家磨炉细末也。性平，无毒。主水肿、黄疸，又堪染皂，及和没食子染须至黑。入药用洁净者，以好醋浸一七，捞起晒干，再用好醋少许，慢火炒二三遍，紫色为度。凡铁锉细末，谓之铁粉。畏磁石、石炭。

铁华粉

铁华粉咸平无毒，外敷痔瘘刺竹木，
能养血气安心神，除风治痫破积宿。
铁浆水浸青沫生，惊热癫狂可制伏。

以铁片磨光，用盐水抽之，置醋瓮中，阴处埋之，百日后铁上生衣，刮取研用。敷痔瘘及竹木刺入肉，主养气血，安神强志，止惊悸健忘，镇五脏，壮筋骨，除风邪癫痫，破痃癖、宿食，止冷气心痛，随所冷热合和诸药。用枣肉为丸。铁浆，取诸铁于器中以水浸之，经久青色沫出，可以染皂，解诸毒入腹，镇心，主惊痫发热，急黄狂走，六畜癫狂，人为蛇、犬、虎、狼、毒刺、恶虫等咬，服之毒不入内。铁积久生衣为锈，恶疮疥癣和油涂之。诸虫咬，和蒜摩涂之。

黑铅

黑铅甘毒属至阴，解诸疮毒熨蛇侵，
伤寒热气尤能散，止呕安神镇此心。
铅霜消痰灰散疬，乌须熔汁胜千金。

铅，𠔃也。其柔已甚，故取𠔃意。铅锡俱禀北方壬癸阴极之精，性濡滑而多阴毒，过服伤人心胃。治发背及诸般痈毒，并金石药毒，先用酒一斗，入甘草三两，后溶铅一斤，投入酒中，如此九次，令病人饮醉即愈。被蛇蝎咬，炙热熨之。又治伤寒毒气，翻胃呕哕，坠痰降气，镇心安神。入药以铁铫熔化泻新瓦上，滤去渣脚二三次，取净者用。铅白霜，性极冷，无毒。消痰，止惊悸、烦渴、鼻衄，解酒毒，治室女月水滞涩，心烦恍惚。兼治中风痰实，小儿惊滞药多用之。取法：以铅杂水银十五分之一，合炼作片，置醋瓮中密封，经久成霜。铅灰，取铅三两，铁器熬之，久当有脚如黑灰，取此灰和脂涂疬子上，仍以旧帛贴之，数数去帛拭去恶汁，又贴，如此半月许，亦不痛不作疽，内消为水，虽流过项者亦差。乌须发明目牢齿方：黑铅半斤，熔化，旋入桑条灰，柳木搅令成砂，为末，每早如常擦牙，后用温水嗽在碗内，取其水洗眼，治诸般眼疾；髭黄白者，用之皆变黑也。

铅　丹

铅丹有毒味辛凉，生肌止血治诸疮，
吐逆癫痫消久积，截疟镇惊神气藏。

炒铅为丹，其色黄，故又名黄丹。善生肌止痛止血，诸疮、金疮、汤火、染须，皆用煎膏或末敷之。主吐逆翻胃，癫痫狂疾，除热毒脐挛，中恶心腹胀痛，又能消久积，止温疟，镇心安神，去惊狂烦渴。《经》云：黄丹涩而固气，收敛神气以镇惊也。丹溪云：曾一妇因多子，于月内服黄丹二两，四肢冰冷强直，不食，时正仲冬，急服附子理中汤数十贴而安。炒黄丹法：黑铅一斤，土硫黄、硝石各一两，先溶铅成汁，下醋点之。滚沸时下黄一小块，续下硝少许，沸定再点醋，依前下少许硝、黄，已消沸定黄亦尽，炒为末成丹矣。入药又炒令色变，细研水飞二遍。

铅　粉

铅粉有毒味辛寒，恶疮狐臭水能干，
消积杀虫止溺痢，破痳堕胎亦可餐，
诸疮可用煎膏贴，油十粉四滴成丸。

即今化铅所作水粉也。其有金色者，名蜡子粉，又名粉锡、定粉、胡粉。丹溪谓：古俗妇人用以容面，不可入药。今市皆铅粉，容面、入药两用之。治痈肿瘘烂，疮中出水，汤火，干湿癣疮，及股内阴下常湿痒且臭，小儿疳疮，耳后月蚀，诸狐臭，或干糁，或猪脂、牛脂调敷之。治积聚不消，去鳖瘕，疗小儿疳气，杀三虫，止小便利及久痢，逐瘀血抢心，堕胎，和水或鸡子白调服。凡使蒸熟，炒令色变。制硫黄，可为外用。煎膏药法：用真麻油十两，入锅内煎至烟起，入头发一团，待发化尽，却入药煎枯，滤去渣，慢火煎至滴水成珠不散，退火，入炒过铅粉四两，百草霜四两，以桃枝搅匀，提起听用。凡煎膏，药一两，油二两。用滤过松香煎者，油一两，松香四两；用炒过黄丹煎者，油一两，黄丹七钱。

密 陀 僧

密陀僧味咸辛平，乳调涂面没瘢形，

狐臭金疮皆外敷，痔痢可服却嫌生。

陀，僧家语也。色如蜜，形圆陀陀。有小毒。除面上瘢皯鼻皻，乳调如膏涂之。金疮、口疮、狐臭，干末敷之。久痢五痔及惊痫痰嗽呕吐，茶调服之，或入醋少许。此即煎银炉底，坚重，碎之如金色者佳。外敷生用，内服火煅黄色，细研。

灵 砂

灵砂乃炼硫汞成，怔忡病去心自灵，

痼冷百病皆能疗，坠痰益气通血凝。

一名二气砂。用水银三两，硫黄一两，细研，先炒作青砂头，后入水火既济炉，抽之如束针纹者，成就也。味甘，温。无毒。东垣云：灵砂定心脏之怔忡，久服令人心灵。一切痼冷、五脏百病皆治，坠痰涎，益气力，通血脉，止烦，辟恶，明目。服法详卷六“杂病用药赋”灵砂。疥疮有虫毒者，涂之即效。

花 蕊 石

花蕊石黄白点见，止血生肌须煅炼，

卒中金疮刮末敷，产中血晕斯为善。

出陕华诸郡，形大小方圆无定，色似硫黄，中有淡白点如花之蕊。东垣云：治金疮，血行则却。合和硫黄同炼服之，或只用火煅亦好。仓卒不及煅炼者，但刮末敷之即合，仍不作脓溃，其效如神。又疗产后血晕、恶血，另研极细。

石　灰

石灰温辛风化良，疗疥生肌不入汤，
善杀痔虫点黑子，产妇泡水洗脱肛。

火煅石而成灰，水解者力劣，风中自解者力大。有毒。主疽疡疥痒，热气恶疮，死肌堕眉，痔瘘，瘿瘤，白癜，妇人粉刺，汤火金疮，疗骨疽，杀痔虫，除黑痣，蚀恶肉，生好肉，多用濂膏调涂，不入汤药。妇人产后阴肿肠脱，玉门不闭，取一斗熬黄，以水三斗投入，澄清蒸洗。兼治吐血，血痢，解酸酒毒，暖水脏，又能伏硫黄，去锡晕，制雄黄、硇砂，可用作外柜。凡使点瘀肉，生用亦可，止血炒红色。《雷公》用醋浸一宿，火煅令腥秽气出，存性研细。古冢中及败舡茹，平，主妇人遗尿及崩中吐痢血不止，煮服或烧为末服。余治与石灰同。

松烟墨

松烟墨辛能止血，善合金疮去目芒，
痢下崩中并难产，产后血晕醋摩尝。

烧松节烟和胶作者方可入药，无毒。止血生肌合金疮，主眯目，物芒入目，磨点瞳子上即出。又止血痢，妇人崩中漏下，难产，子死腹中，胞衣不下，产后血晕，腹痛引腰脊，酒醋童便任摩服之。又治小儿客忤，大人中恶心腹痛胀。为末，水调服之。丹溪云：属金而有火，入药甚助补性。汤药磨刺，丸、散火煅细研，或水浸软纸包煨锉。不问徽墨、京墨，油烟任光如漆且香者，勿用。

苏合香

苏合香甘温无毒，除邪去蛊杀三虫，
霍乱瘟疟并痫痓，痰厥中气与中风。

《梁书》云：天竺国出苏合香。是诸香汁合煎之，其形如酥。或云是狮子屎者，非也。除邪气鬼精梦魇，杀蛊毒，去三虫，破宿血，止心腹痛、霍乱吐泻、瘟疟痓痫、中风中气、痰厥口噤不省，久服通神。

安 息 香

安息香平辛苦味，去蛊毒辟诸恶气，

暖肾涩精无梦交，更和心腹鬼胎疰。

言能安定人之气息也。出波斯国，树脂液也。形若松脂，黑色成块，新者亦柔韧。无毒。主辟蛊毒及一切恶气，暖肾气，止遗精、夜梦与鬼交，和心腹，定霍乱、鬼胎、血邪、血晕。烧之通神。酒浸研。

白 蜡

白蜡外科之要味，禀金收敛坚凝气，

生肌止痛续骨筋，补虚治痨益脾肺。

一名虫蜡，冬青树上细虫，食树液而成者。属金，全禀收敛坚凝之气，外科之要药也。生肌止血定痛，接骨续筋，得合欢树皮良。补中虚，杀痨虫，止咳止泻，润肺脏，厚肠胃。另研用。

露 蜂 房

露蜂房味苦咸平，消疬乳痈及齿疼，

痔漏风疹与癫痫，止女崩中儿咳声。

此即木上黄蜂窠，大者如瓮，小者如桶。其蜂黑色，长寸许，螫牛、马、人乃致死者，用此尤效。人家屋间亦往往有之，但小而力慢，不若山林中得风露气者，故名。有毒。主瘰疬成瘘作孔，和猪脂调涂。治乳石发则头痛，烦热，口渴，溺赤，水煎服之，当利诸恶毒，随小便出。风牙肿痛，盐填满孔，烧灰敷之。肠痈痔漏，皮肤瘾疹瘙痒，火熬，酒调服之。惊痫瘈疭，寒热邪气，癫疾，鬼精蛊毒及妇人崩中漏下，小儿咳嗽，喉痹，并酒调服之。又疗蜂螫肿毒，解诸药毒。《别录》云：和乱发、蛇蜕，三味烧灰，酒下，主恶疮疽、附骨疽，根在脏腑，历节肿出，疗肿恶脉，诸毒皆瘥。凡使须十二月采，洗去蜂粪泥土，蒸半日，晒干，炙令焦黄，细研。恶干姜、丹参、黄芩、芍药、牡蛎。土蜂窠，不入汤药。治痈肿不消，醋调涂，干即易之。

蜂 子

蜂子微寒俱有毒，止呕利便和心腹，
土蜂消肿制蜘蛛，蜜主吐虫黄面目。
蠮螉止咳治久聋，房医霍乱乳调服。

蜂，尾尖利有锋芒也。俱取其房中白如蛹，未成头足时炒用之，亦可以盐炒，日干，寄入京、洛以为方物。食之者，须以冬瓜、苦荬、姜、苏以制其毒。大黄蜂，即人家屋上及大木间作房者。专主干呕，心腹胀痛，利大小便。土蜂，即土穴居者。主痈，嗌痛；又烧灰油调敷蜘蛛咬。此物能食蜘蛛，亦取其相制也。蜜蜂，味甘，主大人、小儿腹中五虫口吐出者，面目黄，补虚羸伤中，久服益气轻身，令人光泽，兼治头风蛊毒、丹毒风疹、腹内留热、大小便闭，去浮血、妇人带下，下乳汁。大抵蜂类，性效皆不相远。畏黄芩、芍药、牡蛎。蠮螉，处处有之。黑色而细腰，虽名土蜂，而不在土中作穴。但摙土于人家壁间，或器物旁作房如竹管，取他虫于房中化为己子。《诗》云：螟蛉有子，蜾蠃负之是也。味辛、平，有毒。主久聋，咳逆，呕逆，毒气出汗。疗鼻窒，生捣窨竹木刺。入药炒用。其土房主痈肿风头，小儿霍乱吐泻，微炙为末，乳汁下一字即止。又研细醋调，涂蜂螫。

雀 瓮

雀瓮放子名天浆，甘平无毒抹诸疮，
小儿惊痫不可缺，撮口风堪刺口旁。

即毛虫房也。好在石榴树上，似蚕而短，背上有五色斑毛，刺人有毒。欲老者口吐白汁，凝聚渐坚硬如雀卵。其子在瓮中作蛹，久而作蛾，出枝叶上放子复为虫。又曰：雀好食其瓮中子，故俗间呼为雀儿饭瓮，又名天浆子。八月采，蒸之。主小儿慢惊，惊痫，寒热结气，蛊毒鬼疰。又小儿撮口不得饮乳者，先刺口旁令见血，以瓮内汁和鼠妇捣涂之。《局方》皆以粪虫为天浆子，以之治疳则可，若治惊风方须用此也。

蜘　蛛

蜘蛛寒毒敷诸疮，背疔瘰疬卒脱肛，
牙蛀口㖞腋下臭，㿗疝奚疳独可尝。

有知觉，吐丝结网，飞虫触则诛之。发背疔疮，先挑四畔血出根露，捣烂醋和敷上，干即易之。瘰疬，无问有头无头，日干为末，酥调贴之。已有疮口出脓者，烧二七枚干掺。疣赘，取花蜘蛛丝于黄丹中养之，夜系旦落。卒脱肛及久泻脱肛疼痛，瓦合内烧存性，入黄丹少许为末，先用白矾汤洗净拭干，掺药软处，手掌托入。牙齿有孔，取壳一枚，绵裹按其内。中风口眼㖞僻，捣摩颊车上，候正即止。腋下狐臭，用盐泥、赤石脂为窠子，纳裹蜘蛛，烧为末，入轻粉一字，米醋调，临卧洗净腋下敷之，来早泻下恶汁恶物。已上皆外敷也。大人、小儿㿗疝，阴狐疝气，偏有大小，时时上下；小儿下奚疳，三年不能行，烧熟啖之或入丸服。有被毒蜂、蜈蚣咬者，生置痛处，令吸其毒，其蜘蛛醉死，以冷水浸之即活。蛇蝎咬，捣汁涂之。又七夕日取其网，置衣领中，疗喜忘。凡使勿用五色者，要身小尻大，深灰色，腹内有苍黄脓，去头足，研膏用。然此物中人尤惨，惟饮羊乳可制其毒。若遗尿着人，令生疮癣。壁钱虫，似蜘蛛，在暗壁间作白幕如钱。无毒。主鼻衄及金疮下血不止，取虫汁点疮上及鼻中。亦疗外野鸡病下血。其钱幕主小儿吐逆，取二七煮汁饮之。

牡　鼠

牡鼠味甘平无毒，捣窨折伤筋骨续，
贴诸疮用蜡油煎，肝脑涂针及箭镞，
肉热专消小儿疳，粪治儿痫与劳复。

牡，雄也。其屎两头尖者是，又名猳鼠。生捣全身，窨折伤止血，续筋骨。又大雄鼠一枚，浑用，清油一斤，黄丹五两，黄蜡一两，如常法煎成膏药，贴诸疮肿、冻疮、折破疮、汤火疮，去痛而凉，兼灭瘢疵极良。又治痈疮中冷，疮口不合及蛇刺毒痛，用皮烧灰封之。鼻齆出脓血及破伤风，用头烧灰，猪脂调敷。医针人而针折及箭镞、刀刃、竹木刺入肉，在诸隐处不出者，并捣鼠肝及脑封之即出。又脊骨未长，齿多年不生者效。四足及尾，主妇人堕胎易出。胆汁，点耳治老聋，点眼治晚不见物，但死即胆消，不可得之。肉，热，无毒。主骨蒸痨极，四肢羸瘦，杀虫，小儿疳积，哺露腹大，内有癥瘕，贪食倍常，大人石水鼓胀，妇人乳汁不通，去皮骨取肉，和五味作羹，或煮粥食之。但勿令食着骨，甚瘦人。粪，微寒，无毒。主小儿痫疾大腹，伤寒劳复，室女月水不通，孕妇难产，子死腹中，并烧灰水煮服之。又治鼠瘘，以新屎一百粒收置密器中，六十日杵末，即敷疮孔。鼺鼠，出山都平谷，状如蝙蝠，大如鸱鸢，毛紫色，长尾，夜行飞生，即飞生鸟也。性温，南人取其皮以为暖帽，或取皮与产妇临蓐持之，堕胎令易产。

猬　皮

猬皮无毒苦甘平，痔肿连阴及腰疼，
止血宽膨除疝积，开胃进食补下停。

猬，畏也。周身刺利可畏，虽虎狼亦不敢伤。主五痔肿痛，不问新久，或连阴肿痛及腰背疼，阴蚀血汁不止，肠风下血，蛊毒下血，并酒煮服之。烧灰绵裹塞鼻，止衄。《日华》云止汗血是也。又腹胀痛、疝积，烧灰酒下。善开胃气，止吐逆翻胃，令人能食，补下焦弱。《衍义》云：从虫从胃有义焉。兼治小儿卒惊啼。凡使猪蹄者良，鼠脚者次。入药烧灰，或炙黄，或炒黑，或水煮，任入汤、丸。畏桔梗、麦门冬。得酒良。脂可煮五金八石，注耳治聋。肉可五味淹食，治同皮。惟骨食之令人瘦小。又豪猪形似猬而大，取其肚并屎烧干为末，每早空心酒下二钱，有患水病鼓胀者，服此肚一个便愈。但此猪多食苦参，只治热风水胀，不治冷胀。

石　蟹

石蟹无毒味咸寒，痈肿漆疮敷即安，
更点青盲并翳眼，熟水摩吞救产难。

海蟹年深水沫相着，因化为石，每遇海潮风飘出，为人所得，疗痈肿漆疮，醋摩敷之。青盲、目淫、肤翳、丁翳，细研水飞，入诸药相佐点之。又催生落胎，止血晕。治天行热病，解一切金石药毒、蛊毒，并水摩服之。

木　鳖

木鳖甘温疗折伤，消肿生肌愈恶疮，
面刺乳痈腰强痛，洗痔肿痛连及肛。

形似鳖，出朗州及南中。无毒。主折伤，消结肿、风毒恶疮，生肌，除粉刺皯黵、妇人乳痈，止腰痛，洗痔疮及肛门肿痛，醋摩消酒毒。去壳，细锉，麸炒。

羊　蹄

羊蹄根苦寒无毒，阴蚀侵淫头上秃，
癣疮肿毒醋摩敷，止血杀虫功最速。

叶似羊蹄，高三四尺，茎节间开紫赤花，子名金荞麦，根似牛蒡而坚实，夏中即枯，亦可作菜食。丹溪云：属水，走血分。似苦荬，甘而不苦。多食滑大肠，生痒。主头秃，疥癣，肿毒，疬疡疽痔，女子阴蚀侵淫，喉痹不语，并取根，醋摩敷之。除热，杀虫及小儿疳虫，解诸鱼毒、蛊毒，赤白痢，大便不通，肠风下血，并水煮汁服之。又生捣汁服，治产后风秘。

天 名 精

天名精寒甘且芳，杀虫消肿敷诸疮，
破血止血除诸痹，便难烦渴可煎汤。
子如鹤虱平苦味，主蛔咬心痛莫当。

此草得天之精所生，大有灵异。昔人射一鹿，剖五脏，以草塞之，蹶然而起，故又名活鹿草。南人呼为火炊，花实全类豨莶，但豨莶苦而臭，名精辛且芳，故又名麦句姜。在处有之，夏秋抽条，颇似薄荷，花紫白色，叶似菘菜而小，无毒。杀小虫，除诸毒，疗疮痔瘘，金疮内射，身痒瘾疹不止，揩之立已。主瘀血血瘕欲死，下血止血，利小便，去痹，除胸中结热，止烦渴，逐水，大吐下。五月采，阴干。垣衣为使。子，形如鹤虱，黄黑色，微毒。主蛔虫、蛲虫咬心腹痛，杀虫丸散中为最要药，兼止疟，敷恶疮，入药微炒。

柳　华

柳华寒苦退疸黄，根叶皮攻疔肿疮，
絮止炙疮痈用实，煎枝含汁治牙良。

从木从卯。一云从丣，古酉字也。二月建卯，逢之而荣，故从卯；八月建酉，逢之而零，故或从丣。柳初生时，黄蕊子为花，及花干絮方出。絮之下有小黑子，随絮而飞，以絮为花者误矣。花，无毒。主风水黄疸面热黑，痂疥恶疮，金疮止血，治湿痹，四肢挛急膝痛。叶及枝叶煎膏，涂痈疽肿毒，疔疮，妒乳，反花疮，疥痂，漆疮，长肉止痛，续筋骨，煎洗马疥立愈。又治心腹气血作痛，天行热病，传尸骨蒸劳，汤火疮毒入腹，及服金石药人发大热闷，并下水气。絮，主止血，贴灸疮良，入池阴处化为浮萍。又多积可捶毡，与小儿卧益佳，以性凉也。实，主溃痈，逐脓血。子汁疗渴。枝细锉煎汁含之，治齿痛，洗风毒肿痒。

桦木皮

桦木皮苦平无毒，初肿乳痈调酒服，
时行热毒豌豆疮，诸黄疸症浓煎熟。

皮有花纹，北来者佳。治乳痈初发，肿痛结核欲破脓者，为末，酒下一钱即睡，一服而愈。伤寒时行热毒，发豌豆疮及诸黄疸症，浓煮汁饮之良。又烧灰合他药治肺风毒。

黄　药

黄药苦平主恶疮，瘘疮喉痹犬咬伤，
取根研汁随含敷，治马原来用此方。

其根初采湿时红赤色，暴干则黄。无毒。主诸恶肿疮瘘，喉痹，蛇犬咬毒，取根研，内服外敷。亦治马心肺热有功。子肉，味酸。治咯血，鼻衄不止。又浸酒服之，治瘿气神效。略消即止，不可过剂。

剪　草

剪草专治疥癣痒，祛痨止血效非常，

根名白药诸疮用，末调鸡子护胎伤。

剪草，状如茜草、细辛，婺州产者佳。气凉，无毒。治恶疮瘘蚀，疥癣风痒，浸酒服之。治痨瘵，用末一斤，蜜二斤，和成膏，不犯铁器，九蒸九晒，每用四两，以匙炒药如粥，五更面东服之，良久进粟米粥压之，或吐虫而愈。若久病肺损咯血，一服即愈。寻常咳血妄行，服一匙即愈。白药，辛、温，无毒。主诸疮，痈肿不散，取生根捣敷，或水调干末敷之。金疮折伤敷之，止血定痛生肌。孕妇伤寒护胎，为末，鸡子清调涂脐下胎存生处，干即以温水润之。又治胸中热塞，噎痹不通，咽喉肿痛，消痰止嗽，治渴，止吐血。解野葛、生金、巴豆药毒。亦治马肺热，药有功。

莽　草

莽草苦辛温有毒，头痒喉痹蛀牙风，

瘰疬诸疮皮肤痹，更消疝瘕杀鱼虫。

生蜀中，似石南而叶稀，无花，实揉之作椒气。治头风痒，可用沐，勿令入眼。疗喉痹不通，及蛀牙肿痛，浓煎汤，热含吐之，漱口勿咽。治瘰疬结核坚肿，痈疽，乳难，乳痈未溃，头疡白秃，与白蔹、赤小豆为末，鸡子白调涂，干即易之。一切风疽，疝瘕，血凝肿坠，及风湿皮肤麻痹，煎汤淋洗。杀虫鱼，不入汤药。

败　酱

败酱苦咸化脓水，肠痈痔瘘能消补，

逐瘀破癥祛痹风，最益妇人陈良甫。

出近道。叶似豨莶，丛生，花黄，根似柴胡，色紫，作陈败豆酱气。微寒，无毒。能化脓为水。消肠痈，补痔瘘，一切疮痍疥癣，丹毒暴热，火疮赤气，马鞍热气，除痈肿、浮肿、结热，破多年凝血，消癥结，治风毒、瘘痹。陈良甫云：即苦荠菜，最益妇人。治血气心痛，赤白带下，催生落胎，产后血晕，烦渴腹痛，胎前后诸病，皆治之。兼治赤眼，障目胬肉，聤耳，鼻洪吐血。八月采根，日干，锉碎，和甘草叶相拌，蒸半日，去甘草晒用。

酸　　酱

酸浆气寒一味酸，退热利水治产难，
另有三叶酸浆草，止渴通淋带下安，
瘑瘘恶疮频捣敷，杀虫孩子可常餐。

天下有之，苗似水茄而小，叶亦可食，实作房如囊，囊中有子如梅李大，赤黄色，味如酸浆。微寒，无毒。主热烦满，定志益气，利水道，难产吞其实立下。其根如菹芹，白色，绝苦，捣汁饮治黄病多效。五月采，阴干。三叶酸浆，又名酢浆草。生道旁下湿地，叶如水萍丛生，茎端三叶，叶间生细黄花，俗名酸车草。南人用揩鍮石器令白如银，味酸寒，无毒。主解热渴，诸淋涩痛，妇人赤白带下，捣敷瘑瘘恶疮，杀诸小虫。嫩叶，小儿食之可除热。夏月采叶，阴干。

营　　实

营实酸平即蔷薇，疗诸痈毒恶疮痍，
根治金疮伤挞肉，血痢肠风疳瘦儿。

即蔷薇子。白花者良，无毒。主痈疽发背，恶疮，疮疖溃烂疼痛，结肉跌筋，败疮热气，阴蚀不瘳，头疡白秃。利关节，久服益气轻身。根，味苦、涩，冷，无毒。主热毒风、痈疽、恶癞、疥癣、金疮伤挞，生肉复肌，及口舌生疮，箭镞鲠刺不出，牙齿疼痛。又治五脏客热，除邪逆气，通血脉，止赤白痢，肠风下血，小儿疳虫，腹痛疳痢。八九月采，去根，粗布拭去黄毛，细锉，浆水拌蒸一宿，晒干用。

梁　上　尘

梁上尘能消软疖，又止中恶鼻衄血，
兼消腹痛噎难通，安胎催生脬系戾。

又名乌龙尾。性平，无毒。主痈毒，阴肿，妇人妒乳，小儿头疮软疖，醋和敷之。中恶，鼻衄，腹痛，噎膈，妇人胎动欲产，横生倒产及转脬小便不通，并酒调服之。又自缢死，取末吹两耳鼻中即活。凡使须去烟火远。高堂殿上者，拂下筛用之。

东 壁 土

东壁土取向朝阳，敷诸痈癣及脱肛，

疟痢泄泻多烦闷，药伤毒中尽堪尝。

以一壁论之，外一面向东，常先见晓日，得初阳少火之气，若向南者，则壮火食气，故专用向东者，多年被烟熏者尤好。气温，无毒。主背痈疮疖，干湿癣，豌豆疮，为末敷之；或生姜汁调涂，加黄柏少许。又主下部疮，脱肛，小儿脐风疮。治瘟疟、泄痢赤白、腹内绞痛、霍乱烦闷，服药过剂及中毒烦闷欲死，水调服之。又解诸药毒，肉毒，合口椒毒，野菌毒。

以上治疮毒通用。

冬灰 即浣衣黄灰。烧诸蒿藜积聚炼作之，今用灰多杂薪，蒸乃不善。《衍义》云：诸灰一烘而成，惟冬灰则经三四月方彻，炉灰晓夕烧灼，其力燥烈而体重，今一爇而成者，体轻力劣，故不及冬灰。味辛，微温。和石灰熬煎，以点息肉，疽蚀疥瘙。去黑子疣赘，不可广用，烂人皮肉。桑柴灰，入药绝奇。一方取鳖一个，治如食法，以桑灰汁煎如泥，和诸癥瘕药重煎堪丸，众手丸如梧子大，日服十五丸，癥瘕痃癖无不愈者。或单淋汁服之，亦去风血癥块、水肿。锻铁炉中灰，兼得铁力，故主癥瘕坚积有效。灶中热灰，和醋熨心腹冷气痛及血气绞痛，冷即易。

百草灰 端午日采露取之一百种，阴干，烧灰，以井花水为丸，重烧令白，以醋和为饼，腋下挟之，干即易，当抽一身痛闷，疮出即止。以小便洗之，不过三度，腋臭自无。又主金疮，止血生肌，取灰和石灰为丸，烧令白，刮敷之。

不灰木 出上党，石类也。其色青白如烂木，烧之不燃，或云即滑石根也。若要烧灰，砍破以牛乳煮了，更以黄牛粪烧之成灰。大寒。主热痱疮，和枣叶、石灰，为粉敷之。

炉甘石 《本草》不载，《局方》治眼以之为君。轻白如羊脑，不夹石者佳。用砂罐一盛一盖，于炭火中煅令通赤，以童便或黄连水淬之，再煅再淬九次，细研水飞过用。

姜石 所在有之，生不见日色土石间，状如姜，有五色，惟白者良。味咸，寒，无毒。疗疔肿，乳痈，发背，豌豆疮，并火煅醋淬为末，鸡子清或醋调敷之效。大凡石类多主痈疽。

绿青 即石绿。出信州有铜处，生山之阴，其中青白花文可爱，即画工用作绿色者，土人以为妇女服饰。入药当用颗块如乳香，不夹石者佳。味酸，寒，无毒。主益气，疗鼽鼻，止泄痢。今医用吐风涎虽验，亦能损心。细研水飞。

白青 生豫章山谷。今空青圆如铁珠，色白而腹不空者是也。研之色白而碧，亦谓之碧青，不入画用，无空青时亦用之。味甘、酸、咸，平，无毒。主心下邪气令人吐，杀诸毒三虫，利九窍，治耳聋，明目通神，轻身不老。

扁青 蜀郡者块大如拳，其色青，腹中亦时有空者；武昌者块小扁而色更佳。味甘，平，无毒。主折跌痈肿，金疮不瘳。治目痛，破积聚，解毒气，利精神，去寒热风痹，及丈夫茎中百病内绝，益精，令人有子。久服轻身不老。

肤青 生益州。味辛、咸，平，无毒。主蛊毒及蛇菜肉诸毒，诸恶疮。不可久服，令人瘦。

降真香 和诸香烧之，直上天，召鹤盘旋于上。味温、平，无毒。主天行时气怪异，烧之避邪恶之气也。

薰陆香 出天竺国，树生于砂中，盛夏树液流出，状如桃胶，黄白色，合香家要药。微温，疗恶疮及风水毒肿，去恶气、中恶邪气、伏尸。治齿虫痛不可忍。《图经》云：治肾气，补腰膝，疗霍乱，治血止痛。制同乳香。

鸡舌香 出昆仑。采花酿之成香。合香家要用，不止入药。味辛，温，无毒。疗风水毒肿，去恶气，止霍乱心痛，吹鼻杀脑疳，含口治龋齿、口臭，和黄连、乳汁点目，睛明倍常。

茅香 生剑南道诸州。三月生，苗似大麦，五月开白花。味苦，温，无毒。敷灸疮、金疮，止血定痛。煎汤止吐血鼻衄，又主中恶，温胃止呕吐，疗心腹冷痛、热淋。苗叶煮作汤浴，辟邪气，令人身香，合诸名香甚奇。

鼠李　即牛李子也。木高七八丈，叶如李，但狭而不泽，子生于条上四边，生青熟黑，至秋叶落，子尚在枝，是处有之。味苦，小毒。主寒热瘰疬、瘘疮，日干，九蒸，酒渍服。能下血，除疝瘕，积冷气，治水肿腹胀。皮主诸疮、寒热毒痹，除身皮热毒。根，主口中疳疮，和蔷薇根煎膏，含咽即瘥，亦可敷背发。煮浓汁含之，治䘌齿；服之治疳虫蚀脊。

鹿藿　苗似宛豆，有蔓而差大，根黄而香，人取以为菜，微有豆气，山人谓之鹿豆，亦堪生啖。味苦，平，无毒。主肠痈、瘰疬、疮疡，杀蛊毒，止头痛及女子腰腹痛不乐。五六月采苗，日干。

牛扁　生下湿地。叶似石龙芮，根似秦艽而细。味苦，寒，无毒。主身皮疮热气，可作浴汤。又主牛病、牛虱。入药用根。

鸢尾　叶似射干而阔短，不抽长茎，布地而生，花紫碧色，根似良姜，皮黄肉白。味苦，平，有毒。主飞尸蛊毒，邪气鬼疰诸毒。破癥瘕积聚，去水，下三虫，疗头眩，杀鬼魅。十月采根，日干。

韭乌　生大石及木间阴湿处，青翠茸茸，似苔而非苔，长四五寸。味甘，寒，无毒。主金疮内塞，疗黄疸，去皮肤寒热往来，利小肠、膀胱气，补中益气，好颜色。烧灰浴发令黑。

蜀羊泉　俗名漆姑叶，似菊花，紫色。子类枸杞子，根如远志，无心，有糁。味苦，寒，无毒。主头秃，恶疮，热气，疥瘙痂癣虫，漆疮，龋齿，女子阴中内伤，皮间实积，小儿惊痫。三四月采苗叶，阴干用。

白兔藿　一名白葛，蔓生，叶圆厚若莼，茎俱有白毛。味苦，平，无毒。主蛇虺、蜂虿、瘈犬、菜肉、蛊毒、鬼疰、风疰，诸大毒不可入口者，煮汁饮之，即解。又去皮，可末着痛上，立消。五月采苗叶，日干。

鸭跖草　生平地。叶如竹，高一二尺，花深碧，有角如乌嘴，故又名碧竹子。花可染色。味苦，寒，无毒。主痈疽，疗肿，丹毒，瘴疟，热痢，痰饮，狂痫，瘕癥，痞满，气肿，蛇咬。和赤小豆煮，下水气、湿痹，利便。

鼠尾草 苗如蒿，夏月茎端作四五穗，若鼠尾。花有赤、白二色，叶堪染皂。味苦，寒，无毒。主鼠瘘寒热，下痢脓血不止，煎膏服之。白花者主白下，赤花者主赤下。四月采叶，七月采花，阴干用。

蛇含草 处处有之，生下湿地。一茎五叶或七叶。有两种，当用细叶、黄色花者。味苦，寒，无毒。昔田父见一蛇被伤，一蛇含草着其伤处，经日伤蛇乃去。因取此草捣汁，以敷蛇虺、蜂、蜈、疮毒皆验，故名。又主金疮，疽痔，鼠瘘，恶疮，头疡，丹毒，疮肿。兼治惊痫寒热，心腹邪气，腹痛，湿痹。养胎，治产后泄痢，利小儿。八月采叶，日干。勿令犯火。

金星草 多生背阴木石上，单生一叶，长一二尺，至冬背上生两行相对如金星子。其根盘屈如竹，无花实，凌冬不凋。五月和根采，风干用。味苦，寒，无毒。主痈疽疮毒，解硫黄、丹石毒。发于背痈肿、结核，酒煎服之，外为末冷水调涂。石药悉下，然性至冷，服后须补，老人不可轻服。

千金藤 生北地者，根大如指，色黑似漆；生南土者，黄赤如细辛。主痈肿发背，一切血毒诸气，霍乱中恶，天行瘴疟，虚劳痰嗽不利，蛇犬毒，药石发，癫痫蛊毒并宜。煎汤浸酒，治风轻身也。

预知子 出蜀中。蔓生大木上，叶有三角，八月结实，生青熟红，每房有子五七枚，如皂子，斑褐色，润如飞蛾。冬月采，阴干。味苦，寒，无毒。取二枚缀衣领上，遇蛊毒物即则则有声，故名预知。若中其毒，去皮为末，水煎服之有效。《日华》云：主一切病，治风补虚，破痃癖气块、天行瘟疫，消宿食，止烦闷，利水道，催生，杀虫，解诸毒药，敷蛇虫咬。

牙子 其根芽似兽之牙齿。味酸，寒，有毒。主邪气热气，疥瘙恶疡，疮痔阴蚀，金疮蛇毒，水煎洗或捣敷之。杀寸白、腹脏一切虫，止赤白痢，水煎服之。八月采根，日干。中湿腐烂生衣者杀人。芜荑为使。恶地榆。

鬼臼 生深山岩谷之阴。叶似蓖麻，初生一茎，茎端一叶两歧，年长一茎，茎枯为一臼，二十年则二十臼也。三月开赤花，开后结实。根似射干。八月菜根，日干。味辛，温，有毒。主蛊毒鬼疰精物，辟邪恶，解百毒，治传尸劳瘦，止咳嗽喉结，去目中肤翳。不入汤药。

女青 叶圆而臭，两叶相对，结子似瓢，大如枣，根似白薇。味辛，平，有毒。主蛊毒，鬼气，瘟疟，虫蛇毒。八月采根，阴干。

紫葛 春生冬枯，蔓似葡萄而色紫。八月采根、皮，日干用。味甘、苦，寒，无毒。主痈肿恶疮，为末，醋和封之。又金疮生肌，破血补损及瘫痪挛急，产后血气冲心，烦渴，并水煎服。

栾华 出汉中，叶似木槿而薄细，花似槐而稍长，堪染黄色；子似豌豆而坚黑，堪为数珠。味苦，寒，无毒。和黄连煎膏，疗目痛赤烂、泪出伤眦，消目肿，大效。五六月采花，日干。决明为之使。

荩草 生溪涧侧。叶似竹而细薄，茎亦圆小。荆襄人煮以染黄色，甚鲜。《诗》云绿竹猗猗是也。味苦，平，无毒。主痂疥白秃，一切恶疮疡气，杀皮肤小虫。兼治咳喘上气，久寒惊悸。九月采，阴干。畏鼠妇。

积雪草 处处有之。蔓生溪涧侧，叶圆如钱，又谓之地钱草。味苦，寒，无毒。主一切热毒，痈疽肿毒，恶疮鼠瘘，风疹疥癣，浸淫赤熛，皮肤暴热，小儿丹毒寒热，腹内热结，内服外敷。八九月采苗叶，阴干。

坐拏草 生江西。六月开紫花，结实。土人采其苗治打扑，兼壮骨，治风痹。《神医普救》治风方中已有用者。

荠苨 出川蜀江浙。春生苗茎，全似人参而叶小异，根似桔梗但无心为异，故名土桔梗。味甘，寒，无毒。主杀蛊毒，解百药毒，治热狂温疾，丹石发动，封疔肿，窨毒箭、蛇虫咬。

人家收为果，或蒸作羹菹食之，利肺气，和中，明目。

黄环 生蜀郡。味苦，平，有毒。主蛊毒鬼疰邪气在脏中，除咳逆寒热。三月采根，阴干。恶茯苓、防己、干姜。

藿菌 出沧州。形似菌，色白轻虚，表里相似，乃鹳屎所化也。秋雨时即有，天旱及霖即稀。味咸、甘，平，小毒。主疽蜗恶疮、白癣白秃，止心痛，温中，除腹内冷痛、瘕癥，去长虫、蛲虫、寸白、蛔虫，杀蛇、蜂等毒。日干用。得酒良。畏鸡子。

徐长卿 三月生苗似小桑，两叶相对，七月着子，十月苗枯，根黄似细辛，微粗长而有臊气。味辛，温，无毒。主百邪鬼疰、蛊毒恶气，去疫疾温疟。久服强悍，益气延年。三月采根，蜜拌蒸三时，日干。

石下长卿 味咸，平，有毒。主鬼疰精邪恶气，杀蛊毒老魅，啼哭悲伤，易忘恍惚。

被子 味甘，温，有毒。主腹中邪气，蛊毒鬼疰伏尸，去三虫蛇螫。

头垢 温。治淋闭，主噎，疗劳复、蛊毒、蕈毒。百邪鬼魅，马肝杀人，并可服之。蜈蚣犬咬，竹木刺入肉，并外敷之。

海马 出西海。大小如守宫虫，首若马，身如虾，背伛偻有竹节纹，长二三寸，色黄褐，以雌雄各一为对。性温，平，无毒。主妇人难产，带之于身神效，或烧灰酒下。亦入血气药中。采之日干，酥炙。

蜗牛 即蜒蚰。有四角，背上别有肉以负壳行。味咸，寒，有毒。治发背，取活者一升置瓶中，以井水浸一宿取出，涎水调蛤粉敷之，日十余度则痛止疮愈。齿䘌有虫，烧壳灰揩之效。大肠虚脱，烧灰猪脂调敷，立缩。蜈蚣咬，取汁涂之。又主贼风㖞僻，筋急腕跌，小儿惊痫疳疾。入药炒用。

地胆 出梁州。状如大马蚁，有翼。味辛，寒，有毒。主寒热鼠瘘，恶疮死肌，蚀疮中恶肉，鼻中息肉，鼻齆，能宣瘰疬根，从小便出。兼破石淋、癥瘕，堕胎，散结气，杀鬼疰蛊毒。恶甘草。抑考陶隐居云：此一虫五变，疗皆相似。二三月在芫花上，呼为芫青，颇似斑蝥，但纯青绿色，背上一道黄文，尖喙；四五月在王不留行上，呼王不留行虫；六七月在葛花上，呼为葛上亭长，形似芫青，但身黑而头赤，如亭长之着玄衣赤帻也；八月在豆花上，呼为斑蝥；九月、十月欲还地蛰，呼为地胆，随时变耳。各以时采，阴干，制同斑蝥。

贝子　出东海，洁白如鱼齿。古人用以饰军服，云南用为钱货易。味咸，平，有毒。主点目翳，去鬼疰蛊毒、腹痛下血，破五淋，利水道，消浮肿，除寒热温疟，解肌散结热，杀饮食中毒，小儿疳蚀吐乳。入药，酒洗火煅，细研水飞用。

紫贝　形似贝而圆，大二三寸，紫质黑文。肉咸，平，无毒。似蛤蜊。食之解热毒、酒毒，壳煅灰敷痈疽，点眼明目去翳。

萤火　是腐草得大火气化成。味辛，温，无毒。主青盲明目，小儿火疮伤热气，蛊毒鬼疰，通神精。七夕采，阴干。

马陆　即百节虫。长二三寸，大如小指，身如槎，节节有细蹙纹起，色紫黑光润，百足，死则侧卧如环。味辛，温，有毒。主恶疮、息肉、白秃，去坚癥积聚，疗寒热痞结胁满。有人自服一枚便死。和糠炒，令糠焦黑，去头足研用。

石蚕　在处有之，生水中石上，作茧以蔽其身，蚕在其中。味咸，寒，有毒。主五癃石淋，解结气，利水道，除热，堕胎。

仙遗粮　又名土茯苓，味甘、辛，热，无毒。善治久病杨梅痈漏，及曾误服轻粉肢体废坏、筋骨疼痛者，能收其毒而祛其风，补其虚。若初起肺热便秘者不宜，寻常老弱亦可服之，健筋骨。得川椒、皂角良。

食治门

人知药之药人，而不知食之药人，世有误食一毒而宿疾遂愈者，天生万物以养人也，岂为口腹计哉？孙真人谓：医者先晓病源，知其所犯，以食治之，食疗不愈，然后命药，不特老人小儿相宜，凡骄养及久病厌药，穷乏无资货药者，俱宜以饮食调治。故采《食鉴本草》及《大观》，集韵为歌，更附各门方法于后。中有鳖肉、龟肉、麦芽之类，本门不载者，已采入五品正药，目录可查。凡言食某物忌某物者，养生家法也，脾盛善食者不拘。

米谷部

神曲、红曲、麦芽、油麻、食盐、扁豆、赤小豆、甘蔗，俱见前卷。

粳米

粳米无毒甘平味，能和五脏补脾胃，
长肌坚骨止泄烦，强志益精又益气。
蘖米温中宿食消，杵糠下噎取其义。

粳，硬也，坚硬于糯米也。即今白晚米与早米。赤白大小异族，惟白晚米为最。入手太阴、少阴经。平和五脏，补益胃气，长肌肉，壮筋骨，止烦渴泄痢，强心志，益肾精，益肺气。《养生书》云：气精皆从米变化而生，故字皆从米。有病者，煮粥食之，不杂一物，其病自愈。造饭过熟则佳。食干饭止泻，若常食干饭，令人热中，唇口干。和苍耳食，令卒心痛，烧陈仓米和蜜浆解之。和马肉同食，发痼疾。新熟者动气，经再年者发病。《液》云：白虎汤用之入肺，以阳明为胃之经，色为西方之白也；少阴证桃花汤用此，甘以补正气；竹叶汤用此，甘以益不足。蘖米，即谷芽也。去壳，止取蘖中之米，故曰蘖米。味苦，温，无毒。主寒中下气，开胃消食，除烦热。性温于麦芽。杵糠，即舂杵头细糠也。性平。主卒噎不下及反胃不止，刮取含之即去，亦取其舂捣之义耳。又烧末服之令易产。以糠作枕，损人眼目。

陈仓米

陈仓米咸酸涩温，调胃能止泄如奔，
宽中下气除烦渴，更消蛊肿封疮痕。

仓，廪也，即粳米以廪军人者。陈久者良。无毒。调胃缓脾，宽中下气，除烦止渴，消食涩肠，止泄痢，食之易饥，炊作干饭止痢；补中益气，坚筋骨，通血脉，起阳道；北人炊之于瓮中，水浸令酸食之，暖五脏六腑之气。凡热食即热，冷食即冷，假以火气，体自温平。黄米丸：治水蛊，用干系瓜一捧，去皮剪碎，和巴豆十四粒同炒，以巴豆色黄为度，去巴豆，入陈仓米，如系瓜之多少，同炒米黄色，去系瓜，为末，水丸梧子大，每汤下百丸，数服即愈。盖系瓜如人之脉络然，引巴豆之气入皮肤也。又蒸作饼，和醋封毒肿恶疮立差。

糯　米

糯米甘温主温中，止吐泻乱安胎宫，
炒黑敷疮黄止衄，多食热壅气不通。
秆又退黄并蛊毒，煮汁饮之立见功。

糯，软也。其米软而粘，即稻米也。今人用之作酒煮糖者，无毒。温中益气，实肠止泄，定霍乱，养下元，缩小便，治妇人胎动腹痛，下黄水，和气血药中服之，若杂肉同进则不利其子。炒黑水调，敷痈疽、金疮、水毒、竹木刺。炒黄为末，新汲水下二钱，治鼻衄不止。多食生热，壅诸经络气，令人神昏，嗳酸胀闷，久则动风，发疮，缓筋身软不能行。诸家因见食者多病此证，遂以糯性为寒，不知其性实温，而体质粘滞难化，脾胃弱者湿热生而气窒不通。观之造酒，其热可见。作糜粥食之，止消渴。合酒同食，醉难醒。稻秆，治黄病通身及蛊毒，煮汁饮之效。按五谷，稻、黍、稷、麦、菽。早米、晚米、糯米，皆稻也。旧说独以糯为稻则误也。陶隐居云：《诗》黍、稷、稻、粱、禾、麻、菽、麦，八谷也，俗人莫能证辨，而况芝英乎？然陶以禾即是粟。朱子《诗》注明言：禾者，谷连藁秸之总名。但八谷有粟则是，盖言粱则包粟在中。但诸谷皆以各方风土所宜、人事早晚有异为名，其种类最多，此识其入药者耳。

黍米

黍米益气味甘温，肺病相宜多则烦，
赤者微苦止咳嗽，霍乱泄痢作粥餐。
秫米能润大肠燥，酿酒蜷急自然伸。

性宜高燥而寒，故北地有。似粟而非粟，谷之类也；似芦高丈余，穗黑色，实圆重。大概有二种，米粘者为秫，不粘者为黍。黍又有丹、赤、黑数种。无毒。肺之谷也，肺病宜食。益气安中，补不足，宜脉。不可久食、多热，令人烦闷，昏五脏，好睡，发宿疾，缓筋骨，绝血脉。合葵菜食，成痼疾；合牛肉、白酒食，生寸白虫。赤黍米，皮赤米黄，味苦，微寒，无毒。主咳嗽咳逆，霍乱，止泄痢，除热止渴，下气。《衍义》云：但可为糜，不堪为饭，粘着难脱，然亦动风。秫米，似黍米而粒小，即《诗》之所谓稌也。性宜下湿而暑，故东南皆有之。宜作酒，肥软易消，故谓之软粟，又谓糯粟。味甘，微寒，无毒。止寒热，利大肠。能壅五脏气，动风，不可常食。又和茵陈、地黄酿酒服，治筋骨挛急；嚼烂涂疮疥、漆疮、冻疮，犬咬；又为末，鸡子白调涂肿毒。

稷米

稷米本是五谷长，甘芳可爱供祭向，
利脾胃解毒苦瓠，多食令人发痼冷。

稷，亦谷之类，似黍而小，即今之穄米，又谓之粢，为五谷之长。米熟芳香可爱，故取以供祭祀。其茎穗，人家用作扫帚。性冷，无毒。主益气安中，补不足，利脾宜胃，治热，解苦瓠、丹石毒。多食发三十六种冷病。八谷之中最为下苗。黍乃作酒，此乃作饭用之。不可与附子同食。

穬麦

穬麦除热味甘寒，令人轻健气力完，
大麦咸温止消渴，调中益气可常飧。

麦有穬麦、大麦、小麦、荞麦。穬是麦之皮号，犹稻为谷之通名也。穬麦亦大麦也，但大麦皮稍薄，小麦皮又更薄耳，故作糵，皆温中消谷。穬麦，无毒。主轻身除热，久食令人多力健行，不动疾。惟先患冷气人不宜。大麦，无毒。主消渴，除热，调中益气，补虚劣，壮血脉，实五脏，肥肌肤，益颜色，化谷食，疗胀止泄，头不白，不动风气。暴食之，稍似脚弱，为下气及肾腰故也。久甚宜人。熟即益人，带生即冷损人。作面无热燥，胜于小麦。蜜为之使。丹溪云：初熟时人多炒食之，此等有火，能生热病，人不知之。又和针砂、没石染须甚黑。

小　麦

小麦甘凉养心肝，除烦止渴利便难，
润咽更止漏唾血，浮者盗汗即时干。
麦苗退热消酒疸，麦奴治疫解金丹。

小，形小也；麦，脉也。以继续谷米，续民命脉，即今人所磨为面食者。无毒。主养心肝气，除热，止烦渴、咽干，利小便，止漏血、唾血、暴淋，杀蛔虫。合汤皆完用之，热家疗也。浮小麦，止盗汗，治大人、小儿骨蒸肌热，妇人劳热。入药微炒。麦苗，味辛，寒，退胸中邪热，消酒毒，除黄疸，利小便，绞汁服之。麦奴，即苗上黑霉。主烦热，解丹石、天行热毒。

面

面性甘温能补虚，强气厚肠实肌肤，
麸凉调中仍去热，面筋益气腹宽舒。
荞麦甘平去滓秽，食久风动脱眉须。

即小麦面，性温。不能消热止烦，惟养气补不足，助五脏，调经络，续气脉，实肤体，厚肠胃，强气力。其有湿热，能发诸病壅热，小动风气，不可常食。丹溪云：面热而麸凉，须晒令燥，以少润之，舂去皮，煮为饭食之，无面热之后患。《图经》云：凡麦秋种冬长，春秀夏实，具四时中和之气，故为五谷之贵。大、小麦，地暖处亦可春种之，至夏便收，然比秋种者四气不足，故有毒。又云：磨中石末在内，所以有毒。但杵作粉食之，补中气，和五脏。凡面食熟则益人，生则有损。古方治妇人乳痈不消，用白面半斤炒黄，醋调涂上，内又水煮服之。又炒食之，止痢。醋蒸罯折伤即定。麦麸，凉。调中去热，止泄痢，治时疾热疮，汤火疮烂，扑损折伤瘀血，醋炒罯之。第三磨者凉，谓其近麸也。面，温。消谷及诸生物，止痢消痔，主小儿痫。荞麦，性寒，无毒。实肠胃，益气力。久食动风，令人头眩。和猪、羊肉食之，患热风癞，脱人眉须。虽动诸病，犹锉丹石，能炼五脏滓秽，续精神。小儿赤丹，醋和敷之。杖疮，鸡子白调涂有效。其叶作茹食之，下气利耳目。多食即微泄。其穰烧灰淋汁，洗六畜疮。

大　豆

大豆甘平除胃热，逐水通淋散积结，
破瘀治风及痈疮，消谷宽膨炒作屑。
豆腐宽中脾胃和，大肠浊气能清别。

豆，即菽也。无毒。除胃中热痹，逐水胀、伤中淋露，散五脏结积，下瘀血。炒令烟未断，乘热投酒中，治风痹瘫痪、口噤、头风及产后风虚血病。和饭捣涂一切痈疮肿毒，小儿豌豆疮。炒为屑，主胃热，去肿除痹，消谷止腹胀。煮汁甚凉，可以压丹石毒，解乌头诸药毒，杀牛马瘟毒，兼能调中下气止痛，通关脉，杀鬼毒，治喉痹。食罢生服半两，去心胸烦热，热风恍惚，明目镇心，温补。又醋煮服，治子死腹中、胎衣不下。炒食极热，煮食及作豉极冷，作腐则寒而动气。黄卷及酱，平，牛食温，马食冷。一体之中，用之数等，大抵宜作药使耳。但有黑白二种，黑者入药，白者不用。其紧小者为雄豆，入药尤佳。恶五参、龙胆，得前胡、乌喙、杏仁、牡蛎良。黄豆，味甘，温。宽中下气，利大肠，消水胀肿毒。白豆，即今之饭豆，味咸，平。肾之谷，肾病宜食。补五脏，暖肠胃，调和十二经脉。其嫩叶谓之藿，可作菜食，利五脏下气。豆腐，味甘，平。宽中益气，和脾胃，下大肠浊气，消胀满。中寒多泄多屁者忌食。

大豆黄卷

大豆黄卷味甘平，湿痹痉挛膝痛疼，
更除气聚并积结，蓐妇瘀血即时行。
绿豆作者堪为茹，解热醒酒心自清。

即豆芽也。以生豆为之，芽出便晒干，名为黄卷。无毒。主湿痹筋挛膝痛，破妇人恶血及蓐妇药中多用之。又除五脏胃气结积，去黑痣面黯，润皮毛，益气解毒。入药微炒。

绿豆

绿豆甘寒解诸毒，热风消渴研汁服，
更治霍乱消肿浮，作枕清头明眼目。
粉掺痘疮不结痂，脾胃虚人难克伏。

色绿圆小者佳。皮寒肉平，无毒。解一切药草、虫鱼、牛马、金石等毒。除烦热风疹、消渴，生研汁服之。霍乱、吐逆、奔豚，和胡椒等分为末，冷水调服。又煮食，消肿下气，渗利小便。作枕治头风痛，明目。入药须带皮用之，去皮即小有壅气。豆粉，甘，平，无毒。市中货者多伪，入药须用真者。治小儿痘疮十余日，湿烂不结痂者，以粉掺之效。又解诸热。熟者胶粘，难得克化，脾胃虚弱人病者忌之。捣烂作饼炙食之佳。和五脏，安精神，行十二经脉，益气力，润皮肉，除热毒风，厚肠胃，可常食之。

淡豆豉

淡豆豉苦寒无毒，表汗吐烦及劳复，
定喘止痢更安胎，脚痛痈肿敷且服。

即常用豆豉，不入盐者佳。纯阴。主伤寒头痛寒热，一切时行瘴毒，和葱白服之，发汗最速。又能吐虚烦躁闷，心中懊侬，劳复食复。兼定虚劳喘急，暴痢腹痛，血痢，胎动血下。两脚疼冷，浸酒服之，以渣外敷。作饼灸发背痈肿。又杀六畜胎子诸毒，中毒药蛊气，殴跌瘀血聚腹，疟疾骨蒸，犬咬。单方：治阴茎疮痛烂，豉一分，蚯蚓湿泥二分，水研涂，干则易之。又中虾蟆毒，便闭脐痛，水煮服之。头风痛煎汤浴之即瘥。

粟　米

粟米咸寒养肾气，胃虚呕吐作为丸，
若除胃热须陈者，更治消中利小便。

粟，从卤，从米，象形也。即今之小米，山东最多。五谷中最硬，骨之硬粟，得浆水即易化。无毒。丹溪云：属水与土，陈者难化。《衍义》云：生者难化，熟者滞气，膈食生虫。所谓养肾补骨者，味咸故也。去脾胃虚热气弱，食不消化，呕逆反胃，汤饮不下，用粟米粉作丸梧子大，煮熟入盐少许，并汁食之，和中益气；兼治腹痛、鼻衄，解诸毒。陈者味苦，除胃热消渴，利小便，止泄痢，压丹石热。《衍义》云：利小便，故益脾胃。又粟粉炒黑，鸡子白调贴痈肿。泔汁，主霍乱转筋，卒热心烦，饮之立瘥。胃冷者不宜多食。臭泔，止消渴、五痔、疳痢，洗皮肤疮疥。下淀酸脚，杀虫涂恶疮。

粱　米

粱米三种粟之类。青黄白味性相似，
霍乱泄痢总能除，和中益气养脾胃，
黄去风痹青涩精，白治胃热多呕哕。

粱米损地力而少收，故人多种粟而少种粱。穗皆大而毛长，米比粟更壮大。青者襄阳出，黄者西洛出，白者东吴出。作饭味甘而淡，性皆微寒，无毒。惟黄粱得土中气，故味甘而平。俱养五脏，补脾胃，和中益气，止霍乱吐利烦渴，利小便，实大肠。黄粱米，治当风卧湿，遇冷所中成肢体顽痹；小儿面身生疮如火烧，为末，蜜水调敷。青粱米，去胃痹热，健脾，止泄精。醋拌百蒸百晒，可作糗粮。白粱米，除胃虚热呕吐，又除胸中客热，移五脏气，续筋骨。北人常食之。夏月作粟餐，亦以除热。

罂　粟

罂粟甘平除风热，散胸痰滞胃中翻，
竹沥作糜令下食，过服动脏及下元。

其房如罂，其子如粟。无毒。主行风气，祛逐邪热，散胸中痰滞，止翻胃及丹石发动不下食。和竹沥煮作粥，食之极美，然性寒，利大小肠，不宜多食，过食则动膀胱气耳。

酒

酒味苦甘辛大热，大扶肝胃活气血，
破癥行药辟恶邪，痰火病人宜撙节。
糟性温中宿食消，一切菜蔬毒可杀。

酒，酉也。酿之米曲、酉醉，久而味美也。味辛者，能散，为导引，可以通行一身之表，至极高之分；味苦者，能下；甘者，居中而缓；淡者，利小便而速下也。陶隐居云：大寒凝海，惟酒不冰，性热甚也。大扶肝养脾，厚肠胃，润皮肤，散胸中郁气，活肢体滞血，破癥癖，行药势，引入诸经，不止与附子同。杀百邪恶毒气，御风寒雾露。昔有三人触雾晨行，空腹者死，食粥者病，饮酒者健。此酒之辟恶也。《东垣十书》云：醇酒冷饮有三益，一得温中之寒以养肺，二得寒中之温以养脾，三则令人不得恣饮，惟好饮及中寒者不可。丹溪云：《本草》止言其大热有毒，不言其湿中发热近于相火，醉后恶寒战栗可见矣。其性善升，大伤肺气，助火生痰，变为诸病。病之浅者，或呕吐，或自汗，或疼痒，或鼻齇，或衄血，或泄痢，或心脾胃痛，尚可散而出也；病之深者，为消渴，为内疽，为肺痿，为内痔，为鼓胀，为失明，为哮喘，为劳嗽，为癫痫，为痰膈，为吐血，尤有为难名之病。陶隐居云：多饮伤神损寿，不可撙节以卫生乎？诸米酒有毒，酒浆照人无影者不可饮。合乳汁令人气结；合牛肉食，令腹内生虫。酒后不得卧。凡酒忌诸甜物。酒毒，葛花、红豆解之。酒类甚多，惟糯米面曲造者，可入药用。甜糟，味咸、温，无毒。主温中冷气，消食杀腥，去一切菜蔬毒；藏物不败，糅物能软，润皮肤，调脏腑。三年已下陈酒，以物承之，摩风瘙，止呕哕，御风寒，罯扑损瘀血，浸洗冻疮及敷蛇蜂叮毒。红曲酒，大热，有毒。发脚气、肠风、痰喘诸疾。惟破血杀毒，辟山岚寒气，疗打扑伤则尤妙也。

醋

醋敛咽疮消痈肿，治疸散水破食癥，

产后血晕堪熏鼻，烧酒肉毒吐如倾。

醋，措也，能措五味以适中也。味酸，无毒。主敛咽疮，消痈肿，治黄疸，散水气，消食，破癥块坚积。治妇人血气心痛及产后血虚发晕，用炭烧红，投入醋中，令鼻中常得醋气为佳，酸益血故也。过食烧酒、菜鱼肉毒成病者，即饮醋一杯吐之。兼治伤损金疮，杀邪毒。摩雄黄涂蜂虿，取其收而不散也。多食损颜色，伤肌肤，损齿及筋骨，不益男子。有米醋、麦醋、枣醋，入药多用米醋，谷气全也。陈久者佳。但南方炒米为醋，最酽。入药须以一分醋，二分水和之方可。江北造醋，用晚米一斗为饭，青蒿罯三日出黄，每饭一碗，冷水二碗，烧酒曲四两，入瓮封固，一七后用柳木棍每早搅之，四十九日后，去渣煮熟，其醋不甚酽，初甚苦，故谓苦酒。

酱

酱味咸酸虽冷利，将和五脏有名义，

除热止烦解药伤，火烧蜂虿痛掣指。

酱，将也。将和五味，以安五脏，故圣人不得不食。以豆作陈久者良。无毒。除热止烦满，杀百药、汤火灼毒及一切蛇虫、蜂虿、鱼肉、蔬菌毒发，小儿无辜。又有肉酱、鱼酱，皆呼为醢，不入药用。榆仁酱亦辛美，杀诸虫，利大小便、心腹恶气。不宜多食。芜荑酱，功力强于榆酱，多食落发，孕妇合雀食令儿面黑。

饴　糖

饴糖甘温补肺虚，止渴消痰咳自除，

温胃进食更消瘀，胀呕湿热休含诸。

以糯米煮粥，候冷入麦芽，澄清者再熬如琥珀紫色。软者谓之胶饴，建中汤多用之。其牵白凝强者谓之饴糖，不入药用。诸米皆可作饴，惟糯米者佳。无毒。入足太阴经。补虚乏，润肺止渴，消痰止嗽，敛汗；又补中气，健脾胃，进饮食；去留血，止吐血，又打损瘀血，熬焦和酒服之，能下恶血；骨鲠喉中及误吞钱环，服之便出。惟中满及呕吐忌之。丹溪云：属土而成于火，大发湿中之热。《衍义》谓动脾风，是言其末也。

沙　糖

沙糖经炼性亦温，心肺大肠虚热论，
助胃和中止烦渴，食过生虫损齿根。

此即甘蔗汁煎炼成者。味甘，无毒。润心肺，去心肺大肠热，助脾和中，消烦止渴。小儿多食生蛲虫，消肌损齿发疳䘌。丹溪云：生胃之火，损齿之因也。非土制水，乃热土生火热也。又云：甘生湿，湿生火也。食枣多者，齿病龋，亦此意也。中满家不宜用，以甘故也。又与鲫鱼同食成疳虫；与葵同食生流澼；与笋同食，笋不消成癥，身重不能行也。乳糖，出浙中，用沙糖、牛乳相和煎，炼成块，可作饼，黄色，又谓之捻糖，易消化。味甘，寒，性冷利，无毒。主心腹热胀、口渴，明目，治目中热膜。又和枣肉、巨胜子为丸，每食后含化一两丸，润肺气，助五脏津。

蜂　蜜

蜂蜜甘平喜入脾，补中止痛痢痫奇，
消烦除渴润便燥，目赤口齿诸疮宜。

有木中作者，有土中作者，有石上作者，有人家养者，其蜜一也。但土蜜味咸；家养者取之数，而气味不足；山蜜多石中、古木中，经一二年得者，气味纯厚。《衍义》云：蜡取新，蜜取陈也。新收者稀黄，经久则白而砂。无毒。甘苦入脾，故能养脾气，补中诸不足，止腹痛，治肠澼、赤白痢、诸惊痫痓，除心烦闷不能饮食，润肺燥、消渴、便难及肛门肿塞。又治目生珠管、肤翳、赤肿，口舌生疮，牙齿疳䘌。火烧、汤泡、热油烧，丹毒，阴头生疮，诸恶疮癞，俱外敷之。兼和百药，解诸毒，安五脏，久服强志不老。惟中寒有湿者禁用。孙真人云：七月勿食生蜜，令暴下发霍乱，多食亦生诸风。凡炼蜜必须用火熬开，以纸覆经宿，纸上去蜡尽，再熬变色，大约一斤只得十二两为佳，不可过度。

菜　部

葵菜、韭菜、芥菜、萝卜、生姜、紫苏、薄荷、菖蒲，已上俱见前卷。

葱　白

葱白辛平发伤寒，阳明额痛痢肠宽，
除风肿治腹心痛，通肾和肝胎自安。
实性辛温补中气，汁止衄溺血相干。

葱，空也，其叶中空，惟虚乃聪也。一云葱，青白色也。葱白，即茎也。无毒。气厚味薄，升也，阳也。入手太阴、足阳明经。主伤寒伤风，头痛欲破，骨节痛，寒热出汗。东垣云：散伤风阳明头痛之邪，止伤寒阳明下痢之苦。又治中风面目浮肿，喉痹不通，霍乱转筋，及奔豚、脚气心腹痛。此药利关节，通大小肠，又能通肾阳气，俾阴证回阳，除肝邪气，明目安胎，止血和中，利五脏，杀百药毒及一切鱼肉毒。又茎叶用盐捣，罯射工溪毒，蜈蚣、狐尿刺，蛇虫伤，并扑损金疮水入皲肿痛。大抵发散为功，多食昏人神，拔气上冲，虚人正月食之，发面上游风。若烧葱和蜜食，杀人。葱实，主明目温中，补不足，益精。葱汁，平，主吐衄溺血。解藜芦毒。葱有数种，惟经冬不死，分茎栽植而无子者，入药最佳。

大　蒜

大蒜有毒攻痈毒，辟恶散暑止痛腹，
化鱼肉吐痃癖痰，过服伤脏损人目。

食之白人须发，若多算者之须易白也。味辛，温。主痈肿恶疮疼痛，人所不识者，取独头蒜三四枚捣烂，入麻油和研，厚贴肿处，干即易之。一切疥癣、丹毒、䘌疮，蛇虫蜈蚣咬，并捣贴之，或隔蒜用艾灸之亦好。辟水恶瘴气，疫气，蛊毒，劳疟，中暑，霍乱转筋腹痛，嚼烂温水送下。性属火善散，化肉食，故人喜食之。破冷气，烂痃癖，昔有患癖及食鸡子过多者，每日食三枚，口吐涎物，下部如火即效。此物气味极荤，煮为羹臛极俊美，熏气亦微。下气温中，消食，伤肉食者，吃一餐最妙。醋浸经年者良。熟食亦可，若生食、久食，伤肝损目，伤肺引痰，伤肾竭精，伤心清血，伤脾损气，四八月食之伤神，损胆肾气。又合青鱼鲊食，令腹内生虫，或肿，或成痂疾。有目疾者，尤宜忌之。损性伐命，莫此为甚。

小　蒜

小蒜有毒归脾肾，下气温中霍乱定，
更消谷食除痹风，多服损心目亦病。

气味似大蒜，其形小者是也。归脾肾，下气温中，止霍乱腹中不安，消谷和胃，除风邪痹毒气、诸蛊毒，敷疔肿、蛇虫、沙虱疮。久服损心力，损目。合生鱼食，令人夺气。又一种山蒜，似大蒜而臭。山人以治积块及妇人血瘕，醋摩服之效。

薤

薤味辛苦止吐痢，定喘散水消结聚，
外敷金创汤火伤，疮中风寒水肿治。

薤，解也，能也。薤虽辛，不荤五脏，乃能去腥。叶似韭而阔，多白。无实。有赤、白二种，赤者疗疮生肌，白者冷补，皆春分莳之，至冬叶枯。凡用葱薤，皆去青留白，白冷而青热也。无毒。入手阳明经。止霍乱干呕，久痢冷泻，产后诸痢，痞痢，妇人赤白带下，胸膈卒痛，肺气喘急。俱捣汁饮之，取其滑而泄滞气也。又能除水气，温中散结，去寒热，安魂益气，宜心归肾，续筋力，利病人。药芝也，养生家常食之。煮羹、作齑、炒食并得。惟生食引涎唾，若合牛肉食成瘕疾。单方：治金创疮败，诸疮中风，寒水作肿，生捣热涂之。与蜜同捣涂火疮，效。

菘　菜

菘菜味甘温无毒，通利肠胃解酒宿，
更止热嗽除胸烦，中虚冷人不可服。

主通利肠胃，解酒渴，消食下气，治瘴气，止热嗽，除胸中烦，杀鱼腥，和羊肉甚美。中虚者食之过多发冷病，惟生姜可解。有热者可常食之。又叶晒令半干，次早取入坛内，以热饭饮浸之，三日后则酸如醋，谓之齑水。入药可吐痰涎；和五味作汤食，益脾胃，解面毒、酒毒。

苋　实

苋实甘寒入血分，能除寒热利二便，

散肝风热青盲翳，叶补阴气益产前。

言其茎、叶皆高大可见，故字从见，指事也。或云其子去翳膜，眼有所见也。苋有六种，惟白苋入药，无毒。丹溪云：下血而又入血分，且善走，散寒热，利大小便，性寒滑故也。治肝风客热、青盲赤瞎、白翳黑花，为末，每夜茶下方寸匕；又杀蛔虫，益气益精。叶，补阴分气虚，除热通九窍。多食动气，令人烦闷，冷中损腹。若与鳖同食，生鳖瘕。又素难产者，取苋和马齿苋临月常食，令滑胎易产。赤苋，茎纯紫，味辛，寒，无毒。主赤痢，气痢，射工砂虱虫毒。

马齿苋

马齿苋味酸大寒，散血凉肝退翳漫，

止渴利便攻赤痢，风热痈疮捣汁餐。

形如马齿，兼治马疥，故名。无毒。能凉肝血，治目盲白翳，退寒热，止烦渴，破癥瘕，杀虫，利大小便，治大人血痢，小儿疳痢，产后血痢。又治诸淋，脚气，心腹胀满，头面浮肿，反胃。治三十六种风结疮，七十二等痈肿毒。生捣汁，服一碗，即下所积恶物细虫，外又煎膏涂之。此药虽寒滑，能行血调气，肥肠，亦美剂也。烧灰和陈醋渣，先灸疔肿以封，即根出。马汗毒疮有虫，内服外敷。凡使勿用大叶者，当用叶小节间有水银者，每干之十斤中，得水银八两者佳。然至难燥，当捶碎晒两三日即干。入药去茎节。子，主青盲白翳，明目，除邪气，去寒热，为末，每一钱煮葱、豉、五味粥和食之，效。

莴苣根

莴苣根寒治骨蒸，更医二痢面黄凝，

疔肿用汁茎中取，欲治蛇伤叶止疼。

苣，大也。茎叶大而味苦，又名苦苣，即野苣也。人家常食者为白苣。江外岭南吴人无白苣，常植野苣以供厨馔，无毒。根主骨蒸，赤白痢，并煮服之，更除面目及舌下黄。又折取茎中白汁，敷疔肿出根，取汁滴痈上立溃碎。茎叶，蛇触之则目盲，故敷蛇咬有验。今人种为菜，生食之开胃强力，利五脏，调十二经脉，多食轻身少睡。霍乱后胃气逆烦，生捣汁饮之。虽冷甚益人，惟同血食作痔疾。《衍义》云：敷疔肿甚效。青苗阴干，以备冬月为末，水调敷。白苣，苦，平，补筋骨，利五脏，开胸膈壅气，通经脉，去口气，令人齿白，聪明，少睡，可常食之。惟患冷气及产后食之寒中。

苦　荬

苦荬无毒性亦凉，壮力能治面目黄，
尿血单煎酒水服，拔疔烂蚕敷蛇伤。

强力止困，治面目黄，汁敷疔肿即出根，又敷蛇虫咬。蚕蛾出时切不可取拗，令蚕青烂。蚕妇亦忌食。野苦荬，五六回拗后，味甘，滑于家荬。单苦荬菜饮，治尿血，酒与水煎服之效。

荠

荠味甘温能和中，疏利五脏尤凉肝，
子治目痛青盲翳，根叶烧灰痢疾安。

荠，齐也，好也。《诗》云：其甘如荠。叶作菹羹，味佳。无毒。和中，利五脏及肝气。凡患气及服丹石人食之动痼疾。又与面同食令人背闷。子，亦呼为菥蓂子。味甘，平。主目痛青盲翳膜，解热毒，补五脏不足。四月八日收之良。根叶烧灰为末，蜜汤下，治赤白痢极效。根汁点暴赤眼痛。煮荠法：取荠一二升许，净洗，入淘了米三合，冷水三升，生姜二指大，生油一蚬壳，不用盐醋，又不须搅动，俟羹熟取食，能引血归肝明目，治疮，与夜读服熊胆之意同。此幽人山居之禄，不可忽也。

葫　芦

葫芦味甘平微毒，利水消浮止渴烦，

瓠虽稍苦性无异，虚胀冷人切莫吞。

葫芦，亦瓠也。《诗》谓之壶，枯者可为壶，嫩者可为茹。有甘有苦，苦如胆者堪渡水，不堪食与入药。主大水面目浮肿，下水令人吐，除烦止渴，治心热，利小肠，润心肺，下石淋，吐蛔虫，疗蛊毒，吐血。又患脚气及虚胀冷气人不可食，惟服丹石人相宜。花，日干为末，敷鼠瘘。

茄

茄味甘寒能缓火，大治风热腰脚跛，
化痰逐瘀消乳痈，发痼发疮非相左，
肠风口糜蒂烧灰，根洗冻疮煎数朵。

茄者，连茎之名。有数种，入药多用黄茄。无毒。治大风热痰，取黄茄不计多少，以新瓶盛贮，埋土中经年，尽化为水，取出，入苦参末为丸，食后临卧酒下三十丸，甚效。又治腰脚风血积冷，筋急拘挛疼痛，取茄子五十斤细切洗净，以水五斗煮浓去渣，再煎至一升，入粟粉同煎，令稀稠得所，更入麝香、朱砂末，为丸梧子大，每旦及近暮酒下三十丸，一月乃瘥，男女通用。此膏又可敷发背乳痈恶疮，冷如冰雪。又治扑损肌肤青肿，用老黄茄种切片，瓦上焙为末，临卧酒下二钱，恶血散而痛肿止，一夜消尽无痕。《本草》又云：久冷人不可多食，损人动气，发疮，发痼疾。不与煎膏敷疮之说相左耶？盖热疮涂之则愈，体冷服之生疮，夏月当时食之犹可。蒂烧灰和蜜调敷口疮、牙痛，酒调服治肠风下血，皆甘以缓火之意也。根及枯茎叶煎汤渍洗冻疮良。又苦茄树小有刺，其子主痹，醋磨涂痈肿效。

白冬瓜

白冬瓜甘寒无毒，除热止渴性最速，
更利水胀治诸淋，久病瘦人最忌服。
子醒脾胃悦人颜，更消脓血聚肠腹。

初生青绿，经冬则皮白如涂粉，故名。主解胸中积热烦闷，止消渴，除小腹水胀，疗五淋，利大小便。压丹石毒、鱼毒，并绞汁服之。又煮食，练五脏，为下气故也。欲瘦健者可长食，欲肥者勿食。丹溪云：性急而走，久病与阴虚者忌之。《衍义》云：发背一切痈疽，削一大块置疮上，热则易之，分散热毒，亦取其走而急也。九月食霜瓜令反胃。叶，杀蜂螫肿毒。藤，烧灰洗黑䵟并疮疥湿。子，甘平，无毒。醒脾滞，除烦满不乐，令人悦泽，好颜色。《别录》云：主腹内结聚，破溃脓血，最为肠胃内壅要药。又去皮肤风刺、黑䵟，润肌肤，可作面脂。多年损伤不差，熬末温酒调服。入药须霜后取，置之经年，破出核，洗燥，去壳取仁，微炒用之。凡瓜皆能寒中，惟冬瓜则温中也。

胡荽

胡荽辛温微有毒，善止头疼热四肢，
消谷更通心腹气，喷痘酒煎不用医。

胡，狐也；荽，臊也，久食令人腋气如狐臊也。止头疼，拔四肢热，消谷，通心窍，通大小肠，通小腹气。小儿痘疮不出，用酒煎沸，以物盖定，候冷去渣，微微从项已下遍身喷之，除面不喷，其痘速出。久食损人精神、多忘，发狐臭、脚气、痼疾。子，主肠风五痔，蛊毒，及食肉中毒，下血不止，顿痞黄者，煮冷汁服之。齿痛，煎汤含之。小儿秃，油煎敷之。入药炒用。又石胡荽，俗名鹅不食草，气寒，无毒。通鼻气，利九窍，吐风痰，不任食。又熟挼纳鼻中，去翳膜。

水芹

水芹味甘平无毒，能益气血养精神，
更消烦渴除黄疸，带下崩中治妇人。

芹，英也。产于水浒，而英秀异于他菜，可作菹食。无毒。益气，保血脉，养精神，壮筋力，令人肥健嗜食。除身热烦渴，利大小肠，治五种黄病，女人赤沃，崩中漏下，小儿霍乱吐泻；兼去头中热风，杀石药毒。醋和食之损齿，患鳖瘕人不可食。又三月、八月龙带精入芹菜中，人遇食之，变成蛟龙瘕，发则似癫，面色青，小腹满痛，状如怀胎，服硬糖二三升，日二服，吐出如龙子，遂愈。

芸　　苔

芸苔最不宜多食，发病生虫极损阳，

主破癥瘕通结血，更除丹肿乳痈疮。

《衍义》云：芸苔不甚香，经冬根不死，辟蠹。于诸菜中亦不甚佳，此人间所啖菜也。味辛，温，无毒。久食损阳气，发痼疾，发疮，口齿痛，生腹中诸虫，先患腰脚及胡臭人不可食。但能破癥瘕血结，产后血风瘀血，疗游风、丹肿、乳痈。子，压油敷头，令发长黑。妇人经后食之断产。

竹　　笋

竹笋化痰更利水，爽胃利膈消渴止，

冷证脚气人休餐，干者难化滞脾土。

地笋即是泽兰根，吐衄血病堪作主。

味甘，无毒。下气，消痰，利水，爽胃气，利膈化热，止消渴，益气，可常食。惟有冷证、动气、脚气人不可食。新者稍可食，陈者难化不益脾。昔有小儿食干笋噎喉中，喘急瞑目，似慢惊，以巴豆药吐出乃愈。诸笋皆发冷血及气，惟苦竹笋不发痰，主不睡，去面目舌上热黄，止渴除热，解酒毒，明目健人，利水道，理风热脚气，取蒸煮食之。地笋，甘温，无毒。利九窍，通血脉，止吐血、衄血，治产后心腹痛，一切血证食之，肥白人。蒲笋，即棕笋也。甘寒，无毒。去热燥，利小便。芦笋，即芦根也。茭笋，即菰根也。俱见前卷。

菌

菌味甘芳性本温，开胃止泻悦神魂，

木耳凉血故止血，石耳清心养胃元。

菌有五色，种则一类，俗呼为菇。芳者呼为蕈菇，不芳者呼为荒菇。生滑干涩。有地生者，有木生者，或又名木鸡。有土壤粪灰中，或竹林虚坯处，积雨后尽生，此乃湿热相感而成。多食发湿热，少食其气芳香，悦神开胃。其味稍涩，能止泻止吐。冬间及春初无毒，夏秋有毒，为蛇过也，误中胀闷欲死者，急与甘草汤或黑豆煮汁饮解之。又枫树上菌食之，令人笑不止，地浆水解之，亦解诸菌毒。木耳，性冷，无毒。凉血，止肠澼下血，勿与小儿食，不能克化。石耳，甘，寒，无毒。清心养胃，止血。蘑菇，甘，平，无毒。河南产者佳。可食，无甚益损。

芋　园圃莳者佳。味辛，平，有毒。主宽肠胃，充肌肤，滑口，令人肥白，产后煮食破宿血，去死肌。汁，止血、渴，和鱼煮甚下气，调中补虚，治烦止渴。多食动宿冷，滞气困脾，虚劳无力。煮汁浴身上浮风，及洗腻衣白如玉。叶，冷，无毒。除烦止泻，疗妊孕心烦迷闷，胎动不安。又盐捣敷蛇虫咬、箭毒并痈疮肿毒，止痛。梗，擦蜂螫甚效。野芋，生溪涧，非人所种，根叶相似。有大毒。入口杀人，饮地浆、粪汁解之。其根醋摩敷虫疮疥癣。

蕨　叶似老蕨，根如紫草。粉，味甘，寒，滑。土之津也，最难克化。脾土盛者服之，则脾气愈盛。五脏有补，解暴热，利水道。胃弱者服之，气壅经络筋骨间，冷中腹胀，令人脚弱不能行，消阳事，眼暗鼻塞，发落多睡。其嫩茎，山间人作菇食之。昔有猎士折食一枝，心中淡淡成疾，后吐一小蛇，渐干成蕨，遂明此物不可生食。薇，生水旁，叶似萍。味甘，寒，无毒。久食不饥，调中润大小肠，利水道，下浮肿。

甜瓜　甘，寒，有毒。多食令人阴下湿痒，生疮，动宿冷病，发虚热破腹，脚手无力；少食除烦止渴，利小便，通三焦间壅塞气，兼主口鼻疮。《衍义》云：贫士暑月多食避暑，至深秋作痢难治，为其损阳气故也。叶，治人无发，捣汁涂之即生。子，止女子月经太过。去油，为末，水调服之。野甜瓜，又名马剥儿。味酸，似家甜瓜，治噎膈有功。

胡瓜　亦呼为黄瓜。味甘，寒，有毒。冷中不益，治热水肿，敷蛇伤。多食动寒热疟疟、脚气百病，发疮疥，损阴血，天行后尤不可食。小儿食之，滑中生疳虫。不与醋同食，宜姜、蒜佐之。叶，苦平，小毒。主小儿内癖，一岁服一叶，生捣汁得吐下瘥。其根捣敷狐刺毒。

西瓜 甘，寒，无毒。消暑热，解烦渴，宽中下气，利小水，治血痢，病热口疮者食之立愈。

丝瓜 治男妇一切恶疮，小儿痘疹余毒并乳疽疔疮等病，只用老苦丝瓜连皮、筋、子全者，烧存性为末，才生此等疾起，便用末三钱，白蜜调服，日二夜一，则肿消毒散，不致内攻毒人。

豆角菜 味甘，温，无毒。开胃解暑。多食久食滞气困脾。

胡萝卜 味甘，辛，无毒。宽中下气，散胃中宿食邪滞。

莼菜 味甘，寒，无毒。主消渴，热痹，热疸，厚肠胃，安下焦，补大小肠虚气，逐水，解百药毒，蛊毒。合鲋鱼为羹食之，主胃气弱不下食者，至效。久食损齿、发。昔张翰思鲈鱼莼羹以下气也。

菠菜 性冷，微毒。利五脏，通肠胃热，解酒毒，服丹石人食之佳。多食冷大小肠，久食令人脚弱不能行，发腰痛。

莙荙 平，微毒。补中下气，理脾气，去头风，利五脏冷气。多食动气，先患腹冷食必破腹。茎烧灰淋汁洗衣白如玉。

茼蒿 平。主安心气，养脾胃，消水饮。又动风气，熏人心，令人气满，不可多食。

苦菜 即小满节后苦菜秀者是也。茎似苦苣而细，折之白汁出，常常点瘊子自落。花黄似菊，凌冬不死。味苦，寒，无毒。主五脏邪气，厌谷胃痹，肠澼渴热，中疾恶疮，久服安心益气，聪察少卧。三月三日采，阴干。

荼菜 甘，甜，大寒。叶似紫菊而大，花白。食之宜妇人。开胃通心膈，治天行疫疠，解风热毒、暑毒、痢毒。夏月作粥最良，南人蒸食大香美。

蕹菜 味甘，平，无毒。主解野葛毒，煮食之。

苜蓿 甘，苦，平，无毒。北人甚重，江南不甚食之，以无味故也。去脏腹邪气，脾胃间热气，通小肠，治酒疸。多食令人吐利，少食则安。根名土黄芪，安中利五脏。

鹿角菜 出海州海中，性大寒，无毒。下热风气，疗小儿骨蒸劳热。丈夫不可久食，发痼疾，损经络血气，令人脚冷痹，损腰肾，少颜色。服丹石人食之下石力也。又能解面热。

石花菜 大寒，无毒。去上焦浮热，发下部虚寒。

果 部

桃、杏、枇杷、梅子、松子、木瓜、山楂、胡椒、川椒、食茱萸，已上俱见前卷。

茶 茗

茶茗苦消痰热渴，爽神头目自能清

消积止泻利小便，更疗腰痛卒心疼。

早采为茶，晚采为茗。微寒，无毒。入手足厥阴经。主去痰热烦渴，清头目，悦神醒神，令人少睡，下气消食，止泻及赤白痢，利大小便；兼治气壅腰疼，转动不得，心痛不可忍，并浓煎热服，冷则聚痰。《液》云：阴证汤内用此，去格拒之寒，与治伏阳大意相似。诸烂疮及汤火疮，细嚼敷之，或为末香油调搽。瘰疬已破者，用细茶、蜈蚣等分，炙令香熟，为末，先煎甘草汤洗，后以此末敷之。目热赤涩痛，嚼烂贴目两角，其痛即止。久食损人，去人脂，令人瘦。《茶序》云：释滞消壅，一日之利暂佳；瘠气侵精，终身之累斯大。又解炙炒毒甚妙。

大 枣

大枣甘温和胃脾，肠澼癖气故能医，

润心肺令神液足，助十二经百药宜，

生枣甘辛动湿热，令人胀泄瘦人肌。

无毒。降也，阳也。养脾平胃，安中，补中益气。治四肢重及肠澼下痢，肠胃间癖气，一切心腹邪气，更疗心悬大惊烦闷。壮神润肺，止嗽，补津液，补气。《珍》云：味甘，补经不足以缓阴血，血缓则脉生，故能助十二经脉，补五脏，通九窍，和百药，杀乌头毒，不但心、肺、脾三经剂也。惟心下痞，中满呕吐，有齿病者忌之。又不宜合生葱食，多食动风，脾反受病，属土而有火故也。入药用红枣，蒸去皮核。生枣动湿热，多食令人气满胀，多寒热注泄，羸瘦者勿食。叶温，覆麻黄能令出汗，散服使人瘦，久即呕吐，捣烂措热痱疮，煎汤浴小儿壮热。三年陈核中仁，燔之味苦，主腹痛，邪气，恶气，疰忤。小儿患秋痢，与虫枣食之良。

胡　桃

胡桃甘温滋肺肾，润肌黑发解腰病，
通经活血治扑伤，多食动风痰火盛。

出羌胡。生时外有青皮，形如桃也。无毒。滋肺止嗽，润肌。治酒齇鼻赤，和橘核研酒服之。补肾，治腰痛，黑发，通经络，活血脉。疗压打损伤，捣烂和酒顿服便差。多食动风，利小便，能脱人眉，生痰伤肺，助右肾相火。丹溪云：属土而有火，性热也。单方：治瘰疬，取肉烧存性，和松脂研敷。汤泡去肉上薄皮，研去油用。夏至后不堪食。

荔枝肉

荔枝肉散无形滞，治背劳闷消瘤赘，
止心烦躁更清头，健力生津通神智。
核可烧灰调酒餐，专主心疼并疝气。

结实时枝柔而蒂牢，不可摘取，以刀利取其枝，故名。又云其实离本枝，一日而色变，二日而香变，三日而味变，离枝之名本此。味甘，平，无毒。属阳。主散无形质之滞气，故治背膊劳闷，瘿赘赤肿者亦用之。更止心躁烦渴头重，健气生津，通神益智，和悦颜色。多食亦能发虚热热疮，亦以其属阳而近火故也，饮蜜浆一杯即解。核，慢火烧存性，为末，温酒调服，治心痛及小肠疝气。

龙　眼

龙眼味甘平无毒，归脾宁心益神智，
五脏虚邪从此安，除蛊杀虫核止涕。

形如龙之眼也。味甘。归脾而能益智宁心，去五脏邪气、厌食，除蛊毒，去三虫，久服聪明通神。核烧烟熏鼻，治流涕不止。

栗

栗味咸温厚胃肠，耐肌益气火煨良，

生干补肾坚腰脚，嚼署能除箭刺疮。

栗楔专医筋骨痛，钩栗令人体健康。

栗，立也。《本草》云：人有脚弱，啖栗数升，遂能行立。此补肾之义也。无毒。主益气厚肠胃，令人耐饥。凡食栗，于灰火中煨令汗出食之。下气补益，热则壅气，生则发气。若袋盛悬风干食之，补肾气，治腰脚无力，破冷痃癖。又生嚼罯恶刺，出箭头及断筋骨碎，瘀血肿痛，瘰疬肿毒，小儿疳疮，熊虎爪伤，马汗毒疮，皆效。孙真人云：味咸，肾病宜食，惟小儿不可多食。生者难化，熟者滞气，隔食生虫，往往致病。又患风水气人不宜食者，味咸故也。壳，煮汁饮之，止反胃，消渴，泻血，疗火丹毒肿。栗楔，凡栗一球三颗，其中心一枚，乃楔也。治肾虚腰脚无力，筋骨风痛。钩栗，味甘，平。主不饥，厚肠胃，令人肥健。苦槠，叶苦涩。止泄痢口渴，破恶血，食之不饥，令健行。其木皮、叶煮汁，与产妇饮之止血。

橄榄

橄榄甘温微涩酸，消酒食疗毒鱼肝，

开胃止泻又止渴，核仁研烂敷唇干。

无毒。醉饱者宜之。能开胃下气，消酒止渴止泻，解诸毒，疗鯸鲐鱼毒，人误食其肝迷闷者，煮汁饮之。鱼鲠者，嚼盐榄含津咽之，立下。昔有舟人用榄木作浆，鱼逐之则死，是以知榄能解诸鱼毒也。蜜藏之味佳，多食能致上壅。核中仁，研敷唇吻燥痛。

葡萄

葡萄味甘平渗下，利便通淋水气化，

更治筋骨湿痹疼，酿酒调中味不亚。

根止呕哕达小肠，能安胎气冲心罅。

无毒。丹溪云：属土而有水木火，东南人食之多病烦热眼暗，西北人禀气厚，服之健力耐寒，盖性能下走渗道也。故

《经》云：通小便，治淋涩，逐肠间水气，主筋骨间湿痹。兼治痘疹不出，研和酒饮之。酒，甘温，收其子汁酿之自成。除湿调中，利小便，多饮亦动痰火。魏文帝云：醉酒宿酲掩露而食，甘而不饴，酸而不酢，冷而不寒，味长汁多，除烦解渴，他方之果，宁有配乎？根，主呕哕及胎气上冲，煮浓汁饮之。俗呼其苗为土木通，通水利小肠尤佳。又一种山葡萄，亦堪为酒，性亦大同。

覆盆子

覆盆子甘性微热，阴痿肾虚精气竭，
补肝明目治肺虚，妇人宜子须频啜。

《衍义》云：益肾脏，服之小便当复溺盆。无毒。主男子肾虚精竭，阴痿能令坚长；治肝经风虚，明目去翳；治肺气虚寒少力。取汁入蜜作煎点眼，妇人食之有子，久服轻身发不白，悦颜色，和脏腑。入药水洗去皮蒂，酒蒸日干。苗，名蓬藟，味酸、咸，平。功力同子。疗中风身热大惊，又烂弦血风，冷泪侵淫，青盲目暗或有虫等症，取苗日干为末，薄绵裹之，以男乳汁浸如人行七八里久，用注目中，仰卧，不过三四日，视物如少年，忌酒面。

芡实

芡实甘平主益精，足腰膝痛不能行，
治痹补中除暴疾，强志还令耳目明。

能补人之精欠少，谓之水硫黄。形似鸡头，故又名鸡头实。无毒。东垣云：芡实益精治白浊，兼补真元。内虚脊腰膝痛，外湿痿痹，补中气开胃进食，除暴疾，强志意，令耳目聪明，久服轻身耐老。但单服多服，亦难消化，生食动风冷气。蒸熟去壳，舂粉益人。根软可作蔬食。

莲子

莲子无毒甘平味，涩精养神补中气，
止渴止痢治腰疼，遇食须先去苦薏。

鲜者绿房紫的，相连而成实也。止泄精白浊，安心养神，补中益气，醒脾内滞，止渴止痢，治腰疼。一切五脏不足，伤中内绝，补十二经气血，除百病。生食微动气，蒸食之良，令人欢心。食与入药，俱宜去心，免成霍乱。但《局方》亦有用水浸裂，生取其心，以治心热及血疾作渴、产后作渴、暑热霍乱者。盖有是病，服是药也。莲花蕊，暖，无毒。镇心，固精，益气，驻颜，催产。忌地黄、蒜。石莲子，即鲜莲经秋就蓬中干而皮黑沉水者。味苦，寒。取其肉于砂盆中，干，擦去浮上赤色，留青心为末，少入龙脑为汤点服，宁心志，清神。单用炒为末，止痢，治腰痛，止哕逆。树生一种皮黑坚而肉多油者不用。方书言：石莲子者，皆老家莲子也。

藕

藕能解热除烦渴，更消酒食开胃胸，
蜜蒸实下补五脏，节冷捣汁止吐红。
安胎用蒂催胎叶，逐瘀生新根叶同。

藕，甘，平，无毒。生食解胸中热毒，消瘀血，止烦渴，主霍乱后虚闷不食。产后血闷作渴亦用此冷物者，藕不同生冷，破血故也。蒸熟消食止泄，开胃宽中，实下焦，补五脏。与蜜同食，令人腹脏肥，不生诸虫，常食悦神。又解蟹毒。藕节，冷。捣汁饮之，治伤寒时气烦躁、大渴、大热，主吐血、衄血不止，产后血闷上冲腹痛，合生地温酒或童便服之。捣烂罯金疮、折伤、热伤，散血止痛，生肌。节少同藕捣亦好。荷叶蒂，又名荷鼻。味苦，平，无毒。主安胎，去恶血，留好血，止血痢，煮汁服。荷叶及房，主吐血、咯血，焙末，米饮下。产后胞衣不下，血胀腹痛，酒煮服之。内伤脾胃，阳气不升，口干，心肺躁闷，易老用以为丸。兼杀野菌毒，洗漆疮。大抵根叶功用主血多效，乃因宋室庖人削藕皮误落血中，遂散不凝，自后医方常用，逐瘀生新之妙剂也。

菱　角

菱角性冷味甘美，重则损阳令阴痿，
轻者伤脏胀腹中，姜酒热投方可止。

无毒。体实者服之，解热清心，安五脏，又压丹石毒。体薄者服之，多则损气，令人阴痿，轻则腹中胀满，脏冷作泄，可暖酒和姜饮一两盏即消。煮熟食之虽不冷，亦不益脾。

梨　　果

梨果食多脾气伤，金疮乳妇不宜尝，

宽胸止咳消烦渴，若吐风痰可作浆。

味甘、酸，平，无毒。丹溪云：梨者，利也，流利下行之谓也。酒病烦渴者宜，多食动脾，令人中寒下利，产妇、金疮并血虚者戒之。除心肺客热，烦热，胸中痞结，咳嗽气喘，止渴，捣汁作浆服之，吐风痰，治中风失音不语，及伤寒发热惊狂，利大小便，孕妇临月食之易产。叶，主霍乱吐利不止，煮汁饮之。亦治小儿寒疝腹痛，汗出。树皮，治疮癣疥癞甚效。

石　　榴

石榴实壳能收痢，更治筋挛脚痛风，

花主止血及伤损，根皮可去腹中虫。

安石，国名，张骞使安石国得其种。丹溪云：榴者，留也。性滞恋膈成痰，病人须戒之。多食伤肺损齿，少食亦能润咽止渴。有甘酸二种，甘者可食，酸者壳可入药。实壳，酸，无毒。主涩肠，止赤白痢，收目泪，治漏精及粪前见血。又治筋骨风，腰脚不遂，行步挛急疼痛，阴干微炒用之。花，百叶者，主心热吐血及衄血等，阴干为末，吹鼻中立止。金疮、刀斧伤破流血，取半升入石灰一升，为末敷之，少时血断便差。东行根皮，疗蛔虫、寸白虫，治女子血脉不通、赤白带下，炙干浓煎服之。凡使根壳，先浆水浸一宿，微炒，陈久者良。

红　　柿

红柿无毒味甘寒，解酒止渴除胃热，

与蟹同食肠中疼，蒸治小儿秋痢泄。

蒂止咳逆声连连，皮甘益脾和米屑。

柿，朱果也，故有牛心红珠之称。日干者名白柿，火干者名乌柿，其白柿皮上凝厚者谓之柿霜。红柿，解酒毒，止口渴，除胃热。与蟹同食令腹痛大泻。蒸热与小儿食，治秋痢。柿蒂，涩。主呃逆呕哕，单煮服之。一云，凡使须极小柿蒂，故谓之丁香柿蒂。柿实皮，甘。补脾厚胃涩肠，和米粉蒸糕，与小儿食之妙。

柿　干

柿干性平润肺心，化痰止咳又止血，
耳聋鼻塞气可通，建胃厚肠止痢泄，
火干稍缓性亦同，服药欲吐者堪啮。

日干者性平，疗肺痿心热，化痰止咳，止吐血，润喉声。丹溪云：属金而有土，为阴，有收之义。止血治嗽可为助也。耳聋鼻塞者，干柿三枚和粳米、豆豉煮粥食之，即通其气。又健脾厚胃，消瘀涩中，治肠澼不足，止泻止痢，杀腹中虫，多食去面皯及金疮火疮，生肌止痛。单方：干柿二斤，用蜜半斤，酥一斤煎之，每日食三五枚，疗男妇脾虚肚薄，食不消化。又产后咳逆气乱，水煮热呷之。火干者性暖，功用大同。服药口苦欲吐者，食少许立止。一种柿色青，性冷甚于柿。味甘，无毒。主压石药发热，利水，解酒热，去胃热，止渴润心肺，除腹脏冷热。久食寒中，不入药用，惟油堪作漆。

橙　皮

橙皮味辛甘且芳，能消恶气满胃肠，
醒酒化食祛风气，瓤主恶心去汁良。

橙大于橘而香，皮厚而皱，气平，无毒。散肠胃恶气，醒酒消食，去胃中浮风气，疗瘿气，杀鱼虫毒发，虚热瘰疬。瓤，味酸，多食伤肝气。又洗去酸汁细切，和盐蜜煎成膏食之，治恶心，胃中浮风。

橘　肉

橘肉甘者能润肺，酸者聚痰不足贵，
诸柑醒酒渴最佳，脏虚寒人莫贪味。

橘肉甘者，润肺止渴，开胃宽胸，畏冷者或煨或蒸食之。柑有蜜陀柑、木柑、黄柑、乳柑、石柑、沙柑、朱橘、乳橘、山橘、金橘之类，大同小异。味皆甘酸而寒，解热止渴，润燥生津。多食恋膈生痰，滞肺伤脾，冷中作泄，病者忌之。

樱　桃

樱桃甘温百果先，益脾悦志颜色鲜，

止痢涩精扶阳气，多食发热吐风涎。

以其形肖桃，故曰樱桃。三四月初间最先百果而熟，得正阳之气。无毒。主调中益气，悦神美志，令人好颜色，止水谷痢、泄精，回阳气。丹溪云：属火而有土。性大热而发湿，多食发虚热吐痰。旧有热病、嗽喘及暗风人忌之。叶捣敷蛇毒；绞汁服，防蛇毒内攻。东行根，杀寸白、蛔虫。

杨梅干

杨梅干酸温微毒，善止酒呕消宿食，

化痰和脏涤胃肠，刀斧伤时无痕迹。

生者酸甚，聚痰发热，损齿及筋。干作屑，临饮酒时服方寸匕，止吐酒，消宿食，化痰，和五脏，荡涤肠胃烦愦恶气；烧灰服能断下痢。根皮煎汤，洗恶疮疥癣，忌生葱。鲁般方：治一切刀斧伤损疮不合者，用盐杨梅不拘数，连核杵如泥，捏成饼子，收竹筒中，遇损破即填补之。止血生肌，无瘢痕，绝神。

李　子

李子苦甘治肝病，骨间劳热须臾净，

核仁消瘀通小肠，根皮止痢奔豚定。

无毒。肝病宜食。去骨节间劳热，除痼热，调中。久食令人虚热，临水食发痰疟。又不可与白蜜、雀肉同食。核仁，苦平，无毒。主僵仆跻折，瘀血骨痛内伤，利小肠，下水气，除肿满及女子小腹胀满。入药泡去皮尖。根白皮，大寒。主消渴，止心烦逆气，奔豚脚气，热毒烦躁，女子卒赤白下，男子赤白痢。去粗皮，炙黄色，水煮服之。花，平。主小儿壮热痫疾，惊痫，作汤浴之。

榛　子

榛子味甘无毒平，益人气力健人行，

若令多食难饥饿，厚胃宽肠四体轻。

榛，盛也；一云，从秦，生于秦地也。主益气力，宽肠胃，调中开胃，令人不饥健行，军行食之以当粮。

榧　　实

榧实甘平进饮食，能通荣卫助筋力，

五痔三虫是主方，啖多引火伤肺极。

榧，文木也。《尔雅翼》云：有美实，而材光文彩如柏，斐然成章也。无毒。主消谷，令人能食，行荣卫，助筋骨，明目轻身。五痔人常如果食之愈。东坡诗云：驱除三彭虫，已我心腹疾。治寸白虫，日食七颗，七日满，其虫皆化为水。兼治蛊毒鬼疰。丹溪云：属土与金而有火，多啖引火入肺，大肠受伤作泄。

银杏　俗名白果。味甘，寒，有毒。清肺胃浊气，化痰定喘止咳，多食昏神杀人。

柰子　味苦，寒，无毒。补中焦诸不足，和脾益心，治饱食多肺壅气胀。病人忌多食。

林檎　树似柰，实比柰差圆。六七月熟。亦有甘酸二种，甘者早熟而味肥美，酸者差晚，须熟烂乃堪啖。气温，无毒。主消渴，下气，消痰，止痢，泄精，霍乱肚痛。多食发热，涩气，好睡，发冷痰，生疮疖，脉闭不行。

茨菰　叶似箭镞，根黄似芋而小，煮熟可啖，《本草》名乌芋。味苦、甘，微寒，无毒。主消渴，胸痹，胃热，温中益气，消黄疸风毒，开胃下食，明耳目。不可多食。

荸荠　苗似龙须，草青色，根黑如指大，皮厚有毛，味甘，可生啖。下石淋，服丹石人相宜，以其能解毒也。若作粉食之，厚肠胃，令人不饥。但此二物，皆非美味，多食发百病，生疮疖，小儿食之脐下痛，孕妇食之动胎。得生姜良。

兽　　部

猪　　肉

猪肉寒中味甘咸，昏神闭血引风痰，

四蹄五脏并肠胆，补虚治病还相兼。

卵主五癃乳主痫，膏胰润肺补漏岩。

猪，水畜也。其味甘美而咸，其气微寒。先入肾，其性暴悍，故食之多者昏神气，闭血脉，弱筋，引风痰动火，令人暴肥，少子。脏疾、心气、疟病、金疮人忌之。养生家不与牛肉、荞麦同食。四足甘寒，补中气，滑肌肤，去寒热，下乳汁，煮汁洗一切疮疽伤挞。悬蹄，即后小爪，性平。主五痔伏热在肠，肠痈内蚀。心，热。主惊邪忧恚血虚，多食反耗心气，忌与吴萸同食。肝，温。主冷泄赤白，脏虚，脚气水肿，肝热目赤。女子阴中痒痛，炙热纳之，当有虫出。以五味和食则补肝气。脾，主脾胃虚热，和陈皮、人参、姜、葱、陈米煮羹，去陈皮等食之。肺，微寒。补肺。与白花菜同食令发霍乱。肾，即腰子。性冷。和肾气，利膀胱，补虚劳，消积滞。单食久食，令人少子。冬月食之损真气。肚，微温。补虚羸骨蒸痨热，血滞气弱，大补中气，止渴止痢并小儿疳疮，杀痨虫。孕妇九个月宜食之。肠脏，补下焦虚竭，去大小肠风热，止小便数，口渴。胆，苦寒。主伤寒热渴，润燥通便，入心通脉，内伤骨蒸劳极，小儿疳蛔热疮。其胆中黄，主金疮血痢。卵，甘温，无毒。主五癃邪气，挛缩奔豚，惊痫癫狂，鬼疰。阴干，勿令败。乳汁，主小儿惊痫天吊，大人猪鸡痫病。乳头治同。肪膏，润肺，利血脉，治皮肤风热，杀虫及诸痈疽恶疮，治五疸，下胞衣，蒸食或浸酒服之。漏疮、鼠瘘及头发不生，并外敷或煎膏药贴之。吹奶恶寒壮热，冷水浸贴，热则又易。蜈蚣、蚁子入耳，炙令香，安耳孔自出。腊月亥日收之不坏。忌乌梅。解斑蝥、芫青毒。胰膏，主肺痿咳嗽脓血，和枣肉浸酒服之。亦主冷痢痃癖，多服损阳。舌，健脾，令人能食。齿，主小儿惊痫，烧灰服，兼治蛇咬。脑髓，主风眩脑鸣，涂冻疮手足皲裂。血，主奔豚气，风头眩，淋沥及海外瘴气。又蛇入口并七孔中，割母猪尾血滴口中，即出。骨，烧灰为末，水下方寸匕，解诸果毒。耳中垢，主蛇伤。猪肤，即皮上垢腻。甘，寒，无毒。治伤寒客热，下痢，咽痛，胸满心烦。屎，主天行热病寒热、黄疸、湿痹、蛊毒，取东行牝猪者，水浸一宿，去渣服之；又烧灰敷诸疮并小儿白秃。已上俱用牝猪者佳。

野猪肉

野猪肉胜似家猪，久痔肠风人可咀，

黄止诸血疳与痫，脂饮产妇乳有余。

形如家猪，但腰脚长，毛褐。雄者肉甘美，无毒。青蹄者勿食，肉色赤者补五脏，长肌肤。久痔肠风下血，炙食不过十顿。癫痫病水煮服之，不动风气，所以胜家猪也。黄在胆中，味辛、甘，平。无毒。主金疮止血，鬼疰癫痫，及小儿疳气，客忤天吊，阴干，研水服之。脂，除风肿毒疮疥癣；浸酒服之，令妇人多乳，连进十日，可供三四孩儿，本来无乳者亦有。外肾和皮烧灰存性，米饮下，治崩中带下，肠风下血，血痢。豪猪肉，甘美多膏，不可多食，发风气，利大肠，令人虚羸。肚，详猬皮条下。獾猪肉，甘美，作羹食之，下水肿，治久痢大效。瘦人食之，长肌肉肥白。其脂治传尸，鬼气，肺痿。江猪肉，平，酸。补气，食多令人体重。汁，健脾胃，令人能食。

牛肉

牛肉甘平益胃脾，消肿止渴泄尤宜，

更健筋骨轻腰脚，髓温骨髓补中衰，

肚叶和中肝明目，胆治惊风痰热儿。

孟诜云：牛者，稼穑之资，不多屠杀。自死者，血脉已绝，骨髓已竭，不堪服食。黄牛发药毒动病，不如水牛，盖黄牛温而水牛冷故也，当食黄牛为妙，疟疾后亦忌之。养生者忌与黍米、韭、薤同食。十二月食之伤神。肉，无毒。安中益气，养脾胃。消水肿，除湿气，止消渴并吐泄。补虚弱，强筋骨，壮腰脚。髓，甘，无毒。填骨髓，补中益气，续绝伤，止泄泻消渴，以酒服之；止吐衄，崩带，肠风泻血，水泻，烧灰用；又和地黄汁、白蜜等分作煎服，治痨瘦。肚，甘，平。和中益脾胃。百叶肚，主热气，水气，丹毒，解酒劳并痢。肝，甘，凉。

明目，平肝气。北人牛瘦多蛇，从鼻灌之则为独肝，有大毒，食之痢血至死。胆，苦，大寒。可和丸药，除心腹邪热烦渴，口舌焦燥，益目睛，利大小肠，治小儿惊风，痰热疳湿。心，主虚忘。肾，补肾精。大抵五脏主人五脏也。悬蹄，主妇人崩中漏下赤白，无子。阴茎功同。脑髓，主消渴，风眩。齿，主小儿牛痫。口中涎，主胃翻，终身不噎。耳中垢，封痈肿，鼻疳疮。屎，寒。主霍乱，消渴，黄疸，水肿，鼓胀，癥瘕，脚气，小便不通，微火煎，加糖服之。汤火灼头疮，白秃，五色丹毒及鼠瘘恶疮已有脓血者，以热屎敷之，或烧灰鸡子白调敷。又涂门户辟恶气，置席下止小儿夜啼。尿，主水肿腹胀脚满，利小便，渐渐以铜器取新者服二三升愈。牛黄、牛角腮另见前卷。正胃散，用牛喉末，陈米饮调服，治膈食。

羊　肉

羊肉味甘性大热，补脏虚寒形羸劣，
安心止汗又止惊，益肾壮阳坚骨节。
骨治寒中头退热，血止诸血及晕血。

羊有三四种，以北地青色者入药，有一种无角白羊亦堪食。北地驱至南方，筋力劳损，亦不益人。南方羊受湿吃毒草，故不及。羖羊肉，无毒。治五劳七伤，脏气虚寒，形体羸劣，补中益气，安心止汗止惊，益肾气，壮阳道，坚筋骨，健腰膝，妇人产后虚羸，脾胃冷气，字乳余疾及头脑风眩，小儿惊痫。惟素有痰火者食之，骨蒸杀人，时疾、疟疾、疮痍初起皆忌。孕妇亦不可多食，皆以其热也。若虚人痈疽溃后则宜，古人以之比黄芪。养生者忌与酒同食。六月食之伤神。心，主忧恚膈气，有孔者杀人。肝，冷。主肝风虚热目赤及天行后呕逆不食。若合猪肝、梅子、小豆同食伤人心。肺，主咳嗽，止渴，三月至五月其中有虫如马尾，不可食。肾，主补精壮阳阴痿，治耳聋、盗汗、脚膝无力。肚，补胃，治虚羸、盗汗、溺数及水气在胁，不食，烦热，和白术作汤食之。胆，平。主青盲、赤瘴、白膜、风泪。骨，热。主虚劳寒中羸瘦。嫩脊骨，治肾冷腰痛，转动不得，捣碎煮烂和蒜齑或酒空心食之。胫骨，热。治牙齿疏豁疼痛，火煅为末，入飞盐二钱和匀，每早擦牙齿上，以水漱去。齿，主小儿羊痫寒热。头，凉。治骨蒸脑热，头眩，明目，止小儿惊痫。血，主女人产后中风，血闷血晕欲绝，或下血不止，饮一升即愈。卒惊悸，九窍出血，取新血热饮即止。治硫黄毒发气闷，饮一合，效。脂，治游风并黑䵟，又能柔银软铜。髓，甘、温，无毒。主男妇阴气不足，利血脉，益经气，以酒服之。皮，补虚劳，去一切风，治脚中虚风，去毛作臛食之。屎，燔之，主小儿泄痢肠鸣，惊痫，兼理聍耳，生发毛，及箭镞、木刺入肉，猪脂和涂自出；煮汤服，治大小便不通；烧烟熏鼻，主中恶心腹刺痛；熏疮疔诸疮痔瘘等。角，治见前卷。羚羊肉，肥软益人，兼主冷劳，山岚疟痢，妇人赤白带下。但此羊多啖石香薷，故肠脏热人不宜多食。山羊肉，味甘于家羊，食之健人筋力，其皮可为靴履。

马　肉

马肉有毒味苦冷，除热壮筋马痫惺，
胫骨降火代芩连，茎益精气阴强猛。
驴肉甘凉疗风狂，尿治反胃吐不省。

《易》曰：乾为马。言行健也。入药用白者为胜，得金之正色也。马肉，主消热下气，壮筋骨，强腰脊，强志轻身；又马痫动发无时，筋脉不收，周痹，肌肉不仁，用肉煮粥或五味和食之。凡食，须清水搦洗三五次以去毒，煮得烂熟方可食，食后以清酒杀之。忌与苍耳、生姜同食。有疮疥人勿食，马病疥及马自死者不可食。五月食之伤神。胫骨，甘，寒。可代黄芩、黄连，以治痰火之疾。中气不足者用之，火煅过细研用。阴茎，味咸，甘，平，无毒。主男子阴痿不起，益精气，有子。凡使须当春游牝时力势正强者生取得，阴干百日锉用。心，主喜忘，患痢人忌食。肝，有毒，食之杀人。肺，主寒热，茎痿。悬蹄，白者主白崩，赤者主赤崩。眼，主惊痫。齿，主小儿惊痫，水摩服。头骨，主多睡，作枕枕之。尾，主小儿马毒客忤，取尾于儿面前烧之，令儿吸烟气而愈。屎，微温。主吐、下血，鼻衄及妇人崩中，金疮止血，男子易病，产后百病，绞汁和酒服之。又杖疮打损，患疔肿中风疼痛者，炒熨五十遍，极效。多年恶疮痛及剥马被骨刺中毒欲死者敷之，或烧灰敷之效。马咬、马汗毒亦效。尿，微寒。主消渴，破癥瘕积聚，男子伏梁积疝，妇人瘕疾，铜器承饮之。头疮白秃，恶刺疮，乳肿，取尿热渍洗之。驴肉，无毒。黑者最良。主疗风狂，解心烦，治忧愁不乐，安心气，多食动风，脂肥尤甚。尿，咸，平，小毒。主反胃，吐食不止，每二合早晚温饮之效。兼破癥癖，下水毒，治牙齿痛。屎，熬之熨风肿瘘疮；绞汁服，主心腹卒痛，诸疰忤。脂，治久疟久聋，癫狂不语、不识人，和酒服之；恶疮疥癣风肿，研烂敷之。眼中息肉，和石盐点两眦头，一月即效。皮和毛煎膏，治一切风毒，骨节疼痛，取其发散皮肤之外也。仍须乌者，取其水色以制风热之义也。凡腹中物食之，皆令筋急。骡肉，辛，温，小毒。性顽劣，食之不益人。孕妇忌食。

牛　乳

牛乳甘寒补血虚，清热止渴润肌肤。
羊乳性温补肾气，更润心肺咬蜘蛛。
酥酪醍醐俱乳作，马驴乳同治热躯。

《千金方》云：乳酪酥煿常食之，令人有筋力，胆干，肌体润泽。多食亦令人膨胀泄利，脏寒冷气人禁服。牛乳，无毒。补虚羸，解热毒，养心肺，止烦渴，润皮肤。煎荜拨服，治气痢。凡服乳，必煮一二沸，停冷服之，热食即壅，不欲顿服，欲得渐消。与酸物、生鱼相反，令人腹中结癖。凡用牛乳、屎、尿，黑牛胜黄牛。羊乳，甘，无毒。补肾虚，益精气，仍润心肺，止消渴，利大肠；兼治卒心痛及男妇中风，小儿惊痫，口疮舌肿；又蜘蛛咬，腹大如孕，遍身生丝，生饮之即愈。蜒蚰入耳，取灌耳中即化成水。马驴乳，性治大同。酥，味甘，微寒。白肥，补五脏，除肺痿心热吐血。酪，味甘、酸，寒，无毒。主热毒，止渴，除胸中虚热，膈痛。身面上热疮，丹疹，和盐煮热摩之。余与牛、羊乳治同。醍醐，作酪时上一重凝者为酪，其面上如油者为醍醐，熬之即出，不可多得。性滑，以物盛之皆透，惟鸡子壳及葫瓢盛之不出。味甘，平，无毒。治一切肺病咳嗽，脓血不止，及风湿痹气，皮肤瘙痒，通润骨髓，止惊悸，明目，补虚，其功优于酥也。乳腐，微寒。润五脏，利大小便，益十二经脉，微动气。小儿赤白痢，细切醋浆水煮二十余沸食之效。已上四种，乃牛乳、羊乳、马乳、驴乳，或各或合为之。四种之中，牛乳为上，羊次之，马又次之，而驴乳性冷，不堪入品矣。

狗　肉

狗肉咸温最补阳，阴虚孕妇岂宜尝。
茎治男痿并女带，血医横产及癫狂。
乳点青盲经十载，头骨壮阳敷诸疮。

狗，叩也，叩声吠以守也。肉咸、酸，有毒。壮阳道，补下元，益气血，暖脾胃，厚肠脏。食近腰连肾者佳。黄色牡狗为上，黑白次之。血极香美，去血食之不益人。狂犬及自死者不可食。阴虚人食之发热难治，孕妇食之令儿无声，又不可与大蒜同食，九月食之伤神。古云：山药凉而能补，犬肉暖而不补。阴茎，咸，平，无毒。六月上伏日取，阴干百日用。治劳伤阴痿不起，令强大有子，除女人带下十二病。白狗血，咸，温，无毒。主临产横生，血上抢心，若孕时服之，令生子不出。又治癫疾发作及鬼击腹痛，失血，取热血饮之并涂身上。卒得病疮，常对在两脚，涂之立愈。乳汁，主十年青盲，取白犬生子目未开时乳汁，注目中，狗仔眼开即愈。头骨，平。补虚壮阳，治头风眩。主崩中带下，血痢，烧灰酒下；金疮止血生肌，诸疮瘘妒乳痈肿，烧灰敷之；附骨疽及鱼眼疮烧烟熏之。余骨主补虚，止小儿客忤惊痫，令妇人有子，黄色者佳，火煅研用。脑髓，主头风痹，下部䘌疮，鼻中息肉。胆，苦，平，小毒。主明目，鼻齆，鼻中息肉。去肠中脓水。又治扑损刀箭疮，热酒调服，瘀血尽下，涂诸恶疮痂疡有效。又胆中黄，谓之狗宝。

治肺经风毒痰火，痈疽恶疮。犬夜吠月发狂者多有之，然必自采乃得其真。入药用干豆腐挖一窍，入黄于中间合定，水煮半日，细研用。心，主忧恚。肝，主脚气冲心。肾，主肾冷。齿，主癫痫，痘疹。四脚蹄，煮饮之下乳汁。山狗，形如家狗，脚微短，好食鲜果，肉味甘美，皮可为裘，在处有之，蜀中出者名天狗。

象　肉

象肉味淡不堪餐，皮可煎膏贴疮瘢，
牙调漩溺祛痨痫，屑善生肌出刺钻，
胸前横骨能浮水，胆用涂疮目疾安。

象，相也，大也，言其形也。肉味淡，不堪啖。多食令人体重。身有十二种肉，以配十二辰属，皆有分段，惟鼻是其本肉。象孕五岁始产，六十岁骨方完足。皮，煎膏药，去腐生新，易于敛口。牙，治小便不通，生煎服之；小便多，烧灰服之。骨蒸、痨风、痫热，炙令略黄，锉末用之。生为屑，主诸疮痔瘘，生肌填口最速。又诸铁及杂物刺入肉，刮屑和白梅水研敷之，立出。若刺及诸骨鲠在喉中者，水调服之。凡使旧牙梳尤佳。胸前小横骨烧灰酒下，令人能浮水出没。胆不附肝，随四时在四腿诸肉中，春前左，夏前右，秋后左，冬后右。主明目，治疳。以清水和涂疮肿上，差。含口中治口臭。眼睛，主目疾，和乳汁点之。

虎　肉

虎肉酸平祛邪疟，壮气又能止呕恶。
豹肉大同健骨筋，脂善生发涂脑角。

虎肉，无毒。治疟疾，益气力，止呕吐恶心。食之入山辟邪魅，虎见益畏。药箭射处，有毒。热食损齿，小儿齿未生不宜食。正月食之伤神。其胫骨等见前卷。但虎、鹿、兔，寿俱千岁，五百岁毛俱变白。熊五百岁能化为狐狸，猕猴八百岁化为猿，猿五百岁变为玃，玃一千岁变为蟾蜍。狼寿八百岁，三百岁善变人形。豹肉，酸，平，无毒。主安五脏，补绝伤，轻身益气，壮筋骨，强志气。久服耐寒暑，令人猛健。正月食之伤神。寝其皮，可以祛瘟疫，辟鬼魅神邪。脂，合生发药，朝涂暮生。头骨，烧灰淋汁浴头，去风屑。齿骨极坚，刀不能砍，火不能烧，有诈为佛骨以诳俗。

熊　掌

熊掌食之风寒当，膏肉治痹急筋强，
胆苦明目涂疮痔，小儿惊风积痫良，
杀虫消疸止久痢，古人夜读作丸尝。

熊，雄也。猛啖多力，能拔大木，故《书》曰以有熊罴之士，以力言也。熊掌是八珍之数，须用酒、醋、水同煮乃可熟。此物能举木引气不食，饥则自舐其掌，故美在其掌。久食之，可御风寒诸疾。膏与肉，味甘，微寒，无毒。主风痹筋骨不仁，补虚损，杀痨虫，去头疡白秃，面上皯疱，久食强志轻身。凡腹中有积聚、痼疾者，食之终身不愈。十月食之伤神。雷公云：每脂一斤，入生椒十四粒，同炼去革膜，收瓶中任用。若与猪脂燃灯，烟入目中即失明。但熊恶盐，食之即死。胆，苦，寒。点眼去翳开盲，涂恶疮痔瘘最良。治小儿风热惊痫，杀疳虫，疗黄疸，止久痢。古人教子夜读，粉苦参、熊胆为丸，与之吞一二枚以资勤苦者，盖夜读久则血不归肝而火冲头目，朝旦面黄，用此降火，和肝则血脉流通，津液畅润，痰火疮疥之病从何而生？服荠之意与此相同。又云：其胆春在首，夏在腹，秋在左足，冬在右足。然亦多伪，欲试之，取粟颗许滴水中，一道若线不散者真。入药另研。罴大于熊，貔似虎，猫小于虎而浅毛，三兽俱阳物，功用同熊虎。

鹿　肉

鹿肉补虚又疗风，血止诸血治肺痈，
阴痿腰疼俱可服，髓坚筋骨治伤中。
麋肉补气脂逐痹，虚劳血病羡角茸。

鹿肉，甘，温，无毒。益中气，调血脉，补虚羸。生肉，贴中风口偏，左患贴右，右患贴左，正即除之。蹄肉，主诸风脚膝疼痛。头肉，主消渴夜梦。九月后、正月前食之则宜，五月食之伤神。凡饵药之人不可多食，能解药力。血，主肺痿，肺痈，吐血，衄血及崩中带下，止饥渴，充气血，起阴痿，止腰痛生刺，和酒服之。髓，甘，温。主男妇伤中绝脉，筋骨急痛，咳逆，以酒和服。又同地黄煎膏填骨髓，蜜煮食壮阳，令人有子。脑髓，堪入面脂。脂，主痈肿死肌，四肢不随，治头风，通腠理。肾，平。补肾壮阳及肾气虚损耳聋，作酒及煮粥食之。筋，主劳损续绝。骨，甘，热。补虚劳，安胎下气，浸酒疗风虚。齿，主留血气，鼠瘘，心腹痛。角、茸、胶，见前卷。大抵鹿之一身，皆能益人，野族第一品也。或脯、或煮、或蒸，俱宜和酒食之。麋肉，甘，温。补中益气，健腰脚，不可合雉虾生菜、梅李果实同食。脂，辛，温。通腠理，柔皮肤，疗痈肿恶疮死肌，风寒湿痹，头风肿痛。如面生疱疮，涂之即差。骨，除虚劳最良。煮骨汁酿酒饮之，令人肥白美颜色。角，甘，温。无毒。补一切血病，止血益气，添精壮阳，治风痹腰脚不仁，亦可煎胶。茸，服之功同鹿茸。先辈云：鹿茸补阴，麋茸补阳。一云鹿胜麋，一云麋胜鹿。要知麋性与鹿性一同，尽皆甘温补阳之物。有谓虎骨麋肉近阴则痿者，全非。

獐　肉

獐肉益人治心粗，骨止泄精酿酒哺，
脐下有香仍补损，麂肉甘平痔可除。

道家以獐鹿肉为白脯，不甚腥腻故也。味甘，温，无毒。补人。心粗者食之减性，胆小者食之愈怯。八月至十一月食之甚美，余月食之多则动气。骨，咸，平。主泄精益精，酿酒有补下之功。髓，益气悦颜。脐下有香，治一切虚损。麂肉，无毒。主五痔病，以姜醋食之大效。多食发痼疾，疮疖，堕胎。头骨，烧灰饮下，治鬼疰飞尸。皮可作履。

兔　肉

兔肉甘平不益人，脑髓皮毛救产屯，
头止头眩肝明目，屎治痔疾血来频。

兔，吐也，言生子从口中吐出。肉，多食损元气，弱阳事，令人痿黄。若合白鸡肉食，面发黄；合獭肉食，病遁尸；合姜、橘食，令心痛霍乱。孕妇忌食，二月食之伤神，兔死眼合者杀人。《衍义》云：兔有白毛者，全得金气也，入药尤效。余兔至秋深时则可食，金气全也。才至春夏，其肉味变。脑髓，滑产，涂冻疮、手足皲裂。头骨，平，无毒。主头眩痛，癫疾，和皮毛烧灰为丸，酒下，主难产催生，并产后胎衣不下，瘀血冲心，胀痛欲死者，极效。产后阴下脱，单烧头末敷之。痈疽恶疮，取头细锉，甑肉蒸熟，涂帛上贴之。骨，主热中消渴，小便不禁。肝，主明目退翳，和决明子末为丸，每晚白汤送下。屎，主痔疮疼痛，下血不止，慢火炒黄为末，每三钱入乳香末五分酒下。小儿月蚀烂疮，取屎纳虾蟆腹中，烧灰敷之。

狸　　肉

狸肉甘温味最佳，骨医痔瘘效堪夸，

诸疰刺皮攻心腹，头骨治噎及风邪。

家狸甘酸主痨瘵，能消鼠疬满颈遮。

狸，理也。脊间有黑理一道。其类甚多，有九节狸、玉面狸、风狸、香狸。肉甘，无毒。食品佳者也。或作羹食，或炙末酒下，治与骨同。骨，主痔疮，鼠瘘，炙为末，和麝香、雄黄为丸服，甚效。又治风疰、尸疰、鬼疰毒气在皮中淫跃如针刺者，心腹痛走无常处，及恶疮游风，食野鸟中毒，俱烧灰服，头骨尤良。单炒为末，治噎病不通饮食。烧灰酒下，治一切风。又头、蹄、骨等分，酥炙为末，空心粥饮下一钱，治瘰疬肿硬疼痛，久不愈者效。阴茎，主女人月水不通，男子阴癞，烧灰，东流水送下。屎，主寒热鬼疟发无期度者，烧灰用之，极效。家狸，即猫也。肉微寒，主痨瘵骨热痰多，又治鼠瘘肿核疼痛，已有疮出脓血者，煮作羹，空心食之。蝎螫人痛不止，以屎涂之。

狐　　肉

狐肉补虚治健忘，更消冷积及恶疮，

心肝生服治妖魅，茎主绝产阴中痒。

狐，性疑，疑则不可以合，故从孤。肉，甘，温，有毒。主补虚劳，精神恍惚，健忘，语言无度，兼消五脏积冷，治恶疮疥蛊毒，作羹食之。心、肝，生服治狐魅，肝烧灰治风。五脏及肠，主小儿惊痫。阴茎，主女子绝产，阴痒，小儿阴㿗卵肿。胆，主卒暴亡，温水微研，灌入喉中即活，腊月收雄者佳。屎，烧之辟恶去瘟病，治一切恶瘘中冷息肉，为末，新汲水下一钱，正月取在木石上尖头硬者佳。头尾灰治牛疫，以水饮之。

獭　　肉

獭肉甘寒疗时疫，逐水通肠宜少食，

肝治咳嗽传尸痨，屎主鱼脐疮浸蚀。

獭，濑也，好生滩濑。又獭祭鱼，知报本，非无赖者。肉及五脏，主时疫瘟病及牛马疫，皆煮汁停冷灌之，消水肿胀满，利大小肠、女人经络不通、血脉不行，亦治男子，多食损阳。肝，甘，温，有毒。主虚劳骨蒸，上气咳嗽，传尸痨极，肠风下血，并鬼疰蛊毒，鱼鲠，并烧灰服之。诸畜肝皆叶数定，惟此肝一月一叶，十二月十二叶，其间又有退叶，用之须见形乃可，不然多伪。肾，主益男子。胆，主眼翳黑花不明。骨，治呕哕不止。爪，主鱼骨鲠，取爬项下，或煮汁饮之，即下。皮毛，作服领不着尘垢，孕妇带之易产，作褥及袜主水饮病，亦可煮汁服之。屎，主鱼脐疮，研烂敷之。

骆驼　生西北界，人家畜养者，峰蹄最精，入药不及野者。其脂在两峰肉间，性温，无毒。治风下气，壮筋，润皮肤，可柔金。又主一切风疾顽痹，皮肤瘙痒，死肌，筋皮挛缩，踠损筋骨，火炙摩之，取热气入肉。和米粉作煎饼食，疗痔。又恶疮毒肿漏烂，并和药敷之。屎为末，搐鼻中，治鼻衄。

豺肉　酸。食之无益，瘦人脂肉，损人精神。皮热有毒，主湿痹脚气，炙热缠病上即差。疳痢，腹中诸疮，烧灰酒下。

狼肉　辛，可食。老狼颔下有悬肉，行善顾，疾则不能，鸣则诸孔皆涕。其喉结日干为末，入半钱于饭内食之，治噎病甚效。屎，烧烟直上，故烽火用之，烧灰敷瘰疬；其屎中骨烧灰服黍许，止小儿夜啼。胜下筋，如织络小囊，大如鸭卵。人有犯盗者，熏之脚挛，因之获贼也。狈，前足短，先知食所在，以示狼，狼负以行，匪狼不能动，肉可食。

猕猴 肉，酸，平，无毒。主诸风劳，酿酒弥佳；为脯，主久疟。头骨，烧灰酒下，主瘴疟、鬼疟不定；作汤辟惊邪、鬼魅寒热。手，主小儿惊痫口噤。屎，主蜘蛛咬。皮，主马疫气，人家养者并不主病，为其食息杂，违其本真也。

诸血 诸兽之血，主补血不足及血枯皮皱，面无颜色，并生饮之。又解诸药毒、菌毒。止渴除烦热，食筋令人多力。

六畜毛蹄甲 谓牛、马、猪、羊、狗、鸡也。味咸，平，有毒。主鬼疰，蛊毒，寒热惊痫，癫痓。更宜于各品类中参之。

败鼓皮 平。以黄牛皮者为佳。主蛊毒。用穿败者烧灰酒下，病人即呼蛊主姓名，仍往令其呼，取蛊便差。

禽　部

丹　雄　鸡

丹雄鸡甘温无毒，女子崩中赤白沃，
止血补虚更温中，冠血滴口自缢复。

丹，言色也；雄，壮也，阳气壮也。鸡，稽也。稽候日将至巽位，感动其气而鸣，故巽为鸡、为风。肉，主女子崩中漏下、赤白沃，止血，补虚，温中，久伤乏疮。冠血，主自缢死，心下温者，刺血滴口中，男雌女雄即活。百虫入耳，滴之即出。小儿卒惊似有痛处而不知疾状，临儿口上滴少许，差。兼疗乳难，白癜风，诸疮，浸淫疮，马咬人疮，毒肿疼痛，蜈蚣咬，并取涂之。

乌　雄　鸡

乌雄鸡甘温补中，空心食之气血充，
止心腹痛除麻痹，安胎续骨排疮脓，

肝能强阴胆明目，肠胵涩尿与肠风。

微温，无毒。主补虚弱，取一只治如食法，以五味炆烂食之，生即反损。又止心腹痛，除风湿痹麻，安胎，治折伤，攻痈疽。肝及左翅毛，主强阴。胆，疗目不明，肌疮。肠，主遗溺，小便不禁。肶胵里黄皮，微寒，无毒。主泄利，小便遗溺，除热止烦，止泄精、尿血，肠风泻痢，妇人崩中带下，小儿疟疾，鹅口不乳，并宜烧灰用之。头，主杀鬼。心，主五邪。肪，主耳聋。翮羽，主下闭血。血，主中恶腹痛，踒折骨痛，乳难，瘘痹及马咬疮。剥马被刺，热血浸之。屎白，微寒。主消渴，破石淋，消鼓胀风痹。又齿痛，烧末绵裹安痛处咬之。蜈蚣咬，醋和敷之。子死腹中，浓煎煮粥食之。产后小便不禁及妒乳，痈肿，烧灰酒下。抑论诸鸡补虚羸之最要，故食治方中多用之。有风人及患骨热人不宜食。小儿未断乳，食之生蛔虫。又不可合犬肝、肾、芥菜同食。合兔肉食成泄痢，合水鸡食作遁尸。六指、玄鸡白头及自死足爪不伸者不可食。抱鸡肉及蜈蚣伤者，食之杀人，发疽。凡用鸡胆、心、肝、肠、肪、肶胵、粪等，以乌雄鸡为良。卵以黄雌，头以丹雄，翮以乌雄鸡为良。大抵丹者入心，白者入肺，黑者入肾，黄者入脾，总皆归于肝也。丹溪云：属土而有金与木、火，性补。故助湿中之火，病邪得之则剧，然非但鸡而已，鱼肉之类皆助病者也。

乌 雌 鸡

乌雌鸡要骨亦乌，下乳治痹攻痈疽，

安心定志益胃气，破瘀生新最补虚。

骨、毛俱黑者为上。治乳难乳痈，风寒湿痹，攻痈疽排脓，安心定志，除邪辟恶气，益胃气，壮颜色，破腹中宿血，生新血，补产后虚羸。

白 雄 鸡

白雄鸡甘酸微温，调中下气疗狂言，

止渴利便消丹毒，雌者味同补下元，

止渴涩肠止漏血，男劳女产入饔飧。

白毛乌骨者佳。主调中下气，安五脏，疗狂邪伤中，消渴，利小便，消丹毒。白雌鸡，补五脏劳伤，润肺益肾，止消渴、肠澼、泄利及小便不禁，妇人崩中下血，赤白漏下，产后虚损等证。

黄　雌　鸡

黄雌鸡甘酸助阳，止泄止精暖小肠，
更消水澼并水肿，肋骨又治儿瘦黄。

性平，无毒。补精，助阳气，补益五脏，续绝伤，止肠澼、泄利，止泄精、小便不禁。又和赤豆同煮烂并汁食之，主腹中水癖水肿。其肋骨主小儿羸瘦，食不生肌。

鸡　　子

鸡子甘平除烦热，淡煮却痰益气血，
蜡煎治痢酒治风，白疗目赤火烧裂，
壳能出汗磨翳睛，衣止久嗽敷疮疖。

生绞入药，除烦热及孕妇天行热疾狂走。豁开淡煮，大能却痰润声，养胃，益心血，止惊。和蜡炒，止久泄疳痢。和黑豆入酒服，治痫痓、贼风、麻痹。黄，熬油和粉敷头疮。卵白，微寒。疗目赤、火烧疮，除心下伏热，止烦满，咳逆，小儿下泄，妇人产难，胞衣不出。醋渍一宿，疗黄疸。多食动心气，和葱食气短，和鳖食损人。又不可合獭肉、蒜、李同食。卵壳，细研磨障翳。又伤寒劳复，炒黄为末，热汤下，汗出即愈。卵中白皮，名凤凰衣。主久嗽结气，得麻黄、紫菀和服之，立已。小儿头身诸疮，烧灰猪脂调敷。

白　鹅　肉

白鹅肉冷全无毒，解热止渴煮汤服，
膏润肌肤灌耳聋，毛烧灰治噎气促。
苍鹅有毒发疮脓，水毒射工效更速。

鹅，自鸣声也。有苍白二种。白鹅肉，解五脏热，止渴，煮汁饮之。多食令人霍乱，发痼疾，惟丹石人相宜。膏，微寒。润肌肤，疗手足皲裂。卒耳聋，以膏灌之。毛，烧灰，主噎及小儿惊痫极者。苍鹅肉，冷，发疮脓。毛，主水毒、射工，饮其血及涂身。屎，可敷蛇虫咬毒。陈藏器云：白鹅不食虫，主渴为胜；苍鹅食虫，主射工为胜。卵，温。补中益气，补五脏。食多伤胃滞气，发痼疾。

白　鸭

白鸭肉寒补劳虚，和脏利水热风祛，
屎消蓄热并瘀痢，卵冷能令背闷拘。
野鸭补中消食毒，专治小疮遍体躯。

鸭，鸭自呼名也。或曰可押，故谓之鸭。有家、野二种。家鸭肉，味甘，无毒。补虚，和脏腑，利水道，疗风虚寒热，消热毒，止惊痫，解丹毒，止痢血。屎，主散蓄热、热毒、瘀痢，解结缚，杀石药、金银、铁毒，为末，水调服之。热毒、疮肿并蚯蚓咬，和鸡卵白敷之。卵，微寒，治心腹胸膈热，多食发冷气，令背膊闷。小儿食脚软，惟盐淹者稍可。血，主解诸毒，野葛毒，刺项中热血饮之。头，主水肿，通利小便，煮服之。凡鸭，白毛乌骨者为上；黄雌鸭最补；绿头、青头鸭佳；黑鸭滑中，发冷痢、脚气。凡鸭，老者佳，嫩者有毒。肉与卵同鳖食害人。野鸭，名鹜。性凉，无毒。肉，主补中益气，补虚助力，和胃气，大益病人。消食，利水道，热毒，去风气及恶疮疖肿，杀脏腹一切虫。又身上诸小热疮，多年不可者，多食即差。九月后、立春前食之绝胜家鸭。虽寒不动气。但不可与木耳、胡桃、豆豉同食。肪，甘，主风虚寒热水肿。一种小者名刀鸭，味最重，食之更补虚。又一种名油鸭，其味更佳。

雁　肪

雁肪无毒味甘平，拘急风挛气不盈，
血滞偏枯须久服，肉性相同食不轻。

雁，阳鸟也。从佳，在厂下，宿于水厓也。从人何也？取执挚奠挚为意也。肪，厚脂也。主风挛拘急，偏枯麻痹，血气不通利。取四两炼烊滤过，每日空心暖酒调服一匙，久服益气力，壮筋骨，长须发，聪耳轻身耐老，杀诸药石毒。又和黄豆作丸，补劳瘦，肥白人。六七月食之伤神。《衍义》云：人不轻易食者，谓其知阴阳之升降，分长少之行序，热则即北，寒则即南，以就中和之气。所以为礼币者，取其信也。其毛自落者，小儿带之疗惊痫。

雉　肉

雉肉微寒却补中，止泄止渴最有功，
更除痰壅气上喘，疥疮五痔食之凶。

俗名野鸡。无毒。主补中，益气力，止泄痢、小便多，治消渴及痰气上喘，除蚁瘘。《衍义》云：虽野味之贵，食之损多益少。秋冬食之有补，余月有小毒，食之发诸疮疥，五痔，痼疾。又不可与胡桃、木耳、蕈菌、荞麦面、葱、豉同食，发头风心痛，久食令人瘦。

鹧　鸪

鹧鸪甘温微有毒，能补五脏更明心，
专救瘟瘴欲死者，酒煮服之自酌斟。

鹧，蔗也；鸪，苦也，谓啼声蔗苦也。肉补五脏，益心力，解岭南野葛、生金、蛇、菌等毒及瘟瘴蛊气。病久欲死者，合毛熬酒渍之，或生捣取汁服之，最良。食之忌笋，自死者不可食。脂，泽手不裂。

斑　鸠

斑鸠明目助阴阳，久虚瘦人食最良，
青者仍能补五脏，排脓消瘀治诸疮。

《衍义》云：有有斑无斑、灰色、大小之数种，其用则一也。斑鸠，味甘，平，无毒。主明目，益气，助阴阳，久病虚损人食之最补。青鸠，主安五脏，助气，补虚损，排脓血并一切痈疖恶疮、蚁瘘。以五味淹炙食之，极甘美。一种黄褐候鸠功同。鸽屎丸：野鸽粪炒微焦一两，麝香、白术各一分，赤芍、青木香各五钱，柴胡三分，玄胡索一两。为末，温酒调服一钱，治带下，候脓尽即止，后服他药补血脏。

白鸽

白鸽味咸气亦平，益气调精解药毒，

疮疥食之立消除，白癜风痒炒酒服。

肉暖，无毒。益气调精，解一切药毒，止消渴，食之益人。若服药人食之，减药力，无效。又治恶疮，疥癣，风瘙，白癜风，瘰疬疡，炒酒服之，即愈。屎，主头极痒不痛生疮，醋调成膏，煮二三沸，敷之。白秃，先以醋、米泔洗净，为末，敷之。马患疥，取屎炒黄为末，和草饲之，亦可外敷。

雀肉

雀肉大温益元阳，卵起阴痿大且强，

脑主耳聋血眼暗，决痈治翳白丁香。

即小麻雀也。肉，甘，无毒。壮阳道，益气益精，令人有子，暖腰膝，缩小便，治崩带。十月以后、正月以前宜食，取其阴阳未泄之义也。今人取肉以蛇床子熬膏，和合众药丸服，补下有效。肉不可合李子酱同食，孕妇尤忌。卵，酸，温，无毒。主下气，男子阴痿不起，强之令热，多精有子。雀性利阴阳，故卵亦然。和天雄为丸，服之令茎大不衰，入药取第一番者佳。脑髓，主耳聋，涂冻疮。头血，主雀盲，鸡蒙眼是也。白丁香，即雄雀屎，两头尖者是。主诸痈疖已成脓不得破者，涂之立溃。目热痛及胬肉、白膜、赤脉贯瞳，用男首生乳和如薄泥，点之即消。又女子带下，溺不利，蜜丸服。除疝瘕、久痼冷病，烂痃癖，诸块伏梁。又急黄欲死及喉闭口噤，细研，水下半钱。妇人吹奶，酒下一钱。齿痛有虫，绵裹塞孔中。凡使细研，甘草汤浸一宿，焙干用。腊月者佳。

乌鸦

乌鸦无毒味咸平，专祛劳嗽骨热蒸，

腊月罐中煅末服，更医儿痫治目睛。

主劳瘦骨蒸咳嗽，腊月取翅羽嘴足全者，瓦罐固济，火煅为末，米饮下。兼治小儿惊痫鬼魅。目睛汁，注目中治目暗。头骨，烧灰，敷土蜂瘘。慈鸦，似乌而小，多群飞作鸦鸦声者是。北土极多，不作膻臭，即今之寒鸦。主补虚劳瘦弱，止上气咳嗽及骨蒸发热，和五味炙食之良。其大鸦肉涩，只能治病，不宜常食。又广东一种白鸦，补阳气，令人有子，治痨瘵尤佳。

喜　　鹊

喜鹊甘寒主石淋，烧灰取汁热能清，
多年巢疗癫狂魅，蛊毒烧之呼祟名。

以翼左覆右是雄，右覆左是雌。又烧毛作屑纳水中，沉者是雄，浮者是雌。入药只取雄者。肉，甘，无毒。主消渴，下石淋，消结热，烧灰淋汁饮之，石即下。又主风秘，四肢烦热，胸膈痰结。妇人不可食。巢多年者，主癫狂，鬼魅及蛊毒等，烧之仍呼祟物名号，亦可敷瘘疮。

鸲　　鹆

鸲鹆肉甘平无毒，老嗽吃噫取蒸服，
痔瘘下血尤其灵，乳汁和睛可点目。

《格物论》云：鸲鹆，慧鸟也。端午日取子去舌端，能效人言，句若谷声有应也。主老嗽吃噫下气，取一个蒸食或煮作羹食，或炙为末，蜜丸服之。痔瘘下血，五味炙食之。俱以腊月腊日得者有效。目睛和乳汁研点眼，能见云外之物。

孔雀　肉，咸，凉，微毒。解药毒、蛊毒。血，治毒药，生饮良。屎，主女子带下，小便不利，敷恶疮。尾，入眼令昏翳。

鸂鶒　肉，甘，平，无毒。食之治惊邪，养之辟短狐。古云鸂鶒寻邪而逐害是也。

鸳鸯　肉，咸，平，小毒。主诸瘘疥癣，酒浸炙食或炙热敷疮上，冷则易。食之令患大风。又夫妇不和，作羹私与食之。

白鹇　肉可食。色白而背有细黑文，亦堪畜养，或疑即白雉也。

锦鸡　肉，食之令人聪明文采，形状略似雄雉，毛羽皆作圆斑点，尾倍长，嗉有肉绶，睛则舒于外，人谓之吐锦。

天鹅　肉，甘，平，无毒。性冷，腌食佳。绒毛疗刀杖疮立愈。

白鹤 肉，咸，平，无毒。益气力。血，益血虚，补劳乏，去风，补肢，劳弱者宜食之。肫中砂石子摩服，治蛊毒邪气。

鹭鹚 肉，咸，平，无毒。主虚羸，益脾补气，炙食之。

鹳鹤 似鹤，但头无丹，项无乌耳。骨，甘，寒，无毒。主鬼疰，蛊毒，心腹痛，炙黄为末，空心酒下。脚骨及嘴，主喉痹，飞尸，蛇咬，及小儿闪癖，大腹痞满，并煮汁服之。

鹰 肉，食之主邪魅、狐魅。嘴、爪、头，烧灰服，主五痔。屎白，平，小毒，主中恶、小儿乳癖；和僵蚕、衣鱼之属为膏，灭伤挞瘢痕。眼睛和乳汁研点眼，三日见碧霄中物，忌烟。

鸥 肉，甘，无毒。主躁渴狂邪，五味淹炙食之。

鸬鹚 头，微寒。主鱼骨鲠及噎，烧灰服之效。屎，主面瘢，酒皶及汤火疮痕、疔疮，和猪脂调敷。小儿疳蛔，炙猪肝蘸末食之，奇效。其屎多在山石上，色紫如花，就石上刮取白者用之。市者多伪。

鹌鹑 味甘，平。补五脏，益中续气，实筋骨，耐寒温，消结热。小豆和生姜煮食之，止泄痢。酥煎令人下焦肥，和猪肉食生黑子，和菌子食发痔。小儿患疳及下痢五色，日日食之有效。春月不可食。

竹鸡 味甘，平，无毒。主野鸡病，杀虫，煮炙食之。

山鹧 味甘，温。食之解诸果毒。

燕屎 味辛，平，有毒。主鬼疰，蛊毒。破五癃，利小便。入药当用胡燕者佳。窠中土，主卒得浸淫疮有汁水，和涂之。又与屎等分以作汤浴小儿，治惊痫。肉，出痔虫。卵，主水肿。

鹘嘲 咸，平，无毒。助气，益脾胃，去头风目眩。煮、炙食之。

翠鸟 咸，平，无毒。主鲠及鱼骨入肉痛甚者，烧令黑末，顿服，或煮汁饮之亦佳。

啄木 此鸟有大有小。有褐者是雌，斑者是雄。又有黑者，头上有红毛，大如鹊，嘴如锥，长数寸，常穿木食蠹，故名。性平。无毒。主痔漏有头，脓水不止，取一只烧灰，酒下二钱。牙齿疳䘌，蛀牙疼痛，烧为末，纳牙孔中，不过三次，或取舌尖绵裹于痛处咬之。俱以端午日得者佳。

练鹊 味甘，平，无毒。主益气，治诸风疾。冬间取，去毛炒香，用绢袋盛，以清酒浸一月，每日温饮之。

百舌鸟 主虫咬心胃痛，炙食之。亦主小儿久不语。

布谷鸟 食之令夫妻相爱。以爪并头五月五日收带之各一，男左女右。

鸩鸟 肉寒，不堪食。人家养之，最厌火灾。

杜鹃 按《本草》云：初鸣先闻者，主离别。学其声，令人吐血，鸣至口中出血始止，故有呕血事也。

抑论禽兽肉皆补阳气，然禽本乎天，又为阳中之阳，阴虚者慎之。

虫 鱼 部

龟、鳖、墨鱼、鲮鲤，已上俱见前卷。

鲤 鱼

鲤鱼止渴消浮肿，腹有癥瘕食不宜，
骨主女人崩赤白，青盲白翳胆尤奇。

鲤，理也。三十六鳞，文理明也。肉，甘平，无毒。止渴，消水肿、黄疸、脚气，主咳嗽上气喘促。安胎，治怀孕身肿，煮为汤食之。破冷气，痃癖气块，横关伏梁，作鲙和蒜齑食之。腹有宿瘕及天行病后俱不可食之，食之再发即死。久服天门冬人不可食。凡溪涧砂石中者有毒，多在脑内，不得食头。凡修理可去脊上两筋，黑血有毒及目旁有骨如乙字，食之令人鲠。肉忌葵菜，卵忌猪肝，鲊忌豆叶，同食害人。《衍义》云：鲤鱼至阴之物，阴极则阳复。所以《素问》曰：鱼热中，食多发风热。《日华》云：风家食鱼，贻祸无穷。骨，主女子带下赤白，阴蚀。胆，苦。久服强悍益志气；点眼，治目热赤痛，青盲白翳；滴耳中，疗聋；涂小儿热肿、咽喉痹肿，和灶心土涂之立差。蜀漆为使。脂，主诸痫及小儿痫疾惊忤，食之良。脑髓，治暴聋，煮粥食之。血，主小儿丹毒疮肿，涂之即差。眼睛，主刺在肉中，中风，水肿痛者，烧灰纳疮中，汗出即愈，诸鱼目并好。齿，主石淋，烧灰酒下。肠，主瘘及小儿肌疮，取肠切作五段，火炙香，洗净封之，冷即又易，觉痒虫出即愈。鳞，主产后血滞腹痛，烧灰酒下，兼治气血，杂诸药用之。皮，主瘾疹。

蠡　鱼

蠡鱼无毒味甘寒，下水消浮湿痹安，
五痔炙肠安谷道，胆攻喉痹效如丹。

蠡，礼也。头戴七星而夜礼北斗也。《衍义》云：即今之黑鲤鱼也。道家为其头有星为地厌，世有知之者，往往不敢食。主湿痹，面目浮肿，二便壅塞。又肠痔下血疼痛者，作鲙和蒜齑食之。脚气、风气亦宜。丹溪治癞用此，以代花蛇，是亦去风。古方有单用安胎者。多食亦发痼疾。肠，主五痔，以五味炙令香，绵裹纳谷道中，一食顷虫当出。诸鱼胆苦，惟此鱼胆味甘可食为异也。腊月收，阴干为末，遇急喉痹取少许点患处，药至即差，甚者水调灌之。

鲫　鱼

鲫鱼调胃味甘温，下血肠风酿白矾，
久痢赤白堪为鲙，恶疮烧末酱涂痕。

丹溪云，诸鱼皆属火，惟鲫鱼属土，故能入阳明而有调胃实肠之功。若得之多者，未尝不起火也。又云：鱼在水中，无一息之停，故能动火，戒之。合莼菜作羹，主胃弱不下食，调中下气，补虚益五脏。酿白矾烧灰，治肠风下血。作鲙，主肠澼，水谷不调及赤白久痢。脚气，痔瘘，诸恶疮，烧灰和酱汁涂之，或取猪脂煎用。又主肠痈。开其腹，纳少盐烧之，治齿痛。和蒜食之有少热，和姜酱食之有少冷；夏月热痢食之多益，冬月中则不治也。若与沙糖、蒜、芥、猪肝、雉肉同食成疳虫。

头，烧灰服之，主咳嗽及敷小儿蠶疮、面疮、头疮、口疮、重舌、目翳。又孕妇伤寒，烧灰酒下，取汗即差。胆，主小儿脑疳，鼻痒，毛发作穗，面黄羸瘦，取汁滴鼻中，连三五日甚效。子，主调中益肝气。单方：治男妇劳证，发热咳嗽，汤药不愈者，取活鲫一个，去鳞、肠，洗净，入蓖麻子如病人年几数于腹内，以湿纸六重包，火中煨熟，晚上食之。十日内食三尾见效。

青　鱼

青鱼肉甘平无毒，主脚湿痹益心力，
胆内石灰涂恶疮，吹喉又用点眼目。

俗名乌流鱼。主湿痹脚气，软弱烦闷，益心力，和韭白煮食或作鲊食之。与服石人相反。忌蒜、葵，服术人不可食。胆，主恶疮，和石灰涂之。喉痹肿痛，调白矾末阴干，以少许吹之。眼目昏暗，取汁点之。鱼骨鲠，以少许含咽即愈。腊月者佳。头中枕，蒸令气通，日干，可代琥珀，醋摩服，治水气、血气，心腹痛。

白　鱼

白鱼甘平助胃脾，调气助血令人肥，
补肝明目去水气，有疮食之即出皮。

疑此即鲢鱼也。无毒。主开胃助脾，消食下气，调五脏气，助血脉，令人肥健，补肝明目，去水气，以五味蒸食之良。新鲜者佳，经宿令腹冷生病，或淹或糟皆可。惟患疮疖人食之甚发脓，又灸疮不发，作鲙食之即发。

鳗　鲡　鱼

鳗鲡鱼甘平小毒，痨热骨蒸病可复，
更医腰背脚痹风，痔瘘带下诸不足。

鳗，漫也；鲡，利也，漫滑而利也。有五色文者功胜。主痨瘵骨蒸，传尸注气，和五味煮粥食之。治腰背间湿风痹常如水洗及湿脚气，五种痔瘘，肠风下血，妇人带下百病，食之良。《日华》云：此鱼虽有毒，而能补五脏虚损，劳伤不足，暖腰膝，兴阳，令人肥健，亦美味也。又能杀诸虫，压诸草石药毒。治诸疮瘘疬疡，皮肤一切风瘙，恶疮疥癣，疳䘌及妇人阴疮虫痒皆效。又下部虫及毡中、竹木中蛀虫、蚊虫，并可烧烟薰之。取其骨置箱中，断白鱼咬衣。单方：治颈项及面上白驳浸淫，有似癣但无疮可治者，取鱼生剖日干，先于白处微微擦动，取少许火上微炙，似油出，以指擦之，五七次即愈。

鳝　　鱼

鳝鱼甘温益气血，头骨烧灰止痢渴，
去冷除痞宿食消，产后淋沥即能遏。

俗名黄鳝。无毒。主疗虚损，补中益气血，去十二经风邪湿痹，除腹中冷气肠鸣，妇人产前百病，产后淋沥，诸虚羸瘦，血气不调宜食。多食动风气，令人霍乱，时行病起食之再发。头骨，止痢，治消渴，去冷气，除痞消食，端午日取烧灰用之。血，主癣及瘘，断取涂之。皮，主妇人乳硬结痛，烧灰酒下二钱。鳅鱼，甘，温，无毒。补中止泄。但鳅、鳝俱不可同白犬血食之。

善　　鸣

善鸣长股水中蛙，补损祛痨杀疰邪，
一种风蛤为美馔，正宜产妇益虚家。

似蛤蟆，但背青、腹细、嘴尖、后脚长，善鸣，即今人所食者。味甘，寒，无毒。去劳劣，解热毒劳热，杀尸疰痨虫。治小儿赤毒热疮，脐伤腹疼，胃气虚乏，取以五味淹炙，酒食之良。风蛤，似蛙而色黑，味至美，补虚损，宜产妇。

田　　螺

田螺无毒性寒过，专治双眸赤热多，
肉敷热疮反胃壳，汁能醒酒渴同科。

主目热赤痛，取黄连末纳其中，良久汁出，用以注目。肉，冷。解热毒，治酒疸，利小水，消疮肿。多食发寒湿气、痼疾。碎其肉敷热疮。烂白壳，烧为灰，主反胃胃冷，去卒心痛，止失精，消痰，敷下疳，火煅用之。生浸取汁饮之，止消渴，利大小便，除腹中结热，脚气上冲，手脚浮肿，解酒过多，喉舌生疮，压丹石热。不可常食。又螺蛳、海螺用同。

蟹

蟹主胸中邪热结，爪能堕胎破瘀血，

壳黄化漆更续筋，消食涂疮同脚节。

足节屈曲，行则旁横，每至夏末秋初则解壳，故曰螃蟹。味咸，寒，有毒。主胸中邪热，解结散血，养筋益气，理经脉，利关节，去五脏中烦闷，消食，乃食品中之佳味，最宜人。须是八月一日蟹吃稻芒后方可食，霜后更佳，已前食之有毒，十二月食之伤神。体有风疾人并孕妇不可食。独螯独目，四足六足，两目相向者，皆有大毒，不可食。误中者，惟藕蒜汁、冬瓜汁、紫苏、黑豆豉汁可解之。爪，主堕胞胎，破宿血，止产后血闷腹痛，酒及醋汤煎服。壳中黄及脚中髓，熬为末，纳金疮中，能续断绝筋骨，其黄能化漆为水，故敷漆疮及久疽疮疥。其足骨焙干，和白敛等分为末，乳汁调涂小儿头缝不合。其螯和犬血烧烟，可以集鼠于庭。大抵蟹类甚多，壳阔多黄者名蛷，其螯最锐，食之行风气；扁而大者名蝤蛑，解热气及小儿痞气；其最小者名蟛蜞，食之令人吐利；一螯大一螯小者名拥剑，可供食。余蟹有毒，皆不可食。

石首鱼

石首鱼甘下石淋，干之炙食鲞为名，

消瓜成水宽膨胀，益气开胃莼作羹。

生东海。味甘，无毒。脑中有二石如棋子。主下石淋，烧灰饮之。候干名鲞鱼，炙食之，主消瓜成水及卒腹胀，宿食不消，暴下痢，中恶不解，生食。和莼菜作羹，开胃益气。

淡菜

淡菜甘温能补阳，虚劳吐血亦堪尝，

消食除癥止久痢，妇人崩带产余良。

生南海。似珠母，一头尖，中衔少毛。海之菜皆咸，惟此味淡，无毒。形虽不典而甚益人，主益阳事，补五脏虚损，吐血，理腰脚气，润毛发，消食，除腹中冷，破痃癖癥瘕，治产后血结冷痛，崩中带下，漏下，男子久痢，并宜以五味煮食之。多食令头闷目暗，可微利即止。

海　粉

海粉无毒气寒咸，能治热燥湿顽痰，
更疗肺胀多咳喘，海石痰火病相兼。

出闽、广。海粉、海石同种。石，其根也。近有造海粉法，终不如生成为美。海粉，治肺燥，郁胀咳喘。热痰能降，湿痰能燥，块痰能软，顽痰能消，取其咸以软坚也。止入丸药，水洗晒干，另研。又有造成者，汤、丸俱宜。八月取紫口蛤蜊，火煅为末，取黄瓜蒌皮、子共捣和为饼，阴干，次年听用。海石，味淡，气平。治痰燥在咽不出，痰块，血块，食块，痰火，痛风，心痛，疝痛，泄泻，咳血，遗精，白浊，带下。入药火煅或醋煮，研用。

蛤　蜊

蛤蜊性冷元无毒，主癖解酲开胃肠，
消渴妇人生血块，壳烧研敷火汤伤。

蜊，利也，言其肉滑利也。主老癖能为寒热者，煮食之。解酒毒，开胃止消渴，治妇人血块。此物性冷，乃与丹石相反，服丹石人食之，令小腹结痛。壳，主汤火伤，取烧灰为末，油调涂之，神效。

蚌蛤　冷，无毒。明目，除湿，止消渴，除烦解热，压丹石药毒，补妇人虚劳下血，并痔瘘，血崩，带下。以黄连末纳之，取汁点赤眼昏暗良。又能治疳止痢并呕逆。痈肿，醋调敷。烂壳，煅粉饮下，治反胃痰饮。

蚶　生海中。壳如瓦屋，故又名瓦垄子。性温，无毒。补中益气，治心腹冷气，腰脊冷风，利五脏，益血色，消食健胃，令人能食。每食了以干饭压之，不尔令人口干。壳，烧红，醋淬三次，后埋令烂，醋膏丸，治一切血气痰积、癥瘕冷气。

蚬　小于蛤，黑色，生水泥中，候风雨能以壳为翅飞者。

肉，冷，无毒。去暴热，明目，利小便，下热气、脚气、湿毒，开胃，解酒毒，目黄。多食发嗽并冷气，消肾。又煮汁饮，治时气，压丹石药，下乳汁。生浸取汁服，止消渴，洗疔疮。陈烂壳，温。烧灰饮下，主反胃吐食，除心胸痰水，咳嗽不止，止痢及失精，治阴疮。

马刀　在处有之。长三四寸，阔五六分，头小、锐，形如斩马刀，多在沙泥中，即蚌之类也。味辛，微寒，有毒。破石淋，主漏下赤白寒热，杀禽兽贼鼠，除五脏间热，肌中鼠𪕨，止烦满，补中，去厥痹，利机关。用之当炼，得水烂人肠肉。可为鲊，然发风痰。丹溪云：马刀与蚌蛤、蚶、蚬、螺蛳大同小异，属金而有水、木、土。《衍义》言其冷而不言湿，多食发疾，以其湿中有火，久则气上升不降，因生疾多热，则生风矣，何冷之有？今蛤粉皆此类为之。

虾　平，小毒。食之不益人。主五痔，引风动瘘发疥疮。小儿食之，令脚屈不能行。有风病、嗽病者忌食。小儿赤白游肿，生捣汁涂之。生水田沟渠中，小者有小毒。海虾长一尺，作鲊毒人至死。有无须及煮色白者，不可食。

水母　俗名海蜇。味咸，无毒。主生气，妇人劳损血滞，小儿风疾丹毒。

河豚　味甘，温，大毒。主补虚，去二气，理脚气，去痔疾，杀虫。其味极美，肝尤毒，然修治不如法，食之杀人，橄榄、芦根、粪汁解之。厚生者不食亦好。

海肫鱼　生大海。候风潮即出，形如豚，味咸，无毒。主飞尸蛊毒、瘴疟，作脯食之，一如水牛肉味，小腥。耳皮中肪膏摩恶疮、疥癣、痔瘘、犬马瘑疥，杀虫。

鳜鱼　甘，平，无毒。补虚劳，益脾胃，治肠风下血，去腹内恶血、小虫，益气力，令人肥健。胆，腊月阴干，治一切骨鲠或竹木签刺喉中不下，取少许酒煎呷之，得吐，骨随涎出；未吐，再服。在脏腑日久黄瘦者亦宜。

时鱼　平。补虚劳，稍发疳痼。

鲟鱼　生江中。背如龙，长一二丈。甘，平，无毒。主益气补虚，令人肥健。煮汁饮之，止血淋。鼻上肉作脯，补虚下气。然味虽甘美，而发诸药毒及一切疮疥，动风气。与干笋同食，发瘫痪风；服丹石人食之，令少气；小儿食之，结癥瘕及嗽；大人久食，令卒患心痛、腰痛。子，如小豆，食之肥美，杀腹内小虫。鲊，世人虽重，亦不益人。

鳇鱼　甘，平，无毒。味极肥美，楚人尤重之。多食生热痰。鲊，肥美奇绝，亦不益人。

鲈鱼　平。补五脏，益肝肾，和肠胃，益筋骨，治水气，补中安胎，多食宜人，不甚发病，宜然张翰思之也。作鲙尤良。又暴干甚香美，不可与乳酥同食。

鲇鱼　味甘，无毒。主水肿，利小便，为臛美而且补，稍益胃气。合牛肝食，令患风，发痼疾。又不可与野鸡、野猪同食，赤目赤须无腮者杀人。

鮠鱼　似鲇。甘，平，无毒。不腥，美且益人，补中益气，下膀胱水，开胃。作鲙白如雪。隋朝吴都进鮠鱼干，鲙取快，日干，瓶盛，临食以布裹水浸良久，漉出如初鲙无异。此鱼寒而有毒，非嘉物也。

鳙鱼　池塘所蓄，头大身细者。甘，平，益人。

银条鱼　甘，平，无毒。宽中健胃，合生姜作羹良。

少阳鱼　味甘，咸，平。治男子白浊膏淋，玉茎涩痛。

比目鱼　平。补虚，益气力，多食稍动气。

黄鱼　背黄头尖，下江呼为鳡鱼是也。味甘，平，小毒。醒酒，不益人，发风动气，发疮疥。病人忌食。和荞麦同食失音。

鲂鱼　俗名扁鱼。味甘，无毒。调胃气，利五脏，和芥子酱食之，助肺气，去胃家风，消谷食。作鲙食，助脾气，令人能食。患疳痢者不得食。作羹臛食宜人，其功同鲫鱼。

鲟鱼　味甘，辛。食之不益人，助火动痰发疮疥。

鲸鱼　平。补五脏，益筋骨，和脾胃，多食宜人，作鲙尤佳。暴干甚香美，不毒，亦不发病。

鮰鱼 生南海。味美无毒。膘可作胶，一名江鳔。主竹木刺入肉经久不出者，取白敷四畔，肉烂刺出。破伤风疮，月蚀疮，阴疮，瘘疮，并烧灰用之。又呕血炙黄为末，用甘蔗节捣自然汁，调下二钱。

蛏 甘，温，无毒。补虚及产后虚损，主冷痢，邪热烦闷。疫后忌食。

鱼鲙 乃诸鱼所作之脍。味甘，温补。去冷气湿痹，除喉中气结，心下酸水，腹中伏梁，冷痃结癖疝气，补腰脚，起阳道。以菰菜为羹，谓之金羹玉鲙。开胃口，利大小肠，以蔓菁煮去腥，凡物脑能消毒，所以食鲙必鱼头美也。近夜食不消，马鞭草汁能消之；饮水令成虫病；起食之，令胃弱；同乳酪食令霍乱。又云不可同蒜食。昔一妇患吞酸，食鱼鲙遂愈。盖以辛辣有劫病之功也。凡鲙，若鱼本佳者鲙亦佳。

鱼鲊 乃诸鱼所作之鲊，不益脾胃，皆发疮疥。鲤鱼鲊忌青豆、赤豆；青鱼鲊忌胡荽、羊肉。鲊中有虾者不可食。

上五品药性，疮毒食治皆古人设也。愚推古庵意于各类增通用杂用，以备神农三百六十五种之数，更采《大观本草》、东垣《珠囊》、丹溪《日用》、熊宗立《药赋》、《图经》、《捷径》、《小学集要》、《集韵》等书，纂歌集注，仅一千品止。有兼用之法，节斋编之备矣。大概风兼寒证，则兼用姜、桂；风兼湿证，则兼用苍术；风兼燥证，则兼用地黄；风兼虚证，则兼用参、术、芎、归；风兼热证，则兼用芩、连、栀、柏。余皆以此例推，古庵亦略言之矣。但各类所载杂用药品，人多不识，方多少用，以其为神农所创，故不敢遗。且俟四方多识者探访用之，犹胜于今之新药也。盖圣人取药，上应天气，下应地味，中应人脏。《衍义》云：草木皆木也，金铅皆金也，粪土皆土也，灰火皆火也，水池皆水也，尽皆妙合乎阴阳造化之理。非若后之气味无凭，试验相传而已。噫！人知用药之为难，而不知识药之真伪为尤难；人知《素问》之难读，而不知《本草》之尤难读，有所受而历年多者，方可以言知药之性，知药之性则知病机矣，故曰本草为医之祖。

附：食 治 方

详《安老书》及《食医心镜》、《食疗本草》、《养生杂纂》等书。

风

苍耳子粥　治目暗不明及诸风鼻流清涕，兼治下血痔疮等症。用苍耳子五钱取汁，和早米三合煮粥食。又可作羹及煎之代茶。

葱粥　治伤风及妊娠动胎，产后血晕。用糯米煮粥，临熟入葱数茎，再略煮食之。

乌头粥　治风寒湿痹，麻木不仁，手足四肢不遂，重痛不举等症，宜预服防之。用生川乌末四钱，白米半碗，慢火熬作稀粥，入生姜汁一匙，白蜜三匙，搅匀，空心温服。如中湿，更入薏苡末二钱。盖风客肝则淫脾，故疾在四末，宜谷气引风温之药径入脾经。

牛蒡馎饦方　治中风，口目瞤动，烦闷不安。用牛蒡根一升，去皮为末，和白米四合煮熟，入葱、豉、椒、盐和匀，空心常食效。

乌鸡臛　治中风，烦热，言语涩闷，或手足发热。用乌鸡肉半斤，葱白一握，煮作臛，入麻油、盐、豉、姜、椒，再煮令熟，空心渐食，善能补益。

黄牛脑子酒　治远年近日偏正头风。用牛脑髓一个，薄切，白芷、川芎末各三钱，同入瓷器内加酒煮熟，乘热服之，尽量一醉，睡后酒醒，其疾如失。

鹅酒　治头风痛。用飞鹅一只，去毛翼肠杂，以防风半斤装入腹内，缝合，以黄泥固济，炭火煅去烟存性，取出为末，每二三钱，热酒下，汗出即愈。

菖蒲酒　治风痹骨立痿黄，医所不治者宜服。经百日颜色丰足，耳目聪明，延年益寿，久服通神。用菖蒲绞汁五斗，糯米五斗炊熟，细曲五斤拌匀，入瓮密盖三七日后，取酒温服。

菊花酒　壮筋骨，补髓，延年益寿。用菊花、生地、枸杞根各五升，以水一石煮取汁五斗，糯米五斗炊熟，入细曲末拌匀，入瓮内密封，候熟澄清温服之。

大豆酒　治卒中风，口噤，身体反张，不语。用大豆二升，炒声净，即投下酒，煮一二沸，去渣热服，覆卧汗瘥。口噤，抉开灌之。

槐花酒　治百种疮毒，初觉头脑面背及身上下有疮，虽有大热，服此即退。用槐花四两，炒香，入酒二碗，煎一二沸，去渣，尽服即消。未效，再进一服。

薜荔酒　取大木上薜荔二百叶，细研，入酒一升许，拌和搅汁，煎一二沸，随宜饮尽。未解，再服三服不妨。虽气弱人且去疮毒为急。

史国公浸酒方，仙酒方，五积酒　俱见卷七“拾遗”。

寒

干姜粥　治一切寒冷，气郁心痛，腹胁胀满。用白米四合，入干姜、良姜各一两，煮熟食之。

茱萸粥　治冷气心痛不止，腹胁胀满，坐卧不得。用吴萸末二分，和米煮粥食之。

川椒茶　细茶入川椒少许同煎，或生姜、吴萸随便入些，亦可辟寒。

肉桂酒　治感寒身体疼痛。用辣桂末二钱，温酒调服。腹痛泄泻，俗以生姜、茱萸擂酒俱好。如打扑伤坠，瘀血疼痛用桂枝。

暑

绿豆粥　豆熟入米同煮，食之最解暑渴。

面粥　治痢，色白不渴者为寒。用面炒过，煮米粥调下方寸匕，兼止泻百行，医所不救者。

蒜酒　粗人好用。如清高贵客，宜黄连、绿豆浸酒饮之。养生者夏不宜饮。

桂浆　夏月饮之解烦渴，益气消痰，上燥下寒者乃宜。桂末一两，白蜜一升，先以水二斗，煎取一斗，待冷入新瓷瓶内，后下二物，搅令极匀，先用油单纸一重覆上，再加纸七重以绳封之，每日去纸一重，七日开之药成。气香味美，格韵绝高。

湿

薏苡仁粥　和米煮粥食之，去湿极效，功胜诸药。

麻子粥　治水气肿满，身体疼痛，不能饮食。用麻子一升取汁，下米四合，鲤鱼肉七两，煮粥，入盐、豉、葱、椒和匀，空心食之。或用鲤鱼脑髓二两，粳米三合，和盐、豉煮粥食，兼治耳聋。

郁李仁粥　治水肿，腹胀喘急，二便不通，体重疼痛，转动不安。用郁李仁二两研汁，和薏苡仁五合煮粥食之。脚气亦宜。

苍术酒　除万病，润皮肤，久服延年益寿。用苍术三十斤洗净捣碎，以东流水三石渍二十日，去渣，以汁浸曲如家酝酒法，酒熟任意饮之。忌桃、李。

桑白皮饮　治水肿、腹胀喘急。用桑皮四两捣汁，和青粱米四合研烂煮饮，空心渐食。

赤小豆方　治水气胀闷，手足浮肿，气急烦满。用赤小豆三升，樟柳枝一升，同煮烂，空心取豆食之，汤即饮汁，勿食别物效。

鲤鱼臛　治水肿满闷，气急不能食，皮肤欲裂，四肢常疼，不可屈伸。用鲤鱼十两，葱白一握，麻子一升，取汁煮作羹臛，入盐、豉、姜、椒调和，空心渐食。

鲤鱼汤　治妊娠五六月，胎水腹大异常，高过心胸。当归、白芍各一钱半，茯苓、白术各二钱，用鲤鱼一个，水煮清汁一盏半，入生姜七片，陈皮少许，同煎至一盏，空心服，未愈再服。

水牛肉方　治水气，四肢肿闷沉重，喘息不安，用牛肉蒸烂，以盐、豉、姜、醋拌匀，空心任意食之。治虚肿虚胀，用水牛皮二斤去毛，橘皮一两，同煮烂，以姜、醋、五味拌食之。治心腹胀满，四肢烦疼无力，用鲤鱼二斤，陈皮二两煮令烂，入青盐少许拌和，空心食之。

燥

生地黄粥　治妊娠下血漏胎。用糯米二合煮粥，临熟入生地汁一合，调匀，空心食之。

苏麻粥　治产后血晕，汗多便秘。用苏子、麻子仁二味捣烂，水滤取汁，煮粥食之。

膂肉粥　用粳米煮粥，以膂肉切碎，入盐少许及香油、川椒、茴香调和食之，以此养肾则水有所司。

天门冬酒　用天门冬浸汁拌曲，如常酿酒。或为末和曲，或用生地、枸杞、火麻子俱可，或酿或浸饮之。

四汁膏　清痰降火，下气止血。用雪梨、甘蔗、泥藕、萝卜、薄荷各等分，捣碎滤汁，入铜锅内慢火熬膏饮之。

青豆饮　治消渴热中，饮水无度，常若不足。用青豆煮烂，饥则食豆，渴即饮汁，或煮粥食。

消渴方　用出子萝卜薄切，晒为末，每二钱，猪肉汤澄清调下，食后日三服而瘥。

火 与热门参用

地黄粥　生地不拘多少，捣自然汁浸粳米渗透，晒极干，再浸再晒三次，每用瓷器煎汤一升令沸，入前米一合熬成稀粥，食远食之。日久心火自降，肝血清凉，专治睡觉目赤肿，良久则无。盖人卧则血归于肝，因血热到肝，故睡起而目赤。良久无事者，血复散于四肢也。宜食此粥以凉肝血。

薄荷茶　治火动咳嗽、便闭及妇人经水不调。细茶、薄荷各四两，用水七碗煎至二碗，去渣，入蜂蜜四两，候冷入童便二茶钟，露一宿，每空心温服一钟，童子痨加姜汁少许。

黄连酒　有火证及发热，绝不宜饮酒。盖酒性大热，因而发热，多致不治。或因喜庆欲饮，用黄连、枸杞各五钱，绿豆一钱，浸酒饮之，或以酿酒尤妙。

黄柏酒　有相火而好饮者宜。如生疮，用黄柏、猪胰各四两，生浸饮之，润脏滑肌。

绿豆酒　治阴虚痰火诸疾。用绿豆、山药各二两，黄柏、牛膝、玄参、沙参、白芍、山栀、天门冬、黄芩、天花粉、蜂蜜各一两，当归一两二钱，麦门冬一两半，甘草三钱，以好酒浸服之。

内伤脾胃

人参粥　治翻胃吐酸。用人参末、姜汁各五钱，粟米一合，煮粥空心食之。

麦门冬粥　治翻胃。用麦门冬浸汁，和米煮粥食之。妊娠亦宜。

粟米粥　治脾胃虚弱，呕吐不食，渐加羸瘦。用粟米、白曲等分，煮粥空心食之，极和养胃气。

理脾糕　百合、莲肉、山药、薏苡仁、芡实、白蒺藜各末一升，粳米粉一斗二升，糯米粉三升，用砂糖一斤调匀蒸糕，晒干常食。

参苓造化糕　人参、白茯苓各四两，白术、莲肉、山药、芡实各三两。为末，粳米粉一斗，用砂糖调匀，如法蒸糕食之。

苏蜜煎　治噎病吐逆，饮食不通。用紫苏二两，白蜜、姜汁各五合，和匀微火煎沸，每半匙空心细细服之。

姜橘汤　治胸满塞闷，饮食不下。生姜二两，陈皮一两，空心水煎服。

脾泻饭匙丸　盦饭锅焦三两，莲肉、山药各炒香二两。为末，用前锅焦末煮糊，为丸梧子大，每服百丸。湿热甚，青皮汤下。脾虚，白术汤下。空心食远服。

太和羹　最补脾胃，久服益精神，悦颜色。山药、芡实、莲肉、茯苓各二两，早米、糯米各半升。俱炒为末，茶、汤、酒任调服，或入砂糖蒸糕食尤妙。

莲肉膏　治病后胃弱不能饮食，用莲肉、粳米各炒四两，茯苓二两，为末，砂糖调膏，每五六匙，白滚汤下。

豆麦粉　治饮食不住口，仍易饥饿。用绿豆、糯米、小麦各一升炒熟为末，每一杯滚汤调服。

糯米糊　治泄泻。少进饮食，大有滋补。精冷者服之有孕。用糯米一升，水浸一宿，慢火炒干，入山药一两为末，每半钟加砂糖二匙，胡椒末少许，浸晨极滚汤调服。

雌鸡馄饨　治脾胃虚弱，少食痿黄，益脏腑，悦颜色。用黄鸡肉五两，白面七两，葱白二合，如法切作馄饨，入酱、盐、椒、豉，调和煮熟，空心食之。

赤石馎饦　治脾胃冷气，痢下不止。用赤石脂五两，白面七两，煮作羹，临熟加葱、酱、盐、豉调匀，空心食之。

白米饮　治咽食入口，即气壅塞涩不下。用白米研杵头糠尘一两，煮热饮，调匀，空心食之。

醉乡宝屑　健脾进食，饮酒不醉。用干葛、白豆蔻、砂仁、丁香各五钱，甘草、百药煎各一分，木瓜四两，炒盐一两，为末，不能饮酒者，温酒调服一钱即能饮。

助元散　白术三两，白茯苓、陈皮各一两，莲肉一两半，麦芽五钱。为末，入白糖二钱，瓷器收贮，常安火边。空心或食远滚白汤调服三钱，上补元气脾胃，令人能食。年老之人，最宜常服。

助胃膏　治小儿吐泻，大和脾胃，进饮食。人参、白术、茯苓、甘草各二钱半，白豆蔻七个，肉豆蔻二个，木香一钱，山药五钱，砂仁二十个。为末，蜜丸皂子大，每一丸空心米汤下。

米汤　治泄泻。用粱米、糯米、黍米各二合，黄蜡一钱，空心炖服。一方只用早米半升，以东壁土一两，吴萸三钱，同炒香熟，去土、荚，取米煎汤服之。

气 郁同

杏仁粥　治上气喘嗽。用杏仁去皮尖二两，研烂，或加猪肺，和粳米三合煮粥食之。

桃仁粥　治上气咳嗽及冷心气痛，和米煮粥食之。

萝卜子粥　治气喘，用子三合，和糯米煮粥食之。

紫苏子粥　治脚气毒闷，身体不任，行履不便，下一切痰气及冷心气痛，明目，利小便。用苏子捣汁，和粳米煮粥食之。

麻子仁粥　治脚气痹弱，烦闷吐逆，不下食。用麻子一斤取汁，和粳米四合煮粥，空心食之。

荜拨粥　治冷气。荜拨末二合，胡椒一分，和米四合煮粥，空心食之。

猪腰粥　治脚气烦痹缓弱，行履不能。用猪腰一对，粳米四合，葱白半握，和煮粥，临熟入椒、盐、姜、豉，空心食之。

猪肪汤　治上气喘嗽，身体壮热，口干渴燥。用猪肪膏一斤，切碎入沸汤中煮，临熟入盐、豉调和食之。

猪胰酒　治上气喘急，坐卧不安。用猪胰三具细切，青州枣三十枚，以好酒三升浸，春夏一二日，秋冬三五日，密封，以布绞汁，空心温酒任性渐服。

玄胰散　治膜外气及气块。用猪胰切片炙热，蘸玄胡索末食之。

平鲫丸　治膈气不食。用大鲫鱼一个，去肠留鳞，以大蒜去皮切片，填鱼腹内，湿纸包，黄泥固济，慢火煨熟，去鳞骨，入平胃散末，杵丸梧子大，每三十丸，空心米饮送下。

翻鸡汤　治转食，用翻翅鸡一只，煮熟去骨，入人参、当归、盐末各五钱，再煮取食，或为丸服亦好。

血

阿胶粥　止血，补虚，厚肠胃，兼治胎动不安。用糯米煮粥，临熟入阿胶末一两，和匀食之。

桑耳粥　治五痔下血，常烦热羸瘦。用桑耳二两，取汁和粳米三合煮粥，空心食之。

萝卜菜　治酒疾下血，旬日不止，用萝卜二十枚，留叶寸余及根，入罐内水炖极烂，以姜、盐、醋淹，空心食之，立止。

槐茶　治热风下血，明目，益气，除邪，止齿疼，利脏腑，顺气。采嫩槐叶蒸熟晒干，每日煎如茶食。

柏茶　采侧柏叶晒干，煎汤代茶，止血滋阴。

醍醐酒　治鼻衄。萝卜自然汁入好酒一半和匀，温过热服。

猪胰片　治肺损嗽血、咯血。用煮熟猪胰切片，蘸薏苡末，微空心食之。盖薏苡能补肺，猪胰引入经络耳。如肺痈用米饮调服或水煎服。

猪肝脯　治气虚下痢，瘦乏无力，常服明目，温中除冷气。用猪肝一具切片，入醋一升，煮至醋干，空心食之甚妙。

韭汁　治赤痢。用连白韭菜一大把捣汁，和酒一盏温饮之。又治心痛，散气行血故也。

马齿苋方　治下痢赤白，水谷不度，腹痛。用马齿苋菜煮熟，入盐、豉或姜、醋，拌匀食之。

鸡子煎　治久泻、久痢及小儿疳泻不止。用黄蜡一钱熔化，入鸡子一枚，打破于内，拌和炒熟，空心常食。

鸭子煎　治胎前产后痢下赤白。用生姜汁一碗，虚者二碗，入鸭子一枚，打破于内，煎至八分，又入蒲黄三钱，空心调服。

痰

茯苓粥　粳米煮粥半熟，入茯苓末，和匀煮熟，空心食之。

茯苓面　茯苓、麻子各去皮和匀，九蒸九晒，入蜜少许食之。能断酒肉及盐、酪、酱菜，可治久痔。

谢傅饭后丸　细茶一两，薄荷五钱，儿茶二钱半。为末，蜜丸，饭后含化，或加百药煎尤妙。善能消痰降火。

桂花饼　桂花一两，儿茶五钱，诃子七个，甘草五分。为末，桂花水调为丸饼，每嚼一丸，滚水下。清痰降火，止嗽生津。

蒸梨法　治咳嗽，胸膈痞结。用雪梨去心，纳蜜蒸熟或煨熟，停温食之。热食反令咳甚。肺寒者，去心纳椒五七粒，以面裹煨熟，停冷去椒食之。又捣汁，和地黄，蜜煎膏含咽，皆治嗽喘。伤梨者，作羊肉汤饼，饱食之即安。

煨梨法　用雪梨一枚去心，入白蜡末一钱，以湿绵纸九重包裹，火内煨熟食之。润膈下气。

苏子酒　主消痰下气，调中补虚，益五脏，肥肌肤，润心肺。用紫苏子微炒，捣碎，以绢袋盛，纳清酒中浸三日，少少饮之。

麻仁汤　治癫风。用麻仁四盏，以水六盏，猛火煮至一盏，去渣，空心温服。或发或不发，或多口语，勿怪之。但以人为摩手足须定，凡进二三剂即愈。

牛车肉　治失心癫狂。用紫河车洗净煮烂，同熟牛肚切碎和一处，随便食之最妙。

热 忌酒

栀子粥　治热眼赤痛。用米三合煮粥，临熟入栀子仁末一钱，调匀食之。

甘蔗粥　主虚热口燥咽干，鼻涕稠粘，止咳嗽，润心肺。用甘蔗捣汁一升，和米三合煮粥，空心食之。

麻子粥　治小便涩痛、烦热。方见前。

冬瓜羹　治消渴烦热，心神狂乱，燥闷不安。用冬瓜半斤，豉二合，葱白半握，和米粉煮羹，入盐味，空心食。

栀子茶、黄连茶、瓜蒌瓤茶　俱可煎汤代茶服之。

小麦汤　治五淋不止，身体壮热，小便满闷。用小麦一升，通草二两，水煎渐渐饮之，须臾当瘥。

甘豆汤　治诸热烦渴，大小便涩及风热入肾腰痛。用黑豆二合，甘草二钱，生姜七片，水煎服。

藕蜜膏　治小便常涩，痛闷之极。用藕汁、白蜜各五合，生地汁一升，和匀，微火煎成膏，每半匙空心渐渐含化，食后又服。忌煎炙。

阴　虚 忌多饮酒

枸杞粥　采叶如常煮粥，量用盐味，空心食之。

芡实粥　《液》云：鸡头实和米作粥，空心食之，可以益精强志，聪明耳目。用粳米一合，入芡实三合，或莲肉、山药俱可煮粥。盖晨起食粥，推陈致新，利膈养胃，生津液，令人一日清爽，所补不小。

猪肝羹　治肝脏虚弱，远视无力。用猪肝一具，细切，葱白一握，以豉汁煮羹，临熟打破鸡子投入食之。

鳗鲡臛　能补虚劳，杀虫，治肛门肿痛，痔久不愈。用鳗鲡细切煮作臛，入盐、豉、姜、椒，空心渐食，多食令人作泄。

菟丝子酒　不拘多少，淘净酒浸，九蒸九晒，为末，紧急只用酒炒为末，贮瓷器中，每日空心温酒调服一钱。专治气血未定，时失调护，以致诸虚。服此大进饮食，且耐劳，能令肥健。如觉气壅，少服麻仁丸润之。此黄山谷方也。

固本酒　见卷七“拾遗”。

阳　虚

羊肉羹　治下焦虚冷，小便频数。用羊肉四两，羊肺一具，细切，入盐、豉煮作羹，空心食之。

桂花酒　酿成玉色，香味超然，非世间之物也。

戊戌酒　冬至后用黄犬一头，煮至极烂，去渣取汁，和曲造酒，随病入药，有大补益。

胡桃粥　治阳虚腰痛及石淋五痔。取胡桃肉，和米煮粥食之。

诸　虚 通用

参归腰子　治心气虚损、自汗。用猪腰子一枚，细切，入人参五钱，当归四两，同煮熟食之，以汁送下。或用山药捣丸如梧子大，每三十丸空心温酒下，多服丸佳。

煨肾丸　治肾虚腰痛。用猪腰子一枚，薄批五七片，以椒、盐淹去腥水，掺杜仲末三钱在内，包以薄荷，外加湿纸，置火内煨熟，酒下。如脾虚加白术，精虚加枸杞子。

猪肾酒　治肾虚腰痛。用童便二盏，好酒一盏，以新瓷瓶贮之。取全猪腰子一对在内，黄泥密封，日晚时以慢火养熟，至中夜止，待五更初以火温之，发瓶饮酒食腰子，病笃者只一月效。平日瘦怯者亦可服此。盖以血养血，绝胜金石草木之药也。

猪肾羹　治阴痿羸瘦。用猪肾和枸杞叶、五味煮羹食之。

腰子汤　治产后蓐劳，虚羸喘促，寒热如疟，肢痛面黄。用猪腰子一枚，香蕈、葱白、芍药各一两，水煎温服。

猪肚方　治虚羸乏气。用人参五钱，干姜、胡椒各二钱，葱白七茎，糯米三合，为末，入猪肚内紧扎，勿令泄气，以水煮令烂熟，空心食之，次暖好酒一二盏，饮之效。

益气牛乳方　老人最宜。补血脉，安心神，长肌肉，令人身体康强，面目光悦，志意不衰。故为人子者，常须供之以为常食。或为乳饼，或作乳腐等，恒使恣意充足为度，此物胜肉远矣。

山药酒　补虚损，益颜色，又治下焦虚冷，小便频数，瘦损无力。用酥一匙于铫中熔化，入山药末熬令香，方入酒一盏搅匀，空心服之。

生栗方　治脚气及肾虚气损，脚膝无力。用生栗蒸熟风干，每日空心常多食十枚，极治脚气不测。

水芝丸　能补五脏诸虚。用莲肉一斤去皮心，入猪肚内紧扎，煮至极烂，捣丸梧子大，每三四十丸，空心酒下。

糯米糕　治小便数。用纯糯米糕一掌大，临卧炙令软熟啖之，温酒或热汤下，待食消化即睡。

服硫鸡　温中壮阳。男用雌，女用雄。鸡饿一日，以溶化硫黄拌饭喂七日宰之，以米粉掺蒸。每鸡一只，分作五早晨吃。

胡桃酒　善治虚损腰疼。用胡桃肉、杜仲、小茴如法浸酒服之。

服椒法　择净蜀椒二斤，去闭目者不用，以盐掺椒上，将滚汤泡过椒五寸许，以瓷器慢火煮干，止留椒汁半盏，将椒倾在地下纸上，覆以新盆，封以黄土经宿，置盆内将干，入甘菊花末六两拌匀，更以前汁洒之，然后晒干服之。初服之月早晚各十五粒，次月早晚各二十粒，第三月又增十粒，至一百粒乃止。每用盐酒、盐汤任下。服至半年后，觉胸膈间如有物碍，即每月退十粒，退至十五粒止。俟其无碍，一如前服。终始行之，令椒气早晚蒸薰，如一日不服，则前功俱废矣。饮食蔬果并无所忌，凡四十岁过方可服，至老颜容不衰，此其验也。又法，用川椒一斤，玄参半斤，为末，蜜丸梧子大，每三十丸，食后临卧盐汤下。

八仙茶　粳米、黄粟米、赤小豆、绿豆、黄豆，五味炒香熟各一斤，细茶一斤，芝麻五合，小茴二合，花椒、干姜、白盐炒各一两。共为末，外用麦面炒黄熟，与前药等分拌匀，随意加入胡桃肉、枣、松子、瓜仁、白糖之类，瓷罐收贮。每用二三匙，白汤点服。此方乃韩飞霞所著，甚有意味。盖茶冷不益人，然高贤雅士，文人酒客，未有不喜其爽神，去垢腻而乐饮之者。今兼炒米以养胃气，椒姜不致中寒。用者不必全方，但摘二三味可也。惟盐须斟酌入茶，古云：慎勿将盐去点茶，分明引贼入人家。

上食治方。或曰万病皆从口入，如何食治反安平耶？盖饮养阳气，食养阴气，饮食入于口，达于脾胃，入于鼻，藏于心肺，气味相承，阴阳和调，神乃自生。盖精顺五气以为灵，若食气相恶则伤其精神；受五味以成礼，若食味不调则伤其形。阴胜则阳病，阳胜则阴病，常怪人于饮食鲜有得中，其所以然者，起于一点贪心，或贪其补益，或贪其治病，卒致强食脾劳，强饮胃胀，脾伤胃滞而病反加剧，则又大失乎古人立治之本旨。凡冬朝空腹，夏夜饱食，食杂有犯皆令人疾，卫生者慎之。

卷之三

外　感

温　暑

河间刘先生温暑纂要

诸风掉眩乃肝木，

掉，摇也；眩，昏乱旋运也。由风木旺甚生火，风火属阳，阳主乎动，两动相搏为之旋转。

痛痒疮疡心火属；

人近火气者，微热则痒，热甚则痛，肘近则灼而为疮，皆火之用也。痒者美疾也，故火旺于夏而万物蕃美。或云：痛为实，痒为虚。非谓虚为寒也，正谓热之微甚也。痒得爬而解者，爬令皮肤辛辣而属金化，辛能散故也。疮疡属热而出浓水，犹肉果热极，则腐溃而为水，反兼水之化也。

湿肿满本脾土经，

地之体也，土湿过极，则痞塞肿满。物湿亦然，故长夏属土，则庶物隆盛也。

气膹郁痿肺金伏；

膹，谓膹满也；郁，谓奔迫也；痿，谓手足痿弱无力以运动也。大抵肺主气，病则其气膹满奔迫，不能上升。至于手足痿弱，不能运动，由肺金本燥，燥之为病，血衰不能荣养百骸，故指得血而能摄，足得血而能步，秋金旺则雾气蒙郁，而草木萎落，病之象也。萎，犹痿也。

寒之收引肾水乡，

收敛引急，寒之用也，故冬寒则拘缩矣。

五运主病枢要目。

诸暴强直，支痛里急，筋缩腰戾，本足肝胆二经厥阴风木之气。

暴，卒也；强直，坚劲也；支痛，支持也。谓坚固支持，筋缩不柔而痛也。腰，缩也；戾，乖戾也。谓筋缩里急乖戾失常而病也。然燥金劲切，木病反兼金化，由亢则害，承乃制也。况风能胜湿而为燥也，风病势甚而成筋缓者，燥之甚也，故甚者皆兼于燥也。

诸病喘呕及吐酸，暴注下迫转筋难；小便浑浊血溢泄，瘤气结核疡疹斑；痈疽吐下霍乱证，膹郁肿胀鼻塞干；鼽衄淋秘身发热，恶寒战栗惊惑间；笑悲谵妄衄蔑污，腹胀鼓之有声和；少阴君火手二经，真心小肠气之过。

喘，火气甚则气盛而息粗也。呕，胃膈热甚火炎之象也。吐酸，木味为酸，如饮食热则易于酸矣。暴注、卒泻，火性速故也。下迫，里急后重也，火燥能令下焦急迫也。转筋，热燥于筋而自转也。小便浑浊，寒则水清，热则水浊。溢，血出于上窍；泄，血出于下窍。瘤气、赤瘤、丹熛，热气胜也；结核，热气郁结。疡，有头小疮也；疹，浮小瘾疹也。痈，浅而大；疽，深而恶。吐下霍乱，热气甚则传化失常，或下水谷不及变化。膹，胸膈愤闷，或引背痛也。郁，热极则腠理郁结，而气道不通也。肿胀，阳热大甚，则肿满膜胀。鼻塞，塞主收敛，故阳气不通。鼽，鼻出清涕。衄，鼻出血。淋，热客膀胱。秘，大便涩滞，热能耗液故也。发热恶寒，邪在表也。战栗，火热过极，反兼水化。恐则伤肾，水衰故也。惊，心卒动而不宁。惑，昏惑而志不一。笑，火盛喜发。悲，火盛凌金，金不受制故发悲。谵，多言也，心热神乱，则言妄出。妄，狂妄也，心热神昏，则目有所见。衊污，鼻出紫黑血也。腹胀鼓，热甚则气盛胀满如鼓。

痓与强直积饮滞，霍乱中满诸隔痞；体重吐下胕肿痿，肉如泥之按不起；太阴湿土二足经，脾与从中胃之气。

痓，痉也。强直，谓强项也。太阳经中湿，令人项强，有刚柔之分。积饮，留饮也。痞，否也，谓气不升降也。隔，阻滞也，肠胃湿甚则传化失常。中满，湿则令人中焦满也。吐下霍乱，谓肠胃湿饮相兼故也。体重，清阳为天，浊阴为地，湿土为病，体重宜也。胕肿，湿胜于下也。肉如泥，按之不起，湿胜于身也。

诸热瞀瘛筋惕惕，悸动搐搦瘛疭极；暴喑冒昧躁扰狂，骂詈惊骇气上逆；胕肿疼酸嚏呕疮，喉痹耳鸣聋欲闭；呕涌溢食下不能，目昧不明瞤瘛翳；或禁栗之如丧神，暴病暴死暴注利；少阳相火手二经，心胞络与三焦气。

瞀，神昏而气浊也。瘛，热令肌肉跳动。暴喑，卒哑也，火盛克金，不能发声。冒昧，昏愦也。躁扰，热盛于外，手足不宁也。狂，谓乖越礼法而失常也，或登高弃衣，热极故也。骂詈，言之恶也，心火热极，则发恶言也。惊骇，君火化同，气逆冲上，火气炎也。胕肿，热胜于内也。疼酸，火盛制金，不能平木。嚏，鼻中因痒而喷作声，人以纸捻扰鼻而嚏作，扰动属火，鼻属肺金故也。喉痹，热客上焦。耳鸣，热冲听户。聋，水衰火盛，气道闭塞。呕涌不下，热盛火炎之象。目昧，热极则昏。瞤瘛，肉跳也。禁，冷也。栗，战栗也。如丧神守，火极而似水化也。暴病死，火性速也。

诸涩枯涸闭，干劲揭皴起，阳明之燥金，肺与大肠气。

涩，遍身涩不滑泽也；枯，不荣生也；涸，不通流也；干，不滋润也；劲，不柔和也；皴揭，皮肤开裂。皆血液病耳。

上下水液出清冷，癥瘕㿗疝坚痞病；腹满急痛利白清，食已不饥吐利腥；屈伸不便与厥逆，厥逆禁固太阳经；肾与膀胱为寒水，阴阳标本六气里。

上下水出清冷，寒则水自澄清。癥，气聚之积，或聚或散无有常处也。瘕，血结之块，盖由女子月水沉滞，久而成瘕也，亦有热者，当以标本明之。㿗疝，足厥阴受寒，则阴肿也。坚痞腹满急痛，如水寒则冰硬如地。下利清白，水寒则清净明白。食已不饥，胃寒则不能消谷。吐利腥秽，水甚不能制火，肺金自盛，故水腥也。屈伸不便，厥逆禁固，谓手足蜷挛而冷。

一十八剂

轻、调、缓、淡、清，暑、湿、解、和、平，火、夺、寒、吐、补，甘、温、涩与荣，随证选用，真有古人不传之妙。乃补仲景之遗亡也，非不遵桂枝、麻黄之谓也。一说清平之世，同水化也，虽辛热之药，不生他证。扰攘之世，同火化也，若用辛热之药，则发黄、出斑，变坏之病作矣。盖人内火既动，外火又侵，所以辛热发汗不如辛温，辛温又不如辛凉药也。

轻剂防风通圣散

合益元散，名双解散。在表当汗者，俱宜连进数服，必愈。不解者，病已传变。

清剂凉膈散

汗吐下后，无异证者用。下早遂成结胸虚痞，或合天水、小柴胡。

解剂小柴胡汤

半表半里者用，或合凉膈。

缓剂大柴胡汤

里微热者用，或合解毒汤。

寒剂大承气汤

里大热者用。表里大热合大柴胡汤。里热甚表热渐微者，合解毒汤。

调剂调胃承气汤

里热无胀满者用。

吐剂瓜蒂散

胸满喘呕，阳脉紧甚者用。

甘剂天水益元散

伤寒余热，以此调之。

火剂黄连解毒汤

暑剂白虎汤

中暑自汗者用，半表半里者用，或加苍术。发汗热不解，脉尚浮者，用解之。或里热内盛，阳厥极，皆因失下而成此证，但进凉膈、天水，合而为一，调合阴阳，洗涤脏腑，则其他证自不生矣。

淡剂五苓散

中暑白虎解后多服，或合天水。

湿剂三花神佑丸

夺剂三黄丸

补剂防风当归饮

平剂四君子汤

荣剂四物汤

涩剂胃风汤

温剂理中汤

和剂平胃散

结胸大、小陷胸汤，丸

发斑凉膈散

加当归。胸紧加枳壳、桔梗。

心烦不眠栀豉汤

发黄茵陈汤

调五苓散。

烦渴凉膈散

合去桂五苓散、益元散。

痓承气汤

合解毒，谵语发狂者并用。已上一十八剂，二十四方，四十四味药品，调治温暑初证、杂证、余证及杂病痰火、湿热。

曲尽其妙，男妇俱同。

伤　寒

伤　寒　序

欲识伤寒之义者，先正伤寒之名。《百问》云：冬曰伤寒，春曰温病，夏曰热病。通而言之为伤寒者何哉？盖邪之所凑，其气必虚。冬月阳气不密，以致寒邪触犯，其即发而为病者，名曰伤寒；其不即发，至春感温气而发者，名曰温病；至夏感热气而发者，名曰热病。温热虽发于春夏，而其受病之因，隔冬寒毒藏于肌骨，而自里发之，故通而言之为伤寒也。仲景伤寒立论，万世典也；河间温暑补方，三时用耳；至于传经直中，分别阴阳杂证，乃丹溪之独见。伤寒大义如此。然西北风高，伤寒者多；东南地燠，内伤者多，是以东垣又作《内外伤论》以辨之。伤寒之书，至此可谓全且备矣。奈何今之医者，或读伤寒一二，而不理会杂病内伤，或窃内伤杂病一二，而不理会伤寒！主伤寒者，专一发散；主内伤者，专一温补，内外莫辨，杀人惯矣。陶节庵曰：医者不可一日不读伤寒，以活心源。愚谓读伤寒而不读三子之书，亦不足以活心源。噫！三世四家之书，缺一不可。

万历丙子初夏序

仲景张先生伤寒纂要

详《伤寒论》、《百问》、《百证歌》、《活人书》、《活人大全》及今陶氏《六书》、王氏《家宝》与各名家，惟陆氏伤寒未睹其书。

尝闻病皆起于伤寒，治莫精于仲景。一百一十三方，如水有源；不过汗吐下渗和解温补，总方以变化之也。三百九十七法，如衣有领。不过阴阳表里虚实而已。惜乎！全书亡而后益支离，记性拙而聊从简省，姑以六经言之。

六经正病

太阳则头疼身热脊强，

此太阳正病也。以后凡言太阳证，即头疼身热脊强也。凡言表证者，亦即太阳证也，各经仿此。阳从下起，三阳之长曰太阳。脉尺寸俱浮，浮紧伤寒，浮缓伤风。太阳受病，当一二日发。以其脉上连风府，故头项背腰脊强。头者，诸阳之会，气病则麻，血病则痛。身热者，寒客皮毛，郁闭其阳，而后发热，阳虽人身正气，郁则为邪、为热。热虽甚不死，盖伤寒始于寒而终成于热也。惟不发热而但恶寒者，邪发于阴也。或热多寒少、或不大便而泉清频数、或热结膀胱溺涩、或汗多溺难、或汗后不解、或汗漏不止、或过经不解、或蓄血发黄、或喘、或呕，皆太阳所主。

阳明则目痛鼻干不眠。

阳为明，夹于二阳之中，阳气盛极，故曰阳明。脉尺寸俱长，长而微洪经病，长而沉数腑病。太阳脉静则不传，如脉数急欲吐者，此寒邪变热，传于阳明，当二三日发。以其经中客邪，故目痛鼻干。身热者，阳明主肌肉，邪甚则身前皆热。不眠者，烦盛津干，胃气不和也。太阳未罢者，发热恶寒。太阳已罢者，不恶寒而反恶热，烦渴作呕，津干便硬，或即狂言，谓之正阳明。少阳阳明，胁满不大便而呕。或瘀血发黄，或下血谵语，或胸烦懊侬，皆此经所主。然亦有里寒下利，或寒气结积而为痼瘕者，不可不知。

少阳耳聋胁痛，寒热呕而口为之苦；

少，初也。阳气初嫩，亚于阳明，故曰少阳。脉尺寸俱弦，弦而滑数者，阳极发厥；弦而和者，病欲散。少阳受病，当三四日发。以其脉循胁络于耳，故风热上壅不利，则耳聋胁痛，寒热往来，不食，呕而口苦干，目眩。若不呕吐而能食者，为三阴不受邪也。若身无大热燥闷者，阳去入阴无疑矣。似疟，妇人血结，皆此经所主。

太阴腹满自利，尺寸沉而津不到咽。

阴从天降，首曰太阴。在阳为表，在阴为里，邪在表则见阳脉，邪在里则见阴脉，故尺寸俱沉，沉实有力当下，沉细无力当温。太阴受病，当四五日发。以其脉布胃中，络于咽嗌，故腹满或痛，而嗌喉下干燥。或大便不通，小便如常；或自利，手足温而渴者，为传经腑热。或自利不渴，手足冷者，为直中阴证。或因内伤饮食，冷气入脾，必腹痛胸膈不快。然太阴乃三阳之终，三阴之始。阳经表证未尽宜汗，半表里胸满多痰宜吐，传经里热宜下，直中阴经宜温。调脾胜邪，正在此关。

少阴舌干口燥，

次于太阴，故曰少阴。脉尺寸俱沉，沉实有力当下，沉微无力当温。少阴受病，当五六日发。以其脉起于足心，贯肾络于肺系，故舌干口燥而渴。或自利清水，心痛腹胀；或大便闭硬，不欲厚衣者，皆热入里之深也。若厥逆畏寒，欲吐不吐，腹痛自利，小便白色，或干呕，亡阳咽痛，脉微欲寐者，乃阴毒入脏之深也。或下利体痛，咳呕者，水气也。或饭食入口则吐，脉弦迟，厥逆，心下实者，不可下也，宜吐之。或脉沉发热者，汗之。盖有初得病直攻少阴，不先自太阳传次而入也。

厥阴烦满囊拳。

厥阴者，阴尽则变而厥逆生。盖传经至此已尽，无复可传，再传则逆于手经矣。脉尺寸俱沉，沉实有力当下，沉迟无力当温，浮缓者病自愈。厥阴受病，当六七日发。以其脉循阴器，络于肝，故唇青舌卷。或烦满者，胸中气满急也；或囊拳者，阴囊缩也；在女子则阴户急痛引小腹，此传经厥阴，风热毒深于内也。肝木移热克脾，脾受贼邪，五脏六腑皆困，荣卫不通，耳聋囊缩而厥，水浆不入，不知人则死，速下以救，五死一生。或下利谵语者，内有燥屎也，仍宜下之；或呕而发热者和之；或发热恶寒如疟，囊不缩，脉微浮微缓，胃之脉，脾气既全，不受贼邪，荣卫将复，水升火降，寒热作而大汗解矣；或下利腹胀身疼者，当先救表，而后温里；若下利清谷，大汗出而厥，四肢疼，小腹拘急；或干呕吐沫，或气冲心痛，发热消渴吐蛔，皆厥阴寒证也，宜温之。已上正文六言，乃万病之祖，非得之《内经》，不能六言包括无遗如此。凡言六经所见之证，即此三阳三阴经证也，杂病亦然。

经络难拘日数，

《经》曰：一日足太阳膀胱之经，二日足阳明胃之经，三日足少阳胆之经，四日足太阴脾之经，五日足少阴肾之经，六日足厥阴肝之经。又云：伤寒不加异气，不传经者，七日足太阳病衰，手太阳受之，头痛少愈；八日足阳明病衰，手阳明受之，身热少歇；九日足少阳病衰，手少阳受之，耳聋微闻；十日足太阴病衰，手太阴受之，腹减如故，则思饮食；十一日足少阴病衰，手少阴受之，渴止，舌干已而嚏；十二日足厥阴病衰，手厥阴受之，囊纵少腹微下，大气乃止。病再传六经，有自安者。《活人》云：一二日，可发表而散；三四日，宜和解而痊；五六日不解，便实方可议下，此皆论其常耳。《解惑论》云：病人有虚实，邪气有迟速，岂可拘于日数？日虽多，尚有表证而脉浮数，犹当发汗；日虽少，已有里证而脉沉细，即当下之，但随证虚实与脉而汗、下之。陶节庵云：但见太阳证，即用麻、桂汗太阳；见少阴证，即用四逆温少阴；见阳明证，即用承气下阳明；见真寒证，直入阴经，即救真寒，此最活法。有循次传者，天运主气者，初气厥阴风木，二气少阳相火，三气少阴君火，四气太阴湿土，五气阳明燥金，六气太阳寒水。人生顺受其气，病则逆其气而传变，自下而上，自外而内。究其所以然者，阳主动而位外，阴主静而位内，人身膀胱气血之会，自头背至足，无所不主，故风寒每先犯之；其次胃气流行无息，自鼻腹至足，皆其所主，故太阳行督而交任，必及于阳明也；又其次少阳清气，主行荣卫，胁肋身侧皆其所主，故胃邪必移于胆部。此三阳皆身之外而动者，故为表。至于太阴，人身五脏，脾为死阴，至静不动，其所消食者，全赖胃气升降，故自少阳胁肋下肚腹，宜乎先入太阴也；其次肾主受米谷之精而至静，惟子时浊气一动而已，故自中腹移至脐腹，必及于肾也；又其次肝惟主散血藏血，而极其凝静者，故入里之深至于小腹，而下行已极，乃复上行于手经。此天然之序，不可乱者如此。若夫太阳自传于太阳者，作渴溺涩，因误渗也；太阳并传阳明者，当用麻黄，而反用葛根以引之也；太阳越经传少阳者，当用麻黄，而反用柴胡以引之也；太阳传少阴者，当用桂、麻，而反下以陷之也；太阳传太阴者，当用桂枝，而反下以入之也。此医之误而乱其传之序也。又有太阳即传厥阴，头顶痛甚，二经脉络相接，同督脉而上行也。有太阳伤风以致阴血自燥，热蓄膀胱，逆传小肠与心，谓之冤热。有风寒自背入者，直中太阳、少阳；自面入者，直中阳明；有首尾只在太阳经而不传诸经者；有间传一二经者；有不传而罢者，有不罢再传者；有不自阳经直中阴经者，此邪无定体，不可拘于日数也。《活人》云：六气之邪，乘虚之经得之。

标本须明后先。

标者，梢末；本者，根本。以主言之，各经络为标，各腑脏为本，如太阳经为标，膀胱为本。余仿此。以客邪言之，先受病为本，次受病为标。标本相传，治其急者，请详言之。太阳膀胱为本，故头疼脊强；小肠为标，与心为表里，故发热。冬月麻黄、桂枝，余月九味羌活汤。阳明大肠为标，与肺为表里，故微恶寒发热，为经病，葛根解肌汤；渴而有汗不解者，白虎汤；胃为本，目痛鼻干，潮汗闭涩，满渴狂谵为腑病，调胃承气汤。少阳三焦相火为本，游行一身，故微热；胆为标，耳聋、胁痛、寒热、呕而口苦，缘三焦无形，胆无出入之路，故从中治，标本俱小柴胡汤。太阴肺为标，咽干身目黄；脾为本，腹满痛，谓之腑热，咽干、腹满、手足温者，桂枝加大黄汤，或大柴胡汤；身目黄者，茵陈汤；胸满者，瓜蒂散；如自利不渴，或呕吐者，属脏病，理中汤、丸。少阴心为本，故舌干口燥，或绕脐硬痛，或心下硬痛，或下利纯清水，或谵语便闭，小承气汤；肾为标，面寒如刀刮、唇青不渴、吐利、胸腹绞痛、四肢厥逆、指甲黑、蜷卧、身如被杖，古姜附汤。厥阴心包络为标，故舌卷、厥逆、冷过肘膝、吐沫呕逆、不渴、小腹绞痛者，为寒，三味参萸汤、四顺汤；肝为本，主男子囊缩，女子阴挺乳缩，或手足乍冷乍温、大便实、消渴烦满者，属热，大承气汤；似疟不呕、二便自调者，必自愈；不愈，脉迟有汗者，小建中汤；脉涩无汗者，桂麻各半汤。其囊、乳缩证，寒证亦有之。此万法之祖也，学者于此而一悟焉，则病机到手矣。自非仲景《玉函》内秘，其孰能与于斯乎！此后汗、吐、下、温、和解诸方，不甚详载，止言宜汗、宜吐、宜下、宜和，悟之。

寒伤荣而风伤卫，太阳为之首尔；

荣行脉中，在血脉，其病深；卫行脉外，在皮肤，其病浅。荣血阴也，阴主闭藏，故寒喜伤荣而无汗；卫气阳也，阳主开泄，故风喜伤卫而有汗。然岂独太阳为荣卫之会而有风寒之别乎？阳明善饥为伤风，不食为伤寒。少阳耳聋胸满而烦为伤风，口苦咽干目眩为伤寒。三阴伤风，但四肢烦疼耳。太阳为之先者，伤寒因肾水亏损，至春木无生意，故发为温病；至夏绝生化之原，发为热病。所以太阳、少阴二经，受病最多最先。

经可解而腑可下，阳明为之主焉。

表多里少为在经，宜清肌解表；里多表少为在腑，宜和肌通里。盖阳明标虽主肌，而其本则胃也。然岂独阳明为十二经之长而有经腑之异乎？仲景曰：三阳受病，未入于腑，可汗而已；三阴受病，已入于腑，可下而已。则三阴有在经者，仍宜微汗之。盖荣卫属太阳，主皮毛；胃腑属阳明，主皮肤之下、肌肉之上及肠胃也；胸胁属少阳，主血，荣百节，流行三部；脏属三阴，主筋骨并两足。故太阳为阳证之表，胃为阳证之里。若但以脏腑而分表里，则腑为表，脏为里。若合荣卫脏腑而分表里，则表者荣卫之所行，里者胃腑之所主，而脏则又深于里。

但病入胃，则亦不更传，不可不知。

少阳原从乎中治，禁汗禁下；

少阳居太阳阳明之中，半表半里，禁汗，恐犯太阳；禁下，恐犯阳明；禁渗，恐生发之气陷入阴中，只宜和之以小柴胡汤。犯三禁，则变不可胜。他如太阳经禁下与渗，犯之则动血，热入里而难解；阳明经禁汗与渗，犯之则竭津，血蓄下而如狂，益津液者，连须葱白汤是也。又下证中治见合病。

三阴利用乎变法，有中有传。

三阴最不可执，有宜下者，有宜温者。自三阳气分传入三阴，谓之传经阴证。传，非传入脾肾肝也，乃入三阴血分，胃与大小肠之腑也，故仲景谓已入于腑可下者是也。若不自阳经传来，直中三阴之经，初起厥逆腹痛，自利不渴，太阴自受寒也；上证加之呕吐，少阴自受寒也；又加之小便清利，厥阴自受寒也。热药温之，犹恐或迟，阴阳一差，生死立判。虽然传经直中，先贤发之尽矣，然岂无传变者乎？假如传经之际，轻生者或被生冷，或犯房欲，或粗工猛施汗下，真气衰弱，阳证变为阴证，如俗所谓阳证归阴，仍宜直中寒证法治。故《内经》止言传变而不言直中者，盖言变则包直中。今《局方》言传阴、传阳则不是，当言传阳变阴。庶乎传经为里热，直中与变为里寒，临证参脉，直中三阳、传经三阳，病在于表，脉浮长弦；传经三阴，病在于里，脉沉数实；直中三阴，病在于经，脉沉微缓，此表里虚实大分，非专以阳为热，阴为寒也。

谓伤足而不伤手则可，以寒为足之所司；

手之六经，主于春夏。足太阳、少阴，正司冬令，触冒之者，则二经受病。其次则少阳、厥阴继冬而司春令，至春分后，方行温令，故风寒亦能伤之。足阳明与冬本无与，然寄旺四季，寒热温凉之气皆能伤之，况表邪传里，必归脾胃，而为燥粪，用汤药下之，而胃和矣。

谓传足而不传手不可，盖热为手之所冤。

人身之气，每日周行三百六十五骨节，以应周天三百六十五度。血亦随气运行腠理，以为一身动静而为之主。所以一脉愆和，百脉皆病。况风寒中人，先入荣卫，昼夜循环，无所不至，岂间断于手经哉！七日不愈而再传者，乃足经移热传于手经，如冤家之相摭也，虽然手冤亦推本言耳。上古止分三阴三阳，而不分手足，其意甚深。况手足三阳，同手走头至足，手足三阴，同足走胸腹与手，岂有经络同，而受病又有不同者哉！即如喘咳发热，分明手太阴、太阳病也；狂言谵语，分明手少阴病也；胸满干呕耳聋，分明手厥阴、少阳病也，认真五脏六腑，俱有表里二证。盖人之情欲，天之淫邪，自然不齐，故病多标本兼见。假令脉弦、面青、目痛、筋急、善怒、心下满者，兼肝有风也；脉洪、面赤、口干、善笑、身热者，兼心有热也；脉缓、面黄、身重、肢疼、嗜卧者，兼脾有湿也；脉涩、面白带忧、喘嗽、鼻衄者，兼肺有燥也；脉微、面黑、善恐、耳闭、气逆而泄，兼肾有寒也。凡邪出于外则为腑、为表，入于内则为脏、为里。不拘何脏何腑，表证必同归于太阳，里证必同归于阳明。噫！法无定用，病有定体，知此则百病机关一悟可了，又何疑于手经之不受病耶！

上一段论六经正病。

表里阴阳汗吐下温解五法

表可汗而里可下，

表证属太阳。凡见头疼、发热、恶寒、清便自调、腰项脊强、脉浮紧者，即是表证，不拘日数多少，便宜解表，不宜下渗。有汗为表虚，宜解肌；无汗为表实，宜发汗。但发汗亦有轻重不同，古谓春夏宜汗者，借天时而喻阳邪在外也。其实春月阳气尚微，秋月阳气欲敛，俱不可大汗。夏月天气热，玄府开，不必大汗。冬月阳气伏藏，感冒轻者，尤不宜汗。惟伤寒重者，时令严栗，皮毛坚致，非大汗无由得散，不得已而从权也。至于阴证，但厥无汗者，妄汗动经则死，或有表邪，辛热微汗以散之可也。里证始焉脉浮而大，今则沉而数；始焉惛而静，今则躁而动；始焉头疼发热恶寒，今则不恶寒反恶热，烦躁倍加，胸连脐腹满痛，腋下掌心自汗濈濈，以致胃干粪燥，大便不通，小便赤涩，口渴，发狂，谵语，掀衣揭被，扬手掷足，六脉有力，即是传经热证，又谓阳盛误汗即死。或有初病即见此证者，不拘日数多少，便宜通利，失下则血气不通而发厥矣。抑又有说焉，纯乎表而里无一毫病者，当解表时勿攻里；纯乎里而表无一毫病者，当攻里时勿解表；如表里俱见，或表多里少，表急里缓，则先治其表而后攻其里；或里多表少，里急表缓，则先攻其里而后救其表也。又表虚里实，则药宜辛凉；里虚表实，则药宜辛热，皆以里为主，内气正而后可以治表。虽莫急于内，表亦不可缓也，表里虚实，而医之大分明矣。

表里半者，宜吐与和；

凡病或渴或不渴，或胸中烦、不烦，或呕、不呕，或腹胁痛、不痛，或咳，或心下悸，或小便不利，或有他证，少阳所主也。邪在表则多寒；邪在里则多热；邪在半表里，则寒热往来。邪在表，则心腹不满；邪在里，则心腹胀满；邪在半表里，则胸胁满。邪在表，则呻吟不安；邪在里，则狂言乱语；邪在半表里，则欲言不言。邪在表，则小便清而易；邪在里，则小便浊而难；邪在半表里，或利或不利。邪在表，则不烦不渴不呕；邪在里，则烦满而渴；故或烦或呕者，邪在表方传里也。若见耳聋、胁痛、寒热、呕而口苦、胸胁紧满，脉见弦数者，即是半表半里。脉大，胸满多痰者，或挟宿食，可吐。《百问》云：气浮上部，填塞心胸，头痛多涎，此吐证也。《内经》云：其高者，因而越之。脉虽大无顽痰者，不可吐，只当和解。古谓春宜吐者，顺阳气发生于上也；秋冬宜下者，顺阳气收敛于内也。此亦道其常耳，有病皆当从权。

阳可寒而阴可热，

概言之，三阳经病即阳证，足之三阳从头走足，故头疼身热云云。三阴经病即阴证，足之三阴从足走腹，故腹痛自利云云。然阴阳俱有表里二证，阳证表里同归于热而已。阴证表郁似阳，入里则有传经、直中之殊。大抵阳证之表，发热恶寒，清便自调，面光声亮，鼻息往来如常，手足温。阳证之里，唇焦舌燥，爪甲红活，身轻易于转侧，烦渴，掀衣，扬手掷足，大便或闭或硬，小便或赤或涩，脉浮洪数，宜汗、吐、下、和四法以治之。阴证之表，无热恶寒，面惨声短，鼻息往来气冷，手足厥逆。阴证之里，唇紫舌卷，爪甲青黑，身重难于转侧，不渴，引衣，卧多蜷足，大便泄利，小便清白，脉细沉微，每与阳证相反。盖阳证自下而上，故初起有头疼，阴证则无头疼也。阳证自外传入，故郁而为热，阴证则无身热而反厥冷也。阳证摇手掷足，阴证则卧多蜷足。阳证内热而渴，阴证则不渴。阳证二便闭，阴证二便清且利也。惟有腹痛与呕，阴阳二证俱有，然阴脉沉微。凡言阳证，多得之风寒暑湿，邪生于太阳也；凡言阴证，多得之饮食起居喜怒，邪生于少阴也。故云伤寒挟内伤者，十居八九，此阴阳正病也。

阴阳极者，从治非讹。

阳邪不深，不能至于厥逆；阴邪不甚，不能至于烦躁。此水极似火，火极似水，谓之反化，亢极则害之义也。阳证潮汗秘赤，满渴狂谵，甚则斑血喘急，然热极忽然伏于内，故身寒四肢厥逆，状若阴证。但身虽冷而不欲近衣，神虽昏而气色光润，脉必沉滑而有力，此阳极似阴也，宜大柴胡汤下之，或白虎汤、竹叶石膏汤。阴证厥冷吐利，不渴静蜷，甚则咽痛郑声，然寒极忽然火浮于外，发躁扰乱，状若阳证。然身虽烦躁而引衣自盖，口虽燥渴而饮水不下，脉必沉细无力，此阴极似阳也，宜通脉四逆汤。从治者，反攻也，热药冷饮，冷药热饮；或热药为君而佐以凉药，或冷药为君而佐以热剂，亦非判然如庸医之差讹也。借有热病服热药而愈者，必先服寒药过多；寒病服寒药而愈者，必先服热药过多故耳。若夫以寒治热，以热治寒，此为逆治。逆治者，正治也。正治之法，人孰不知之乎！

表里俱无，不可犯上犯下；

伤寒，头痛寒热，表也，口失滋味，腹中不和，或闭或泄，里也。若四五日后，以至过经十三日，既无表证，又无里证，身微热者，虚热耳，小柴胡汤和之。不可汗、吐以犯上焦清气，不可大下以犯下焦胃气。身热，目中不了了，睛不和，大便硬者，乃可大柴胡、小承气下之。设或已下而脉数，消谷善饥，六七日不大便者，瘀血证也。

表里俱有，察其孰少孰多。

表里俱见，必分多少治之。脉浮而大为表，烦渴尿赤为里，五苓散主之。头疼身热便闭为里，小便清利为表，桂枝汤主之。心满不食便闭为里，恶寒头汗为表，小柴胡汤主之。太阳病因下早而协热下利，心痞硬者，谓之表里不解，桂枝人参汤。太阳病因下早而腹痛有积者，谓之太阳太阴，又谓之表传里，桂枝加芍药汤，甚者加大黄。太阳病下早利不止，脉促，喘而汗出，表未解也，葛根芩连汤。脉弦胸满者，栀豉汤吐之。通治表多里少者，白虎汤或合小柴胡汤。里多表少者，五苓散或合小柴胡汤。表里俱急者，防风通圣散、大柴胡汤。

当汗而下，则为瘀血懊侬痞气结胸之患；

太阳证，脉浮紧者，宜汗。而汗之不解者，再与汗之。若失其汗，则寒邪传经，当看传过何经，变出何病。若应汗而反下渗，表邪乘虚内陷，则热蓄于里，变为瘀血、懊侬、痞气、结胸等证。

当下而汗，则为悸惕亡阳谵语厥竭之疴。

里证具而脉沉实者，宜下。若下后热不退，脉未和者，犹当量虚实再下。若失下则邪无从出，又或应下而反汗之，则津液内竭，变为动悸等症。

不可汗，诸虚咽疮淋血坏证，动气与风温风湿脉迟；

可汗者，脉症全在表也，然太早太过，则津液竭而变生焉。有不可汗者，诸虚损咽干口燥，咽痛疮疡，淋沥，经水适至，诸失血，吐沫咳嗽坏证，脐中上下左右动气，风温、风湿、湿温、脉迟微涩者，或厥而脉紧者，俱宜和解，不宜汗。若强发之，病微者难瘥，剧者言乱目眩而死。

不可下，诸虚咽肿呕厥结胸，动气与脉浮脉虚带表。

可下者，脉症全在里也，然太早太过，则水谷脱而变生焉。有不可下者，诸虚咽肿，呕吐厥逆，结胸不转矢气，脐中左右上下动气，脉浮细虚微涩，带表恶寒等症。下之则危，随宜以温热药救之。

阴虚挟火而脉数，不可灸之者消；

阴阳二毒，及少阴证吐利，及口和背恶寒脉微涩，属阳虚者，宜灸。阴虚挟火脉微数者，不宜灸。盖外火能助内火，火炎则下体必重痹，骨焦肉消，或因此遗精潮咳见红，皆火气之所使也。《活人》云：凡灸后、烧针后，证与火邪发狂者同，小柴胡加龙骨牡蛎治之。

膈寒肢冷而脉微，不可吐之者夭。

膈上寒饮干呕，少阴病也；四肢冷，胃亏也；脉微，下虚也。误吐内烦，损伤元气，遂致不救者有之。若应吐而反温之，则毒气郁结于胃，而为发狂等症。

急下以救水，存液之机甚微；

伤寒，热气入脏，流于少阴之经，咽路焦，口燥渴，肾水干也；热病，热不已，目睛不和，亦肾水干也，皆急下以救肾水。阳明发热汗多，或已汗不解，腹满痛，及狂谵不大便者，皆急下以存胃液。伤寒脉弦而迟，弦为寒，迟为脏；脉大而紧，大为阳，紧为寒，俱谓之阳中伏阴，急下以分阴阳。又下利三部脉平，心下硬者，内实也；下利脉迟而滑，或浮大按之反涩，恶食者，皆胃有宿食也。但宿食忌巴霜，只宜大黄荡涤。

急温以和阳，止呕之功非小。

脉沉厥冷，膈上寒饮干呕，或时头痛，皆寒气上攻也，急温之，三味参萸汤。内寒已极，厥逆吐利，不渴静蜷，阳和之气欲绝，六脉若有若无，急温之，四逆汤。凡言急者，病势已笃，将有变革，非若他病可以缓也。他如太阳汗出不止，汗后恶风，汗后烦躁，心悸身痛，皆宜急用附子加于桂枝、芍药之类。三阳脉迟腹痛，建中汤当先施也。但一服，中病即止，伤寒之药皆然。

过经不解汗下从轻，

伤寒六日，传经一遍，七日当解，再传至于十三日以上不愈，谓之过经。汗下失宜，以致邪气留连不已，神昏谵语，胸满潮渴，随其表里证见而调之，或从轻再汗再下。如脉乱发躁，尺寸陷者危。如脉缓安睡，邪未净者，正未复耳，参胡芍药汤调之。有大便下利而脉和者，知医以丸药下之，停留余热。凡过经气虚，或加异气，宜与坏证参看。

尺迟暂补何忌。

凡尺寸迟弱，血少也。不问风寒初症杂症，俱忌汗吐下，宜先以小建中汤，或黄芪建中汤救脉。如素实者，小柴胡汤亦好，俟脉不迟，方可施治。

发表攻里温里之方，扶阳助阴抑阴之义。

此阴阳，指表里言。病者为虚，不病者为实。表病里和，则邪出于外而为阳虚阴盛，故发表不远热，而用辛甘之剂，所以扶阳也。里病表和，则邪入于内而为阴虚阳盛，故攻里不远寒，而用酸苦之药，所以扶阴也。若阴经自受寒邪，则为脏病投阴，阳气将脱，急宜辛热回阳抑阴。故曰：桂枝下咽，阳盛则毙；承气入胃，阴盛乃亡。实实虚虚，损不足而益有余，医杀之耳。此汗、下之枰机。

法以得中为贵，不及愈于太过；

法，谓汗、吐、下、温、解五法，各有不同。汗有大汗发表，微汗解肌，以别轻重。下有急下、少与、微和、渗利，以分清浊。温有兼补者。吐有宣涌、探引，或只宽利而不敢吐者。和解则一而已。或曰伤寒无补法，热气得补复盛，更复下之，是重困也，惟虚烦里寒阴证，不在此例。得中者，五法洞中恳剧；太过者，粗工猛进；不及者，中工从缓从轻。凡伤寒汗下药，一服中病即止，不必尽剂，与杂病不同。伤寒不过汗吐下三证，若用之得当，有何传变，全在医者精明审处之耳。

证有似是而非，不识宁可不治。

伤寒题目未定之时，不知有无风湿、劳役、痰食等项相兼，似是而非，最宜详辨，故不知者，宁可不治。班固有言曰：有病不治得中医。倘一药之误，悔将噬脐。噫！古以医药救夭札，今以医药治其生，治生可也，而误人于死，岂不与谋劫者同哉。慎之！慎之！

上一段论表里阴阳汗吐下温解法。

正 伤 寒

伤寒恶寒，无汗而手足微冷；

霜降后，春分前，人有冲斥道途，履霜蹋冰，冒犯寒气，即发为病，名曰伤寒。必先恶寒，头痛甚，鼻无涕，其声前轻后重，口中和，虽不食亦不恶食，手足不热。病深重者，必身痛发热。冬月，麻黄汤；轻浅者，陶氏麻黄汤；虚者，人参顺气散；三时，羌活冲和汤、小柴胡汤；通用，麻黄杏仁饮。此专辨无汗为伤寒，盖风、暑、湿皆有汗，惟寒泣血无汗。至于初证、传变、杂证，俱详后段。

伤风恶风，自汗而手足微烦。

伤风初证，惟头疼、口和、不恶食与伤寒同。缘寒乃阴邪，风乃阳邪，所以伤寒郁而后能发热，伤风即能发热；伤寒手足微厥，伤风手足背皆热；伤寒鼻无涕，伤风鼻流涕，其声如自瓮中出；伤寒面惨身痛，伤风面光身重；伤寒无汗恶寒不恶风，伤风有汗恶风不恶寒，甚者自汗出不止，洒洒恶风，复啬啬恶寒。冬月，桂枝汤；自汗小便数者，芍药甘草汤；自汗小便利、脚蜷急者，桂枝汤加参、附；轻者，柴胡桂枝汤；自汗渴而小便难者，邪渐传里，五苓散；自汗不渴者，邪在表，茯苓桂甘汤；三时，防风冲和汤、柴胡桂枝汤，或败毒散去茯苓；鼻塞，通关散；通用，柴胡半夏汤。古立六经伤风方，见后桂枝汤下。但三阴药皆辛热，似非伤寒家法，仲景治伤寒、伤风表证，分有汗、无汗，里证同于和解，通利更无分别。今详桂附八物，恐亦风邪直伤阴分，其人素虚，或房室后伤风则可，若概作表药，误人多矣。盖伤风发表，辛热不如辛温，辛温不如辛凉也。或疑六淫仲景独详于风寒而略于暑湿，且不及燥火，何也？盖暑火同气，燥湿同源，风寒传变六经，暑湿性偏着人五脏，壮者气行则已，怯者乃着为病故耳。前所谓啬啬，不足也；洒洒，洒淅也，皆恶风之貌。

治表里急，治里表急，阴同于阳为两感；

两感者，半入于阳，半入于阴，阴阳两感，脏腑俱病。一日太阳与少阴俱病，头疼，为太阳邪盛于表；口干而渴，为少阴邪盛于里。二日阳明与太阴俱病，身热谵语，为阳明邪盛于表；不欲食腹满，为太阴邪盛于里。三日少阳与厥阴俱病，耳聋为少阳邪盛于表；囊缩而厥，为厥阴邪盛于里也。五脏六腑俱病，欲治表而里急，欲治里而表急，必死之证。但禀气实而感邪浅者，或挟异气、风温、风湿之类，犹可救疗，所以仲景有治有先后、发表攻里之说，法当审其表里缓急虚实何如。如表里俱急者，大羌活汤主之。如阳证阳经先受病，身体痛而不下利者，为表急，先以葛根、麻黄发表，后以调胃承气攻里。如阴证阴经先受病，身体痛而下利不止者，为里急，先用四逆救里，后以桂枝救表。阴阳未分者，陶氏冲和汤探之。古法，一日太阳少阴，五苓散主之，头痛加羌活、防风；口渴加黄柏、知母。二日阳明太阴，大柴胡汤。三日少阳厥阴，危甚，大承气汤加川芎、柴胡救之。《活人》不分阴阳，专用四逆、桂枝，先辈皆以为谬。大抵两感，脉从阳可治，从阴难治。

伤风见寒，伤寒见风，脉不合证而相反。

先伤寒而后伤风者，证伤寒也，而见伤风之脉；先伤风而后伤寒者，证伤风也，而见伤寒之脉。此乃荣卫俱实，故无汗而烦躁，大青龙汤。不烦躁者，桂麻各半汤。通用，大羌活汤，九味羌活汤加人参、大枣，或神术散、香苏散。

三阳合病，自利而汗下，审在经入府；

或一阳先病，一阳随病，或二阳同病，或三阳同病，不传者谓之合病。自利者，下利溏泄。三阳合病，寒邪甚而里气不和也。气行下则利，气逆上则呕。太阳合阳明自利、恶寒者，升麻葛根汤；恶热者，白虎汤。太阳合少阳自利者，黄芩汤；呕者，并加半夏、生姜。阳明合少阳自利最重，小柴胡合升麻葛根汤。有宜下者，本太阳病，因汗下渗亡津液，胃腑燥实，转属阳明，谓之太阳阳明，脾约丸润之。本少阳病，因汗渗热入胃腑，大便燥者，大柴胡微下之。本阳明经病，热盛传入胃腑，谓之正阳阳明，乃本经自病也，宜调胃承气汤从中治之。盖太阳少气，少阳少血，惟阳明居二阳之中，气血俱多，所以从中治阳明，而不敢犯太阳、少阳也。又三阳合病，面垢，腹胀满，身重难转侧，谵语遗溺，口燥不仁，大便难者，白虎加参汤主之。不可汗下，亦中治法也。有宜汗者，表证头疼、恶寒未除，为太阳尚未过经，尤宜发汗。如太阳阳明，喘而胸满者，麻黄汤。太阳少阳，麻黄汤合小柴胡汤。通用，九味羌活汤加石膏、知母、枳壳。盖在经则汗，过经则下也。

三阳并病，可汗而攻通，必传胃归根。

并者，催并逼迫之。始初二阳合病，后一阳气盛，一阳气衰，并归一经独重，初证亦不解罢。阳明并太阳者，太阳证未解，阳明证又至，麻黄汤合升麻葛根汤。如太阳证重，加太阳经药；阳明证重，加阳明经药，后仿此。少阳并太阳者，太阳证未解，少阳证又至，麻黄汤合小柴胡汤。头痛项强，眩冒如结胸状者亦宜。通用，九味羌活汤。少阳并阳明者，为木克土，难治，小柴胡汤合升麻葛根汤、柴胡升麻汤救之。是并病在表者皆可汗，若太阳证罢，乃入胃腑者，谓之传经，非并也，宜量体攻下。旧云：三阴无合、并二病。然三阴亦有自相合并者，但非两感，必无阴经与阳经合并之理。

但闻疫疠能传染，

疫，疾如有鬼疠相似，故曰疫疠，又曰时气。春应暖而反寒，夏应热而反凉，秋应凉而反大热，冬应寒而反大温，非其时而有其气。凡感之者，即发头疼身痛寒热，一方长幼病皆相似。治与伤寒微异者，春温责肝，升麻葛根汤；夏热责心，二香散、调中汤；秋湿责肺，白虎加苍汤、茵陈五苓散；冬寒责肾，萎蕤汤、甘桔汤；土旺四季，随经取之。治与伤寒同者，表证，败毒散；半表里，小柴胡汤；里证，大柴胡汤；挟内伤者，宜补、宜散、宜降，人中黄丸是也。《经》曰：疫气不拘于诊，更当于运气求之。凡入疫家，用麻油服之，或纸捻蘸麻油并雄黄、朱砂末，探入耳鼻内，最能避秽毒之气。遍满乡村，善用如意丹亦妙。

岂知正气亦多愆。

《经》曰：春气温和，夏气暑热，秋气清凉，冬气冷冽。以伤寒为毒者，以其最成杀厉之气也。其有伤于四气，留在何经而发何病？大概春伤于风，夏必飧泄；夏伤于暑，秋必痎疟；秋伤于湿，冬必咳嗽；冬伤于寒，春必痎疟。痎者，二日一发；疟者，一日一发。秋伤于湿不即发者，及冬风寒相搏，痰涎生而为咳嗽。冬伤于寒不即发者，及春温气相搏，变为温病。是四时正气，亦能愆和如此。皆因发动之时，逆推致病之源，非受伤之时，预拟今日之病，故有久而消散不成病者，岂可执一论哉！但稍觉气淫于内，心腹不快者，不换金正气散加减，以正胃气。

春变为温，夏变为热。

温病者，春分后有太阳病，发热、咳嗽、身痛、口渴、不恶寒、其脉弦数不紧，右手反盛于左手，盖怫热在内故也，或散在诸经，各取其经而治之。热病即与温病同，但发在夏至后，脉洪数，热渴更甚耳。虽因冬时受寒，伏于肌骨，然人身随天气化，春分则寒变为温，夏至则寒变为热。所以，伤寒恶寒而不渴，温热不恶寒而渴。不恶寒则病非外来，渴则自内达表，热郁腠理，不得外泄，乃复还里，终是里多表少。间有恶寒者，乃冒非时暴寒，或温暑将发，又受暴寒，非冬证之甚也。法当治里热为主，而解肌次之，亦有专治里而表自解者。误下犹可，误汗则变为呕、哕、狂、斑而死。盖温热在经而不在表，安可例用伤寒汗法！惟兼暴寒者，乃可表里双解，亦不敢用冬月辛温之药。春温表证，天温，升麻葛根汤；天寒，柴胡桂枝汤。太阳合少阳，败毒散合小柴胡；太阳合阳明，败毒散合升麻葛根；阳明合少阳，升麻葛根汤合小柴胡汤。半表里，小柴胡。里证，大柴胡。重者，一时表里俱发，防风通圣散。表里俱热，大便自利者，柴苓汤加山栀、木通。虚烦，竹叶石膏汤。变杂证，悉同伤寒。夏热表证，太阳，九味羌活汤；汗后烦渴，脉洪大，背恶寒者，白虎加参汤、益元散。里证，大柴胡。重者，一时表里盛发，双解散。热病脉细无力，足冷，已得汗而躁盛者，此阴脉之极也，必死。详温暑门。

晚发疑为秋病，质诸高明；

先辈云：清明至夏至前，太阳病者，谓之晚发，比之温病稍轻。盖以感之轻者发之早，感之重者发之迟。从立秋至霜降，有患太阳证者，亦名温病，治法同温热，但加燥剂于解肌药中，里证一同伤寒。但既以三月至夏至为晚发，春分前又为正伤寒，不知春温在于何月，更考三月至夏至前，名为春温，则晚发当属于秋矣。立秋前后病者，因湿热而发；处暑后病者，因燥热而发，庶乎四时六气，备而不混，而治之各随其时耳。大概表证，九味羌活汤、栀子升麻汤；里证，大柴胡汤加生地，或导滞通幽汤。变杂证者，随宜施治。

冬温总是时行，加乎调燮。

冬有非时之暖，名曰冬温。与春秋暴寒、暴温总谓之时行气，与伤寒相似，但脉不浮耳。治法大同春温。表证，萎蕤汤、九味羌活汤，入里加大黄，重者双解散，轻者加减调中汤。

静而得之为中暑，动而得之为中暍。

暑、暍皆自汗烦渴，脉虚，面垢昏倦。静而热伤心脾为中暑，与夏热病相似，但热病脉洪紧，中暑脉细数而沉。动而热伤太阳为中暍，脉浮似夏伤风。但汗出恶风，身热而不渴者，伤风也。汗出恶寒、身热而渴者，中暍也。加之身痛且重者，必夏月伤冷，或澡浴水行皮中所致。中暍心腹疼痛，霍乱吐泻转筋，甚则发厥昏闷，香薷散；痰逆恶心恶寒者，橘皮竹茹汤；

汗多渴而不恶寒者，竹叶石膏汤；暑湿相搏，身痛头痛、烦渴恶心尿赤者，五苓散；湿盛胸满者，瓜蒂散吐之；若小便已，洒然毛耸，口开，前版齿燥黑，肢厥，小劳身即热者，表里俱病也，白虎加参汤；有湿者，白虎加苍汤和之。切忌汗下针灸，汗则恶寒，下则内虚变淋，灸则助火发热。中暑发热烦躁口渴者，小柴胡汤加香薷；泻利口渴者，香薷散合四苓散；元气素弱，脉虚身倦者，清暑益气汤；昏愦不苏者，葱饼熨脐。

暴寒寒疫，与伏藏已变之寒，自是情违；

春分至秋分，暴寒曰寒疫，非冬月伤寒比也。三月四月，或有暴寒，阳气尚弱，为寒所折，病热犹轻。五月六月，阳气已盛，为寒所折，病热则重。七月八月，阳气已衰，为寒所折，病热亦微。伤之者，其病与温暑相似。而治则殊者，盖温暑伏寒自内而发，寒疫自外而入，宜调中汤为主，随时气候寒热轻重而以辛凉、辛温之药加减。盖折者，折抑阳气，郁而为热也。感之轻而阳气不为所折，未至发热者，当于感冒药中求之。

暴温温疫，与过经不除之温，皆难汗发。

春三四月间，暴热伤之者，亦名温病。伤寒汗下过经不解者，亦名温病。但当随各经见证治之，皆不宜汗下。暴温，栀子升麻汤、九味羌活汤。过经，和解散、参胡芍药汤。

风温喘渴多睡，四肢不收若瘫；

太阳病，发汗则身凉。如发汗身犹灼热者，乃风温也。当春温气大行，又感风邪所致。惟风伤卫，四肢缓纵不收若瘫痪然；惟温伤气，气昏而鼻息不利，语言謇涩，身热自汗多眠。治在心火肝木二经，忌汗、下、针。误汗则身必灼热，甚则烦渴谵黄；下则遗溺；针则耳聋。惟清解肌表为佳，宜萎蕤汤、败毒散，或小柴胡加桂枝微汗之。渴甚者，瓜蒌根汤。痰喘者，金沸草散加杏仁、细辛、五味子。误汗，防己黄芪汤救之。谵语独语及直视遗尿者难治。

湿温胸满妄言，两胫逆冷如雪。

夏月先伤湿，而后伤暑，名曰湿温。湿与热搏，两胫逆冷，甚则遍身亦冷，胸满头痛，壮热自汗。若再发汗，令人呕聋，身变青色，不语，名曰重暍，必死。治在心火脾土，茯苓白术汤。湿胜溺涩便利者，五苓散、除湿汤。脏滑者，术附汤。暑胜壮热二便涩者，香薷散、六和汤。便闭渴谵，白虎加苍汤。

风湿，头汗身重而大便难；

先伤湿而后伤风，风先上受，湿先下受，风湿相搏，风在外而湿在内。大汗则其气暴而内邪不能出，故风去而湿存，湿流入里则病重。微汗则其气缓而内外之邪俱去，或湿证去而风证未去者，不久自解。寒热身痛，麻杏薏甘汤；体痛发热，小便不利，麻黄汤加苍术；肩背脊腰强痛者，羌活胜湿汤；肿痛微喘，杏仁汤；汗多，汉防己汤；虚者，身重难以转侧，桂枝汤加白术；身重昏迷，自汗失音，下利不禁者，白通汤加白术、甘草；身痛小便不利者，甘草附子汤；身重走痛者，小续命汤去麻黄、附子；热而重痛烦渴者，败毒散去柴胡、人参，加瓜蒌根。小便自利及下利不止者，死。

寒湿，头汗身痛而大便泄。

伤寒无汗，寒湿相搏而有汗，不能周身，惟在头耳。身背强者，表不利也，证与风湿相似，渗湿汤主之；带表，五积交加散；里寒，理中汤加附子；寒多浮肿，术附汤妙。

中湿，二便乖而黄熏于肌肤；

湿，即水也。东南洼下，风雨袭虚，山泽蒸气，人多中湿。湿在经，则日晡发热鼻塞；在关节，则一身尽痛；在脏腑，则清浊混而大便濡泄，小便反涩，腹或胀满；湿热搏则遍身黄如熏色，轻者面目微黄而已。误下则为喘哕，误汗则发痉而死，惟利小便为佳，五苓散、除湿汤主之。小便不利，大便反快者，甘草附子汤；二便利，不发黄者，术附汤；身痛鼻塞者，黄芪建中汤；中气坚满癃闭者，枳术汤加葶苈。发黄见后。

湿痹，三气合而痛历乎关节。

痹者，痛也。太阳病脉沉而细，关节烦疼，皮肤麻木，自汗者，防己黄芪汤；无汗者，五积交加散主之。然湿气四时有之，兼风、兼热、兼寒者，随症加减。湿病，古云三种，实亦五种。

寒湿重感成痓痉，发时可惊；

太阳病纯伤风、纯伤寒，则不发痉。惟先伤风而后又感寒，或先伤风而后又感湿，过汗俱能发痓。重发太阳汗，大发湿家汗，皆能发痉。外证寒热类伤寒，但脉沉迟弦细，摇头露眼，口噤，手足搐搦，项强背反张如发痫，终日不醒为异。风性劲为刚痉，因重感寒或冷，故无汗，宜葛根汤加羌、独活、防风。湿性缓为柔痉，因先伤风，故有汗，宜桂枝汤加天花粉、葛根。其或痰塞气盛，则南星、半夏、白茯以消痰，枳实、陈皮、紫苏以顺气，痰消气顺，然后分刚、柔治之。通用，小续命汤，有热去附子，自汗去麻黄。刚痉二三日，仰面壮热，胸满如结胸状，便闭脚蜷，卧不着席者，大承气汤下之；轻者，败毒散、小柴胡汤。柔痉二三日不瘥，汗多厥冷，筋脉拘急者，附子防风汤；时发时止，危者，附术散。又有刚柔不分之痉，身热谵语似刚，微厥便滑似柔，宜小续命汤加生附子。有汗下后，乍静乍躁，偏左眼、左手足牵搐者，少阳痉也，小柴胡加防风。又血虚之人，及产后伤风过汗，破伤风症发痓，俱不可纯作风治，四物汤加防风，或八物汤去茯苓，加黄芪、羌活、防风救之。凡痓，脉如雨溅散出指外者，立死。又戴眼反折，瘈疭汗出如珠，或反张离席一掌许，小儿离席二指许者，皆死。风热、痰火、虚痓，见杂病。

寒气重感变温疟，发久则截。

伤寒汗吐下后，余热未净，重感于寒而变疟，或过经旧热未解，新感六淫之气而变疟，皆曰温疟者，俱先热后寒故也。寒多热少或单寒者，太阳邪变也，柴胡桂姜汤。热多寒少或单热，骨节烦疼者，阳明邪变也，白虎汤加桂。寒热相等或先热者，少阳邪变也，小柴胡汤。渴者，去半夏加天花粉、知母。寒热大作，战栗汗出不散者，太阳阳明合病也，桂枝石膏汤。服此后疟愈甚者，三阳合病也，恐传入阴经，急用桂枝黄芩汤。

如传入阴分，以卯至午发而呕吐，大便闭者，大柴胡汤下之；从午至酉发而腹满便闭者，大承气汤下之；从酉至寅发而欲狂喜忘便黑者，桃仁承气汤微利之；不敢下者，栀子升麻汤。伤寒与杂病疟，不同在此。间有挟痰与食积，呕吐不食者，二陈汤、对金饮子。尿涩烦渴，或因瘴气不伏水土者，五苓散，俱加黄芩、柴胡。此等疟与杂病无大异，日久势发稍缓则截之。痰饮在上膈，欲吐不吐者，瓜蒂、赤小豆、雄黄等分为末，水调五分服之，以吐为度，或祛邪丸亦好。久不愈者，胜金丹、老疟丸以消之。

雾露中于下焦，名曰浑；雾露中于上焦，名曰洁。

阴脉紧者，雾露浊邪中于下焦少阴之分，故曰浑。因表虚里微，遂使邪中于阴为栗，令人足胫逆冷，便溺妄出，或腹痛下利，宜理中汤、四逆汤，热药以散其邪。阳脉紧或带涩者，雾露清邪中于上焦太阳之分，故曰洁。令人发热头痛，项强颈挛，腰痛胫酸，宜九味羌活汤加藁本。或恶寒欲吐者，藿香正气散、五积散，仍量加藁本。阴阳脉俱紧者，上、下二焦俱中邪也，必吐利后脉不紧，手足温则愈。若吐利后脉迟，不食者，脾胃虚而内停水饮也；若脉阴阳俱紧，口中气出，唇口干燥，蜷卧足冷，鼻涕出，舌上胎滑，勿妄治也。又有阳病上行极而下，阴病下行极而上，上、下必干中焦，于是三焦溷乱，内外气塞，以致上为口糜、嗢噫，下为小便黄，大便血凝如猪肝。热气胜而脾胃不运，荣卫凝滞则生疮痈；虚寒甚者，脾胃独弱，下焦不约，清便下重，脐筑湫痛而死。盖脐为生气之源，筑痛，生气已绝。

水证多呕咳而头汗，惟在表也，则身热而心胸怔悸；唯在里也，则身凉而胁腹满坚。

水，阴也，寒也。或因饮食生冷，或因洗浴过度。内热者得之，即自消烁；内寒者得之，即自停蓄。伤寒表热与水气相合者，发热怔忡，干呕喘嗽，小腹满，小便不利，小青龙汤。半表里证，但头汗出，身无大热，心下满，揉之汩汩有声者，谓之水结胸，小半夏汤；甚者，大陷胸丸下之。或伤寒厥而心下悸，干呕呃逆者，茯苓桂甘汤、赤苓茯汤。里寒与水气相合者，四肢疼痛，腹痛呕泄，小便不利，玄武汤；甚则成癖胁硬者，十枣汤。表里俱见，渴欲饮水，水入即吐者，名曰水逆，五苓散渗之。若病在阳宜汗，而反以水噀面闭热，肉上粟起，欲饮水而不渴者，单用文蛤为末，沸汤调服方寸匕。流入皮肤，浮肿者，牡蛎泽泻汤、五苓散、防己黄芪汤、术附汤选用。

黄疸俱口渴而头汗，蓄热发者，则溺涩而大腹胀膨；蓄血发者，则溺清而小腹急结。

《经》曰：湿热相交，民病瘅。瘅，即黄瘅，阳而无阴也。伤寒发黄虽不一，皆因内热而误用温药，或被火攻太甚，或失汗下与渗，以致阳明经中血热，而见真色于肌肤，谓之瘀热发黄。头汗作渴，小便不利，色黄而明，茵陈汤、茵陈三物汤、陶氏茵陈汤。有湿热郁而发黄者，身痛发热，色黄而晦，茵陈五苓散。有寒湿发黄者，太阳病寒湿在里，发汗过则寒去而湿在，麻黄连轺赤小豆汤；身痛鼻塞者，急用后瓜蒂搐鼻法，内服茵陈五苓散；头痛甚者，神术散加茵陈。有中湿发黄者，一身尽痛，误汗则眼目俱黄，茵陈五苓散、栀子柏皮汤、防己黄芪汤；身体烦疼者，麻黄汤加苍术。有伤风发黄者，易饥，鼻干腹痛，潮热咳嗽，小柴胡加茵陈；如哕，加茯苓；甚者，用大柴胡加之；往来寒热者，小柴胡加山栀、茵陈。有内伤中寒发黄者，脾胃素虚，或伤冷物停滞不散，或呕逆腹满，或大便自利，理中汤加茵陈、枳实、青皮；腹胀，食不敢饱，欲作谷疸者，五苓散加茵陈。有阴证发黄者，四肢逆冷，脉沉，或阴盛发躁，四逆汤加茵陈。有结胸发黄者，心胸满硬，按之痛不可近，大陷胸汤加茵陈。有痞气发黄者，心下满硬，按之不痛，半夏泻心汤加茵陈，痞结消则黄自愈。大抵发黄与治湿相似，轻则渗利和解，重则大下，水利黄自退矣。非但寸口无脉，鼻气冷为不治，形变烟熏黑色，摇头直视，环口黧黑，柔汗发黄，脾脏气绝也。凡初发黄，先以口含水，用瓜蒂末一字搐入鼻中，吐出黄水，内服茵陈五苓散，或酒蒸黄连丸，外用生姜同茵陈捣烂，遍身擦之。诸发黄皆小便不利，惟瘀血发黄，小便自利。且瘀血与瘀热外证，俱头汗作渴，脉浮数。但热结下焦，则热耗津液而小便不利，血结下焦，则热但耗血而不耗津液，故小便自利。治详后瘀血。

上一段论正伤寒名义。

曰伤寒、曰伤风、曰伤风见寒、曰伤寒见风、曰合病、曰并病、曰两感、曰中雾露、曰中暑暍、曰热病、曰晚发、曰痓痉。五种湿病：风湿、湿温、寒湿、中湿、湿痺。五种温病：春温、风温、温疫、温疟、温毒发斑。附水证、黄证。乃伤寒之大关键也，故并提之，共二十四种，湿温居半，可见湿热为病最多。

类伤寒

虚烦头身不痛，无汗而脉鲜紧；

虚烦者，七情六欲以致肾水虚，而心火烦躁，或杂病后余热未净而烦，或劳役气衰火旺而烦，或阴虚相火动而烦。有类伤寒初证，外亦发热，但头身不痛，脉不紧数为异。虽阴虚亦恶寒而不甚，脉亦能数而无力。大概病后虚羸少气，烦躁欲呕者，竹叶石膏汤；轻者，小柴胡汤。痰逆恶心者，橘皮竹茹汤。阴证内寒外热，肢节痛，口不燥而虚者，阴旦汤。服凉药后，脉愈大而无力，热愈甚而燥渴者，单人参汤、或人参黄芪煎汤下五苓散。劳役气虚者，补中益气汤。阴虚者，四物汤加知母、黄柏。脾胃弱者，三白汤。惊悸痰盛者，温胆汤。心神不安者，朱砂安神丸。妇人新产挟血虚烦者，四物汤加人参、淡竹叶、麦门冬、甘草。表虚忌汗，里虚忌下，但宜平和之剂调理。《千金》云：虚烦不可太攻，热去则寒起，若用伤寒汗下重剂而治虚烦，重则津竭而死，轻则内消盗汗，变为痨瘵。伤寒有未经汗吐下而烦者，胸满膈实烦热；有已经汗吐下而烦者，胸满烦躁懊憹，见各条。

痰证头项不痛，寒热而寸多浮。

痰者，津液所化，风伤肺，湿伤脾，凝浊而生。外证头项皆和，惟寒热类伤寒耳。初起便胸膈满闷，气上冲咽，寸浮为异。有热者，参苏饮、金沸草散、柴胡半夏汤；无热者，二陈汤、温胆汤；通用，导痰汤。有痰结胸者，鹤顶丹、枳梗二陈汤；有痰上攻，非次头疼者，瓜蒂散吐之。

食积心腹满闷，

外证头疼发热恶寒，全类伤寒。惟身不痛，心腹饱闷，嗳噎呕逆，右脉弦盛为异耳。《百症》云：头疼而恶心，身不痛者，食积也；头疼而身亦痛者，伤寒也。食在上脘，胸满恶心欲吐，实者，瓜蒂散吐之；食在中脘，痞胀欲呕，有热者，二陈汤加黄连、生姜、乌梅，或陶氏平胃散。腹痛欲泻者，胃苓汤；寒者，治中汤；心腹满痛不大便者，大柴胡汤下之。又有夹食伤寒，谓之太阴积证。表证，藿香正气散，或五积散去当归、麻黄，加人参、苏叶；有表复有里者，桂枝加大黄汤；表证已罢，但里实满者，小承气汤。凡伤寒下后，六七日不大便，烦热腹满而痛，胃中有宿食故也。若中寒夹食，即见吐利厥逆霍乱等证，急用理中汤加枳实，或四逆汤救之。凡夹食脾胃已伤，不可轻易汗下。

脚气膝胫软柔。

脚曰气者，风寒暑湿四气蒸于足，循经入脏之深，而发则以渐，非若四气中人虽浅而骤也。外证全类伤寒，且有六经传变，一如太阳头疼身热云云，直至厥阴烦满囊拳。又有合、并二病。但初起脚膝软弱顽痹，转筋赤肿为异耳。如太阳证见外踝循京骨至小指外侧皆痛者，随四气偏胜发散，麻黄汤加防风、羌活、细辛、葛根、白术、茯苓、防己，或败毒散合槟苏散。阳明证见髀膝外廉下入中指内痛者，随四气偏胜微利，大柴胡汤加羌活、细辛、杏仁，或升麻葛根汤合槟苏散。少阳证见诸足指节痛者，宜和解，小柴胡汤去参加防风、葛根、细辛、白术、茯苓、麦门冬、干姜、小草。三阳合病，拘挛便闭者，合前三方加减而服，名左经汤。或专入足太阴经，症见股膝内廉、足大指端内侧痛或浮肿者，古桂附汤加防己、白术、茯苓。少阴经，症见足小指下连足心，股内廉痛，冲胸不食，面黑溺涩，小腹不仁者，难治，八味丸救之。厥阴经，症见足大指连内廉，脐腹胀痛，脚挛干呕者，养真丹。如足三阴挛痹缓弱，上攻胸胁肩背，下注脚膝，足心热者，换腿丸。要之，风多入肝，病筋走注，脉浮无汗，小续命汤加独活。风毒肿痛，排风汤、槟榔散；筋急掣痛，乳香定痛散。湿多入脾，病肉重着，行起忽倒或肿，除湿汤；痰多者，用此汤吞青州白丸子。暑多入心，病气喘闷烦躁，所患必热，败毒散加大黄。寒多入肾，病骨挛急掣痛，所患必冷，五积散、越婢汤加木瓜，通用千金续命汤、流气饮子、乌药顺气散。烦躁者，单竹沥饮之；便闭者，三和散、脾约丸；毒气冲心作痛者，苏子降气汤下养正丹，或吴萸煎汤，刺入姜汁救之，死在旦夕。寻常春夏，槟苏散加川楝子，热肿赤者，败毒散加木瓜、苍术；秋冬，五积散加木瓜、槟榔、牛膝、吴萸。最忌补汤淋洗，草药摊盦。其证有因于气、因于饮食及丹石者，不可不知。

瘀血昏忘如狂，胸胁小腹不快；

血乃人身河渠，贵流通而不贵凝滞。或当汗不汗，津液内渗；或不当汗而汗，津液内竭；或利小便过多，以致血热化为恶瘀；又或其人素有跌扑闪挫、善思善郁、过食煎炒，以致血热瘀滞。蓄于上焦，则衄血善忘，甚则昏迷，良久乃苏，或胸胁腹皆满痛，谵语昏愦，谓之血结胸证；蓄于中焦，则头汗作渴发黄；蓄于下焦，则如狂便黑，小腹急结，按之则痛，其脉必芤涩。外证寒热，全类伤寒。太阳证则如狂，阳明证则善忘，少阳证则寒热似疟。大概治上，犀角地黄汤；治中，桃仁承气汤；治下，抵当汤、丸。然必证重脉数，方可抵当攻之；证轻脉微，通用犀角地黄汤，加青皮、芩、连、大黄，或小柴胡汤加桃仁、生地兼栀子、茵陈。一切血证，皆此治法不易。伤寒有用承气大下不解，反便坚善食者，瘀血也。凡病日轻夜重，便是瘀血，所以打扑伤损，证亦类伤寒。

疮毒饮食如旧，焮发肿痛可求。

凡患痈疽背发疔疮，一切无名肿毒，初起寒热，全类伤寒。但伤寒不食，疮毒饮食如常，且身有红肿焮痛处可验。不可妄施汗下，宜外科法治之。欲呼流注伤寒，流者，行也；注者，住也。血气流行，遇寒邪则凝涩，结如堆核，大者如拳，小者如李，初起寒热，全类伤寒。未溃者，宜败毒散合凉膈散加金银花；已溃者，托里散，不可作正伤寒治之。俗呼赤膈伤寒，胸膈赤肿疼痛，寒热类伤寒，非正伤寒也，宜荆防败毒散合小陷胸汤；里实者，防风通圣散。

痘疹尻足当时冷，

凡幼稚及年长之人，忽类伤寒证，加未患痘疹，尻足中指皆冷，宜从痘证初热条治之。

劳发痰火待日周。

素有痰火，略有劳动，便发寒热，全类伤寒。轻者，将息周日自愈；重者，颈腋膊胯之间遂结核肿硬，或消，下次遇劳又发，治宜八物二陈汤，加降火和解之药。

外感疏泄勿甚，

旧谓伤为中，感冒为伤，今悉分之，正恐人以伤寒重剂而治感冒轻病，变生异证。盖感寒虽亦恶寒面惨，其头疼发热不如伤寒之甚，脉多沉迟；感风虽亦恶风鼻塞，其发热等症亦不如伤风之甚，脉多浮数。大概未发热者，感寒，香苏散；感风，苏葛汤、古苍荆散。已发热者，九味羌活汤之类热服，肌体微润即愈。寻常体薄多疾之人，只于原服药中加生姜、陈皮，或寒用二陈汤，风用三白汤加减。详见杂病。

内伤补益兼投。

外感挟内伤者，素冒风寒未发，加之饮食劳倦触动，外证全类伤寒。但左手人迎及关脉，大于右手气口一二倍，此外感重而内伤轻也，治以九味羌活汤去苍术、生地，用白术，随六经见证加减。如内伤脾胃，外感寒邪者，藿香正气散、人参养胃汤。如内伤饮食，外感风寒者，平胃散加黄连、枳实；便闭加桃仁、大黄。如内伤生冷，外感风寒者，五积散。内伤挟外感者，先因饮食劳役过度，身痛腰腿酸软，而其体已解㑊，又感冒风寒，外证全类伤寒。但右手气口及关脉，大于左手人迎一二倍，此内伤重而外感轻也，治以补中益气汤，或调中益气汤，随六经见证加减。误作伤寒，大发其汗者死。内伤房室，又感风者，玉屏风散，或加桂枝、白芍；内伤房室，又感寒者，川芎汤。风寒两感者，玉屏风散合川芎汤。体薄者，通用十全大补汤，少加防风、羌活、细辛、白芷。肢冷者，加姜附。阴虚者，八物汤加陈皮、炒干姜，不可误用风寒燥药，愈亏肾水。内伤虚损，四肢无力发热，亦类伤寒，但必兼盗汗、遗精、白浊为异。内伤卫虚恶风，荣虚恶寒，亦类伤寒，但居密室则不恶也。内伤阴虚火动，恶寒非寒，恶热非热，但体清瘦，脉无力为异。内伤大渴体热，脉洪大，似阳明中热白虎证，但脉无力耳。内伤长夏困倦，似外感湿热，或发热头疼似温暑病。已上俱宜补中益气汤，或四物汤、四君子汤加减。详内外伤辨及杂病各条。解㑊出《内经》，解者，肌肉解散；㑊者，筋不束骨。其症似寒非寒，似热非热，四肢骨节解散，怠惰烦疼，饮食不美。或因伤酒，或中湿，或感冒风寒，或房事过多，或妇人经水不调，似痧病而实非痧也。治宜通其气血，疏其腠理，以内伤兼外感药调之；轻者，从俗刮痧，刺十指及委中血。痧证类伤寒，见杂病蛊瘴。

上一段论类伤寒名义。

旧以痰饮、虚烦、脚气、食积、疮毒、瘀血、劳发、痘疹八证大类伤寒。新增感冒、劳伤，共成十证。要之，百病皆类伤寒，不可不知。

正、类伤寒如斯，传变伤寒何谓？尝闻：传阳则潮热自汗便闭溺涩腹满，口渴发狂谵语，甚则发斑呕血喘急，能升墙屋；变阴则厥冷呕吐利，不渴静蜷，甚则咽痛郑声，欲坐井地。请以初证言之。

伤寒初证

头痛三阳所主，而湿痰鼻塞胸烦；

太阳表证，头痛自巅顶连两额太阳穴者，分有汗、无汗治之，若头痛如破者，急用连须葱白汤姑止之。阳明表证，额痛连鼻目齿，葛根葱白汤、葱豉汤；阳明里证，晡热汗多头痛者，调胃承气汤；阳明证汗多烦渴，脉洪头痛者，白虎汤加白芷。少阳证，头角痛连耳，往来寒热者，小柴胡。湿家鼻塞声重头痛者，令病人先噙水一口勿咽，次将瓜蒂散一字入鼻内，搐出黄水为度。痰涎头痛难当，胸膈烦满欲吐，寒热者，瓜蒂散吐之。凡头痛连脑痛甚，手足俱寒者，不治。

巅痛厥阴所司，而脾肾从足至颈。

三阴无头疼。太阴、少阴脉至颈胸而还，惟厥阴上系与督脉会于巅顶，下颃颡连目出额，必兼干呕吐沫，却无身热，亦与阳证不同，三味参萸汤主之；轻者，小建中汤。若厥阴得浮脉，则阴病见阳，易愈。若脉沉痛入泥丸，手足冷爪甲青者，谓之真头痛。有上证而连齿痛者，属少阴厥证，俱不治。然风温在少阴，湿温在太阴，而反头痛，至阴毒及太阳少阴两感，亦有头痛，不与阴证无头疼相反耶？然少阴虽有身热而无头疼，厥阴虽有头疼而无身热，且头疼终不如阳经之甚。若身热头疼两全者，则属阳证。

项强连背邪初临，

项硬而不能左右回顾，太阳初证。表实无汗，葛根汤；表虚有汗，桂枝汤加葛根。若误下邪气乘虚入里，反结胸而项强又不解，谓之结胸项强，大陷胸汤、丸，兼理中丸，或四逆汤服之。所以阴毒初病亦有项强，俱以热药治之，正阳散、附子汤是也。

项强连胁邪亦猛。

项强连胁下满者，小柴胡汤。又有风湿项强，痓病项强，见本条。

头眩有风有虚，

未经汗下而眩者，邪渐入里，表虚故也。头目俱眩者，太阳并少阳伤风也；时时目眩口苦者，少阳风邪盛也，俱小柴胡汤主之。头眩善食不恶寒者，阳明风邪也，茯苓桂甘汤。已经汗下而眩者，里虚也。汗漏不止，心悸身摇惕瞤，或发热者，玄武汤。虚烦头眩，心下痞满，腹痛气上冲咽，身战筋惕成痿者，茯苓桂术甘草汤。《经》曰：下虚则厥，上虚则眩。所以妇人经水适来，易病真元耗散，皆令头眩。间有痰火上冲者，轻则起方昏眩，重则卧亦旋转，危哉！

郁冒不仁不省。

郁，乃气不舒；冒，乃神不清，俗谓之昏迷也。《经》曰：诸虚乘寒则为厥。郁冒不仁，言寒气乘虚中人，如物蒙罩其首，恍惚不省人事，比之眩晕更重。太阳少阳病，头痛眩冒，时如结胸痞硬者，人参三白汤加川芎、天麻。吐下虚烦，气冲眩冒身摇者，茯苓桂术甘草汤。少阴证，脉沉迟，面微赤，身微热，下利清谷者，必郁冒汗出，理中四逆汤，甘草干姜汤选用。血虚者，人参养荣汤加天麻。如下利止，头眩，时时自冒者，难治。太阳病，下之不愈，因复发汗，表里俱虚，其人必冒，汗自出则表和而愈。又痰饮郁冒厥逆者，三生饮。感湿头重眩晕者，芎术除眩汤。又有头重二证，太阳不能举者，宜发散；易病不能举者，宜补真元。妇人新产血虚挟寒必冒，见产后。

身恶寒，有热无热，阴阳班班；

恶寒非寒热之寒，身虽灼热，亦欲近衣，却不可过覆及近火气，则寒热相搏，寒不可遏。《经》曰：发热恶寒者，发于太阳也，乃阳证之表恶寒；无热恶寒者，发于太阴也，乃阴证之里恶寒。在阳则脉浮数，宜发汗；在阴则脉沉细，宜温中。或下证悉具，但有一毫恶寒者，为表邪未净，须先解表，俟不恶寒，乃可攻下。时时啬啬恶之甚者属太阳；乍止乍恶之微者属少阳；阳明不恶寒反恶热。惟太阳合病在表，则亦恶寒。若少阴证，恶寒而蜷，脉沉细，无头疼，无项强，厥冷自利烦躁，脉不至者，死。

背恶寒，口和口燥，虚实井井。

风寒客于表分，当一身尽寒，今但背恶寒者何也？盖背为阳，腹为阴，又以背为五脏所系，是以背恶寒也。寒邪在里，不能消耗津液，故口中和，此属少阴，宜附子汤。热邪陷内，消耗津液，故口中干燥，全无滋味，此属阳明并三阳合病，俱宜白虎汤。中暑及暑月伤冷，阴气乘阳，亦有背恶寒者。

恶风可解，而漏汗溺涩当温；

恶风者，或当风、或用扇则怯风吹，居密室则不恶也。且三阴无恶风证，悉属阳经。无汗者，当发其汗；有汗者，当解其肌。若里证甚而恶风未罢者，尤当先解其表，而后攻其里也，桂枝汤加葛根主之。汗漏不止及溺涩，四肢拘急，难以屈伸者，宜桂枝附子汤。凡汗不止者，必恶风，烦躁不得卧，先服防术牡蛎汤，次服小建中汤。恶风项强胁满，手足温而渴者，小柴胡汤。汗吐下后恶风大渴者，白虎加参汤。恶风壮热者，参苏饮、防风冲和汤。风湿相搏，恶风身疼，小便不利者，甘草附子汤。身重恶风者，防己黄芪汤。

发潮可通，而气逆脉虚忌冷。

似潮水之有信，一日一发谓之潮。必日晡而作者，阳明旺于未申故耳。宜诸承气汤选用，或大柴胡汤。有不可下者，脉浮或弦，呕哕呃逆，气逆上，微溏，恶寒发热，非日晡所发，是谓其热不潮，或潮于寅卯者属少阳，潮于巳午者属太阳，为邪未入胃，俱宜小柴胡和之。又日晡发热脉虚者，亦不可下，宜桂枝汤微汗之。若结胸潮热脉浮者属太阳，大陷胸汤。阳明伤风，腹满身黄者，麻黄连轺赤小豆汤。冬阳明潮热，黄芩汤。吐下后不解，如见鬼状，循衣摸床，微喘直视，脉涩者，死。

似疟作止有时，太阳阳明厥阴；

似疟非疟，作止有时，或日再发，或二三日一发，非似潮，单潮而无寒，亦非若寒热往来之无定也。太阳证二三日似疟，寒多脉浮洪者，桂枝汤，或桂枝二麻黄一汤。阳明证似疟，汗出日晡发热脉浮者，桂枝汤；脉实者，承气汤。热入血室似疟，小柴胡主之。厥阴证似疟，一日二三发，脉浮缓者，为里和，自汗而愈。凡感冒之人，忽觉毛寒股栗，筋节搜挛，百骸鼓撼，呕不欲食，其寒不可御，未几复转而发热者，皆似疟状，不必脉弦，随所见症与脉，而以小柴胡汤和解，此即温疟也。

热多寒少三证，弱脉脉迟同等。

一证脉弱者，亡阳也，不可止汗及吐下，桂枝二越婢一汤以微汗之。一证脉迟者，血少也，先以黄芪建中汤养血，俟脉不迟，乃以小柴胡汤和之。一证脉阴阳同等，微浮微缓，不呕，清便自调，此不待药汗而自愈也；若面赤身痒，脉涩者，桂麻各半汤，必待微汗而后愈。通用，柴陈汤，热多加川芎、前胡，寒多加川芎、草果。若寒多热少，不烦躁而脉浮缓者，乃伤寒见伤风脉也，或面色不泽，两手无脉者，乃麻黄附子细辛汤证也。

往来寒热，正是半表半里之情；

《经》曰：阴气上入阳中则恶寒，阳气下陷阴中则发热，此阴阳相乘之病也。若大下，阴微发热；大汗，阳微恶寒，乃医之误也。大要：阳不足，则阴邪出于表而与阳争，则阴反胜而为寒；阴不足，则阳邪入于里而与阴争，则阳反胜而为热。若邪入而正气不与之争，则但热而无寒矣。阳不足则先寒，阴不足则先热；表邪多则寒多，里邪多则热多；半表半里，寒热相等，乍往乍来而间作也。若不呕，清便，脉浮者，犹当解表。口渴，尿赤，脉实者，大柴胡汤。心烦喜呕，胸胁满而不欲食者，小柴胡汤，热多者加柴胡，寒多者加桂枝。汗下后，柴胡证不除者，柴胡桂姜汤。寒热往来，胁满，小便不利，呕渴，头汗者最宜。如寒热势盛，当迟一二日，少定方可图之。所谓其盛者，可待衰而已。若寒热势定，或早移于晏，晏移于早，邪无可容之地，病将解矣。夫病机言搏者，旧有痰痞相火之类，偶然新气加之，则搏动而发，此理易明。言争者，乃彼此相搏相斗，久而后可和解之，谓不过邪正气相引，结而未遽散，非实有所争竞也。血气盛者，虽风寒之邪乘间而入，终不能动其真气而与之斗。惟血气弱者，则邪入必斗，斗则便有胜负，须正气复而后邪可退也。若邪愈胜而正气负，非药饵大扶持之，必不可救。此争与搏之义也。至于头面上病，皆百邪上攻；胸膈间病，皆百邪上冲；肠胃间病，皆百邪下流而传入。不然则血气失升降之常，或阳当升而不升，阴当降而不降，精宜升而不升，气宜降而不降，血宜顺而不顺，火宜静而不静。识病机括，尽于此矣。

表里寒热，譬如冬至夏至之景。

陶氏以皮肤即骨髓之上，骨髓即皮肤之下，前人错误而分表里。但以冬至阳生，则地中热而外寒渐极，夏至阴生，则地中冷而外热渐极，推之则诚有表热里寒、表寒里热之理。且如病人身热似火而外欲得衣，微厥下利，脉沉而迟，分明里寒表热，所谓热在皮肤寒在骨髓也。《活人》先以阴旦汤退寒，次服小柴胡汤加桂清表。所以少阴反热一证，里寒表热，手足厥而下利清谷者，四逆汤主之。如病人身冷似冰，而外不欲近衣，口燥舌干，脉沉而滑，分明表寒里热，所谓热在骨髓寒在皮肤也。《活人》先以阳旦汤合白虎汤除热，次服桂麻各半汤和表。所以少阴传经热证，恶寒而蜷，时时自烦，不欲厚衣者，大柴胡汤下之。此仲景余议，当的从之。

翕翕发热，于表则二；蒸蒸发热，于里则一。

表热若鸟合羽所覆，有有汗发散、无汗解肌二者之分。里热若火熏蒸，自内达表，惟下之一法而已。半表里热者，表邪将罢，里未作实，轻于纯在表、纯在里之热也，宜和解之。要之，不渴小便清者为表，渴而小便黄者为里，或渴或不渴，半表里也。然三阳经又有阴阳表里之分，盖太阳以皮肤为表，以膀胱为里。热在皮肤头疼项强为表，麻黄汤、桂枝汤、九味羌活汤；热在膀胱口渴尿赤为里，五苓散。阳明以肌肉之间为表，肌肉之下为近里，以胃府之内为全入里。热在表则目痛不眠，葛根解肌汤；热近于里则口渴背寒，白虎加参汤；热入里则自汗狂谵，调胃承气汤。少阳以胸胁之间为半表半里，表多小柴胡汤，里多热盛者，黄芩汤。已上发热，惟少阴有反热二证。一脉沉发热，表郁重者，麻黄附子细辛汤；轻者，麻黄附子甘草汤。一脉不出，里寒外热者，白通汤和之。脉阴阳俱虚，热不止，及汗下后复发热，脉躁疾，下利不止者，死。

烦躁，以躁之顿渐而分阴阳；

烦，乃心中懊侬欲吐之貌；躁，则手掉足动起卧不安。心热则烦，肾热则躁。烦为轻，躁为重。先烦而渐躁者为阳证，分表里汗吐下治之；不烦而便发躁者为阴证，宜温中。或经吐下而不解烦躁者，亦宜温之。大概中关脉浮大，身热而渴者，多太阳阳明病，治以寒凉；尺寸脉沉微，厥而利者，多属少阴病，治以温热。《百问》云：惟躁有阴阳二证，太阳证烦躁宜汗，阳明证烦躁宜下，若阴证发躁，宜温之是也。故有曰烦躁与虚烦少异，烦躁昼日不得眠，夜反安静，身无大热，阳虚也。虚烦不得眠而无间断，故为里热，宜栀豉汤吐之。丹溪又云：烦主气，躁主血。肺主皮毛，气热则烦；肾主津液，血热则躁。故用栀子以治肺，豆豉以润肾。但肺热非心火乘之乎？凡烦躁见吐利，厥逆无脉及结胸者，死。古方黄连鸡子汤、甘草干姜汤、芍药甘草汤选用。

烦热，以膈之软满而辨虚实。

心烦作渴欲呕，身热睡卧不宁，与发热均属表热，但烦热无时休歇，非发热时发时止。凡烦热未经汗吐下，邪热传里而作，如未作膈实，心中欲吐不吐，郁闷之状者为虚，但当和解或微汗而已。《经》云病人烦热，汗出则解是也。若心中骤满而烦者为实，则有吐下之异。《赋》云：微烦为阳之相胜，言当分表里而治之也。又云：烦极而反发厥者，乃阴所致，言热极则反与阴盛发躁一同，必以四逆、理中汤治之。宜与动悸条参看。

自汗不特伤风也，并少阴反证而有九；

曰伤风，卫虚而汗自出，必兼恶风寒也。曰风温，风伤卫而温伤气也。曰湿温，湿热蒸而汗自出也。曰中暑，热伤气也。

曰霍乱，吐利而阳气大泄于外也。曰柔痓，原因伤风也。曰胃不和，言脏无他病，但时发热而汗自出，乃风邪在胃，宜微汗以散之。曰亡阳，太阳发汗过多也。曰阳明自汗，不恶风寒反恶热，而热逼汗自出也。汗甚津液内枯，不可下者，蜜导法。惟三阴本无汗，而少阴有反有汗三证，亦曰亡阳：其一自汗咽痛，甘桔汤；其二自汗厥冷，四逆汤；其三自汗呕吐，甘草干姜汤。凡汗不止者，先服防术牡蛎汤，次服小建中汤。如汗出如油不流者，死。

无汗不特伤寒也，并阳明反证而有七。

曰太阳伤寒、曰太阴病、曰少阴病、曰厥阴病、曰冬阳明、曰刚痓、曰阴阳易，皆寒泣血，阴主收敛意也。但阳明病当有汗，今反无汗，其证有三：恶寒脉浮而喘者，表有邪也，宜麻黄汤、升麻葛根汤微汗之；若无汗，小便不利，心中懊侬者，必欲发黄，宜茵陈汤；小便利，吐而咳，手足厥，苦头痛鼻干者，小建中汤。

亡阳少血，躁极痰癖，不得汗须巧攻；

太阳恶寒，当脉浮而紧，今反脉浮而迟者，迟为亡阳，不能作汗，其身必痒，桂麻各半汤。凡伤寒当汗，与麻黄汤二三剂，而汗不得者死。热病脉躁盛而不得汗者，亢阳之极也，不治。阳明身热宜有汗，今反无汗，身痒如虫行皮中者，久虚故也，黄芪建中汤、术附汤。寒热厥证，忽两手或一手无脉，是为重阴，如欲雨沤热，必濈然大汗而解。其或投药无汗，而脉又不至者死。虽然血虚中干，不能作汗，痰饮癥癖，又每膈汗而不能出。血虚养血，痰癖开关行气以汗之，最为活法。有服药不得汗者，当用蒸汗法。通用，陶氏再造散加减。

寒入少阳，冬病阳明，睡中汗且盗出。

盗汗者，邪方入里，尚连于表。睡则气行于里而表不致，故汗出，醒则气周于表而汗复止。胆有热也，小柴胡汤。冬阳明脉浮紧者，必有潮热盗汗，黄芩汤、柴胡桂枝汤。脉浮大，欲眠目合则汗者，小柴胡汤。

阳上蒸而头额汗，表实内枯证最多；

诸阳上循于头，里虚表实，腠理致密，则热气不得发越于周身，乃上蒸于头面，汗出既多，则五内自枯。惟里虚忌下，惟内枯忌汗。属半表里者，小柴胡汤主之。汗下后，胸满心烦，呕渴表未解者，小柴胡汤去半夏加桂枝、瓜蒌仁。虚烦者，栀豉汤微吐之。阳明热入血室，燥粪谵语者，俟其过经，权以小承气汤微利之。黄证、水证、瘀血、风湿、寒湿头汗，见各条。凡头汗小便不利，内外关格者为阳脱，及误下温家头汗而喘，或小便不利，大便自利者亦为阳脱，二者皆不治。

气旁达而手足汗，便硬软利法已毕。

津液自胃府旁达于外，则手足自汗。有热聚胃府逼而出之者，必有谵语燥粪，阳明证也。大便已硬者，大柴胡汤、或大承气汤；大便不硬而软者，小柴胡汤。凡伤寒欲下而小便少，手足心并腋下不滋润者，不可攻也。有寒聚胃府，大便初硬后溏，或水谷不分，手足濈然汗出者，不可下，少与理中汤，或猪苓汤。如寒甚不食，小便不利者，此欲作痼瘕也，宜理中兼散气之药治之。

下后热只阴弱，而邪陷于心者则痛；

大下伤血，伤血阴弱，脉涩而发热。盖阴虚则脉涩血虚，寒极则发热。古方葶苈苦酒汤，酸苦涌泄之义也。凡下后不可遽补，身热心中结痛者，栀豉汤微汗之；或医以丸药下之，致留余热未净者，栀子干姜汤。胸满未消，腹痛未止，脉尚数实者，积垢未净也，小承气汤；体薄者，黄芩汤、小柴胡汤、益元散调之。仲景云：下后热不退，因汗下失宜，如八日已上大发热者，难治。《经》曰：阳微恶寒，阴微发热，寒多易愈，热多难愈。

汗后热多阳虚，而邪入于里者为实。

大汗伤气，阳微发热，悸眩身瞤，脉弱，或兼恶寒，阴阳俱虚者，玄武汤主之。发汗后表证未退者，宜再汗之。若身凉半日许，而见半表里证者，宜和之。若汗后日晡如疟，脉沉实，便闭，里证已具者，大柴胡汤下之。若但热而呕逆，心痞自利者，大柴胡汤去大黄调之。虚烦者，竹叶石膏汤。凡大汗后热不退，脉静者生；脉盛躁疾者，此名阴阳交，必死。《解惑论》云：汗后寒热交作，当看脉尚浮数洪大，犹当微表其汗。医者见已经汗后，不敢再表，邪气无由发泄，误矣！发汗后止恶寒，虚也；发汗后止发热，实也。恶寒用温药，发热用凉药，无不愈者。

虚者汗下之后，恶寒愈增；

汗后亡阳恶寒者，表虚也，芍药附子甘草汤；下后恶寒者，里虚也，四逆汤。其有表邪未尽，必兼发热者，柴胡加桂汤。又有里实，热伏于内，阳微于外，而恶寒便坚者，亦必兼热，尤宜下之。《百问》云：汗后恶寒，人必虚；下后发热，人必实是也。汗下后，厥阴证大汗出，烦躁体疼，拘急厥逆者，阴阳俱虚也，宜四逆汤以补阳，加人参、茯苓以益阴。汗下后，脉微恶寒者，小柴胡汤去芩加芍药；有头汗者，柴胡加桂汤。汗下后，尺寸俱微，阴阳表里俱虚者，小建中汤。噫！伤寒以真气为主，阳病宜下，真气弱者，下之多脱；阴病宜温，真气弱者，客热便生。非药无力，本主无力也，惟寡欲真气完者，易于用药。误下气脱，昏倦不食、不渴者，来复丹、灵砂丹暂服之。

热者吐下之后，消渴可必。

凡吐下后，邪热不客于上焦为虚烦，而乃客于中焦为消渴者，白虎加参汤。心下痞者，先解其表，后清其里。汗后渴者，少与水以和胃则愈。伤寒汗吐下后，邪气乘虚而内客，或壅窒而未尽，皆当量虚实而调治之。

咳嗽有寒热水气之多端，

咳嗽多属肺金，伤寒言太阳病者何也？肺为五脏华盖，内通膀胱，外主皮毛，而为气之主，气逆而不下则咳。风寒乘之，气冷则滞；热邪乘之，气燥则郁；水饮乘之，与气相搏。寒热水气，皆能生痰，又咳之所从始也。以风寒言之，太阳证身热呕喘者，麻黄杏仁饮；咳喘者，三拗汤。少阳证寒热胸满，或挟泻者，小柴胡去参、枣加五味子、干姜。少阴证厥逆，腹痛下利者，四逆汤加五味子、干姜。少阴咳而呕渴，心烦不得眠，下利者，猪苓汤。春冬伤风寒，夏秋伤湿冷，鼻塞喉鸣，气不得下而咳者，橘皮竹茹汤。以热咳言之，金沸草散、柴胡半夏汤、泻白散。或咳脓血者，小柴胡加黄芩、黑豆。咳嗽身热，脐腹满痛者，大柴胡汤下之。中满而呕者，大半夏汤。解利以后，胃寒不食者，理中汤、六君子汤，俱加五味子、细辛。痰气盛者，大橘皮汤。素有痰火者，当于芩连二陈汤中消息。又水咳有三证：青龙汤治太阳之表水有寒，十枣汤治太阳之里水有癖，玄武汤治阴证之里水有寒。凡咳而小便利者，忌汗。久而入脏成痨，膏之上、肓之下者，不治。

体痛有阴阳血风之纤悉。

风寒入肌，血脉凝滞，所以身痛。太阳身痛，拘急而已，脉浮紧，便清，宜分有汗、无汗治之。少阳身痛，必胁硬呕渴，小柴加瓜汤和之。汗后身痛不休，脉沉迟者，桂枝加参汤。又有痛无常处，按之不可得，短气脉涩者，宜再汗之。太阳病七八日，脉细恶寒，阴阳俱虚者，不可发汗吐下，宜小柴胡汤，误汗令人耳聋。素有热者，黄芪建中汤；素无热者，芍药附甘汤。厥阴、少阴身痛，下利烦满，脉沉紧者，先温以四逆汤、玄武汤，后发以桂枝汤。血虚劳倦身痛者，补中益气汤、黄芪建中汤。风邪在阳明，不荣于表，一身重痛者，葛根汤。阴毒身痛如杖、瘀血身痛发黄、中湿痛难转侧、风湿一身尽痛，见各条。疮家误汗身痛，必发痓，葛根汤或桂枝汤以救之。

渴有汗多自利，水入即吐名逆证；

热在表则不渴，热入里则热耗津液而作渴，或汗吐下过多，耗夺津液而渴。然有渴必有烦者，肾主水，热深则水竭而渴，肝木挟心火以生烦，故厥阴六七日，饮水多而小便少者，谓之消渴。渴欲饮水为欲愈者，传经已尽也。脉浮而渴属太阳；有汗而渴属阳明；自利而渴属少阴；至于厥阴，则热之极矣。太阳病汗后，脉洪者，白虎汤；无汗而渴者，小柴加瓜汤。阳明病汗少溺涩者，五苓散；汗多而渴者，竹叶石膏汤。少阴病下利咳呕，心烦不眠者，猪苓汤；下利饮水有热者，白头翁汤；小便清白虚寒者，甘草干姜汤。厥阴消渴不食，食则吐蛔者，乌梅丸。汗吐下津枯者，白虎加参汤。阳毒消渴倍常者，陷胸丸、黑奴丸。中暑者，酒蒸黄连丸。凡饮水安睡者，实热也；饮水少顷即吐者，火邪假渴耳。凡渴不可恣饮，须少与之以润胃气，恐变水结。一种水逆证，渴欲饮水，水入即吐者，五苓散。又发汗动右气，肺伤亦饮水即吐者，亦宜。若先呕后渴者为欲解，当少与之水；先渴后呕者为水停，赤茯苓汤。有风温、发黄、渴证，见各条。

漱因经热里寒，水入不咽多血疾。

经热则口燥烦而欲水漱，里寒则水入而不敢咽。阳明证漱水不咽，身热或微恶寒，热在经而不在里，必逼血上行为衄血，黄芩汤。瘀血证漱水不咽，外无寒热，喜忘如狂，犀角地黄汤。少阴证脉沉厥冷烦躁，或干呕无脉，好漱水不咽者，四逆汤、白通汤主之。蛔厥证烦躁吐蛔，好水浸舌而不欲咽者，理中汤加乌梅。

上一段论伤寒初证，未有不自头疼项强身痛、发热恶寒、有汗无汗、或咳嗽、或渴而始者，故提之于此。过七日不愈者，皆杂证也。

伤寒杂证

怫郁因汗失宜，便坚为实哕为虚；

面者，阳明所主。阴盛者，面赤而黯；阳盛者，面赤而光。表证汗出未彻，以致邪热怫抑郁结，故头面红赤，甚则蒸于肌肤，汗出未透身痒者，桂麻各半汤；恶寒热者，葛根汤；汗太过发黄者，茵陈汤；惊惕者，火邪汤；大便硬者，里已实也，大柴胡汤。下后哕者，胃虚也，桂枝参苓汤。

戴阳浮火所冲，阴证下痢厥逆热微阳热甚。

《百问》云：病人身微热，面赤，脉反沉而迟者，阴证也。身微热者，里寒也；面戴阳者，面虽赤而不红活，乃下虚也。医者不察脉，以虚阳上膈热躁，误为实热下之，又用凉药，则气消而成大病矣。仲景理中、四逆，陶氏益元汤主之，若阳证面赤，脉洪大，腹满潮热，大便不通者，大柴、承气主之。

目盲鼻鸣而呕衄者，热搏之重；

《难经》曰：脱阴目盲。言精血脱而不上荣于目，故目盲不了了，或无所见也。伤寒发烦目盲，甚者必衄。盖肝血为热气所搏，妄行于上而为衄，得衄则热随血散而解，与麻黄汤，或麻黄升麻汤、九味羌活汤。盖伤寒衄为积热在表，用麻黄、羌活者，非治衄也，以解太阳经之邪耳。此与太阳病其人适失血及下利宜桂枝汤法同。但衄家最忌发汗，邪轻者，犀角地黄汤。又目近鼻为内眦，属太阳；近眉尾，属少阳；当面，属阳明。赤脉从上下者，太阳病；从下上者，阳明病；从外走内者，少阳病。热则目赤，风则目眩，寒则目疼。又狐惑目不能闭，阴证眼睛痛，阴阳易病眼中生花。鼻者，呼吸清气之路，上窍于肺，下通膀胱。风寒壅则鼻鸣而必干呕，太阳病，桂枝汤；太阳阳明合病，鼻干肌热者，葛根汤。

叉手冒心而聋耳者，阳脱之凶。

《难经》曰：脱阳者见鬼。无阳气而见幽阴之鬼。伤寒汗过亡阳，其人必叉手自冒心胸而聋耳者，何也？盖耳属肾，阳气盛则上通而聪，阳气虚则下脱而聋。仲景云：少阴受病，胸胁满而耳聋者是也。宜芍药附甘汤、黄芪建中汤救之。心悸欲得按者，桂枝甘草汤。撮空神昏者，陶氏升阳散火汤。若初证手少阳风病厥而聋者，耳中焞焞燿燿，小柴胡汤，最忌吐下以致惊狂。手太阳热厥聋耳者，耳中塞满，加之热壅，出血出脓，则成聤耳。湿温厥阴耳聋见前。又有风邪入肾，耳中卒痛，外证寒热，不急治则发强如痓，俗名黄耳伤寒，不可作正伤寒治之，内服小续命汤、败毒散，外用虎耳草捣汁滴入耳中。上证头汗如珠不流者，阳脱即死。

四肢胃末，由热而温而冷逆，知是传经之厥；

伤寒邪在三阳，则四肢热；半表半里及太阴，则邪渐入内，则四肢温；传至少阴、厥阴，则邪入深而陷伏于内，则四肢厥冷。然先由热而后厥者，传经热厥也。轻则四逆散、白虎汤、竹叶石膏汤；重则大柴、承气下之。若邪乍结胸中，心烦不食而厥者，瓜蒂散吐之。《百问》云：热厥与冷厥不同。热厥者，微厥却发热；若冷厥则不发热，四肢逆冷，脉沉细，大小便滑泄，恶寒，指甲青色。又有失下，血不通，四肢便厥，医者不识，疑是阴厥，复进四逆汤之类，祸如反掌。大抵热厥，脉沉伏而滑，头上有汗，手掌温，指梢亦温，便宜下，此仲景之妙旨也。

一舌心苗，由白而黄而燥黑，失其本体之红。

舌为心苗，肾主津液，无病则舌红而润。偶见红星点者，将欲发黄。如丹田邪热，则心苗枯槁，生胎如白胎然。是以邪在表则无胎，邪初传里则胎白而滑。胃寒客热懊侬者，栀豉汤吐之。阳明证，胁硬，不大便而呕，舌胎白者，亦不可攻，小柴胡和之。如恶寒欲呕痰者，小柴胡加干姜。白胎滑而下利者，为脏结不治。热渐入深，则胎白而涩；热深入胃，则胎黄或肥光，或尖白根黄者，表多里少也，俱白虎加参汤主之。手足腋下汗出，谵语便闭，胎紫带黑，或生芒刺，虫碎燥裂者，承气汤下之。但舌黑亦有数种，有四边红而中灰黑成路者，失下也；有黑圈者，过经未解也；有黑尖者，虚烦也；有舌见黄而中有黑至尖或黑乱点者，热毒深也；有弦红心黑，或白胎中见黑点者，表未解也；有根黑尖黄，脉滑者可下，脉浮者可汗；有尖黑而有乱纹，脉滑实者急下之，脉数无力者，必发渴而死。凡舌黑不论多少，俱系危证。惟冷而滑如淡黑然者，乃无根虚火，可以化痰降火药治之。阴证胎白，腹痛自利者，理中汤。中湿湿痹，舌上如胎，非真胎也，丹田有热，胃中有寒，五苓散。

无寒热而唇焦者，多因血瘀；

不发寒热，胸满唇焦，漱水不入咽者，必衄血也。小腹满，小便利，大便黑者，血瘀于下也。

无色泽而唇青者，必是寒中。

阴证胸膈满，面色及唇皆无色泽，手足冷者，理中汤。若唇青有疮，则为狐惑。

口干口燥口涎岂无异？

口干者，邪热聚胃，消耗津液故也。有汗后口干者，五苓散加知母、黄柏；有阳明口干热甚口噤，背微恶寒者，白虎加参汤；少阳证口干者，小柴胡汤；瘀血证口干，漱水不欲咽者，桃仁承气汤。口燥亦因脾胃有热，津液涸少。阳明口燥咽干，背恶寒烦渴者，白虎加参汤；少阳口苦咽干，小柴胡汤、双解散；少阴口燥舌干者，承气汤；口燥咽干，默默不欲言者，宜以狐惑治之。凡口干燥忌汗，汗之重亡津液。口涎有阳明热盛者则涎热，少阴寒证则涎冷。

气逆气喘气短大相同。

气逆者，气自腹中时时上冲也。太阳无汗、阳明胸满者，汗之。太阳下之早，表邪乘虚传里，里本虚者受邪不逆，里本实者不肯受邪，则气逆上冲，邪仍在表，当复汗之。厥阴客热气上冲心，此热在里而气上也，下之。胸满实者，吐之。汗下后气逆眩晕者，茯苓桂术甘草汤。有病后虚羸少气，欲吐气逆者；有动气发汗气逆者。气喘惟有太阳、阳明二证。太阳证无汗而喘，宜汗；阳明证汗多而喘，宜下。太阳阳明合病，胸满而喘，恶寒者，亦只宜汗而不宜下也。故曰微喘缘表之未解，喘满不恶寒者，当下而痊。又有汗后停水喘者，有汗下后喘者，有阴证喘息甚急者，返阴丹；脉伏者，加味生脉散；如脉伏汗出发润者，肺绝不治。气短者，呼吸不相接续，似喘而不摇肩，似呻吟而无痛也。《经》曰：微虚相搏则为短气。短气不足以息者，实；少气不足以息者，危。有结胸者，有停水怔忡者，有风湿相搏者，有素弱及下后脉微气虚甚者。大抵心腹胀满者为实，为邪在里；心腹濡满者为虚，为邪在表。气喘、气逆亦然。

湿呕、干呕，宜察肾肝病证。

湿呕，有物有声，食已则呕；干呕，空呕无物。总属阳明气血俱病，故呕比吐为重也。热呕，口苦烦渴，脉数，手心身热；寒呕，头痛胸满，厥冷吐沫，脉迟，吐哕噎呃皆然。湿呕，表邪传里，里气上逆，故半表里证多呕也。三阳发热者，俱小柴胡加生姜主之，胸满日晡潮甚加芒硝；呕不止便闭者，大柴胡汤；呕多虽有阳明证，胃薄不可下者，甘桔汤；烦渴者，先呕后渴为欲愈，猪苓汤；先渴后呕为停水，赤茯苓汤；饮水即呕者，五苓散；虚烦渴者，竹叶石膏汤加姜汁，或栀豉汤；上热下寒呕者，黄连汤；胃寒下利，厥冷不渴者，理中汤去术加姜汁，或正气汤加姜汁。少阴三证，膈上寒饮，呕吐涎沫，或吐利而渴者，四逆汤加生姜；脉沉，或咳或悸，挟水气者，玄武汤去附子加姜汁；手足寒，心中温温欲吐不吐，愦愦无奈何者，生姜汁半夏汤。经汗下虚者，干姜芩连人参汤。汗后水药及谷食不下者危，小半夏汤救之。又有温毒呕者，心闷发斑；水证呕者，先呕怔忡；呕脓血者，腥臊气逆上冲，呕尽自愈。干呕，胃热与谷气相并上熏，心下痞塞，故呕则无所出，食则不能纳，黄连解毒汤。有太阳无汗干呕者，风邪上壅也，桂枝汤。有太阳阳明合病，不下利而但呕或干呕者，里实气逆，上而不下也，葛根汤。胃寒津枯干呕渴者，理中汤。少阴三证，干呕下利，脉微者，白通汤；里寒外热，脉微欲绝者，通脉四逆汤；利不止，烦躁厥逆无脉者，白通加猪胆汁汤。厥阴头痛干呕吐痰，或自利厥冷烦躁者，三味参萸汤。胸中似喘不喘，似呕不呕，似哕不哕，愦愦无奈何者，生姜汁半夏汤，大、小橘皮汤。

吐腥、吐酸，总因胃府热寒。

吐，有物无声，食入即吐。丹溪以属太阳血病，然胃实主之。吐利腥臊者为寒，酸臭者为热，治与呕哕一同。凡呕吐，脚软痛者，脚气也。呕吐脉弱，小便自利，身微热而厥者，虚极难治。

哕噎皆因水寒相搏，

哕即干呕，声更重且长耳。噎乃胸间气塞不通。胃脉浮则为噎，滑则为哕。皆因胃气本虚，汗下太过，或复饮冷，水寒相搏，胃虚气逆而上，理中汤加肉桂、丁香以散寒下气，茯苓、半夏以消水。哕不止者，橘皮干姜汤、橘皮竹茹汤。间有热邪壅郁，上下之气不得通者，俱小柴胡加生姜和之。热甚便难者，小承气下之；便软者，诸泻心汤选用。温病发渴饮冷作哕者，升麻葛根汤加茅根。凡呕、哕，必用半夏散结气也，用竹茹涩胃解烦也，用生姜散逆气也。呕、哕、呃皆因气逆，故姜为呕家圣药，热者乌梅丸代之。

呃逆亦有阴阳两端。

旧以为咳嗽之咳，俗又以为口吃之吃。虞花溪考韵书，饱与呃通，乃气逆上之名。又有以呃逆为哕者，哕出声然后吸，呃逆入声，逆尽然后呼，出入呼吸不同。兼呕、哕者，本于胃，呃逆本于肺。谷入于胃，胃气上注于肺，故寒气加新谷，气相忤逆而复于胃，故噫噫有声。所以丹溪力辨乃相火自脐下直上冲胸，交于厥阴，水火相搏而作声也。阳证，发热口苦胸满脉弦数，小柴胡汤加竹茹。小便闭加茯苓、或猪苓汤；大便闭者，调胃承气汤。少阴证失下，腹满便闭，或纯下清水，呃逆者，小承气汤。阳明身热口渴，胸满烦躁，脉洪数，呃逆者，火冲肺也，甘草泻心汤。阴证，便软胃寒，或因吐下虚极，恶寒脉细者，橘皮干姜汤。内寒厥冷者，羌活附子汤、丁香柿蒂散，调苏合香丸。胃寒饮水相搏者，小青龙汤去麻黄加附子。手足厥冷者，小橘皮汤。胸满虚烦者，大橘皮汤。凡呃逆，药中俱宜陈皮、竹茹、姜汁。此证有欲作正汗，阴阳升降而然者，即愈。又有食积而致者，小便闭涩及痰火上冲者，腹满不得小便及脉见沉微散者死。已上呕、哕、呃逆大同，水气表里俱有此五证。

衄血热迫于鼻，动经则为厥竭不治；

经络中热盛逼血，从鼻出者，为衄，多属太阳，名曰阳血。点滴不成流者，表犹未解，当用辛凉之药解表，九味羌活汤加赤芍，或升麻葛根汤加黄芩，或麻黄升麻汤、双解散；渴者，五苓散；烦者，竹叶石膏汤，以散经中之邪。仲景云：伤寒脉浮紧，不发汗因致衄者，麻黄汤主之是也。如无表证，衄血成流，及因汗而得衄，或下又见血者，不治自愈。不止者，犀角地黄汤、陶氏生地芩连汤、黄芩汤、茅花汤，外用冷水浸纸贴太阳穴，纸热又换，或用百草霜、胎发烧灰吹入鼻中。九窍出血亦效。凡衄不宜即止，恐余血入胃，着于上焦为血结胸证。直中少阴证，热行于里，先热后厥无汗，亦阴证似阳也，医不能识，强发其汗，必动其经，外则筋惕肉瞤，内则伏热逼血从耳目而出，或从口鼻而出，名曰阴血，是为下厥上竭，不治。但厥为下厥，血出于上为上竭，轻者黄芩汤加生地之类，或当归四逆汤、黑锡丹救之。动经与鼻衄，微有不同如此。

吐血热积于中，并牙乃是肾胃相残。

汗乃心液，热则变红而逆出上窍，阳邪失汗，以致热毒入脏，化为瘀血，从口吐出，多属阳明。凡见目红骨热，神昏狂谵，胸腹急满，皆血证也。热浅者，犀角地黄汤加黄芩、山栀、茅根、藕节，或小柴胡汤、黄连柏皮汤。热深者，桃仁承气汤，三黄汤，抵当汤、丸。阳毒者，升麻汤；作渴者，五苓散，恐水入复吐故也，或竹叶石膏汤，皆加川芎调血，炒山栀降火，危哉！又有阴证吐血，脉迟腹痛，厥逆呕吐紫黑色者难治，姑以理中汤、甘桔汤加生姜汁半夏汤救之。又牙床属胃，牙齿属肾，如阳明传入少阴，二经相并，血出于牙缝如吐者，人多不觉其为牙血，以凉水漱血则止，少顷又来者是，外用绿袍散，内服解毒汤合犀角地黄汤，或生地芩连汤下之。轻者，清胃降火而已。

漏汗惊狂痹痹，总是火邪逆；

火邪者，或不当汗而用火取汗，或汗不得而用火劫夺，以致火气熏蒸，精神昏愦，肢体不宁。体虚者，漏汗不止，真阳脱亡。凡汗不得者，谓之亡阳；汗多不止者，亦谓之亡阳。如心痞胸烦，面青肤润者难治；色黄，手足温者可治。因太阳证者，桂枝汤加附子；或汗下后见吐逆者亦宜。因少阴证者，四逆汤；或便清干呕者，甘草干姜汤；咽痛者，猪肤、甘桔汤。如少阴呃逆谵语，被火，小便难者，必滋其津液，竹叶石膏汤去半夏加生地。或时倏然而起，惕然而惊，起卧不安若狂者，救逆汤。烦躁遗精者，桂甘龙骨牡蛎汤。体实者，虽不至亡阳，然内火外火相并，热发于外则身必发黄，热搏于内则小便必难，惊狂谵语，烦躁不已，或一身尽痛，甚则手掉足动，循衣摸床者死。如小便利者可治。通用，柴胡龙骨牡蛎汤、火邪汤。或下清血、或因燥唾血者，犀角地黄汤。发黄瘅者，茵陈汤。若太阳证，宜汗而反用火灸者，其邪无从而出，病当腰下重痹，麻杏薏甘汤散之。

谵语郑声虚实，全凭水道看。

谵者，妄也。或闭目言平生常事，或开目言人所未见事，或独语，或睡中呢喃，或呻吟不已，甚则狂言恶骂，俱谓之谵语。皆因胃热乘心，故脉来洪数，二便多闭，外见阳证。有阳明汗多谵语，少阴自利谵语者，内有燥屎也，调胃承气汤下之。半表里默默不欲语，及已得汗而身和亡阳谵语者，柴胡桂枝汤调之。已下胸烦身重不可转侧谵语者，柴胡龙骨牡蛎汤。错语、独语、呻吟者，解毒汤、单泻心汤，或白虎汤和之。又有汗多谵语者，风也，俟过经乃可下。瘥后谵语者，邪留心胞也，知母麻黄汤。如气逆下利，厥冷而脉又沉细者死；身热脉大，声清气朗，目光面润者生。瘀血、亡阳、合病、湿温、热入血室、火邪谵语，见各条。郑者，重也。言语重复不已，声音模糊，有如郑卫不正之音，皆因汗下后及风温发汗过多，以致表虚里竭，精气夺而神昏舌短，故脉息沉微，二便多利，外见阴证，白通汤救之，或单人参汤亦可。故曰谵语实则可下，虚不可为。实者，胃实有燥屎也；虚者，胃虚肠自利也，全凭水道断之。

咽痛有热无热，肾伏暴寒下必利；

太阴络咽，少阴络喉，热邪乘之，乃生咽痛。若汗下过多，虚而生热，亦能咽痛。有少阴身热腹痛，脉沉咽痛，或不食呕吐者，黄连龙骨汤。少阴客热咽痛者，单甘草汤。寒热相搏及亡阳咽痛者，猪肤汤、甘桔汤。二便难者，甘桔汤加玄参、枳壳，顺导黑臭之物，续以甘草、生姜煎汤频与之，以解其毒，或陶氏芩连消毒饮。阳毒发斑，吐血咽痛者，玄参升麻汤。阳厥宜下反发汗，则口疮赤烂，内服升麻六物汤，外用蜜渍黄柏汁含之。咽喉闭塞者，乌扇汤。声音不出者，鸡壳苦酒汤。有少阴咽痛，无热下利，四肢厥冷者，甘桔汤；厥冷吐利，脉沉者，猪肤汤；厥冷下利不止者，四顺汤、丸，或通脉四逆汤加桔梗，不可汗下；有汗者，藁本末扑之。又有肾伤寒一证，乃非时暴寒伏于肾经，初起头痛腰痛咽痛，次即下利，脉微弱者，先用半桂汤，次用四逆汤主之。伤寒六七日，大下后，脉迟不至，咽痛吐脓血，厥冷利不止者死，麻黄升麻汤救之。

脏结有痞无痞，脐痛引阴生必难。

脏结与结胸相似，皆下后邪气入里。与阳相结，结在胸者为结胸；与阴相结，结在脏者为脏结。惟其阴结，故脏结无阳证，不往来寒热，或但寒而不热，其人反静，饮食如常，时时下利，舌上白胎，胁肋脐腹引入阴筋俱痛者，丹田有热，胸中有寒，所以难治。又病人胁下素有痞气，再加伤寒邪气与宿积相合，使真脏之气闭结而不通，亦名脏结。不问有痞无痞，慎不可下。邪未全成，热犹在表，止宜小柴胡加生姜以和表，灸关元穴以回阳而解阴气之结，危哉！

结胸下早而紧痛，大小寒热宜细辨；

伤寒太阳证，下之早而表邪乘虚客于上焦少阳之分，名曰结胸。当心紧痛而烦，水浆不入，但能仰而不能俯，其表邪又不散，故项强如柔痓状。有大结胸者，不按而痛，胸连脐腹痛硬，手不可近，不大便，日晡热潮，大陷胸汤、丸。有小结胸者，按之方痛，只心下硬，小陷胸汤。有寒实结胸者，身不热，口不渴，但心中胀硬而痛，枳实理中丸、五积散，甚者三物白散。有热实结胸者，心下满硬，懊侬烦躁而渴，柴陷汤，甚者大陷胸汤。有水结胸，血结胸，阴毒、阳毒结胸，见各条。结胸，脉浮大者，不可下，下之即死。结胸证具而烦躁者死。结胸见阴脉、阴证及喘急呃逆者亦死。若未经下而胸满者，乃半表里吐证，不可误作结胸。

痞气下早而虚满，硬濡哕利更易安。

伤寒半表证，下早而邪入于中焦太阴之分，而成痞气，按之濡而不痛，比之结胸更轻。有胸满而硬，呕吐下利者，里实有水也，大柴胡汤。心痞引胁下痛，干呕者，十枣汤。汗出恶寒者，附子泻心汤。有胸满而濡，胁肋胀满者，虚邪气聚耳，小柴胡汤加干姜、牡蛎各一钱。胃虚气逆者，半夏泻心汤。有心痞哕噫者，胃不和也，汗出，胁有水声雷鸣者，生姜泻心汤。心痞哕噫不止者，旋覆代赭石汤。有下利者，里虚也，谷不化腹鸣者，甘草泻心汤。或已数下，表邪入里干于肠胃，遂成下利而心下痞硬者，谓之表里不解，桂枝人参汤。下利不止者，赤石脂禹余粮汤。又结胸、痞气，关脉皆沉，如关浮恶热心痞者，乃肝热，非痞也，三黄泻心汤。心痞而口渴溺涩，服泻心汤不效者，乃停水，非热痞也，五苓散。凡痞气服诸泻心汤，而热不除者，亦须大陷胸汤、丸下之。但结胸与痞虽宜下，如脉浮恶寒有表者，须柴胡桂枝汤，或柴陷汤解表，必表证悉罢，关尺沉滑紧实者，方可下之。下后病犹不退者，乃下虚气逆上攻，枳实理中丸和其胃气。初起未成痞结之际，虚者亦宜枳实理中丸，实者枳梗汤、槟榔汤疏气，然后随证用药。胃冷厥逆者，俱宜理中四逆和胃，待日久邪不退而后议下。是结胸、痞气始末用药俱同，但中间用药略有轻重之殊耳，不识前辈分阴阳二证谓何。陶氏又以伤风为阳，伤寒为阴；王氏又以痞气乃阴证有表者，皆于理未协。要之，皆传经阳证，但下后胃寒而用药有宜温者，若邪盛胃实，方可寒凉下之，二证皆然。且考《伤寒论》正文云：太阳少阳并病而反下之，成结胸，心下痞硬。入里则为痞气，初未尝分阴阳也。设有阴证误下，不死而结胸、痞气者，亦当以阴毒结胸法治，安敢又用三黄泻心等剂耶！以此论之，谓阴阳二证俱有结胸痞气则可，谓阳证为结胸，阴证为痞气则不可，又用寒凉药治阴证，尤不可，知者裁之。又心下妨闷，不满不硬者，谓之支结。表未解者，柴胡桂枝汤。胸胁满而微结者，小柴胡加干姜、牡蛎各一钱。表里俱不解者，桂枝人参汤。

客热懊侬时发躁，

懊侬，心中不自如也，比躁更甚。表证误下，阳气内陷，心下固硬者，则为结胸。胃气空虚，客热在膈，短气烦躁，微疼，则为懊侬。将成结胸者，宜大、小陷胸汤。但懊侬，烦不得眠，饥不能食，头汗出而不结胸者，栀豉汤。腹胀，坐卧不安者，栀子厚朴汤。渴者，白虎汤。阳明证下后懊侬者，内有燥粪，犹宜承气汤下之。懊侬小便难者，必发黄，茵陈汤。

内虚动悸必生烦。

悸，动也。心膈间客邪乘之，筑筑然触动，如人将捕，即怔忡意也。有水停心下，头眩身摇，厥而悸者，渗其水而悸厥自定。有神气素虚，心中空耗不能自持者。有汗下后内虚而悸者，比之素虚者尤甚，须先定其气，而后治其悸。大约先烦后悸者为虚，小建中汤、玄武汤，脉代者，炙甘草汤入酒少许；汗后冒眩者，桂枝甘草汤。先悸后烦者为热，小柴胡汤；喜呕，谵语，大便难者，小柴胡汤加大黄、或加芒硝少许；谵语，小便不利者，柴胡龙骨牡蛎汤；小便赤者，五苓散。

胸满多带表肌证，

胸满者，未经下而胸膈气塞满闷，非心下痞气，亦非结胸也。盖外邪自皮毛传入胸中，少阳所属，半表里证也，柴梗汤主之。谵语身痛者，柴胡龙骨牡蛎汤。有痰气逆上抢心者，栀豉汤，或加甘草、生姜。误下脉促者，桂枝汤去芍药。喘者，麻杏甘石汤。胃虚者，半夏泻心汤。满硬便闭属脏者，方可议下。寻常胸膈不利，多挟痰气食积者，柴陈汤、枳梗汤调之。

胁满半居表里间。

胁满，非腹中满也，乃胁肋下胀满，半表半里之间，多耳聋干呕，寒热往来，默默不欲食，少阳所主，小柴胡汤和之。

如太阳未罢，项强者，小柴胡加干葛。阳明便闭舌胎者，柴梗汤。挟痰热者，柴梗半夏汤。有水证及脏结胁满者，见各条。

腹胀里有邪，阳闭潮而阴利厥；腹胀里未净，吐下实而汗后虚。

伤寒外邪，自表分皮肤肌肉，而入于胸膈胁肋，为半表里，直至传入胃府，乃为入里。是腹胀虽属太阴，而里证尚浅，未全入府，犹宜和之。惟腹满硬不减，咽干口燥，便闭者，乃阳邪入里，方可下之。若腹满濡时减，吐利厥冷者，乃里寒阴证，速宜温之。又汗后满者，外已解而里亦不实，乃脾胃津液不足，气涩不通，壅而为满，宜厚朴半夏甘参汤以温散之。吐下后满者，表邪未净，乘虚入里，以致上下气不通和，宜大柴胡汤加厚朴量下之，或栀子厚朴汤量吐之。合病胀者，身重痛，口顽麻，白虎汤加减。通用，柴梗汤、柴梗半夏汤。凡胀满，忌用白术闭气。如腹胀，喘而不尿，脉涩者死。

腹痛热闭冷利，皆邪入里相搏；

寒热邪气入里，与正气相搏则腹痛。阳证不可按揉，大便闭者为热。表证误下，表里俱病者，桂枝加芍药汤，甚者加大黄。半表里证者，小柴胡汤去芩加白芍。表里俱热者，大柴胡汤。绕脐腹痛满实，手不可近而便闭者，内有燥屎也，大承气汤。《经》曰痛随利减是也。热厥泄泻者，四逆散。上热下寒欲吐者，黄连汤。虚烦者，栀豉汤加厚朴、枳实。阴证可按与揉，痛无休息，肠鸣而大便利者为冷。太阴，理中汤、黄芪建中汤；少阴，四逆汤、玄武汤；厥阴，正阳散、当归四逆汤。太阴连小腹痛甚，自利不止者难治。又大腹属太阴，脐腹属少阴，脐下属厥阴，多有挟食积与痰火者。

脐满热瘀冷结，有物非气为辜。

心胸与大腹满者，皆外邪传入。惟小腹胀满者，非血瘀，便是溺涩。血结膀胱者，小便自利；热结膀胱者，小便自涩。又有冷结膀胱，小便亦涩，但手足厥而胸不满为异。宜外灸关元穴，内服玄武汤。

妄施三法动积气，奔豚上冲尤甚；

其人先有五积在脐中，或脐上下左右，复因伤寒邪气冲动，新邪与旧积相搏而痛。或医人不识病者原有痞积，妄施汗吐下，发动其积气，筑筑然跳动，名曰动气。动右肺气，则咽干鼻燥衄渴，饮即吐水；动左肝气，则筋惕肉瞤，身热欲蜷；动上心气，则掌热作渴，气上冲心；动下肾气，则心烦骨痛，食则呕吐，或下利清谷。大概虚者，通用理中汤去白术加肉桂。头眩惕瞤，汗多者，防术牡蛎汤、小建中汤；腹满身微热，欲蜷者，甘草干姜汤；心烦骨痛，吐食者，大橘皮汤。热者，通用柴胡桂枝汤。烦渴者，竹叶石膏汤；衄血烦渴者，五苓散；心痞下利清谷者，甘草泻心汤；气上冲心者，李根汤。五积惟脐下奔豚冲心最甚，多因汗下心虚而肾气乘虚上冲，有若江豚拜浪然，桂枝汤加桂一倍。若不上冲者，不可妄与。脐下动甚，头眩身振者，茯苓桂甘大枣汤，吐后去枣加白术。盖白术闭气，止可暂用，惟桂泻奔豚，苓伐肾邪，奔豚妙药也。

邪犯三焦成霍乱，吐利不发则殂。

三焦，水谷道路。邪在上焦，吐而不利；邪在下焦，利而不吐；邪在中焦，上吐下利。病因饮食不节，清浊相干，阴阳乖隔。轻者止曰吐利，重者，挥霍扰乱，乃曰霍乱。外证必发热恶寒，头疼身痛，本伤寒病也，因邪入脾胃，故发为吐利。然中焦为寒热之半，邪偏高居阳分者，则多热而渴，五苓散分利之；邪偏下居阴分者，则多寒不渴，理中汤分利之。风寒湿胜者，藿香正气散、除湿汤、五积散穿合。暑胜大渴者，二香黄连散、益元散、柴苓汤选用。伤食甚者，平胃散、治中汤主之。转筋者，气不和也，俱加木瓜，或单用鸡屎白，略炒为末，温汤化下方寸匕。凡霍乱多责于热，故夏秋为盛，或热伏于内，手足如冰，六脉沉伏，食即呃逆，此火气上奔而然，不可误为阴证。必吐利，小便亦自利而大汗出，下利清谷，寒热，四肢拘急厥逆，脉微欲绝，乃为阴证，四逆汤或加吴萸、生姜救之。少阴吐利，烦躁欲死者，三味参萸汤。吐利止，自汗厥逆不渴，脉微欲绝者，通脉四逆汤加猪胆汁；吐利止，身痛不休者，桂枝加参汤；吐利止，发热者，随症微汗之；吐利止，亡津而渴者，竹叶石膏汤、白虎加参汤。吐利不止者，灵砂丹，木香、干姜煎汤下。凡霍乱不可遽与米饮粥饭等食以助邪气，必所伤物尽，然后淡食少少养之。伤寒心痞，发热吐利者，大柴胡证也，不可误为霍乱。干霍乱者，气痞于中，欲吐不得吐，欲泄不得泄，所伤之物壅闭正气，关格阴阳，烦躁喘胀者必死，急以盐汤一盏入童便、姜汁顿服，探吐令透，未吐再服；外用盐炒吴萸熨脐下；即以理中汤加陈皮调之，或藿香正气散加官桂倍枳壳、茯苓、木瓜，吞苏合香丸。如发热头腹痛者，桂枝加大黄汤。

大便闭本里热，而带表属阴未可攻下；

论云：阳结能食，不大便者，即里热证，言阳气固结于肠胃。盖病邪在表则大便如常，邪传入肠胃之里，谓之正阳明病。潮汗闭涩，满渴狂谵，尺脉实者，诸承气汤选用。如脉浮带呕，舌上白胎者，知邪未全入府，犹属半里，所谓呕家虽有阳明证，不可攻，舌上白胎未可攻者是也，宜与小柴胡汤，和其荣卫，通其津液，得微汗而自解。然有数日不大便而妨闷甚者，虽尚有些表证，亦当与大柴胡汤，或小承气汤微润之。又阳明证汗多，小便利而大便硬，或发汗利小便多而大便硬者，皆津液内竭，宜蜜导之。大便硬小便数者，乃为脾约，宜麻子仁丸。大便坚小便少者，未可攻，津液未充，候其小便自如，乃可攻也。当问病人一日小便几行，若如常，当知气已下行，大便不久自出。要知古人审用转药，若俗行大承气汤，当先一日用小承气汤，候其腹中转矢气。转气者，腹中响而放屁，知其有燥粪，臭者有宿食，宜攻之。若不转矢气者，必先硬后溏，勿攻之。《金匮》云：六七日无所苦，不可攻。下之早，热气乘虚入胃，重者必死。又便闭屡下不通者，须吐以提之。阴结脉沉迟，不渴不食，身重如石且冷，大便硬而艰难，非燥粪也，乃阴寒固结于胃，血气凝滞而闭塞也，宜四物汤、附子汤，或金液丹、古半硫丸、五积散。如久不大便而脉反微涩者，里虚甚也，急以黄芪建中汤救之。又有食滞脾及血燥而不大便者，当于杂病伤食及燥门求之。

小便闭本下热，而亡津属阴难以渗疏。

伤寒邪在表则小便利，入里下焦有热，引饮过多，小腹胀硬，小便闭者，脉浮，五苓散；脉沉，猪苓汤。大便乍难乍易而小便不利者，内有燥屎，大承气汤。若阳明汗多，或发汗，胃中津干不利者，切忌疏渗，待其津液还而自通可也。汗下后，发热项强，头顶心痛，无汗，小便不利者，三白姜枣汤。半表证，小柴胡汤去芩加茯苓。谵语身重者，柴胡龙骨牡蛎汤。少阴脉沉，小便不利者，玄武汤，或四逆汤加茯苓。少阴腹满痛，便脓血，小便不利者，桃花散。又阴毒下利，小便不利，囊缩小腹痛欲死者，急与返阴丹暖药服之。若用寒凉之药，阴气伏蓄小腹有至死者。或见小便不利，以炒盐熨脐下，阴气不散，被热物熨之，冷气冲心，亦有致死者。凡小便闭而厥逆，头汗出者，阳脱关格，不治。水证、黄证、风温小便不利，见前。

水难阴虚，而阳邪凑袭；

小便难者，出不快也。《经》曰：阳入阴分，则膀胱热而小便难。惟阴分虚而阳热乘之，不可强利，必小便黄赤者，乃可万全，木通汤利之。如太阳汗不止者，桂枝汤加附子。阳明伤风，嗜卧身黄者，小柴胡汤加茯苓。

水利偏前，而后便干枯。

伤寒内热则小便闭，今反利者，膀胱主津液，而偏渗于前，宜乎后便干枯。有瘀血证，小腹硬满，其人如狂者，抵当汤。有少阴证，厥逆脉沉者，四逆汤，或玄武汤去茯苓。有阳明证，自汗小便利，而大便虽硬者，不可攻，宜蜜导法，或猪胆汁灌之。有停水心悸者，茯苓桂甘汤。

膀胱移热，小便虽浊而不痛；

里和则小便清，里热则小便浊。膀胱移热于小肠则尿血，与赤浊相似，导赤散，或玄胡索散、朴硝二味等分水煎服，或加川芎渗利之剂尤妙。此亦瘀血中之一证也。

肾虚协热，小便虽数而无余。

惟虚则小便频数，唯热则小便涩滞而不快。有宜温者，太阳自汗小便数者，虽有表证，不可桂枝重亡津液。误服厥者，阳不足也，甘草干姜汤；心烦脚蜷者，血不足也，芍药甘草汤。有宜下者，谵语自汗小便数者，调胃承气汤少与之。汗吐下后，小便数大便硬者，大柴胡汤。阳明汗多，小便数大便硬者，胃强脾约，乃约束津液不行，宜脾约丸。余沥遗溺，见后危证。

协热自利而渴曰肠垢肠间津汁垢腻，热甚纯下清泉；

协寒自利不渴曰鸭溏清白如鸭屎状，湿毒有如豆汁。

阳证自利，溏泄身热，脐下亦热，作渴尿赤，后重泄下黄赤，故曰肠垢。阴证自利，太阴手足温，少阴、厥阴手足厥冷，脐下亦冷，不渴，利下清白，故曰鸭溏。热因表邪入里，挟风则所下必暴；寒乃直中阴经。大法热宜和解，或攻泄，或利小便；寒宜温中，或固下焦，俱不宜发汗，令胃气虚而胀满作。但自利旧分阳证、阴证，又分协热、协寒，而治法相同。然阳证自利，亦必里气虚而表热乘之，乃能自利，虽太阳初证下利亦然，与表邪传里协热下利无异。至于阴即协寒，其证尤显。所以云阳证下利误温，则发黄、斑出而死。此等支离去处，每为详辨，庶不惑人。大概里气协热，下利黄赤者，黄芩汤最妙。带表口渴下利者，柴苓汤。少阴热证，渴而下利者，白虎汤。少阴热证，咳而呕渴，心烦不得眠而下利者，猪苓汤。热甚口燥心痛，下利纯清水者，大承气汤。潮热谵语脉滑，有宿食者，大柴胡汤，或陶氏黄龙汤。下利脉和者，内实；下利脉滑，或浮大按之反涩，不欲食者，有宿食，并宜下之。又太阳初伤风，下利不恶寒，头痛干呕，心痞腹痛者，桂枝汤加芫花，或十枣汤。胃不和，肠鸣下利者，生姜泻心汤。小便涩大便利者，赤石脂丸。下利频而溺如常者自止，橘皮竹茹汤调之。合病自利及心痞下利，见各条。里气协寒，下利清白，太阴不渴者，理中汤、四逆汤。寒毒入胃者，四逆汤加韭白。少阴自利，虚渴脉微者白通汤。厥逆无脉者，白通加猪胆汁汤、通脉四逆汤。少阴下利，咽痛者，甘桔汤。厥阴下利，先厥而后发热者，下利必自止，若再厥者，必复利也，小建中汤、当归四逆汤。利不止者，赤石脂禹余粮汤。又下利身痛者，先以四逆汤救里，利止但身痛者，急服桂枝汤救表。凡下利、谵语、直视及厥躁不得眠、汗不止、无脉及自利不禁、身热脉实者，皆死。湿毒下利脓血，腹满肠内刮痛，如鱼脑烂桃，或如黑豆汁者，除湿汤、猪苓汤、地榆散。湿挟热者，败毒散、黄芩汤、白头翁汤。如无湿但热毒，日晡壮热，腹痛便下脓血稠粘者，黄连阿胶汤。湿挟风者，胃风汤加木香；湿挟寒者，不换金正气散加干姜、木香。又阳证便脓血者，亦名协热肠垢，当清其肠，犀角地黄汤。阳明热入血室下血者，小柴胡汤加生地、枳壳、山栀。少阴下利脓血者，亦谓之协寒鸭溏，当固下焦，桃花散、赤石脂丸。

壮而热，止其利，断下之生也不长；

少壮人，实热下利，不宜止涩，止之则加热闷而死，名曰壮热断下。

厥而利，反能食，除中之死也可立。

邪在表则能食，邪在里则不能食，表里之间者，欲食而不能食。今伤寒厥深下利，脉迟，当不能食，而反能食者，名曰除中。中之胃气既除，岂可再复！

风漏手足挛搐，阳亏四肢拘急。

四肢诸阳之本，腰背太阳之络。因发汗腠理空疏，盖覆不周，将息未久，以致风邪复入筋骨之间，挛搐有妨行持，牛蒡根汤主之。如脚挛啮齿者，风热也，承气汤下之。拘急者，手足不能自如，屈伸不便，蜷卧恶风之貌，发汗亡阳而有此证。汗多小便难者，桂枝汤加附子。吐下后，厥逆拘急者，四逆汤；心烦足挛属血虚者，芍药甘草汤。阴阳易病，亦有手足搐搦如风状者，古瓜竹汤。

太阳腰痛顶连尻，阳明不可回顾少阳如针刺；

太阳证分有汗、无汗。伤寒，人参顺气散；伤风，败毒散，或通气防风汤。粗人，刺委中血甚妙。太阳合阳明，葛根汤；少阳，柴胡桂枝汤。与头痛参看。

少阴腰痛背及脊，太阴遗溺腰下如横木甚则遗溺厥阴张弓。

厥阴风热，故腰强急如弓。三阴通用五积散加杜仲、附子，或加于黄芪建中汤、当归四逆汤中，尚当与杂病腰痛参看。

阳气虚而筋惕肉瞤，

阳气者，精则养神，柔则养筋。汗下后，津液耗竭，阳气大虚，肉筋失养，故惕然而跳，瞤然而动，久则成痿。治宜温经养荣益胃，玄武汤是也，羸甚去芍药，热者去附子，或陶氏温经益元汤亦好。汗下后，头眩身摇者，茯苓桂术甘草汤。心下痞满者，暂与枳梗汤加茯苓。汗下后，表里俱虚及素虚之人，微发其汗，肤瞤肉战，喘促汗出如油者，死。动气在左，发汗有此证者亦危。

风热极而瘈短疭长。

俗云搐也。瘈则筋脉急而缩短，疭则筋脉缓而弛长，急缓之间，筋脉牵引伸缩不定，状如风痫可畏。多因汗下脾土受伤，木旺风热炽盛，故手足动摇搐搦。必平木降火，以柴胡、山栀涤热，防风、羌活祛风，兼佐和血化痰之药治之，与痓大同，如圣饼子、引风汤、陶氏如圣饮选用。结胸失下有此证者，大承气汤。风温被火瘈疭，萎蕤汤、火邪汤。《经》曰：太阳终者，戴眼反折瘈疭，汗出不流者死。

邪气胜则心寒而栗也，属阴；正气胜则身振而战也，属阳。

战者，身振而动；栗者，心战而惕。邪气外与正争，正气胜则战；邪气内与正争，邪气胜则栗。战则病欲愈，栗则病欲甚。战属阳，故一战摇之间而真阳鼓动，大汗以解，不必药也。栗属阴，阴无胜阳之理，故恐惧不战而承乎阳，于是阳反为阴所制，心寒足蜷，鼓颔厥冷，便溺妄出，不知人事，纯乎阴而阳败，遂成寒证。宜理中、四逆，甚则养正丹，并灸关元穴。若复躁极而不得卧者，不治。若原系传经热证，口燥咬牙，虽厥冷有时温和，脉大而数，表证栗者，羌活冲和汤；里证栗者，大柴胡汤。

蚘厥却缘多饥，虫攻咽及攻胃；

蚘即蛔也。谓之厥者，病属厥阴，又手足厥逆义也。其人素有食蛔，或因病过饥，虫逆上咽膈而出。妄发其汗，以致胃冷，长虫上攻咽膈，胃气困乏，虽饥不能食，食即吐蛔者，虫闻食臭气而出也。外证乍静乍烦者，虫或上或止也。又或下利脏寒，则蛔亦上入于膈。然上焦热而中下焦寒，故虽烦热消渴便硬，不可遽投凉药，当先以乌梅丸、理中汤安蛔，然后随证调之。或烦热不退者，小柴胡汤。或热甚昏瞶，腹胀便闭，或蛔不得安，从大便而出者，大柴胡汤。

狐惑盖缘失汗，虫食脏及食肛。

此亦虫证也，如狐听冰，犹豫不决之义。初起状如伤寒，或因伤寒变成。其候四肢沉重，欲食恶闻食气，欲眠目不能闭，舌白齿晦，面目色变无常。虫食下部为狐，下唇有疮，其咽干；虫食其喉为惑，上唇有疮，其声哑。杀人甚急，皆因汗下失宜，邪热入腹，以致饮食少而肠胃虚，虚甚则三虫举而食人五脏。食上部者，三黄泻心汤主之；食下部者，单苦参煎汤淹洗之；食肛门外者，用生艾汁调雄黄末，烧烟熏之，通用黄连犀角汤。治䘌桃仁汤、金液丹、雄黄锐散。又湿䘌虫证，与狐惑证同，但专食其脏为异耳。

阴阳发斑总是火，谁知温毒时毒？

伤寒阳证发斑，谓之阳毒；春温发斑，谓之温毒；夏热发斑，谓之热毒；时行与暴温发斑，谓之时毒。名虽不同，同归于热。或因当汗不汗，及已汗而热气不散，表虚里实而发者；或因当下不下，热蓄于胃而发者；或因下早热邪乘虚入胃，伤血不散而发者；或因误服温药，胃热焦烂而发者。然皆心火入肺，故见红点于皮毛之间。轻如疹子蚊迹，只在手足，先红后黄；重如锦纹，发在胸腹，先红后赤。切忌发汗，重令开泄；甚则皮肤斑烂，阳毒具而红润稀疏，起发五六日即愈。若阴脉见而黑斑稠密成片，身凉，六七日死。先红后黯，如果实者亦死。阳毒舌焦鼻煤，发斑者，阳毒升麻汤、白虎加参汤；热甚者，三黄石膏汤、三黄泻心汤、陶氏消斑青黛饮选用。有斑疮如豌豆者，黄连一物汤，水煎浓汁服，或青黛一物汤。热病发斑与阳毒同。温毒因冬暖感温气，至春风气相搏，发为瘾疹多痒，初起升麻葛根汤加玄参，或败毒散加紫草、赤芍。日久发渴，腹满便硬者，调胃承气汤加黄连、赤芍、生地、牡丹皮。已经汗下而毒不解者，黑膏主之。热病发斑，时行发斑，身如火色者，大青四物汤、猪胆鸡子汤。发斑杂证，咽痛，玄参升麻汤，或紫雪咽之；呃逆下利者，黄连橘皮汤；心烦呕吐者，葛根橘皮汤；血热内结者，小柴胡汤、犀角地黄汤；斑盛破烂者，芒硝、猪胆汁法。凡汗下不解，足冷耳聋，烦闷咳呕，便是发斑之候，宜化斑消斑之药以防之。诸斑药皆通用，惟温毒挟风稍殊耳。阴证亦有发斑者，乃相火乘肺，故但出于胸背，手足稀少，脉沉，身无大热为异，宜理中汤，或加附子、玄参。

血溺如狂有是证，争似发狂凶狂。

有阴盛发躁，欲坐井地如狂者，有火邪惊惕不安如狂者。然血溺如狂有三证与阳毒如狂相似，故举言之。如狂属瘀血者，脉沉实，多漱水不咽，有无表证，但血蓄下焦，小便自利如狂者；有无表里证，脉数善饥，不大便如狂者；有太阳初证，热结下焦如狂者，血自下者即愈。如外未解者，桂枝汤、陶氏桂苓饮。外已解，但小腹急结者，桃仁承气汤；挟血传心脾者，当归活血汤。有太阴身黄溺涩如狂者，五苓散。此皆如狂，但睡中忽欲起行，错言妄语，犹知谏阻，尚可制御，非若发狂势凶莫能御也。发狂者，热毒在胃，并入于心，遂使神昏不定，言动急速，妄辨妄笑，甚则登高而歌，弃衣而走，逾垣上屋，不饥不卧。皆因汗下失宜，阳气亢极，阴气暴虚，非大吐下不止。伤寒四五日，身热烦躁，不得汗发狂者，表里俱热，三黄石膏汤、双解散。伤寒六七日，壮热胸满便闭，脉实数发狂者，大承气汤加黄连。阳毒暴盛发狂，多干呕，面赤，发斑咽痛，下利黄赤，壮热而不得汗者，葶苈苦酒汤。咽痛吐脓血者，阳毒升麻汤。潮热甚者，栀子仁汤。潮热大便闭者，升麻葛根汤加大黄，或三黄汤。发斑不可下者，草龙胆一味，水煎服。狂走者，瓜蒂散吐痰。时行热毒发狂者，黑奴丸。通用水渍法、火劫法、王氏玄明粉。凡发狂见阳证阳脉者顺，见阴证阴脉及舌卷囊缩者即死。

多眠阴盛，而昼寝不厌；

伤寒邪传阴则多眠，昏昏闭目者，阴主阖也；默默不欲言者，阴主静也。有太阳证外已解而神将复者，设若胸满胁痛鼻干，得汗者，小柴胡汤；脉浮，羌活冲和汤；冬月，麻黄汤。有阳明热伏于里而嗜卧者，小柴胡汤。少阴脉沉细，自利欲吐而渴多眠者，四逆汤加人参、茯苓以益阴回阳。或热病得汗后，脉沉细，身冷，初觉安静，渐次昏沉，喜卧不省，亦急与四逆汤，令四肢温，不尔，有熟睡而死者。合病目合则汗出，风温常不了了，狐惑精神恍惚，治见各条。惟汗下后酣睡者，为正气已复，不必药也。

不眠阳盛，而夜卧不遑。

或终夜烦扰，或昼夜惺惺不眠。未经汗下而不眠，属阳明初证者，葛根解肌汤；在里属心神不清者，大承气汤。已经汗下不眠，津液干，热盛阴虚，胃不和也。太阳发汗过多，躁不得眠，欲饮水者即愈。若脉浮而渴，小便难者，五苓散。汗吐下后，懊憹不眠者，栀豉汤。昼夜不眠者，酸枣仁汤。错语干呕不眠者，解毒汤。谵语，小便淋涩，烦躁少睡者，白虎汤加山栀。挟瘀血者，犀角地黄汤。少阴下利而渴，或因下后不得眠者，猪苓汤。少阴二三日，心烦不眠者，黄连鸡子汤。下后阳虚，脉沉无表证，夜静昼烦不得眠者，宜古姜附汤，或四逆汤加茯苓。汗多者，小建中汤。伤寒瘥后不眠者，阴气未复也，栀子乌梅汤，或温胆汤加竹茹；虚者，十味温胆汤。精神恍惚者，朱雀丸。古法，不眠者，单熟酸枣散；多眠者，单生酸枣散亦好。

常病常法易知，变病变法难详。

上一段论伤寒杂证，从面至足及眠，逐一详审，以便问证云。

传阳变阴

阴证微甚，分于便闭便通；

三阴经血分自受寒，谓之阴证，有微甚不同。微者，寒邪自背俞渐入少阴，故表郁亦能发热，但终不如阳证热甚，亦或头疼，但肢厥脉沉为异。古法麻黄附子细辛汤、麻黄附子甘草汤、附子细辛汤，近用辛黄三白汤。微而腹痛，手足清冷，便闭者，桂枝加芍药汤、甘草干姜汤、理中丸。有表复有里者，人参三白汤，或附子细辛汤加大黄。甚者，不自表分渐入，或上从鼻入，或下从足入，卒中阴经。初起无头疼身热，但恶寒厥冷，或胸腹满痛，呕利，间有热者，虚阳之气外浮耳。太阴腹痛自利，附子理中汤；痛甚，理中合小建中汤；溺涩，理中合五苓散。少阴口和背恶寒，身痛虚渴，或发热脉沉下利者，名夹阴伤寒，附子汤。少阴下利清谷，或咽痛脉微者，四逆汤；利不止脉欲绝者，白通汤；无脉者，白通加猪胆汁汤。厥阴下利小腹痛，或消渴吐蛔者，当归四逆汤。凡阴证唇青舌黑，或白胎，或卷强者，用生姜频擦唇口，擦后黑转为红乃吉。

阴证常变，察其有力无力。

厥冷吐利，不渴静蜷，此阴证之常也。若发热面赤，烦躁饮冷，脉大，掀衣去被，此阴证之变也。若认作阳证，投凉必死。须察脉有力、无力，如重按无力，或全无者，便是伏阴，急与五积散，通解表里之寒，甚加姜、附。如果有力，乃阳证似阴也，不可不辨。阴证无脉者，姜酒半盏服之，或吞四顺丸。又病人有痛处，当知痛甚者脉必伏。如无痛证用此法，脉不来者死。如原无正脉，须覆手取之，乃阴阳错乱也，宜和合阴阳。

阴厥不热便厥，而下利凄清；

阴厥者，未厥前无头疼，无身热，吐利不渴蜷静等证，乃阴邪独胜而然。手足尽冷，乃厥阴所主，阴阳之气不相接逆而然，非比传经四逆之渐冷也。太阴厥，手足指头微冷者，理中汤；少阴厥，胫寒足冷，甚则手至臂、足至膝者，四逆汤、通脉四逆汤；厥阴厥，一身尽冷者，当归四逆汤。厥逆烦躁者不治。《百问》云：冷厥初得病，四肢逆冷，脉沉细，卧多挛足，或恶寒指甲青色，或自引衣覆身，或下利清谷，或清便自调，小便数，外证惺惺，此冷厥也，四逆汤、三味参萸汤选用。凡病热多厥少者易愈，厥多热少者难已。又有血厥，四物汤；气厥，四君子汤；暑厥，白虎汤；水厥，心下怔忡，茯苓桂甘汤；尸厥即中恶，冒犯不正之气而然，木香匀气散合平胃散，或追魂汤。蛔证见前。

阳厥微厥便热，而下利黄赤。

阳厥者，未厥前有头疼，有身热，潮汗闭涩，满渴狂谵证具。阳邪深入，陷伏于内，而后发厥，微厥半日间，却又发热，热气下行，则腹痛下利后重，稠粘黄赤，必见脓血。若不便血，热气上行，则必喉痹。又热厥传经七日不退者，其后必便脓血。若阴厥腹痛，下利清白不渴，以辨之尤的。详前热厥。

晕厥挟痰与伏火，

晕者，昏晕。伤寒乃热结胸满，痰盛口闭，不省人事，先用绢帕裹指，牙龈上频频擦之，候牙宽，却用大承气下之。

脏厥发躁无休息。

发热七八日，脉微，肤冷而躁，或吐或泻，无时暂安者，此乃厥阴真脏气尽，故曰脏厥。仲景无治法，四逆汤冷饮救之。又少阴厥而吐利发躁者，亦不治，三味参萸汤救之。

阴毒冷汗甲青而六脉沉细，身痛若硬；

三阴病深，必变为阴毒。有初证遽然而成者，有误服寒药，或吐下后变而成者，盖以房劳损肾，生冷伤脾，内已伏阴，外又感寒致之，内外皆阴，阳气暴绝故耳。外证比常阴证，厥冷吐利，不渴静蜷，甚则咽痛郑声，加以头痛头汗，眼睛内痛，不欲见光，面唇指甲青黑，手背冷汗，心下结硬，脐腹筑痛，身如鞭扑，外肾冰冷，或便脓血，诊其脉，附骨取之则有，按之则无，宜甘草汤、正阳散，或玄武汤加人参选用，阳气复而大汗解矣。阳气乍复，或生烦躁者，返阴丹、复阳丹、金液丹，不可凉药，并加生姜、良姜要药也。外借火气，但不可太近。叔和诗云：阴毒伤寒身体重，背强眼痛不堪任；小腹痛急口青黑，毒气冲心转不禁；四肢厥冷惟思吐，下利咽疼脉细沉；若能速灸脐轮下，六日看过见喜深。葱熨法见结胸。以手足和为吉，如手足指冷，甲下肉黑者死。

阳毒无汗眼红而遍身斑纹，胸紧若石。

三阳病深，必变为阳毒。有初病遽然而成者，有经吐下变而成者，多因酒面金石僭燥，肠胃极热所致。又或证属阳明，误投温药，助热为邪，内外皆阳，阴气暴绝故耳。外证比常阳证，潮汗闭涩，满渴狂谵，甚则发斑喘急，加以吐血咽肿，两眼如火，六脉洪大促数，宜黑奴丸、白虎汤、三黄汤、生地芩连汤、阳毒升麻汤。咽痛及赤斑者，青黛一物，每用二钱，井水调服，或活龙散尤妙，阴气复而大汗解矣。外用冷水蘸纸搭胸，热又易之。诗云：阳毒健乱四肢烦，面赤生花生点斑；狂言妄语如神鬼，下利黄赤病不安；汗出遍身应大瘥，鱼口开张命欲翻；有药不辜但与服，能过七日渐能安。又阴阳二毒伏逆，变为结胸，有自利者，有大便闭用药而不得利者，宜结胸条灸脐法以利之。阳毒内服活龙散，阴毒内服破结丹。庶几阴毒得泄则阳气复，阳毒得泄则阴气复，阴阳升降，荣卫流行，自然大汗而解矣。若心下已结，延至五日间，断不可活。

阳盛拒阴，大热证也，脉数而身反尽寒；
阴盛拒阳，大虚证也，身热而脉不鼓击。

此言阴阳隔绝必死之证，不特极与毒而已。病人身寒厥冷，其脉滑数，按之鼓击于指下者，非真寒也，此名阳盛拒阴，宜三黄巨胜汤。身热脉数，按之不击，或身冷而欲坐井中，欲漱水而不入口者，非真热也，此名阴盛拒阳，宜霹雳散。

取证而不取脉，可汗可下；

脉浮可下，以热入府而不大便。借使大便不难，其敢下之乎？脉沉可汗，以热在表故也，故用温药微汗。借使身不发热，其敢汗之乎？

凭脉而不凭证，似阳似阴。

常法：清高贵客，脉证两凭；劳苦粗人，多凭外证。又有信一二分证者，又有信一二分脉者，须要临时参酌。伤寒阳证似阴，阴证似阳，全凭脉断。

太阳证，里虚而脉沉，补中宜发；

太阳证，发热头疼，脉宜浮而反沉者，里虚气衰也。急宜救里，使正气内强，逼邪自出，四逆汤中用姜、附补中兼发散也。假如里不寒则脉必浮，乃麻黄常证耳。

少阴证，表郁而反热，发中宜补。

少阴证，当脉沉，无头疼，无发热，今反发热者，寒邪在表，郁闭为热耳。然终无大热，或下利手足冷为异耳。用麻黄以发表间之热，熟附以温少阴之经，加细辛为汗剂之重者，去细辛加甘草为汗剂之轻者。若使寒邪入里，则外必无热，是四逆证也。噫！太阳、少阴脉沉发热同，而受病与药别也，微哉！他如少阴心烦不得眠，或咽疮声不出，或咳而呕渴，或口燥咽干，腹胀不大便，数证皆热也，岂可概以温药治之耶？

脉伏而必有邪汗当攻，尚非真气之脱亡；

一手无脉，谓之单伏；两手无脉，谓之双伏。杂病得之则危。伤寒表证脉伏，因寒邪郁闭其脉，冬月麻黄汤、三时羌活冲和汤以汗之，不可误为阳得阴脉。如里证脉伏，因热邪陷结而不流通，宜和解，俟病稍减而脉至，乃敢审证轻重下之。

脉无而将欲正汗勿攻，譬如久旱之甘雨。

伤寒病六七日来，别无刑克证，忽昏昧不省，脉静或无，此欲作正汗，如久旱将雨之吉兆。喘促无脉者，加味生脉散；中暑脉无者，白虎加参汤；阴躁无脉者，回阳返本汤；下利脉不至者，白通加猪胆汁汤。或因汗下太过无脉者，亦必有正汗，急用四逆汤温之；脉结者，炙甘草汤；热厥烦渴无脉者，解毒汤合小柴胡调之；寒厥郁闭，其脉两手俱无，亦是好汗相逼，汗出自愈，麻黄附子细辛汤，或麻黄附子甘草汤加人参、五味子，以回阳助汗。诸证服药，仍前无汗脉不至者皆死，汗出脉续出则愈。

或先温而后一汗兮身轻，

厥阴下利，腹满身疼，先温里以四逆汤，后发表以桂枝汤。

或先解而后一攻兮便愈。

太阳证如狂者，表邪未解，热结膀胱，精采与人不相当，谵语烦躁，先以桂枝汤解其外，后以桃仁承气攻其里。小便不利者，五苓散渗之。

有表证而反不可汗者焉，必其表之将入于里；

表证悉具，本可汗也。而发渴脉浮，表将入里，未可汗也。误汗者，玄武汤救之。

有里证而反不可攻者焉，必其里之未全于府。

里证悉具，本可下也。若恶寒脉不实，里犹带表，未可下也。误下者，理中汤、丸救之。

利半表而温半里，

半表里极难识，有言身前后者，有言身上下者，有言太阳阳明之间者。小柴胡解少阳之半表里也，身后为太阳，身前为阳明，少阳居中，或从前，或从后，寒热莫定，此以身之前后而言也。五苓散分利膀胱之半表里也，膀胱寒水近阳明燥金，水多则寒，燥多则热，故亦往来寒热也，此以太阳阳明之间而言也。理中汤治吐泻不定，上下之半表里也，以身之上中下而言。

汗三阴而下三阳。

此皆变法也。三阴不当发汗，常也。然太阴脉浮桂枝汤；厥阴脉浮弦为欲愈，桂麻各半汤以助其势耳；少阴反发热脉沉，麻黄附子细辛汤汗之；微热无厥逆诸里证者，麻黄附子甘草汤微汗之，是三阴未入于脏者，皆可汗之。太阳忌下，常也。有曾汗吐下而小便数大便闭者，太阳阳明，宜大承气；少阳阳明，小承气；正阳阳明，调胃承气，是三阳已入于脏者，皆可下之。胃与大、小肠为三阳，脏乃藏物之脏也。

颠倒六经，非真见不敢；

脉络贯通故也。《百症》云：均一头痛身热也，内实不大便者宜下，外实小便清者宜汗。尽皆不拘常法如此，非真见能如是乎！

反复汗下，有神手何妨。

以表里邪未净也。

上一段论传阳变阴之极，变病变法，推究融会以尽其妙。

瘥危死证及妇人伤寒

战汗已占病可解，

战者，邪正相争也。有战而汗解者，太阳也，脉必浮紧而芤，浮为在表，芤为正气虚，故与邪战而后解也。也有不战而汗解者，阳明也，脉必浮数不芤，浮为表，不芤为正气不虚，故不战而汗解也。有不战不汗而解者，少阳也，虽有寒热表邪，寸关尺大小、浮沉、迟数同等而无偏胜，不日阴阳和平而自解矣。又柴胡证，误以药下，而柴胡证仍在，不为逆，更与小柴胡服之，必蒸蒸汗出而解。日中得病者，夜半解；夜半得病者，日中解。凡身寒鼓颔战栗，急与姜米汤，热饮以助其阳。老人虚弱发战而汗不行，随即昏闷者不治。又渴甚饮过者，黑奴证也，亦汗出而解。

发痒谁识疾将移；

发痒乃阳气初回之象，非风、非血燥也。

瘥后昏沉非怪魅，

瘥后半月十日，昏沉少神，错语妄言，或无寒热，或寒热似疟，或朝夕潮烦，皆由汗出未彻，毒流心包络间，知母麻黄汤主之。无表邪者，陶氏导赤各半汤极妙。大病后喜唾痰者，理中汤。胃热虚烦而呕者，竹叶石膏汤加姜汁。从腰以下有水肿者，牡蛎泽泻汤。手足挛搐者，牛蒡根汤。遗精者，桂枝龙骨牡蛎汤加鹿茸一钱，或十味温胆汤。瘥后不食，参苓白术散、枳术丸。瘥后狂言，益元散加辰砂。瘥后失神及干呕，柴胡百合汤。瘥后血迷，当归活血汤。瘥后腰痛，独活寄生汤。瘥后声沉，补中益气汤。瘥后体瘦肌热，或咳嗽者，用柴胡二钱，甘草五分，水煎服。瘥后阴虚盗汗，补阴丸。瘥后疟疾等证，俱照常治法，轻者损谷节欲慎动，自愈。

遗毒不散发疮痍。

凡伤寒三日后，脉数而热不罢者，此为热气有余，必发疮痈。或汗出不彻，项后耳旁连颊腮有结核硬肿者，谓之发颐。或下之不尽，热气流于大肠或肛门，并小腹肿痛，谓之脏毒。或瘥后项下颈边生风堆数枚，不红不痛如瘰疬之状，或瘥后发疹者，俱宜清热凉血，消毒去风，外科法治之。

劳复、食复、饮酒复者热甚，

复者，其病如初也。伤寒新瘥，津夜未复，血气尚虚；或梳洗太早，言动思为太过，则成劳复。盖劳则生热，热气乘虚还入经络，未免再复。治宜清热解劳，小柴胡汤、麦门冬汤和之。热气浮者，栀豉枳实汤、鼠屎豉汤。表证多者，柴胡桂枝汤汗之；里证多者，大柴胡汤下之。伤寒新瘥，胃气尚弱，若恣饮食，不能克化，浊秽脏腑，依前发热，若用调和脾胃药，胃热转增。大凡伤寒无和胃之理，治须清热消食。轻者胸中微满，谓之遗热，损谷自愈；重者胸高喘满腹胀，必须吐下，栀豉枳黄汤主之。烦热甚者，竹叶石膏汤。胸痞者，生姜泻心汤。饮酒复者，其热尤甚。盖酒性至热，必烦躁干呕，舌胎，妄语不寐者，解毒汤，或草龙胆一味，水煎服，汗出自解。凡复证，先病七日出汗而解，今复举亦必七日而解；先病十四日出汗而解，今复举亦必十四日而解；虽三四次复举，亦必三四次战汗而解。但劳复证久不愈，恐成痨瘵。

阴易、阳易、阴阳交者命危。

男子新瘥，妇人与之交而反得病，曰阳易；妇人新瘥，男子与之交而反得病，曰阴易。言阴阳感动，其毒着人如换易也。

其病状身热，热冲胸，头重不能举，眼内生花，乃所易之毒上冲也。四肢拘急，小腹腰胯皆痛，阴肿，手足挛卷，阴气已极，卵缩入腹，痛引阴中，吐舌数寸，而脉离经者，即死。纵不死，百节解散，经脉缓弱，气血骨髓空竭，恍惚，呼吸气力转少，不能着床，起居仰人，牵引岁月。仲景有烧裈散、赤衣散、猳鼠粪汤，可救其失。囊缩腹引阴痛欲绝者，单青竹皮水煎服之。阴火上冲，面赤如烘热，心胸烦闷者，八物汤、竹皮逍遥散。四肢拘急不伸者，当归白术汤，或单干姜四两水煎温服。汗出手足自伸，挟痰恶寒呕逆者，橘皮竹茹汤。有不因易而自病复者，名曰女劳复证，治亦相同，但多憎寒发热，用猳鼠屎、竹皮、烧裈之类。虚弱者，兼用人参逍遥散。小腹急痛厥冷者，当归四逆汤加吴萸、附子。论云：余劳尚可，女劳即死。阴阳交者，凡发汗后，脉躁疾不为汗衰，狂言不能食，谓之阴阳交。言交合阴阳之气为邪所伤，不可分别，此死证也。

一病百合，经络将何以识？

病后未甚平复，失于调理。余证在阳，医反下之以攻阴；余证在阴，医反汗之以攻阳。以此百脉一宗，各不得解，无复经络传次。似寒又无寒，似热又无热，欲食不能食，欲卧不能卧，欲行不能行，有时又或强健，但能睡卧不能行，口作苦味，药入即吐，有如邪祟，治以百合为主，以其能和百脉也。分汗吐下后加减，及陶氏柴胡百合汤。渴者，瓜蒌牡蛎汤。又百合洗法，洗后淡食将养，勿用盐豉。头痛者，六十日愈；不痛者，四十日愈；头眩者，二十日愈。

遍身不仁，针火顽然无知。

不仁者，顽麻不知痛痒。汗下气血俱虚，不能周流一身，或为寒袭，经络凝滞。《经》曰：少阴脉不至，肾气微，精血少，寒气上奔，血结心下，阳气退下，热归阴股，与阴相动，令身不仁，是为尸厥。甘草干姜汤，桂枝汤加芍药、干姜，补中益气汤，骆龙升麻汤，桂麻各半汤选用。此不仁，与前郁冒不仁同。

四般坏证犯何逆，

伤寒病邪未退，或重感寒，变为温疟；或重感风，变为风温；或再感湿热，变为温毒；或重感疫气，变为温疫。又太阳病三日，已汗吐下及温针不解者，此为坏病。言正气已虚而邪气留滞，及过经不解，瘥后虚羸少气，皆名坏证。疾候变易不常，必视其犯何逆以治之。表证多者，知母麻黄汤；半表者，小柴胡汤、温胆汤；余热不解者，参胡芍药汤；大渴者，黑奴丸；虚烦者，竹叶石膏汤；诸药不效者，鳖甲散。

五脏死候巧莫施。

水浆不入，汗如油，形体不仁，喘不休，命绝也。汗出发润，肺先绝也；形如烟熏，直视摇头，心绝也；唇吻反青，肝绝也；环口黧黑，柔汗发黄，脾绝也；溲便遗失，狂言直视，肾绝也。阳气前绝，阴气后竭，其人死，身色必青；阴气前绝，阳气后竭，其人死，身色必赤。

循衣摸床，泉清知热在胃；

伤寒，循衣摸床，两手撮空，直视，常向壁卧，头不安枕，脉涩，循衣缝者死，脉弦者生。诸败证皆然。此证发热谵语，大承气汤下之。如发黄溺利者，津液未竭，犹可救疗；若溺涩者难治。

摇头直视，风痉非绝于心。

阳脉不和，则头为之摇。有心绝者，摇头直视，形如烟熏即死。有痉病，风盛则摇者，小续命汤加减。有里痛而摇者，言者为虚，不言者为实。如圣饼子、芎术汤、芎辛汤、二陈汤选用。脏腑精华，皆注于目。直视者，反目倒窜，眼睛上腾，死证也。惟无表里证，目中不了了，睛不和者，乃内热神昏，非直视也。又衄血发汗则直视，血虚发汗亦直视，脉弦者可救；若脉涩，狂言谵语，喘满直视必死。

口张目陷不复，肢冷脐硬难禁。

肾气下脱遗尿，

小便自遗，恶证也。阳邪神昏，自遗而犹知者，清热可愈。

合病遗尿，白虎汤；里热，承气汤；瘀血，桃仁承气汤。阴邪气脱，自遗若不知者，温补救其万一。余热气虚有火者，补中益气汤加知母、黄柏、五味子、麦门冬；下虚者，四逆汤加益智仁；囊缩者，三味参萸汤加附子，大剂急救之。狂言直视，冷汗遗尿者，肾绝即死，风温直视遗尿亦死。

心窍有毒失音。

肺主声，被火伤而喑哑。有少阴病咽喉生疮而不能言者，鸡壳苦酒汤。厥阴囊缩不能言者，小承气汤。有狐惑证声嗄不能言者，有痉病不能言者，有风温下利不语者，有中暑失音，有瘀血迷心失音者，各宜分治，须调导二便，以通心窍为先，通用通关散吹鼻。

智圆行方，窃唐进士之正学；好生起死，慕秦越人之慈心。

唐时医道大衰，孙思邈因医而贬为技流，朱子惜之。故《小学》引其言曰：智欲圆而行欲方，胆欲大而心欲小。此真医学之秘诀也。世有善记诵古今医籍，而治人无效者，非失之方而不圆通，便失之心粗而胆小耳。果欲遂吾好生之心，以济疲癃残疾，如扁鹊有起死之功，当先理孙真人之学问云。

妇人伤寒，与男无异。

经来经断，名曰热入血室；

仲景伤寒，不分男女。但妇人以血为主，血室即冲脉血海也。如伤寒发热，经水适来，昼则明了，夜则谵语，如见鬼状，经行尽则热随血散，不治自愈。如经尽热退身凉，胸满如结胸，或谵语者，乃邪气结于胸胁，按之痛者，亦谓之血结胸，宜海蛤散、桂枝红花汤。妇人伤寒，寒热似疟，经水适断者，亦名热入血室。其血必结而不行，小柴胡汤，或黄龙汤加牡丹皮、桃仁。妇人此证最多，切忌汗下。若见喜忘如狂，腹满泉清，当以瘀血法治之，又不可拘于不下也。然男女均有此血海，在男子血室，得热则必妄行，多为下血谵语头汗，见阳明证为异耳。男子由阳明而伤，妇人随经而入。

产前产后，谓之法无犯胃。

产前安胎，产后补血为主。古法无犯胃气及上二焦。犯胃气者，谓攻下也；犯上焦者，谓发汗也；犯中焦者，谓取吐也。不可发汗吐下，但当和解。胎前，凡药必加白术、黄芩安胎为主。寻常外感，小柴胡去半夏加白术，合四物汤，或合四君子汤，最能保胎除热。如伤寒太阳证见，九味羌活汤合四物汤；阳明证见，升麻葛根汤；少阳证见，小柴胡汤；太阴证见，平胃散加白术、枳实，热者大柴胡汤加厚朴、当归；少阴证见，人参三白汤加当归，热者凉膈散；厥阴证见，理中汤，热者六一顺气汤。以上俱合四物汤服之。其余变证，照依古法。表证具者，芎苏散、古芩术汤、前胡七物汤、黄龙汤；伤暑者，柴胡石膏汤；呕逆不食、胎动者，麦门冬汤；呕吐不食、心烦者，芦根汤；发热烦闷者，生葛根一味，水煎服；发斑者，栀子大青汤、升麻六物汤；发狂者，秦艽散。时气大热，恐胎坠者，用伏龙肝末，水调涂脐下，干则再涂，病瘥乃止。如胎已死者，葱豉汤、葱白一物汤。产后伤寒发热，宜四物汤倍芎、归加软柴胡、炒干姜、人参佐之。如恶露未去者，柴胡破瘀汤。凡药必加四物汤为主，乃养血之源也。六经见证，同胎前用药。外感四气咳嗽，恶阻，旋覆花汤。面赤发喘，竹叶防风汤。更参妇人门。

浮沉升降顺天时，

天地阴阳之气，鼓击而生春夏秋冬。冬至一阳上升，夏至一阴下降。二至则气同，二分则气异。阴阳相错，而人病由生。《此事难知》云：春不服白虎，为泻金也；秋不服柴胡，为泻木也。从此推之，春甘夏辛秋酸冬苦，四季宜咸。

南北东西随水土。

东南山谷，地气湿热，病多自汗；西北高燥，地气寒凉，病多无汗；中原土郁，病多膨胀，饮食居处，各各不同。故麻黄、桂枝，自西北二方居人四时服之，无不应验；自江淮间，惟冬及春可行之。

潜心之下，真有易道存焉；

六经名义，有八卦之理。《此事难知》以六十四卦配合日用，至于朝大黄、暮附子，朝附子、暮大黄，变易之义也。麻黄、桂枝、瓜蒂等方，卦象辞例也。泥象执方，不知易也。

反掌之间，似乎兵法寓矣。

东垣曰：用药如用兵，机无轻发。《此事难知》云：治法如孙子用兵，若在山谷则塞渊泉，在水陆则把渡口，在平川广野当青野千里。塞渊泉者，刺俞穴；把渡口者，夺病发时前；青野千里者，如肌瘦羸，宜广服大药以养正。又曰：补益者，守也；汗吐下者，攻也；调和者，广略而决胜也。

由丹溪而入长沙，秋江澄彻；

涉河间而步东垣，春山红紫。

仲景伤寒，专为霜降至春分即病者设。河间补温暑一法，丹溪分别时令直中，东垣力辨内伤外感。四公前后发明，经旨透彻，真如春山千红万紫，无所不备，惟识之则存乎人耳。议者谓阴证杂病，乃叔和增入论中，又谓温暑亦无阴证，皆道其常而不知其变耳。

噫！学未究乎张、刘、朱、李，且勿议乎叔和无已。勉之！勉之！医囊无底。

上一段论痓证、危证、死证及妇人伤寒。

伤寒用药赋

太阳无汗寒伤荣，腊月麻黄汤为最；太阳有汗风伤卫，腊月桂枝汤可先。易老冲和汤即九味羌活汤治风寒而发于三季，陶氏冲和汤分阴阳以救乎双传。

此方以两感必死，但阳先受病多者，以此汤探之，中病即愈。如不愈者，看表里阴阳多少用药。是以用九味羌活汤去苍术加柴胡、干葛、石膏、黑豆，皆三阳经药也。

阳明之本宜解肌，审葛根白虎于寒热；

伤风有汗表虚者，桂枝汤。伤寒无汗表实者，葛根汤。不恶寒反恶热，二便不闭者，白虎汤。

阳明之标须承气，详痞满燥实于便坚。

痞满燥实俱全者，大承气汤。有痞满而无燥实者，小承气汤。有燥实而无痞满者，调胃承气汤。

大柴胡汤行阳明带表之秘，小柴胡汤擅少阳和解之权。有痰妨胸满，瓜蒂散栀豉汤缓缓饮；无头疼身热，附子干姜熟熟煎。

古姜附汤：干姜一两，生附一枚。水三盏，煎至一盏，去渣顿服。治直中阴经真寒证，如厥逆脉不至，加甘草一倍。

理中汤小建中汤治太阴直中脏寒之不足，桂黄桂苓祛太阴传经腑热之不平。

桂枝加大黄汤：桂枝三钱，芍药四钱，甘草二钱半，大黄二钱，姜五片，枣二枚。水煎温服。治太阴传经热证，腹满而痛，咽干而渴，手足温，脉沉有力。本方陶氏加枳壳、柴胡，临服入槟榔水三匙。如腹满不恶寒而喘，去甘草加大腹皮。

桂枝加芍药汤：桂枝三钱，芍药四钱，甘草一钱，姜四片，枣一枚。水煎温服。治太阴腹满痛甚，或太阳病下之转属太阴自利者。亦宜陶氏桂苓饮、五苓散。

少阴热证小承气汤，反之四逆倍甘草，拒阳可愈四逆汤；厥阴热证大承气汤，反之四逆用当归，似疟自痊当归四逆汤。此虽六经之正治，实具百病之真筌。

表里阴阳通治，

凡言表证，分有汗无汗，俱于前正方内随经选用；凡言里证，分传经直中，俱于前正方内选用。凡言阴证，俱于前温中热药内选用；凡言阳证，俱于前随里寒药内选用。是数方可以代百方，虽曰仲景方法，犹有遗失之恨。据愚见，于此推类而通于杂病，则方法亦无以加矣。

汗吐下温兼全。

凡言宜汗，即前正方中或发表，或解肌之剂选用；凡言宜吐，即前正方中或探吐，或涌宣之剂选用；凡言宜下，即前正方中润下涌泄之剂选用；凡言宜温，即前正方中脏寒亡阳之剂选用。是数法者可以兼百法，贵乎用之当耳。误用麻黄，令人亡阳，汗出不止，将病人头发水浸，外用糯米粉并龙骨、牡蛎末扑之。误用硝、黄，令人不禁，用理中汤加炒糯米、乌梅、壁土止之。误用姜、附，令人失血发斑，用萝卜汁，或子捣汁，或泥浆汁，再入黄连、甘草、犀角，可解其毒。不然身有红处，乃血欲从各窍出也。

抑又闻：风寒总曰汗病，麻桂不可乱尝。

不论伤风、伤寒，皆以得汗则散，但有大汗、解肌之不可乱耳。

无汗服桂枝而呕吐，失血下利者变用；

伤寒无汗，或酒客误服桂枝汤而呕吐者，必吐脓血，为肺痿证。又有其病当汗，而适值失血及下利者，不可与麻黄汤，宜小剂桂枝汤频频饮之，体润自然和解。

有汗服麻黄而烦躁，寒热似疟者相当。

伤风服桂枝汤不解，寒热似疟，日再发者，乃邪客荣卫，宜桂枝二麻黄一汤。若非此证，误用麻黄者，必烦躁衄血。衄血与上肺痿二证，照依杂证，以清血凉血之剂，略加和表之药，如犀角地黄汤、黄芩汤加柴胡是也。

伤寒轻者，**麻黄杏仁饮**；

麻黄、桔梗、前胡、黄芩、陈皮、半夏各一钱，杏仁、细辛各八分，防风七分，甘草四分，姜三片。水煎温服。治太阳发热恶寒，头痛无汗，脉浮紧而咳嗽。如夏月去麻黄加苏叶，自汗去麻黄加桂枝、芍药，表热换柴胡，口渴加天花粉，胸满加枳壳，喘急加瓜蒌仁。

伤风轻者，**柴胡半夏汤**。

柴胡、半夏各一钱半，黄芩、白术、陈皮、麦门冬各一钱，甘草五分，姜三片，枣二枚。水煎温服。治伤风发热恶寒，头痛无汗而咳嗽，或协热自利。兼治一切痰证，状似伤寒。如小便不利加茯苓，冬月无汗加麻黄，三时无汗加苏叶，冬月有汗加桂枝，三时有汗加防风，咽痛加桔梗，喘嗽去白术加杏仁、桑白皮，酒热加黄连，食积加山楂、神曲，痰伏胁下作痛加白芥子，痰盛喉中如牵锯加竹沥、姜汁，痰稠如胶加金沸草、前胡，胸膈痞闷加枳壳。

大羌活汤主治阴阳两感，

防风、羌活、独活、防己、黄芩、黄连、苍术、白术、甘草、细辛各三分，知母、川芎、地黄各一钱。水煎热服。未解再服三四剂，病愈则止。治发热恶寒无汗，或自汗头痛项强，或伤寒见风脉，伤风见寒脉，兼解利两感伤寒。此方治阴阳已分，阳证多者宜服。陶氏冲和汤为阴阳未分者设。

大青龙汤善解风寒两伤。

麻黄三钱，桂枝二钱，杏仁一钱半，石膏四钱，甘草一钱，姜三片，枣二枚。水煎温服。方意以寒宜甘发，麻杏石甘枣之甘，以散荣中之寒；风宜辛散，桂枝生姜之辛，以散卫中之风；辛甘相合，乃能发散荣卫风寒。风伤则卫实，寒伤则荣实，荣卫俱实，太阳证具，无汗而烦躁者宜服。若脉微有汗，荣卫俱虚者，误服则厥逆筋惕肉瞤而亡。

合病呕而不利，葛根加以半夏；

葛根加半夏汤：葛根三钱，麻黄二钱，桂枝一钱，半夏、芍药各一钱，甘草八分，姜三片，枣二枚。水煎服。治太阳阳明合病，里气逆上，但呕而不下利者，与葛根汤以散其邪，加半夏以下逆气。

合病利而不呕，黄芩加以半姜。

黄芩半夏生姜汤：黄芩三钱，芍药、生姜各二钱，半夏一钱，甘草五分，姜五片，枣二枚。水煎温服。治太阳少阳合病，自利而呕，或肠垢协热自利，非汗下所宜，故用此和解，以下胃之逆气。

太阳并病阳明兮，麻葛硝黄看罢未；

太阳证未罢，无汗者，葛根汤，有汗者，去麻黄；太阳证已罢，阳明证见者，调胃承气汤。

太阳并病少阳者，麻桂柴胡要酌量。

无汗者，小柴胡合麻黄汤；有汗者，柴胡桂枝汤；三时与轻者，小柴胡汤为主，仍以羌活、防风代麻桂可也。

春夏秋冬疫疠，升麻人黄如意；

升麻葛根汤，方意以四气不和，郁毒为疫，故用升麻、葛根、甘草以解百毒，芍药以和中，用消疫毒更妙于败毒散。**人中黄丸**：大黄、黄连、黄芩、人参、桔梗、苍术、防风、滑石、香附、人中黄各等分为末，神曲糊丸梧子大，每七十丸。气虚，四君子汤下；血虚，四物汤下；痰多，二陈汤下；热者，加童便。如无人中黄，用粪缸岸代之，或朱砂、雄黄为衣亦好。**如意丹**：川乌八钱，槟榔、人参、柴胡、吴茱萸、川椒、白姜、白茯苓、黄连、紫菀、厚朴、肉桂、当归、桔梗、皂角、石菖蒲各五钱，巴豆二钱半，择吉日于不闻鸡犬处，静室诚心修合，各取净末，炼蜜为丸梧子大，朱砂为衣，每三丸，或五丸、七丸。专治温疫及一切鬼祟，伏尸，传痨，癫狂失心，山岚瘴气，枣汤或白汤下。风疫及宿患大风，身体顽麻，不知痛痒，眼泪不下，睡卧不安，面如虫行，日久须眉痒脱，唇烂齿焦；偏头痛、紫癜、疮癣、左瘫右痪、鹤膝风疼，一切风疾，荆芥煎汤下。寒疫及小肠气痛，小茴煎汤，或吴萸煎汤下。暑疫及五淋，灯心煎汤下。热甚，大黄煎汤下。燥疫，生地或麻子仁煎汤下，或冷水下。温疫及水肿，车前子或木通煎汤下。十种水气，甘遂、大戟煎汤下。瘿蛊，甘遂煎汤下。膀胱疝气肿疼，萝卜煎汤下。五般痔，白矾汤下。五痫，乳香汤下。肾脏积，咬齿唾涎，腰疼，盐汤下。五疟，桃枝煎汤下。失心中邪，柳枝桃枝汤下。阴阳二毒，伤风咳嗽，薄荷煎汤下。五疳八痢，肠风脏毒，陈米煎汤下。诸般咳嗽，姜汤下。小儿十二惊风，薄荷煎汤下。丹瘤、痈疽、瘰疬、疮痍、涎喘、消渴、大小肠闭，或泄或利，酒毒便红，喉痹、重腮，误吞铜铁、金石、药毒，不服水土，温汤下。痢疾红甚，黄连煎汤下。妇人血海久冷，带下赤白，难为生育，及诸般血气，艾汤下。此方通治山乡素不服药之人，存乎善用耳。

风寒暑湿邪慼，藿香正气预防。

不换金正气散：厚朴、陈皮、藿香、半夏、苍术各一钱，甘草五分，姜三片，枣二枚。水煎温服。治四时感冒伤寒，时气温疫，山岚瘴气，但觉四肢拘急，心腹满闷，饮食不化，或有吐利恶寒等症，却未发热者，宜此先正胃气以预防之。兼治霍乱吐泻，下痢赤白，不服水土等证。如感冒，更加头疼发热胸满者，藿香正气散。如前证更加身痛者，人参败毒散、九味羌活汤。**藿香正气散**：藿香、紫苏、白芷、大腹皮、茯苓各六分，厚朴、白术、陈皮、桔梗、半夏曲各四分，甘草二分。姜枣煎服。治内伤脾胃，外感寒邪，寒热拘急，头痛呕逆，胸中满闷，与夫伤食、伤冷、伤湿、中暑、霍乱、山岚瘴气、不服水土、寒热如疟，并宜增损用之，非正伤寒之药。若病在太阳，头疼发热，骨节痛者，此方绝无相干，误服反虚正气，逆其经络。凡气虚及夹阴伤寒，俱不可用。

春温通圣双解，

防风通圣散：防风、川芎、当归、赤芍、大黄、麻黄、薄荷、连翘、芒硝各二分半，石膏、黄芩、桔梗各五分，滑石一钱半，甘草一钱，荆芥、白术、山栀各一分半，姜三片。水煎温服。治春夏温热，状如伤寒，表里俱见者。兼治内科一切风寒燥热，及饮酒中风，或便闭，或飧泄，或风热上壅不言等症。杂科耳、目、口、鼻、唇、舌、咽、喉风热、风痰等症。外科痈、疽、疮、疖、发斑、打扑跌伤等症。小儿惊疳积热，诸风潮搐，痘出不快等症。妇人诸疾，合四物汤一料。凡属风热之疾，无所不治。如自利去硝黄，自汗去麻黄，名通圣散。双解散，即防风通圣散合益元散等分，姜葱豆豉煎服。欲吐则探吐，欲下则下，欲汗则汗，故名双解散。治风寒暑湿，饥饱劳役，内外诸邪所伤，以致气血怫郁，变成积热，发为汗病，往来寒热，痫痉惊悸等症，小儿疮疹尤妙。如自利去硝黄，自汗去麻黄。

夏热益元单方。

益元散，又名六一散。取天一生水，地六成之义也。滑石六两，甘草一两。为末，每三钱入蜜少许，沸汤调服，热者冷水调服。孕妇惯半产者忌服。如伤寒身热不解加苍术末三钱，葱豉汤调，连进数服，汗出为度。又汗吐下后，余热以此解之甚妙。虚烦不卧加辰砂少许。身热、霍乱呕吐、转筋者，先挖地坑，倾新水一桶在内，搅匀澄清，谓之地浆水，另用井水一碗，入油一匙，浮于水面，将此药撒在油花上，其药自沉碗底，去清水，用前地浆水调服，名油坠散。一切风热上壅，咽喉不利，加青黛、薄荷少许，蜜丸噙化。一切寒证泻痢，呕吐反胃，加干姜五钱，名温六丸；中寒甚者，再加硫黄少许，用生姜汁浸炊饼丸，又能伐肝邪。一切暑证作渴，新汲水下；感田禾烧气作渴，用带泥稻秆煎汤下。一切湿热肠癖泄泻，其滑石用牡丹皮煮过，加红曲五钱，名清六丸，用陈米饭丸，每五七十丸，白汤下。如产后腹痛自利，用补脾补血药下，或加五灵脂一两，能行血止痢，泻甚加肉豆蔻少许。一切痰热，吐逆反胃，惊痫癫狂，热毒疟痢，腹痛，加黄丹少许，姜汁蒸饼为丸服。如温暑轻者，通用九味羌活汤加减，入里加大黄。

栀子升麻汤合秋令之晚发，

生地甘寒三钱，山栀苦寒、升麻甘苦寒、柴胡苦寒各一钱，石膏甘寒二钱，姜三片。水煎温服。治晚发伤寒。太阳证具，不可大汗，宜此清肌解热。兼治温热及虚烦不止。自汗加桂枝，无汗加苏叶、干葛，虚烦加知母、麦门冬，渴加天花粉，咳嗽加杏仁。此方润燥，深合愚意，以秋为晚发。《经》曰：燥淫于内，治以苦温，佐以甘辛。正此方之谓也。他如张子和六神通解散，用苍术、石膏、滑石、黄芩、麻黄、甘草，姜葱煎服，虽以三月为晚发，亦不甚宜。或疑冬伤于寒，春必病温，晚发乃温病之迟者。夏伤于暑，秋必病疟，岂可以秋病为晚发耶？殊不知疟有一日一发，或热多寒少者其邪浅，夏伤于暑而然也；有三日一发，或寒多热少者其邪深，结成疟母，非隔冬寒邪郁伏，后再感暑而后发动。若本夏所感之邪，安能遂成痞块耶？

所以秋病多于四时者此也，推之痢、疸亦然。

白芍生地敛冬月之愆阳。

加减调中汤：白芍一钱半，茯苓、白术各八分，麦门冬四分，生地五分，陈皮三分，桔梗、乌梅、甘草各二分。水煎温服。治冬温及春月暴暖，烦躁眠食不安，或掀脱欲作伤风状者。如体盛加黄芩，有痰加贝母。

中暑中暍，白虎或加参术；

白虎加参汤：石膏五钱，知母、人参各二钱，甘草五分，粳米一大撮，水煎温服。虚烦不止，加麦门冬尤妙。治动中暍伤气，身热，脉洪或迟，烦渴口燥，小便已洒然毛耸，口开前版齿燥黑。兼治发斑，故又名化斑汤。**白虎加苍汤**：石膏四钱，知母三钱，苍术二钱，甘草五分，粳米一大撮，水煎温服。自汗不止，加桂枝尤妙。治静中暑伤湿，恶寒脉沉，汗出身热，妄言，名湿温。兼治疫疠及秋感热。

暴寒暴温，调中汤或去大黄。

葛根、黄芩、芍药、藁本、白术、桔梗、茯苓、甘草各五分。水煎温服。治夏秋暴寒疫疠折于盛热，热结于四肢，则壮热头疼及肚腹不和等症。如暴温肌热烦渴，加麦门冬。如暴寒伤胃，表里邪盛，或便闭，或协热下利血水，脉数，及年久脏毒下血不止者，俱加大黄七钱下之，移时再服，得利壮热自止。

风温汗渴，萎蕤兼以瓜蒌；

萎蕤汤：萎蕤二钱半，石膏三钱，葛根二钱，羌活、白薇、杏仁、青木香、川芎、甘草各一钱，麻黄一钱二分。水煎温服。治风温喘急，头痛身热多睡，语言謇涩，自汗，四肢不收，甚者如痫，内烦躁扰。冬温、春温亦宜。如汗后身犹热，加黄芩、知母、赤芍；汗多去麻黄，加桂枝、防风；气弱加人参；有痰、目睛不了者，加南星；渴甚加天花粉；肝火热加龙胆草。**瓜蒌根汤**：石膏三钱，瓜蒌根、葛根各二钱，人参、防风各一钱，甘草五分。水煎温服。治风温渴甚，身热汗出。

湿温汗多，茯苓和以桂术。

茯苓白术汤：茯苓、干姜各一钱，白术一钱半，桂枝七分，甘草五分。水煎温服。方意以湿温寒热，头目疼痛，胸满妄言，多汗，两胫逆冷者，皆因暑浴冷，坐石眠地，为湿气所伤，复感暑搏而为病。是以药品尽皆治湿，而非治暑也。所以名家亦有未详此意而不敢用，故以白虎汤加苍术、官桂，其意更明。然二方亦皆难用，轻者但以二香等汤去暑，除湿等汤去湿。

风湿肿痛，胜湿表以麻杏四般；

羌活胜湿汤：羌活、独活各一钱，藁本、防风、甘草各五分，蔓荆子、川芎各二分。水煎温服。治脊痛项强，腰似折，项似拔，此足太阳经气不通行；肩背痛不可回顾，此手太阳经气郁不行。如身重腰沉沉然者，乃经中有湿热也，加附子、黄柏、苍术。**麻杏薏甘汤**：麻黄、薏苡仁各二钱，杏仁、甘草各一钱。水煎服，取微汗。治肢体酸疼，不能转侧，额上微汗，不欲去衣或身微肿，大便难，小便利，热至日晡加剧，脉浮虚而涩。甚者加川乌为引，有汗加白术，轻者只用九味羌活汤，诸湿有表者俱宜。**杏仁汤**：桂枝二钱，天门冬、麻黄、芍药、杏仁各一钱，姜五片，水煎温服。治风湿身痛，恶风微肿。

寒湿肿痛，渗湿汤表以交加五积。

五积交加散，即五积散合人参败毒散。治寒湿身体重痛，腰脚酸疼。如寒胜者，只用生料五积散，甚者加附子；夏月去干姜、肉桂加黄连；如天时暄热，或春分后虽无汗，亦去麻黄换紫苏叶；如肚腹胀满不快或便闭，去参加山楂、神曲、枳实；如潮热或肌热加柴胡、干葛。

中湿术附甘附，诸湿便溺皆调；

小便自利，轻者除湿汤，重者**术附汤**：白术三钱，附子二钱，甘草一钱，姜三片，枣二枚，水煎温服。治中湿一身尽痛，发热身黄，多烦，脉浮而缓。小便不利，大便反快，轻者五苓散，重者**甘草附子汤**：甘草、附子、白术各二钱，桂枝四钱。水煎温服，得微汗即解。方意以风湿相搏，骨节烦疼掣痛，不得屈伸，近之则痛剧；或风胜则卫虚，汗出短气，恶风不欲去衣，湿胜则小便不利，或身微肿，是以用桂枝、甘草之辛甘而散风邪以固卫，附子、白术之辛甘而解湿气以利经。如汗出身肿加防风，动气溺不利加茯苓。

湿痹防己汉己，诸湿汗孔皆塞。

防己黄芪汤：防己、黄芪各二钱，白术一钱半，甘草七分。姜、枣煎服。治诸风、诸湿，脉浮身重自汗及误汗汗出不止。如胸膈不和加芍药，气上冲加桂枝，有寒加细辛，风多走注加麻黄、薏苡、乌头，热多赤肿加黄芩，寒多掣痛加官桂、姜、附，湿多重者加茯苓、苍术、干姜，中气坚满，癃闭加陈皮、紫苏、枳壳，甚者加葶苈。**汉防己汤**：防己二钱半，黄芪一钱半，白术二钱，甘草一钱。姜煎服。即防己黄芪汤，但汗多者，用此等分。

附防附术，痓柔而厥者宜；

附子防风汤：白术、茯苓、干姜、附子、防风、川芎、桂心、柴胡、甘草各七分，五味子九粒，姜三片。煎服。治伤寒柔痓，闭目合面，手足厥逆，筋脉拘急，汗出不止。如汗不出者去防风，姜、桂止用三分，加麻黄五分。**附术散**：附子、白术各一钱，独活五分，川芎三分，桂心二分，枣二枚。水煎温服。治伤寒柔痓，手足逆冷，筋脉拘急，汗出不止，时发时止。不食下利者难治。如轻者，刚、柔通用九味羌活汤加减。

桂石桂芩，疟热而重者逮。

桂枝石膏汤：桂枝一钱，石膏、知母各三钱，黄芩二钱。水煎温服。治太阳阳明合病，间日作疟，热多寒少。**桂枝黄芩汤**：知母、人参、黄芩、半夏各八分，柴胡一钱，石膏二钱，桂枝五分，甘草四分。姜煎温服。治太阳阳明少阳合病，疟疾寒热极甚。二方以桂枝汤料治太阳，白虎治阳明，柴胡治少阳，意甚明显。挟痰合二陈汤，食积合平胃散，溺涩合五苓散，便闭合大柴胡，无汗加干葛、苍术，有汗加黄芪、白术，夜发加桃仁、白芍，日久加常山、槟榔吐之。治疟之法尽矣。

水乘表而发咳，青龙小剂；

小青龙汤：桂枝、麻黄、芍药、干姜各二钱，细辛一钱，半夏一钱半，五味子、甘草各五分。水煎温服。治伤寒表不解，因心下有水饮，与寒相搏，气逆干呕，发热而咳，或喘，或噎，或渴，或大便利，或小便不利，胁痛腹满等症。盖寒邪在表，宜桂、麻、甘草辛甘以散之；水停心下而不行则肾燥，宜姜、半、细辛之辛行水气而润肾；咳逆而喘，肺气逆也，宜芍药、五味之酸以收肺气。《经》曰：肾苦燥，急食辛以润之；肺欲辛，急食酸以收之。此方发汗所以散邪水，收敛所以固真水。水气内渍，传变不一，故有或为之症，宜随症加减以解化之。如微利，去麻黄加芫花以下水；渴者，去半夏加瓜蒌仁以生津；噎者，去麻黄加附子以温散水寒；小便不利，小腹满，去麻黄加茯苓所以行下焦蓄水；喘者，去麻黄加杏仁以下气。凡服此渴者，里气温水欲散也，宜再服之。或疑小青龙与小柴胡证，皆呕而发热，表里之病，大概仿佛，何二方寒热不同？盖伤寒热未盛而饮水停蓄，非青龙姜桂不能解散；伤寒邪热传半表里，非小柴、柴苓无以清解，此二方证治同而用药殊也。

水入阴而下利，玄武神方。

玄武汤：白术一钱，白茯、白芍、附子各三钱，姜五片。水煎温服。治伤寒四五日，腹痛，小便不利，大便自利，四肢重痛，或发热，或溺利，或呕，或咳。兼治汗后仍热，心悸头眩，及阴证身痛脉沉，汗过筋惕肉瞤。此由渴后饮水，停留中脘所至。方意以肾主水，肾病则不能制水，是以用姜、附、芍药之辛酸以温肾散湿；茯苓、白术之甘平以益脾逐水。《经》曰，寒淫所胜，治以辛热；湿淫所胜，佐以酸平是也。如小便利则无伏水，去茯苓；大便利，去芍药加干姜以散寒；咳，加五味子以散逆气；水寒相搏而咳，加细辛、干姜以散之；呕者，去附子，恐补气也，倍生姜以散逆气。

茵陈大黄调五苓，头汗出而欲疸；

茵陈汤：茵陈蒿一两，大黄五钱，山栀十枚。水二盏，慢火熬至一盏，温服，以利为度。甚者再服，当下如烂鱼脓血恶物，小便下如金色皂角等汁。或见热证，但头汗出，将欲发黄者，用此一剂，分作四服，入五苓散三钱调下，治黄之法，无逾于此。方意以阳明里热已极，烦渴引饮，以致湿与热搏，如得遍身汗出，则湿热发越于外而不能发黄也。今但头出汗，齐颈而还，二便不利，渴且不止，则瘀热郁内，腹作胀满而黄疸必矣。是以用茵陈、山栀之苦寒以除胃燥，大黄之苦寒以下胃热。一切疫疠、疸、疟杂病发黄等证，及伤寒因火逼取汗不出，反致邪热怫郁于内，上攻头面红赤，蒸于肌肤发黄，并宜。**茵陈五苓散**：茵陈一两，五苓散五钱为末。每二钱米饮下，或煎亦可。治同上。**陶氏茵陈汤**：大黄、茵陈、山栀、厚朴、枳实、黄芩、甘草，姜一片，灯心一握。水煎热服。治同上。如大便利，去大黄、厚朴，加大腹皮，以小便清利为度。

茵陈栀子皆三物，大便利而发黄。

茵陈三物汤：茵陈三钱，山栀、黄连各二钱。水煎温服。治同上。**栀子柏皮汤**：山栀四枚，黄柏四钱，甘草二钱半。水煎服。治湿家发黄，及伤寒发黄。但大便不利者，茵陈汤；二便不利者，茵陈汤调五苓散；大便利小便不利者，茵陈五苓散、茵陈三物汤、栀子柏皮汤。正所谓小热之气，凉以和之；大热之气，寒以取之。

虚烦竹叶石膏，既济三白称奇；

竹叶石膏汤：石膏五钱，人参二钱，麦门冬一钱半，半夏一钱，甘草七分，淡竹叶十四片，粳米一大撮，水煎，入姜汁二匙调服。治伤寒解后，余热未净，津液不足，虚羸少气，气逆欲吐；及阳明汗多而渴，衄而渴欲饮水，水入即吐；并瘥后下后，虚烦汗多等症。《经》曰：辛甘发散而除热。竹叶、石膏、甘草之甘辛以发散除热，甘缓脾而益气；门冬、参、米之甘以补不足；辛者，散也，半夏之辛以散逆气。如气弱大渴，倍人参；汗多，加黄芪；阴虚夜烦，加知、柏、生地、芍药；呕吐，去石膏加陈皮、茯苓；痰加贝母；泄加白术、泽泻。又本方去参、石、半夏，名麦门冬汤，治劳复发热。**既济汤**，即竹叶石膏汤去石膏，加附子二钱，治虚烦上盛下虚，烦躁自利，手足冷。**三白汤**：白芍、白术、白茯苓各一钱，甘草五分。水煎温服。治虚烦或泄、或渴，实调理内伤外感之奇方也。

脚气槟榔越婢，续命千金难赎。

槟榔散：橘叶、杉木各一握，童便、酒各半盏，煎数沸去渣，入槟榔末二钱，调服。治脚气风肿痛。**越婢汤**：石膏三钱，白术三两，附子一钱半，麻黄二钱，甘草一钱二分。姜枣煎服。治风痹脚弱。方意以脾为卑脏，主行津液，是汤所以名婢者，以其能发越脾气，通行津液也。**千金续命汤**：防风、芍药、白术各一钱，川芎、防己、桂枝、麻黄、羌活各八分，苍术一钱半，甘草五分，姜三片，枣二枚。灯心甘茎水煎，入姜汁二匙，调服。治脚气外证全类伤寒，但初起脚膝屈弱软痛，加之呕吐喘急，宜此救之。如暑中三阳，所患必热，脉洪数者，去桂、麻，加芩、连、柴胡、黄柏；寒中三阴，所患必冷，脉迟涩者，加附子。起于湿者，则行起忽倒，足胫或肿，膝或枯细，加木瓜、槟榔、牛膝；起于风者，则脉浮弦，无汗，加独活；气虚加人参；便闭去麻黄、白术，加大黄。

导痰医痰，陶氏加以芩连参术梗瓜蒌；

陶氏导痰汤：茯苓、南星、枳实各八分，半夏一钱，陈皮、黄芩、白术、黄连、瓜蒌仁各五分，桔梗四分，人参三分，甘草二分，姜三片，枣二枚。水煎，临服入竹沥、姜汁调下。年力壮盛者，先吐去痰，次服此药。治内伤七情，痰迷心窍，神不守舍，神出舍空则痰生，以致憎寒壮热，头痛昏迷，上气喘急，口出涎沫等症。如鬼祟痰证类伤寒者亦宜。**鹤顶丹**：白矾一两，心红五钱，或黄丹亦好，为末，每次一匕入瓷器内溶化，乘热捻丸龙眼核大，薄荷煎汤化下。治结胸胸膈满痛及痰证发热，或咽喉如拽锯者。

平胃消食，陶氏加以果连枳术姜楂曲。

陶氏平胃散：苍术一钱，厚朴、陈皮、白术各七分，甘草、干姜、山楂、神曲各二分，草果三分，黄连、枳实各四分，姜三片。水煎，临服入木香磨汁调下。治食积类伤寒，如腹痛加桃仁；痛甚，大便实热，去楂、曲、果、姜，加大黄下之；如心中兀兀欲吐不吐无奈者，用滚盐汤调皂荚末五分探吐。

瘀血在上，**犀角地黄**汤加减；

犀角、牡丹皮各一钱，白芍二钱半，生地三钱，一方有当归一钱半，水煎温服。治伤寒汗下不解，郁于经络，或为吐衄不尽，余血停瘀，以致脉微发黄便黑，烦躁发狂，漱水不咽等症。如表热加柴胡、黄芩；鼻衄加山栀；内热甚加黄连；腹胀或痛，瘀血未下，加桃仁、红花、大黄；小腹急痛加青皮。本方陶氏加甘草、桔梗、陈皮、红花、当归，姜三片煎，临服入藕节捣汁三匙调下。治同上。

瘀血在里，桃仁承气抵当。

桃仁承气汤：大黄四钱，桃仁三钱，桂枝、芒硝各二钱，甘草一钱。水煎温服，血尽为度，未尽再服。方意以太阳经也，膀胱府也，太阳经热不解，则入府而结于膀胱，令人如狂，热逼血自下者愈。若热搏血蓄下焦，令人小腹急结，便黑溺涩，脉沉有力，为一切瘀血结胸谵语漱水等症，宜此汤攻尽黑物则愈。若外证未解，当先解其外，而后攻其里。《经》曰：从外之内而盛于内者，先调其外，而后调其内，此之谓也。故用桃仁之甘，缓小腹急结；桂枝之辛，散下焦蓄血；硝、黄之寒，折膀胱之热。本方陶氏加芍药、柴胡、青皮、当归、枳实，姜三片煎，临熟入苏木汁三匙调服。治同上。**抵当汤**：虻虫、水蛭、桃仁各十枚，大黄三钱，病甚人壮者五钱。水煎温服，未下再服。方意以太阳经病六七日，邪当传里为热结胸证，今表证仍在，脉沉而热不结胸，反结于下焦，令人如狂，小腹硬满。小便不利者，乃热蓄津液不通也；小便利者，乃热不蓄津液而蓄血也。盖咸走血，苦胜血，故用虻、蛭之咸苦以除蓄血；甘缓结，苦泄热，故用桃、黄之甘苦以下结热。亦治一切瘀血结胸谵语漱水等症。**抵当丸**：水蛭、桃仁各七个，虻虫八个，大黄一两。为末，蜜调分作四丸。每一丸用水煎化，温服，未下再服。治蓄血在下，无身热，便黑，喜忘如狂等症。但小腹满而便利者，宜此丸缓以下之。

感寒香苏五积散，养胃大温；

香苏散：香附、紫苏各二钱，陈皮一钱，甘草五分。姜葱煎服取汗。治四时感寒，头疼发热恶寒。如头痛甚加川芎、白芷；无汗加麻黄。**人参养胃汤**：苍术一钱，陈皮、厚朴、半夏各七分半，茯苓、藿香各五分，甘草二分，乌梅一个，人参、草果各四分。姜三片，枣二枚，煎热服取汗，有汗温服。治外感风寒，内伤生冷，憎寒壮热，头目昏疼，肢体拘急，不问风寒二证及夹食停痰皆效。兼治饮食伤脾，或外感风寒湿气，发为痎疟及山岚瘴疫尤妙。如虚寒加附子、肉桂。

冒风参苏十神，败毒更速。

参苏饮：人参、紫苏、前胡、半夏、干葛、茯苓、木香各七分半，陈皮、桔梗、枳壳各五分，姜三片，枣二枚，水煎服。治外感风邪，头疼发热，咳嗽声重，涕唾稠粘；内因七情，痰塞壅胸，潮热等症。如肺热，去参加白术、黄芩；肺燥，去橘、半加瓜蒌、杏仁。本方去木香加川芎、紫苏，名十味芎苏散，治四时感寒，头疼寒热。**十神汤**：紫苏、香附、陈皮、甘草、干葛、赤芍、升麻、白芷、川芎、麻黄各五分，姜葱煎热服。治风寒两感及时行温疫，头疼寒热无汗等症。此方去芎、芷、麻黄，名苏葛汤，内干葛专解阳明瘟疫风邪。若太阳伤寒发热用之，是引贼入阳明，多发斑疹，今世概用，误哉！**人参败毒散**：羌活、独活、柴胡、前胡、枳壳、桔梗、川芎、赤茯、人参各三分，甘草一分半。姜三片，煎温服，或加薄荷少许。治伤寒发热，头疼睛痛，项强，肢体烦疼；伤风咳嗽，鼻塞声重及时行温疫、瘴气、风湿、风痰、眩晕、呕哕等症。如三阳经脚气赤肿，加大黄、苍术；皮肤疹痒，加蝉蜕；如心经蕴热，口干舌燥加黄芩。

二陈四物痰火消，

二陈汤合四物汤。气虚加参、术，火盛加芩、连、麦门冬。

补中益气劳伤服。

加味补中益气汤：外感见太阳证，加羌活、藁本、桂枝；阳明证，加葛根、升麻；少阳证，加黄芩、半夏，倍柴胡；太阴证，加枳实、厚朴；少阴证，加生甘草、桔梗；厥阴证，加川芎；变证发斑，加葛根、玄参，倍升麻。**陶氏补中益气汤**：人参、黄芪、当归、生地、川芎、柴胡、陈皮、甘草、细辛、羌活、防风、白术，姜三片，枣二枚，葱二茎，水煎温服。治劳力内伤气血，外感风寒头疼，身热恶寒，微渴自汗，身腿酸软无力。如元气不足者，加升麻少许以升之；喘嗽加杏仁；汗不止，去细辛加芍药；胸中烦热，加山栀、竹茹；干呕加姜汁炒半夏；胸中饱闷，去生地、甘草、芪、术，加枳壳、桔梗；痰盛，去防风、细辛，加瓜蒌、贝母；腹痛去芪、术，加芍药、干姜；因血郁内伤有痛处，或大便黑，去羌、防、芪、术、细辛，加桃仁、红花，甚者加大黄，下尽瘀血自愈，愈后去大黄调理。日久下证具者，亦量加酒制大黄。体厚者，大柴胡下之。丹溪治一人，旧有下疳疮，忽头疼发热恶寒，以小柴胡汤加龙胆草、胡黄连，热服而安。又一人，因忍饥霜中涉水，患恶寒吐血，以小建中汤去芍药加陈皮、半夏，煎服而安。二方可为内伤挟外感者式。

葱豉麻葛，头痛甚于捶钻；

连须葱白汤：生姜一两，葱十四茎，共捣破，水煎服。治太阳已汗、未汗，头痛如钻破。或合麻黄汤尤妙。**葱豉汤**：葱白七茎，豆豉一合，麻黄三钱，葛根一钱半，姜五片，煎服。如行五里许再进一服，良久吃葱豉粥取汗。治太阳阳明头疼无汗。如太阳发热恶寒、无汗刚痓，加芍药三钱，名麻黄葛根汤。**葛根葱白汤**：葛根、芍药、知母各一钱半，川芎、生姜各三钱，葱三茎，煎服。治阳明头目痛，鼻干无汗。

桂枝柴葛，项强难于回顾。

太阳无汗项强，葛根汤；有汗，桂枝汤加葛根。少阳，小柴胡汤。

头眩身振，茯苓桂甘桂术和阳；

茯苓桂甘汤：茯苓三钱，桂枝二钱，甘草一钱，姜三片，水煎温服。治阳明证但头眩，不恶寒，能食而咳。兼治水气在半表，乘于心胸，怔忡悸惕，干呕自汗不渴。方意以茯苓、甘草之甘，益津而和卫；桂枝、生姜之辛，助阳而解表。**茯苓桂甘大枣汤**：茯苓六钱半，甘草二钱二分，桂枝四分，大枣五枚。先取水六七碗，置大盆内，以杓扬之，上有水珠数千颗相逐，取用之，名甘澜水。用二盏先煎茯苓减半，入诸药煎至八分，温服。治汗后脐下悸动，欲作奔豚者。**茯苓桂术甘草汤**：茯苓四钱，桂枝三钱，白术二钱，甘草一钱。水煎温服。治汗吐下后，里虚气逆上冲，心腹痞满或痛，起则头眩，脉沉紧，为在里则不宜汗，汗则外动经络，损伤阳气，阳虚则不能主持诸脉，身体振摇，筋脉惕瞤，久则成痿，宜此汤以和经益阳。故阳气不足者，补之以甘，茯、术、甘草之甘以生津液而益阳也；里气逆者，散之以辛，桂枝之辛以行阳而散逆气也。

郁冒神昏，人参三白三生醒胃。

人参三白汤：人参、白术、白芍、白茯各一钱半，柴胡三钱，川芎一钱，天麻五分。水煎温服。治太阳病误下、误汗，表里俱虚，以致郁冒，冒家得汗自愈，若不得汗而不解者，宜此主之。如下虚脉微弱者，合三生饮以温肾固其本也。《经》曰滋苗者，必固其根；伐下者，必枯其上是也。

背恶寒而三阳虎汤，少阴附汤；

伤寒六七日，身无大热，口燥渴，心烦，背恶寒者，此属阳明，宜白虎加参汤。伤寒二三日，口中和，背恶寒者，此属少阴，宜**附子汤**：附子、人参各二钱，茯苓、芍药各三钱，白术四钱，水煎温服。兼治少阴身痛肢冷，骨节烦疼。方意以附子之辛以散寒，参、术、茯苓之甘以补阳，芍药之酸以补阴。所以然者，偏阴偏阳则为病，火欲实，水当平之，不欲偏胜也。

身恶寒而阳经柴桂，阴经芪桂。

阳经，**柴胡桂枝汤**：柴胡一钱，桂枝、黄芩、人参、芍药、半夏各一钱，甘草五分，姜三片，枣二枚，水煎服。治少阳病头额痛，项强，胁痛胸满，发热恶寒，乍往乍来，及自汗亡阳，谵语作渴；兼治风温汗后身热及动气等症。或小柴胡汤、桂枝汤、麻黄汤选用。阴经直中者，黄芪建中汤、四逆汤、小建中汤选用。

恶风漏汗，术附加入桂枝；

桂枝附子汤：桂枝、附子各三钱，芍药二钱，甘草一钱，姜五片，枣二枚，水煎温服。治太阳病发汗，遂漏汗不止，恶风，溺难，四肢拘急，难以屈伸；兼治伤寒八九日，风湿相搏，身体烦疼不能转侧，不呕不渴，脉浮虚涩。方意以过汗则阳虚不固，汗出多则津液亡而小便难，四肢诸阳之本，液脱者，骨属屈伸不利。是以用桂枝、甘草辛甘以温经；附子辛热、姜枣辛甘通津液以和表也。如里寒去芍药，小便利去桂枝加白术。

发潮欲疸，麻轺兼以赤豆。

麻黄连轺赤小豆汤：连轺（即连翘根）、麻黄各二钱，生梓白皮三钱，赤小豆半合，甘草一钱，杏仁七个，姜三片，枣二枚，潦水煎温服，或加山栀、茵陈、黄柏尤妙。治阳明身热发黄。方意以麻、杏、甘草、姜、枣之甘辛，微发其汗而散表分之寒湿；连轺、梓皮之苦寒，以除内热；赤豆之甘平，以散在表之湿热；煎用潦水者，取其味薄而不助湿也。如天气暄热或有汗，去麻黄加柴胡，内热盛加黄芩、黄连，大便实加枳壳、大黄，口渴加天花粉。

似疟面赤身痒，桂二麻一各半；

桂枝二麻黄一汤：桂枝、芍药各二钱，麻黄一钱二分，甘草一钱，杏仁八分，姜五片，枣三枚，水煎温服。治太阳病服桂枝汤后，似疟热多寒少者，乃邪客荣卫也，脉必洪大，用此发汗必解。**桂麻各半汤**：麻黄一钱半，桂枝、芍药、杏仁各一钱，甘草七分，姜三片，枣二枚，煎服。治伤寒六七日，发热恶寒，舌不短，囊不缩，脉浮缓，便清，为不传阴经欲愈，此厥阴似疟也。如不愈者宜此。又太阳病日久，似疟寒热，或热多寒少，其人不呕，大小便调，里和欲愈。若里虚脉微，表虚恶寒，表里俱虚，面色青白，今面反赤色者，表未解也，其身必痒，宜此汤微发其汗，以除表邪。

似疟热多寒少，桂二越一合凑。

桂枝二越婢一汤：桂枝、麻黄、芍药各一钱，石膏二钱，甘草三分，姜三片，枣二枚，水煎温服。治脉弱亡阳，热多寒少。

柴桂柴姜，往来寒热极验；

柴胡加桂汤：柴胡三钱，黄芩、桂枝各二钱，半夏一钱，甘草四分，姜三片，枣二枚，水煎温服。治半表里证，盗汗，身热不欲去衣；及不满不硬，但心下妨闷，谓之支结。《百证》云：若有头疼恶寒者，小柴加桂值千金。**柴胡桂姜汤**：柴胡三钱，桂枝、牡蛎各一钱半，天花粉、黄芩各二钱，干姜一钱，甘草八分，水煎温服。方意以伤寒五六日，已经汗下则邪当解，今胸满微结，心烦，寒热往来，邪在半表半里；凡小便不利而渴者必呕，今便利渴而不呕者，里无热也；伤寒汗出则和，今但头汗出而他处无者，津液不足而阳虚也。是以用柴、芩之苦以解传表之邪，桂、甘之辛甘以散在表之邪，牡蛎之咸以消胸胁之满，炮姜之辛以收阳虚之汗，天花粉之苦以生津液。

阴旦阳旦，表里寒热堪夸。

阴旦汤：黄芩、干姜各三钱，芍药、甘草各二钱，桂枝四钱，枣二枚，水煎温服。治阴证身大热欲近衣，肢节痛，口不燥而虚烦者，此为内寒外热也。**阳旦汤**：桂枝、芍药各三钱，黄芩二钱，甘草一钱，姜三片，枣二枚，水煎温服。治里热表寒。如夏至后，更加知母、石膏或升麻，不然恐有发黄斑出之变。

反发热，麻附甘辛有趣；

麻黄附子甘草汤，麻黄附子细辛汤。

真里寒，**白通**汤葱附无差。

葱白四茎，生附子一枚，干姜一两，水煎温服。治少阴客寒，不能制水，脉微自利不止。方意以葱白之辛通阳气，姜附之辛散阴寒。《经》云肾苦燥，急食辛以润之是也。

烦躁厥逆自利，或无汗而不眠兮，**黄连鸡子**汤搅匀；

黄连一钱半，黄芩、阿胶、芍药各一钱，水二盏，煎至一盏，去渣乘热入阿胶令熔化，少温入鸡子半枚，搅匀温服。《脉经》曰：风伤阳，寒伤阴，少阴受病，得之二三日已上，寒极变热，为阳入阴也。脉沉，无大热，心中烦躁不卧，厥逆自利不得汗。方意以阳有余以苦除之，芩、连之苦以除热；阴不足以甘补之，鸡子、阿胶之甘以补血；酸收也、泻也，芍药之酸收阴气而泻邪热。所谓宜泻必以苦，宜补必以甘，此方兼之。

烦躁厥逆欲吐，或溲难而脚蜷兮，干姜甘芍简易。

甘草干姜汤：甘草四钱，干姜二钱，水煎服。**芍药甘草汤**：白芍、甘草各三钱，水煎温服。方意以伤寒脉浮自汗，小便数而微恶寒者，阳气不足也；心烦足蜷者，阴气不足也。阴阳俱虚，若误用桂枝发表，则便厥咽干，烦躁吐逆。是以先宜甘草干姜，辛甘发散以复阳气；而厥愈足温心烦者，更作芍药甘草，酸甘相合以补阴血，其脚胫自伸。

诸汗不止者，防术牡蛎汤，外用米粉扑干；

防术牡蛎汤：防风、白术、牡蛎各等分，为末。每一钱，米饮或酒下，日三服。汗止服小建中汤。治烦躁恶风，不得卧，汗出不止及火邪汗多烦躁者尤妙。**扑汗法**：白术、藁本、川芎、白芷各二钱半，为末，入米粉一两半和匀，以绢袋盛贮，周身扑之。治汗出多不得止。

取汗不得者，陶氏再造散，外用麸糠铺地。

陶氏再造散：人参、黄芪、桂枝、甘草、附子、细辛、羌活、防风、川芎、煨生姜。夏月加黄芩、石膏。枣二枚煎，再加炒芍药一撮，煎三沸，温服。治亡阳证。阳虚不能作汗，误用重汤，火劫取汗者死。**蒸汗法**：先须烧地令热，以水洒之，取蚕沙、柏叶、桃叶、糖麸，皆铺烧地上，令侧掌许，然后铺席，令病人当卧其上，以被覆之，移时汗出周身至足心，用藁本末扑之，上床而睡。此法取汗虽易，《百问》载范云用之，后二年卒死。

夜睡盗汗，小柴去半滋阴乎；

伤寒盗汗责表热，杂病责阴虚。古法柴胡加桂汤主之，王氏以小柴去半夏，加当归、生地、芍药、麦门冬、知母、黄柏、酸枣仁亦好。

冬病阳明，黄芩等芍蜜导耳。

盗汗本属少阳半表里病。冬月阳明证，潮热发作有时，脉但浮者，为有风，宜有汗，而天寒无汗，夜睡必有盗汗，**黄芩汤**主之：黄芩三钱，芍药二钱，甘草五分，枣二枚，煎服。有呕者，去枣加生姜、半夏以下逆气。此方本治太阳少阳合病自利，兼治一切失血。《经》曰：虚而不实者，以苦坚之，以酸收之。是用芩、芍之苦酸，以坚敛肠胃之气；弱而不足者，以甘补之，甘草、大枣之甘，以补固肠胃之弱。**蜜导法**：用白蜜半盏，于铜杓内微火熬令滴水不散，入皂角末二钱，搅匀捻成小枣大，长寸，两头锐，蘸香油推入谷道中，大便即急而去。如不通，再易一条，外以布掩肛门，须忍住蜜，待粪至，方放开布。治阳明自汗溺利，不可攻。

小柴加瓜汤，汗后呕而渴烦；

即小柴胡汤去半夏，倍人参，加瓜蒌根。

大柴去黄，汗后呕而自利。

大柴胡汤去大黄。

下后热，**葶苈苦酒**汤清肌；

生艾一合，无生艾，以干艾水浸捣汁，葶苈五钱，苦酒五合，煎至三合，分三次服。治大下后伤阴血，脉涩，发热不休。兼治发狂烦躁，面赤咽痛。

下后寒，芍药附子补髓。

芍药附子甘草汤：三味各三钱，水煎温服。方意以伤寒汗下后则解，今反恶寒者，下过伤荣也；或撮空耳聋者，汗过亡阳也。是以用芍药之酸，敛津液而益荣；附子辛热，固阳气而补胃；甘草调和辛酸，以安正气。

风热咳嗽，**金沸草散**能除；

旋覆花四分，荆芥八分，麻黄、前胡各六分，甘草、赤芍、半夏各二分，姜三片，枣一枚，水煎。用细绢滤过，免毛射肺咳嗽不已。治肺受风寒，颈项强急，肢体烦疼，寒热往来，头目昏痛，咳嗽声重，涕唾稠粘，胸膈痞闷喘满，及时行寒疫，壮热恶风。又治一切风热，及风痰壅盛，痰涎不利等症。如诸风及大腑风秘，左胁刺痛，加枳壳；风热脏腑烦躁，气壅腹痛，大便闭，加硝、黄、薄荷；妊妇伤寒，头痛壮热心烦，加参、术、黄芩、石膏；热嗽，加葶苈、兜铃、薄荷、桑白皮、乌梅；喉中焦燥，加朴硝。牙疼，熟煎灌漱。

汗后身痛，**桂枝加参**汤作主。

桂枝、芍药各三钱，人参二钱，甘草一钱，姜三片，枣二枚，水煎温服。治汗后及霍乱后，身痛脉沉。

黑奴丸，渴比常而倍加；

黄芩、釜底煤、芒硝、灶突墨、梁上尘、小麦奴、麻黄、大黄，各等分为末，蜜丸弹子大。每一丸，新汲水化服，须臾发寒汗出而瘥，未汗再服，须见微利。如不大渴，不可轻用。治阳毒发斑，烦躁大渴倍常，脉洪大数实。

猪苓汤，渴后呕而不止。

怫郁汗下胃虚，桂枝参苓；

桂枝参苓汤：桂枝、芍药各三钱，人参、茯苓各二钱，甘草一钱，姜、枣煎，温服。治汗吐下后，胃虚而哕，怫郁面赤。

戴阳阴火躁闷，益元附草。

陶氏益元汤：甘草二钱，附子、炮干姜、人参各一钱，五味子二十粒，麦门冬、黄连、知母各七分，艾三分，葱三茎，姜一片，枣二枚，水煎，临熟入童便三匙，顿冷服。治无头疼，有身热，躁闷面赤，饮水不得入口，乃气弱无根虚火泛上，名曰戴阳证。是以用附子之咸补肾，姜、葱之辛润肾，甘草、参、麦甘以缓之，五味酸以收之，连、艾、知母苦以发之。《经》

曰：火淫于内，治以咸冷，佐以苦辛，以甘缓之，以酸收之，以苦发之、降之是也。

麻黄升麻汤，目盲鼻衄收功；

麻黄、升麻、芍药、黄芩、石膏、茯苓、甘草各等分，姜煎热服微汗。治伤寒太阳不解，血随气壅，鼻衄，俗谓红汗。一方加桂枝、归尾、天门冬、知母、萎蕤、白术、干姜。治伤寒六七日，邪传厥阴，大下后，寸脉沉迟，尺脉不至，咽喉不利，唾吐脓血，手足厥逆，泄不止者难治。方意以大热之气，寒以取之；甚热之气，汗以发之。是用麻黄、升麻之甘以发浮热，当归、桂、姜之辛以散寒，知母、黄芩之苦以凉心去热，茯苓、白术之甘以缓脾生津，芍药之酸以收逆气，萎蕤、门冬、石膏、甘草之甘以润肺除热。

升阳散火，叉手冒心是宝。

陶氏升阳散火汤：人参、当归、柴胡、芍药、黄芩、甘草、白术、麦门冬、陈皮、茯神各等分，姜三片，枣一枚，入熟金同煎服。治撮空证，乃肝热乘肺，元气虚弱不能主持，以致谵语神昏，不省人事。溺利者可治，不利者死。如有痰加姜汁、半夏，便燥谵渴加大黄，泄漏加升麻、炒白术。

柴芍枳甘，何忧热厥似阴；

四逆散：甘草、枳实、柴胡、芍药各一钱，为末，每二钱，米饮下。方意以邪渐入深，则手足渐冷，是以用枳实之苦，佐甘草以泻里热；芍药之酸，以收阴气；柴胡之苦，以发表热。《经》曰热淫于内，以酸收之，以苦发之是也。如咳者，肺寒气逆，下痢者，肺与大肠为表里，加五味子以收逆气，干姜以散肺寒；悸者，气虚而不能通行，心下筑筑然悸动，加桂枝以通阳气；小便不利，加茯苓以淡渗之；里虚腹痛，加附子以补虚；泄利后重，下焦气滞也，加韭白以泄气滞。凡肾病体有热者，皆可服之。

青布生姜，可洗舌胎裂槁。

擦舌法：凡胎白而滑者，用生姜蘸蜜擦之；胎黄赤燥涩者，用真青布裹指蘸冷水频频擦之。热轻者，其胎易脱；重者，擦而难脱，必大下，津液还而胎退。若下后，依然唇口燥极，身发大热，胎结不减或黑者，死。

口燥内亡津液，挟火滋阴养荣；

滋阴养荣汤：当归二钱，人参、生地各一钱半，麦门冬、芍药、知母、黄柏各一钱，五味子十四粒，甘草四分，水煎温服。治汗下过多，内亡津液，或病后水亏火炎，口燥咽干。

气喘腹有濡满，属阴化痰生脉。

汗下后气虚痰壅者，二陈汤加姜汁、竹沥，凡喘多痰皆宜。气虚者，**加味生脉散**：五味子三钱，人参、麦门冬、杏仁、陈皮各二钱，姜五片，枣二枚，水煎温服。治手足厥逆，脉伏喘促者危，姑以此救之。气虚甚者，**单人参汤**：人参五钱，甚者一两，水一盏半，煎至半盏服之。喘定者生，不定者死。治元气素虚，伤寒汗下后，气短气喘，目反脉微，精神困怠。如血虚加当归，脉不至加麦门冬、五味子，手足厥逆加干姜，冷甚加附子，兼泻加白术。

汗后喘微者，桂杏麻石要叮咛；

桂枝加朴杏汤：治太阳病汗下后微喘者，此表未解也，宜桂枝汤以散风邪，加厚朴一钱半，杏仁一钱以降气。**麻杏石甘汤**：麻黄三钱，杏仁一钱半，甘草一钱，石膏五钱，水煎温服。治汗下后，汗出而喘，身无大热者。方意以汗出而喘，有大热者，里热甚也；无大热者，表邪甚也，宜此汤以散其邪。或疑汗下后同剂者，盖汗下虽不同，而邪在表则一也。凡汗吐下后，治法相同，《经》所谓若汗若吐若下者是矣。

下后喘逆者，**葛根芩连**汤宜选择。

葛根三钱，黄芩、黄连各二钱，甘草一钱，姜三片，枣二枚，水煎温服。治太阳桂枝证，误下自利不止，脉促，喘而汗出。方意以误下则肠胃虚而为热所乘，遂协热自利不止，脉促者为阳盛，知表未解也。若脉微，邪在里也。凡病自汗出而喘者，乃邪气外甚所致；因喘而汗出者，乃里热气逆所致。故用葛根、甘草之甘以散表邪，芩、连之苦以除里热。

汗下虚哕，姜芩连参橘皮竹茹最灵；

干姜芩连人参汤：干姜、黄芩、黄连、人参各三钱，水煎温服。治伤寒食入即吐，谓之寒格。及曾经汗下，关迟，胃虚冷呕吐。方意以参、姜之甘辛以补正气，芩、连之苦以通寒邪内格。**橘皮竹茹汤**：人参三钱，陈皮五钱，甘草一钱，竹茹一团，姜五片，水煎温服。治四时伤风寒冷湿，鼻塞喉鸣，上气不得下而咳嗽。

阴证呃逆，羌活丁茴橘皮干姜任责。

羌活附子汤：羌活一钱，炮附子半枚，茴香、丁香、干姜各一钱半，水煎入盐一撮，热服。治阴证内寒，厥而呕逆。**橘皮干姜汤**：陈皮二钱，通草、干姜各一钱，人参一钱半，水煎服。治伤寒初病，但恶寒不发热，口中和，脉微细而呃逆者，此寒邪客中焦而气不得伸也。或加半夏、生姜、丁香、柿蒂尤妙。

大橘小橘，呕吐烦冷分尝；

大橘皮汤：陈皮、甘草各二钱，人参五钱，姜七片，水煎服。治呕哕胸满，虚烦不安。**小橘皮汤**：陈皮五钱，生姜一两，水煎温服。治呕哕、手足厥冷。

大半小半，呃噎痰饮不食。

大半夏汤：半夏、茯苓、生姜各二钱半，临卧水煎服。治伤寒痰证及恶心船晕。如痰热加甘草，胃不和加陈皮。**小半夏汤**：半夏五钱，生姜一两，水煎温服。治呃逆，谷气入口即吐，及发汗后水药不下。

水不入而捣姜汁，更煎半夏以宽胸；

生姜汁半夏汤：半夏五钱，水一盏半，煎至半盏，入生姜汁半盏和匀，稍温缓缓服之。凡呕吐药忌顿服。治胸中似喘不喘，似呕不呕，似哕不哕，愦愦无奈何者。

渴后呕而忌柴胡，须赤茯苓以快膈。

赤茯苓汤：赤茯苓五钱，陈皮、人参各二钱，白术、川芎、半夏各一钱，水煎，入姜汁一匙调服。治饮水过多，水停心下，痞满，头痛头汗，为水结胸；或先渴后呕；或厥阴消渴气上冲；或汗下后，身体振摇，筋惕肉瞤。

衄血生地芩连，或茅花汤而单煎；

陶氏生地芩连汤：生地、黄芩、黄连、山栀、川芎、芍药、柴胡、桔梗、甘草、犀角，枣一枚，水煎，临熟入茅根，或藕节捣汁，磨京墨调服。治鼻衄成流，一切去血过多，谵语失神，撮空闭目，不知人事。**生地芩连汤**：生地、川芎、当归各七分，赤芍、山栀、黄芩、黄连各三分，防风二分，水煎，徐徐呷之。脉实者加大黄下之。治妇人血风证，因崩大脱血，或前后去血；及男子去血过多，因而涸燥，其热未除，循衣摸床，撮空闭目，不省人事，扬手掷足，错语失神，脉浮弦而虚，内有燥热之极，气粗鼻干，上下通燥，危证。凡气分燥闭者，用大承气汤；血分燥闭者，宜此汤以降血中之火。**茅花汤**：单茅花一大把，无花用根，洗净捣碎，水煎浓汁服之。或加藕节同煎尤妙，治衄血不止。

吐血黄连柏皮，或绿袍散以外塞。

黄连柏皮汤：黄连、黄柏、黄芩各二钱，水煎，临熟入阿胶一钱半，煮烊温服。治热毒吐血。**绿袍散**：黄柏、薄荷、芒硝、青黛各等分为末，入冰片少许，掩上牙床即止。治齿缝出血。

救火逆惊狂身痛，柴胡龙蛎铅丹；

救逆汤：桂枝、蜀漆各三钱，甘草二钱，牡蛎四钱，龙骨二钱半，姜五片，枣三枚。水二盏，先煎蜀漆十余沸，入诸药煎至八分服。方意以汗出亡阳，则心虚神浮惊狂，与桂枝汤以解未尽之表邪；芍药益阴，非亡阳所宜，故去之；火邪错逆，加蜀漆之辛以散之；神气脱亡，加龙、蛎之涩以收神固阳。《本草》云涩可去脱是也。**桂甘龙骨牡蛎汤**：桂枝一钱半，甘草、牡蛎、龙骨各一钱，水煎服。治一切火逆及误下里虚，又加温针，致生烦躁惊狂遗精等症。是用桂、甘之辛甘，以散经中之火邪；龙、蛎之涩，以收浮越之正气。**柴胡龙骨牡蛎汤**：柴胡三钱，黄芩、人参、龙骨、牡蛎、茯苓、桂枝、铅丹、半夏各一钱半，姜五片，枣二枚。水二盏，煎至一盏，入大黄二钱，再煎二三沸，温服。方意以伤寒八九日，邪气将复传阳经，误下虚其里而热不解，以致胸满烦惊，谵语，小便不利，皆心胃热而津液不行故也。又一身重痛不可转侧者，阳气内行而不营于表也。宜小柴胡以除胸满，加龙、蛎、铅丹以敛神气，茯苓以行津液利便，大黄以除胃热，桂枝以行阳气，而解身重错杂之邪。

止谵语错乱呻吟，栀子芩连黄柏。

黄连解毒汤：黄连、黄芩、黄柏、山栀各二钱半，水煎温服。治伤寒汗后，或因饮酒复剧，苦闷干呕，口燥呻吟，错语烦躁，不得睡卧。兼治胃热吐血，一切热毒、脏毒等证。

咽痛猪肤甘桔，而半桂可起伏寒；

猪肤汤：猪肤一两，水一盏，煎至五分，入白蜜一合，白粉半合，熬香熟和匀相得服之。治阳经传入少阴，客热下利，咽痛胸满。及脉阴阳俱紧，主无汗，而有汗曰亡阳，法当咽痛，此属少阴。方意以猪水畜，其气入肾，是以猪肤能解少阴客热，加白蜜以润燥除烦，白粉以益气断利。**单甘草汤**：甘草一两，水一盏半，煎至一盏，日进三服。治阳邪传少阴，客热咽痛。如寒热相搏咽痛，加桔梗五钱，名**甘桔汤**。方意以甘草甘平以除热，桔梗辛温以散寒，甘、桔相合以调寒热，而和少阴之气也。**半桂汤**：半夏、桂枝、甘草各二钱，姜五片，水一盏半，煎至七分，徐徐咽之。治少阴客寒下利，脉微弱而咽痛。是以用半夏、桂枝辛以散寒，甘草之甘以缓正气。

喉塞龙骨乌扇，而鸡壳能开音哑。

黄连龙骨汤：黄连三钱，龙骨一钱七分，黄芩、芍药各二钱，水煎温服。治少阴腹痛，脉沉细，有热而咽痛。**乌扇汤**：射干、猪脂各四两，同煎去渣，取半鸡子黄大，绵裹纳喉中，徐徐咽下。凡咽中闭塞不可下者宜用。**鸡壳苦酒汤**：半夏十四枚，用鸡子留白去黄，以苦酒同入鸡壳内，置刀环中，安火上煮三沸，去渣，少少含咽，作三次服。治热伤于络，则经络干燥，使咽中生疮，不能言语，声不出者。是以用半夏之辛以发声音，鸡子之甘以缓咽痛，苦酒之酸以敛咽疮。

升麻六物汤，误汗咽痛及口牙；

升麻、山栀各一钱半，大青、杏仁、黄芩、玄参各一钱，葱三茎，水煎。治阳厥应下反汗，必咽痛口疮牙肿。

芩连消毒饮，时行咽肿并头额。

黄芩、黄连、柴胡、甘草、桔梗、川芎、荆芥、防风、羌活、枳壳、连翘、射干、白芷，姜三片，煎入牛蒡子一撮，再煎一沸，入竹沥、姜汁调服。治天行大头病，发热恶寒，头项咽喉肿痛，脉洪，取作痰火治。凡服宜先加大黄，利去一二次，后去大黄，加人参、当归调理。

结胸热而有渴，大小陷胸十枣汤；

大陷胸汤：大黄三钱半，病重壮人五钱，用水一盏，煎至七分，入芒硝二钱，再煎一二沸，去渣，入甘遂末一分，和匀温服。若腹中不动，再进一服。治伤寒表未解，医反之下，膈内拒痛，手不可近，短气心烦懊侬，心下硬，大便闭，舌燥而渴，热实脉沉而紧。兼治身无大热，有水结在胸胁间者。方意以大黄苦以荡涤，芒硝咸以软坚，甘遂通水，可以直遂其气而透胸膈之结也。但此药太峻，不可轻用，如不得已，即用大陷胸丸。**大陷胸丸**：大黄三钱，杏仁、葶苈各一钱，芒硝二钱半，甘遂一分，人弱者半分，为末，蜜丸弹子大。每一丸，用水一盏，煎至六分温服。至一宿未动，再进一丸，以利为度。治热实结胸，项强如柔痉状，用此下之则和。方意以硝、黄咸苦以下热，葶、杏苦甘以泻满，甘遂取其直达，白蜜取其润利，皆以下泻满实物也。**小陷胸汤**：黄连三钱，半夏一钱，瓜蒌仁二钱，姜三片，水煎温服，利黄涎沫即安。一方加枳壳、桔梗、黄芩。治结胸病正在心，按之则痛，其脉浮滑。方意以半夏之辛以散结气，黄连之苦以泻满实，瓜蒌之苦以宽中润下。**十枣**

汤：芫花、甘遂、大戟各等分为末，用大枣十枚，水一盏，煎至半盏，去枣调末五分，怯弱者减半服，服后大便利下水，以粥补之。治太阳伤风，下利呕逆，漐漐汗出，发作有时，头痛，心下痞硬满，引胁下疼，干呕短气，不恶寒，及里水身凉者宜服。方意以下利呕逆为里受邪，可下；汗出不恶寒，发作有时，为表已解，可攻；头痛胁疼，心痞，干呕短气，邪热内蓄而有伏饮，是里未和也。是以用芫花之辛以散饮，戟、甘之苦以泻水，大枣之甘益土而胜水。

结胸寒而不烦，枳实理中三物白。

枳实理中丸：人参、白术、茯苓各一两，甘草、干姜各七钱半，枳实六钱，黄芩二钱半，蜜丸弹子大。每一丸，沸汤化下。治太阴病误下，寒实结胸，及伤寒诸吐利后，胸痞欲绝，高起而痛，手不可近。如渴加天花粉，汗利不止加牡蛎。**三物白散**：贝母、桔梗各三钱，巴豆一钱，为末，每五分，弱者减半，白汤调服。病在膈上必吐，膈下必利，若不吐利，进热粥半盏助之；若吐利过，进冷粥半盏止之。治寒实结胸无热证。

三黄附子泻心，下痞硬虚凝；

三黄泻心汤：大黄三钱，黄芩、黄连各一钱半，用麻沸汤一盏浸之，以物盖定，候一饭久，稍冷去渣，顿温服。沸汤渍药者，取其气薄而泄虚热也。治心下痞硬，内实热盛而不大便，关脉浮者可服，恶寒勿服。**附子泻心汤**：用附子半枚，水一盏，煎至半盏，去渣，次入三黄泻心汤内和匀，分二次温服。治心下痞硬，恶寒汗出。

半甘生姜泻心，下痞软气逆。

半夏泻心汤：半夏二钱五分，甘草三钱，黄芩、干姜、人参各二钱，黄连一钱，姜三片，枣二枚，水煎温服。治心下痞满，软而不痛。**甘草泻心汤**：即半夏泻心汤再加甘草一钱，人参一钱半。治伤寒伤风，医反下之，下利日数十行，谷不化，腹中鸣，心下痞硬，干呕心烦，若再下之，痞气益甚，此虚气上逆也。**生姜泻心汤**：生姜、半夏各二钱，人参、干姜各一钱半，黄连、甘草各一钱，黄芩五分，枣二枚，水煎温服。治汗出解后，胃中不和，心下痞，噫气食臭，或胁下有水气，腹中雷鸣泄泻。已上泻心汤，皆三黄泻心汤为主，大黄、芩、连之苦寒以泻心下之痞。然痞为虚热，有恶寒汗出者，阳气外散也，加附子以固阳；胃为阳气之根，汗出亡津，胃虚气逆，痞而干噫食臭，不能消谷，或挟水雷鸣下利者，土弱不能胜水也，加生姜以益胃之阳气；下利不止，谷不化，干呕，痞益甚者，胃虚气上逆也，加甘草以补胃之阴气。

痞而滑利禹余粮，

赤石脂禹余粮汤：二味各二钱，水煎温服。治心下痞硬，服泻心汤利不止，及伤寒下利不止，服理中汤益甚者。此乃下焦不约，故水谷不分。是以用石脂之涩以收敛之，禹余之重以镇固之。《本草》云涩可去脱，重可去怯是也。若服此不止，当利小便。兼治汗家重发汗，心神恍惚，小便已，阴中疼。

痞而干噫代赭石。

旋覆代赭石汤：旋覆花三钱，人参、半夏、甘草各二钱，代赭石一钱，姜五片，枣二枚，水煎温服。治汗吐下后，心下痞硬，胃弱虚气上逆，干噫或吐。方意以旋覆之咸而软痞硬，代赭之重而镇虚逆，生姜、半夏之辛以散痞气，参、草、大枣之甘以补胃弱。

柴陷桂参，痞结疏表且和中；

柴陷汤：即小柴胡汤合小陷胸汤。治结胸痞气初起有表，及水结、痰结、热结等证。**桂枝人参汤**：人参、白术、干姜各一钱，甘草、桂枝各二钱，水煎温服。治太阳证未罢数下之，遂成协热下利，而心下痞硬，表里不解者。方意以表邪未解，而里气又虚，故加桂枝于理中汤内也。

槟榔枳梗，痞结调气先开膈。

槟榔汤：槟榔、枳壳各等分，黄连少许，水煎温服。治结胸痞气未成，宜先服此调气。**枳梗汤**：枳壳、桔梗、甘草各等分，水煎温服。治结胸痞气，及胸满不利，烦闷欲死，不论寒热通用。如有痰合二陈汤，名枳梗二陈汤。表热或寒热往来加柴胡、黄芩，内热加黄连，痰喘加瓜蒌仁，口燥去半夏加天花粉。

结胸危甚，艾灸填以巴连；

灸结胸法：用巴豆十粒研烂，入黄连末一钱，又研匀捻作饼子，纳脐中，艾炷如手指大灸之，轻者一炷，重者不过再灸，俟腹中微热，取下恶物立效。灸毕以温水拍手洗净，不然生疮。治结胸证危甚，手不可按，二便闭涩，或连日不通，但口中微气，或呕吐不止，诸药无效。

痞结盦熨，姜葱裹以绢帛。

盦结胸法：用初出壳黄毛鸡子一只，生姜四两，共捣烂炒微温，摊在胸中结实之处如盘大，外以箬叶绢帛缚之。候半日许，觉腹中热燥解去，更用热手揉之，不拘早晚，必当先用。**熨结胸法**：用葱白十茎，生姜一两，共捣碎作饼，炙热贴脐中，以熨斗贮火于饼上熨之，半时许，待热气入内，觉响即住。复用枳实理中加附子，或五积散之类服之。治阴证冷结，手足厥逆，并熨阴毒，以汗出为度，置三五饼易之。**盦痞气法**：萝卜子二合，生姜二两，葱白七茎，橘叶一握，白面半合，共捣匀，炒略温，盦痞满之处，外用箬叶绢帛缚之。候半日许，胸中烦热，即解去拭净，复以热手揉之，不拘寒热虚实迟早并用。**熨痞气法**：用橘叶一大握，麦麸半升，同炒热，以皮纸衬绢包之，乘热熨痞满之处，冷则再炒，熨至病人觉快方止。凡痞气初起，便宜用之。

栀朴治懊侬烦胀，厚朴宜生；

栀子厚朴汤：山栀一钱半，厚朴三钱，枳实二钱，水煎温服，得吐即止。治伤寒下后，心烦腹满，坐卧不安。方意以山栀之苦以吐虚烦，枳、朴之苦以泄腹满。无腹满者，栀豉汤妙。

桂甘除动悸脉代，甘草用炙。

桂枝甘草汤：桂枝三钱三分，甘草二钱二分，水煎温服。治过汗心悸欲按，甚则身振振欲擗地。如脉代结者，宜炙甘草汤。

胸满虚而有呕，栀豉甘草生姜；

栀豉甘草汤：山栀四枚，豆豉五钱，甘草二钱，水煎温服。治胸满少气。热伤气也，故加甘草于栀豉汤中以补气。**栀豉生姜汤**：栀子四枚，豆豉五钱，生姜一两，水煎温服。治胸满作呕，热搏而气逆也。故加生姜于栀豉汤中以散逆气。

胁满热而有痰，柴梗青皮杏核。

柴梗汤：即小柴胡汤去人参，合枳梗汤。治胸胁痞满或痛。**柴梗半夏汤**：柴胡二钱，黄芩、半夏、枳壳、桔梗、瓜蒌仁各一钱，青皮、杏仁各八分，甘草四分，水煎温服。治发热咳嗽，胸满两胁锉痛者，此邪热挟痰攻注也。如口燥渴去半夏，痰在胁下加白芥子或竹沥、姜汁亦妙。**柴陈汤**：即小柴胡汤合二陈汤。治痰气胸胁不利及痰疟等证。

腹痛下寒，黄连干姜性捷；

黄连汤：黄连二钱，干姜、桂枝各一钱，人参一钱半，半夏一钱二分，甘草五分，姜三片，枣二枚，水煎温服。治胸中有热，胃中有邪气，腹痛欲呕吐者，上热下寒也。方意以阳不得降而胸热欲呕，阴不得升而下寒腹痛。是以用黄连之苦以降阳，姜、桂、半夏之辛以升阴，参、草、大枣之甘以益胃。

腹胀汗后，厚朴半夏功殊。

厚朴半夏甘参汤：厚朴三钱，半夏二钱，人参一钱，甘草五分，姜三片，水煎温服。治汗后腹胀满而痛。方意以厚朴之苦泻腹满，参、草之甘益脾胃，半夏、生姜之辛散滞气。**桔梗半夏汤**：陈皮，三味各等分，姜煎温服。治阴阳气不和而腹胀胸满。

动气冲心，**八味李根汤**妙；

当归、芍药、茯苓、黄芩各二钱，桂枝三钱，甘草、半夏各一钱，甘李根白皮一两，水煎温服。治动气在上，发汗则气上冲心不得息。

霍乱多暑，**二香黄连散**除。

藿香、厚朴、半夏、茯苓、陈皮、扁豆、香薷各一钱，黄连、泽泻各八分，甘草三分，水煎，入姜汁一匙，温服，呕多者倍入尤妙。治伏暑霍乱暴作，烦乱躁闷，或肚腹疼痛，冷汗自出，尺脉沉，手足冷，不宜热药。

大便燥而丸麻子，

麻子仁丸，又名脾约丸：大黄、枳壳、厚朴、芍药各五钱，杏仁二钱，麻仁三钱。为末，蜜丸绿豆大，每三十丸，温汤下，未利再服，得快方止。治小便数，大便难，名为脾约，宜此通肠润燥。方意以麻子、杏仁之甘以缓脾而润燥；津液不足，以酸收之，芍药之酸以敛液；肠燥胃强，以苦泄之，枳、朴、大黄之苦，下燥结而泄胃强也。兼治年老怯弱之人，血燥风秘，津液少，大便坚，及脚气，大便燥。

小便涩而锉滑瞿。

万全木通散：木通、滑石、赤茯、车前叶各一两，瞿麦五钱，为末。每四钱，水一盏，煎至半盏，温服。治阴虚为阳所凑，膀胱中有积热也，故小便难而黄。

白通调冷利，无脉烦躁加猪胆；

白通加猪胆汁汤：附子一枚，干姜三钱，葱白三茎，水煎去渣，入童便二盏，猪胆汁一枚，调服。治少阴厥冷，下利干呕，脉不至而烦躁。服此汤，脉暴出者死，微出者生。方意以肾主水，客寒犯肾，不能制水，故厥逆下利。是用葱白之辛，以通肾之阳气；姜附之辛，以散阴寒；加童便、胆汁者，《内经》所谓调寒热之逆，冷热并行。不然热物冷服，下咽之后，冷体既消，热性便发，则病性不违而气亦从，可以去拒格之寒也。

白头疏热利，纯下清水索黄龙。

白头翁汤：白头翁、黄柏、秦皮、黄连各一钱，水煎温服。治协热下利，后重而渴。方意以肾欲坚，急食苦以坚之，利则下焦虚，是以纯苦之剂坚之。**陶氏黄龙汤**：大黄二钱，芒硝一钱半，枳实、厚朴各一钱，甘草、人参、当归各五分，年老气血虚者去芒硝，姜三片，枣二枚，桔梗三分，水煎一沸，热服。治热邪传里，胃中燥粪结实，心下硬痛，纯下清水。多是日逐自饮药水下利，非外寒也，宜急下之。身有热者宜用此汤，身无热者六一顺气汤。

桃花散石脂丸，邪入经而脓脓为陈积结块；

桃花散：赤石脂五钱，半生半炒，干姜二钱，糯米一合，水煎去渣，入生石脂末一半，调服。治少阴下利脓血，腹痛，小便不利，下利不止，脉沉，血寒凝滞，下必紫黑成块，或杂脓血。方意以石脂涩肠胃，干姜散寒，糯米补气，下焦里寒不约者宜。**赤石脂丸**：赤石脂、干姜各一两，黄连、当归各二两。为末，蜜丸梧子大，每三十丸，米饮下。治小便涩，大便利。

阿胶汤地榆散，毒入脏而血血为新积流长。

黄连阿胶汤：山栀、黄柏，四味各二钱，水煎温服。治伤寒热毒攻胃，流入大肠，所下必红赤成流。如腹痛加芍药，血虚加芎、归，血不止加地榆，夹脓有食积加山楂、神曲。**地榆散**：地榆、犀角、黄连、茜根、黄芩各五钱，山栀二钱半，为末，每五钱，入韭白五寸，水煎温服。治伤寒热毒不解，晚即壮热，腹痛腰疼，下利脓血。

手足搐搦，通末牛蒡；

牛蒡根汤：牛蒡根一两，南星、麻黄、牛膝各六钱，入酒一盏，同于石器内捣细，另挖黄土地坑，以炭火烧令通赤，去火扫净，投药于坑内，再用炭火烧令黑色，取出为末。每一钱，温酒调服。治发汗失宜，风邪乘虚逆入经络，故手足挛搐，筋脉拘急。

四肢拘急，易用瓜蒌。

古瓜竹汤：瓜蒌根五钱，竹茹二钱半，水煎温服。一方加韭根五钱，干姜二钱半，临熟入鼠粪末一字调服。治热上冲胸烦闷，手足搐搦如风状，及瘥后劳复，阴阳易病，卵肿疼痛，手足不能动者。

温经益元，惕瞤自愈；

陶氏温经益元汤：熟地、人参、白术、黄芪、甘草、芍药、当归、生地、白茯、陈皮、肉桂、附子，姜三片，枣一枚，糯米一撮，水煎温服。治汗后大虚，头眩，振振欲擗地，并筋惕肉瞤，及发汗太多，卫虚亡阳，汗出不止，或下后利不止，身疼等症。如饱闷去地黄加枳壳，瘦人去芍药，有热去附子，泄利去归、地加炒白术、升麻、陈壁土，呕加姜汁、制半夏，渴加天花粉，汗后恶风寒属表虚，去桂、附、生地加桂枝、饴糖。

引风如圣，瘈疭可瘳。

引风汤：大黄、干姜、龙骨各四两，桂枝三两，甘草、牡蛎各二两，凝水石、滑石、赤石脂、白石脂、紫石英、石膏各六两，为粗末，以苇布盛之，每取三指撮，水煎三沸服。治风温妄以火熏发黄，甚则状如惊痫，时发瘈疭。**如圣饼子**：防风、天麻、半夏各五钱，南星、干姜、川乌各一两，川芎、甘草各二两。一方有细辛三钱。为末，蒸饼，丸芡实大，捻作饼子，日干，每五饼，同荆芥三五穗细咀，茶酒任下。如伤寒得汗，尚余头痛者，姜葱煎汤下。兼治男妇气厥，上盛下虚，痰饮及风寒伏留阳经，偏正头疼，痛连脑巅，吐逆恶心，目眩耳聋。常服清头目，消风痰，暖胃气。**陶氏如圣饮**：羌活、防风、川芎、白芷、柴胡、芍药、甘草、当归、乌药、半夏、黄芩，姜二片，水煎，临熟入竹沥、姜汁调服。兼治痓症。如柔痓加白术、桂枝，刚痓加麻黄、苍术，口噤咬牙，大便实者，加大黄利之。

安蛔理中去甘草，乌梅丸子频入口；

安蛔理中汤：人参、白术、干姜、茯苓各一钱半，乌梅三个，水煎温服。治蛔厥。如大便闭，加大黄、入蜜以利之；口渴加瓜蒌根。**乌梅丸**：乌梅十个，干姜一钱，黄连一钱半，细辛、附子、桂枝、人参、黄柏各六分，当归、川椒各四分。为末，用醋半盏浸乌梅，蒸烂去核，和诸药，捣丸梧子大。每十丸，米饮下，日三服，病甚者多服，取效为度，忌生冷滑物。治脏寒蛔厥，得食即呕，乍静乍烦，兼止久利。方意以乌梅之酸而敛肺气，人参之甘以缓脾气，当归、椒、细、桂枝之辛以润内寒，姜、附之辛热以胜内寒，连、柏之苦以安蛔。凡虫证忌用甘草，盖虫闻甘则起，闻酸则止，闻苦则定，闻辣则头伏而下。

治䘌桃仁与犀角，雄黄锐散纳肛头。

治䘌桃仁汤：桃仁、槐子、艾叶各二钱半，枣七枚，水一盏，煎至半盏，滤清温服。治狐惑，唇上生疮，声哑。**黄连犀角汤**：黄连一钱半，犀角二钱，乌梅三个，木香一分，煎服同上。治狐惑，咽干唇焦，口燥热盛。**雄黄锐散**：雄黄、青葙子、苦参、黄连各二钱半，桃仁一钱，为末，生艾捣汁，和如小指尖大，绵裹纳下部肛门内。治狐惑证，虫食上下者并宜。

消斑青黛紫雪，猪胆鸡子仍敛肌；

陶氏消斑青黛饮：黄连、甘草、石膏、知母、柴胡、玄参、生地、山栀、犀角、青黛、人参。大便实者，去参加大黄。姜一片，枣二枚，水煎，临熟入苦酒一匙调服。治热毒发斑等证。**紫雪**：升麻六钱，黄金十两，寒水石、石膏各四两八钱，犀角、羚羊角各一两，玄参一两六钱，沉香、木香、丁香各五钱，甘草八钱。水五盏，先煮黄金至三盏，入诸药再煎至一盏，去渣，入芒硝三两二钱，慢火煎，以柳木搅不停手，候欲凝，入瓷盆中，更下朱砂、麝香末各三分，急搅令匀，候冷凝结成雪。每一钱，细细咽之。治发斑咽痛，及暑中三阳，脚气烦躁。**猪胆鸡子汤**：猪胆汁二合，鸡子一枚，苦酒三合和匀，壮人煎三沸尽服，羸人煎六七沸缓服，汗出即愈。治伤寒五六日，斑出。

赤斑黑膏黄连，葛根橘皮兼止呕。

黑膏：生地二两六钱半，淡豆豉一两六钱半，猪脂十两，和匀，露一宿煎之，令三分减一，滤去渣，入雄黄末五分，麝香末一分，搅匀分作三服，白汤化下。毒从皮肤中出则愈，未效再服。忌芜荑。治温毒发斑呕逆。**黄连橘皮汤**：黄连二钱，麻黄、葛根各一钱半，橘皮、杏仁、枳实、厚朴各一钱，甘草七分，水煎温服。治温毒发斑，皮肤瘾疹，及唇口下部生疮，呃逆闷乱，下利呕吐清汁。如病势沉重，昼夜呻吟不安，或咽痛者，去麻黄加玄参、升麻。**葛根橘皮汤**：葛根、橘皮、杏仁、知母、麻黄、黄芩、甘草，水煎温服。治温毒发斑心烦。

大青四物汤，治斑火红；

大青一两，阿胶二钱，甘草一钱，香豉一合，水煎温服。治壮热烦躁，大渴，脉洪盛，遍身斑出如火色。

芒硝三钱，涂斑烂臭。

芒硝猪胆汁法：芒硝三钱为末，猪胆汁调涂疮上，候干即痂落无瘢，仍研末掺之。此病溺涩有血，及疮黑靥不出脓者死。

如狂活血当归，桂苓饮子也相应；

陶氏当归活血汤：当归、赤芍、甘草、红花、桂心、干姜、枳壳、生地黄、人参、柴胡、桃仁，姜一片煎，入酒三匙调服。服三帖后，去桃、姜、红花，加白术、茯苓。治无头疼，无恶寒，但身热发渴，溺利便黑，口出无伦。不可误为热证，乃瘀血内传心脾二经，使人昏迷沉重如见祟，证名挟血。**陶氏桂苓饮**：猪苓、泽泻、桂枝、甘草、白术、黄柏、知母、山栀、薤叶，姜三片煎，再加滑石末一钱，煎三沸服，取微汗为效。治初得病无热，狂言烦躁不安，精采不与人相当，误为发狂，下者死。殊不知热结膀胱，名曰如狂证，血自下者愈，不愈者宜此。古方用桂枝汤。

发狂三黄石膏，栀子玄明皆不又。

三黄石膏汤：黄芩、黄连、黄柏、山栀各二钱，麻黄一钱半，自汗者去之，石膏五钱，香豉三钱。水煎温服，得汗即瘥，未效再服。治伤寒身热，烦躁不得汗，脉洪大，四五日便发狂者，表里俱热也。**栀子仁汤**：山栀、赤芍、大青、知母各一钱，升麻、黄芩、石膏、杏仁各二钱，柴胡一钱半，甘草五分，香豉百粒，姜三片，水煎分二服。治发斑烦躁，面赤咽痛，潮热，百节疼痛。**王氏玄明粉**：玄明粉二钱，寒水石、黄连各一钱半，珍珠、辰砂各一钱，为末，鸡子清一枚，白蜜一匙，新汲水调服。治发狂神效。**水渍法**：用青布五六尺叠折，以新汲水浸之，稍捩干，搭于病人胸上，须臾蒸热，再浸再搭，良久狂定，方可诊脉下药。治大热狂叫奔走，不能制伏。**火劫法**：用炭火一盆，置病人之前，将醋一碗，急沃火内，使烟气冲入鼻孔内，须臾自定，或用凉水噀面亦可。

栀子乌梅汤，瘥后不睡即安；

栀子、黄芩、甘草各一钱，柴胡二钱，乌梅一个，姜三片，淡竹叶十四片，豆豉一钱半，水煎温服。治伤寒瘥后不眠者，此热气与阳并，阴气未复故也。

酸枣仁汤，昼夜不眠堪救。

酸枣仁、人参各一钱半，石膏二钱半，茯苓、知母、甘草各一钱，桂心五分，姜三片，临卧水煎温服。治汗吐下后，昼夜不眠。

阴证轻者，三白辛黄以疏表；

辛黄三白汤：人参、白术、白芍各一钱，白茯、当归各五分，细辛、麻黄各二分，姜三片，枣一枚，水煎温服。治阴证伤寒在表。如脉沉发热口和加附子；五脏见证加药同麻黄汤，见后。

阴证重者，四顺通脉以济危。

四顺汤、丸：人参、白术、干姜各二钱，甘草三钱，水煎或蜜丸服。治身无热，脉沉苦烦，默默不欲见光，腹痛下利。或无脉可诊，未辨阴阳，姑与服之。若是阳厥，便当见出热证；若是阴厥，则无有热矣。**通脉四逆汤**：附子五钱，干姜二钱半，甘草二钱，葱白三茎，面赤者七茎，水煎温服。治少阴证下利清谷，微热厥逆，反不恶寒，面赤，脉微欲绝，或咽疼干呕，腹痛，自利不止。如腹痛去葱加芍药以利气，呕加姜汁以散之，利止脉不出加人参以补血，咽痛加桔梗以散结。**茯苓四逆汤**：茯苓、干姜、甘草各一钱，附子、人参各三钱，水煎温服。治发汗复下后不解，脉沉微而细，烦躁者，阴阳俱虚也。方意以四逆汤以复阳，加人参、茯苓以益阴。

阳毒升麻玄参，狂斑顿愈；

阳毒升麻汤：升麻、射干、人参各一钱，黄芩二钱，犀角一钱半，甘草七分，水煎温服取汗。治阳毒发斑，头项背痛，躁闷不安，狂走妄骂，下利咽喉肿痛，口吐脓血。**玄参升麻汤**：甘草，三味各三钱，水煎温服。治发斑烦躁谵语，咽喉闭塞肿痛。

阴毒正阳甘草，厥痛立移。

正阳散：附子一两，良姜、甘草各五钱，皂荚一挺，麝香二分。为末，每二钱，水煎入蜜热服。治阴毒额汗头痛，面青舌黑，口张出气，烦渴，心下硬满，肢厥身冷，多睡。**阴毒甘草汤**：甘草、升麻、当归、桂枝各一钱，雄黄、川椒各一钱半，鳖甲三钱。水煎温服，良久再服，毒当从汗出，未汗再服。治阴毒畏寒，身体重痛，腹疼背强，咽痛呕逆，恍惚失惊，气短神昏，爪甲青黑，手足冷汗，头面烘热等症。

破结泻毒，活龙散用蜜调下；

破结丹：辰砂、青礞石、葶苈、肉豆蔻、木香、官桂、牵牛、黑附子、巴豆各五钱，轻粉半分，麝香五分，金箔五片，为末，用米醋半盏，入辰砂、附子、牵牛三味，熬成膏，次入余药，和丸皂子大，轻粉为衣，每二丸，蜜汤下。治阴阳伏逆，变为结胸，五六日大便结，攻之不可，达之不及，以此主之。**活龙散**：活地龙四条，洗净研烂，入姜汁少许，蜜一匙，薄荷汁少许，新汲水调和，徐徐灌尽，渐次凉快。若热炽者加片脑少许，未效再服，自然汗出而解。治阳毒累经药下不通，结胸硬痛，或稍通而复再结，喘促热燥狂乱。

返阴止躁，复阳丹宜酒投之。

返阴丹：硫黄五两，硝石、太阴玄精石各二两，干姜、附子、桂心各五钱。为末，用铁铫先铺玄精，次铺硝石各一半，中间铺硫黄末，又将硝石、玄精余末盖上，以小盏合着，用炭三斤，烧令得所，勿令烟出，急取瓦盆合着地上，四面灰盖，勿令烟出，候冷，取出入余药，同为末，糊丸梧子大。每三十丸，艾汤顿下，汗出为度。治阴毒心烦头痛，肢冷面青，腹胀脉伏，及气虚阳脱无脉，不省人事，伤寒阴厥。**复阳丹**：荜澄茄、木香、干蝎、附子、硫黄、吴萸各五钱，干姜一钱。为末，酒糊丸梧子大。每三十丸，姜汤下，复以热酒投之取汗。治伤寒面青肢冷，心腹胀，脉沉细。

阳盛拒阴，陶氏**三黄巨胜汤**可劫；

即前三黄石膏汤去麻黄、豆豉，加芒硝、大黄，姜一片、枣二枚，水煎，临熟入泥浆清水二匙调服。治阳毒发斑，狂乱妄言，大渴叫喊，目赤脉数，大便燥实，上气喘急，舌卷囊缩，难治，姑以此汤劫之。

阴躁回阳，《百问》霹雳散尤奇。

陶氏回阳返本汤：熟附子、干姜、甘草、人参、麦门冬、五味子、腊茶、陈皮。如面戴阳者，加葱白七茎，黄连少许，清泥浆二盏煎，临熟入蜜五匙，顿冷服之，取汗为效。治阴盛格阳，阴极发躁，微渴面赤，欲坐井地，脉无力欲绝。**《百问》方**：硫黄五钱，艾汤调服，即时安卧，良久睡起，汗出而愈。治伤寒身冷脉微，手足厥而躁。又方：附子五钱，生姜三钱，糯米一撮，水一大盏，煎至六分，温服取汗，切不可与冷水饮之，如发渴，并渣服之甚效。治阴毒伤寒，烦躁渴闷。**霹雳散**：附子一枚，炮过取出，用冷灰焙半时，切半枚，入真腊茶一钱，水一盏，煎六分，去渣，入熟蜜半匙，调匀顿冷服之，须臾躁止得睡，汗出乃瘥。治阴盛格阳，身冷反躁，欲投井中，肢体沉重，唇青面黑，渴欲水复吐，大便自利黑水，六脉沉细而疾或无。

瘥后水肿，**牡蛎泽泻**汤以利便；

牡蛎、泽泻、瓜蒌根、蜀漆、葶苈、商陆、海藻各等分为末，每方寸匕，白汤调服，小便得利即止。治大病瘥后，从腰以下水肿。方意以牡蛎、泽泻、海藻之咸以泻水气，漆、葶、瓜、商之辛酸苦以导湿肿。

瘥后神昏，陶氏**导赤各半**汤以醒迷。

黄芩、黄连、甘草、犀角、麦门冬、滑石、山栀、茯神、知母、人参、姜枣煎，加灯心一握，煎沸热服。治伤寒后，心下不硬，腹中不满，二便如常，身无寒热，渐变神昏不语，或睡中独语，目赤唇焦，舌干不饮水，稀粥与之则咽，不与则不思，形如醉人，乃热传手少阴心也，心火上逼肺，所以神昏，名越经证。

易病烧裈赤衣与鼠粪，虚弱乎当归白术；

烧裈散：取近阴处裈裆一块，方圆四五寸，男用女裈，女用男裈，烧存性，温水调服方寸匕，日三服。一方加手足指爪二十片烧灰，男女互用，米饮下，小便即利，阴头微肿则愈。**赤衣散**：取室女月经布近阴处者，烧灰白汤调下，或入汤药调服尤妙，男女俱宜。**猳鼠粪汤**：韭白一把，雄鼠粪十四枚，水煎温服微汗，未汗再服。治男子阴易，小腹连腰胯急痛。**当归白术汤**：当归、附子各二钱，生姜一钱，白术、桂枝、甘草、人参、黄芪、芍药各五分，水三盏，煎至一盏，温服，食顷再进一服，微汗便瘥。治男妇病未平复，因犯房事，则小腹急痛连腰胯，四肢不能举任，身无热者。

复证栀豉枳黄与鼠屎，逍遥乎人参竹皮。

栀豉枳实汤：山栀、枳实各一钱，香豉五钱，水煎服微汗。治劳复发热。方意以热聚于上，以苦吐之；热散于表，以苦发之。《经》曰火淫所胜，苦以发之是也。**栀豉枳黄汤**：山栀、枳壳、柴胡各一钱，香豉五钱，大黄三钱，人壮积坚者五钱，水煎温服。治食复发热。如内热加黄芩，腹胀加厚朴，伤肉加山楂，伤面饭加神曲。**鼠屎豉汤**：鼠粪七枚，枳壳一枚，山栀七个，豆豉三十粒，葱白二十茎，水煎温服。治劳复发热。**人参逍遥散**：人参、当归各二钱，柴胡一钱半，白术、白芍、白茯各一钱，水煎温服。治女劳复虚弱者。如心烦口干，加麦门冬、五味子；阴虚火动精泄，加知母、黄柏、牡蛎；心下痞满，加黄连、枳实；不眠，加竹茹煎服。**竹皮逍遥散**：青竹皮（卵缩腹痛者倍之）、人参、知母、黄连、甘草、滑石、生地、韭白、柴胡、犀角，姜三片、枣二枚煎，临服入烧裈裆末一钱半，调服微汗，未汗再服，得小便利，阴头肿即愈。治劳复及易病。

百合分汗吐下，陶氏柴胡兼用；

汗后，**百合知母汤**：百合七枚，知母一两，先以水洗百合，渍一宿，去白沫，另以水二盏，煎至一盏，去渣；又以知母水二盏，煎至一盏，去渣，二汁和匀，再煎至一盏半，分二次温服。吐后，**百合鸡子汤**：百合七枚，制法如前，煎汁一盏，入鸡子黄一枚，搅匀温服。下后，**百合滑赭汤**：百合七枚，制煎法如前，另用泉水二盏，煎滑石三两、代赭石一两，至一盏，方入百合汁内，再煎至一盏，温服。不经汗吐下者，**百合地黄汤**：百合七枚，制煎法如前，更用生地二两，捣汁一盏，和百合汁，再煎至一盏，温服，大便当下如漆，中病即止。变成渴者，**百合洗法**：百合一升，以水十盏，渍一宿，通身洗之，洗已淡食将息，弗与盐豉。渴而不瘥者，**瓜蒌牡蛎散**：瓜蒌根、牡蛎各等分为末，每二钱，白汤调，日三服。变成发热不休者，**百合滑石散**：百合炙一两，滑石三两，为末，每三钱，白汤下。**陶氏柴胡百合汤**：柴胡、人参、黄芩、甘草、知母、百合、生地、陈皮、姜三片、枣一枚，入醋炙鳖甲，煎温服。治瘥后昏沉发热，渴而错语失神，及百合劳复等证。如渴加天花粉，胸烦加山栀，头疼加羌活、川芎，呕吐加姜汁、制半夏，胸中饱闷加枳、梗，食复加枳实、黄连，大便实加大黄，虚烦加竹茹、竹叶，瘥后干呕错语，失神呻吟，睡卧不安，加黄连、犀角，咳喘加杏仁、百合、麻黄，惊惕为血少，加当归、茯神、远志，虚汗加黄芪，脾倦加白术，腹中雷鸣加煨生姜，劳复时热不除加葶苈、乌梅、生艾汁。

不仁因汗过多，**骆龙升麻**汤独宜。

升麻、秦艽、连翘、芍药、防风、薏苡仁、枳壳各一钱，木香五分，姜五片，水煎温服。治伤寒肌肉顽麻不仁，不痛不痒。

坏证表以知母麻黄，而参胡芍药清肌热；

知母麻黄汤：知母三钱，麻黄、甘草、芍药、黄芩各一钱，桂枝五分，水煎温服，微汗即愈。治汗吐下温针不解，及小柴证罢而热尚在者，亦为坏证，大率以表证多者宜用。**参胡芍药汤**：人参、柴胡、芍药、黄芩、知母、麦门冬各一钱，生地一钱半，枳壳八分，甘草三分，姜三片，水煎温服。治伤寒十四日外，余热未除，脉息未缓，大便不快，小便黄赤，或渴或烦，不能安睡，不思饮食，此邪气未净，正气未复，当量其虚实以调之。如胸满腹胀便硬，去参，加厚朴、倍枳壳，小便频数加茯苓、泽泻，呕加竹茹，血弱加当归，虚烦加竹叶、粳米，二便自利，胸腹不饱，形羸脉弱，去枳壳，倍人参，不睡加炒酸枣仁、茯神，宿粪未净，腹满或疼，便硬不通，量加大黄。

坏证久则鳖甲犀角，而参胡温胆止痰涎。

鳖甲散：鳖甲、犀角、前胡、生地、黄芩各一钱，枳壳八分，乌梅二个，水煎温服。治坏证，诸药不效。**温胆汤**：半夏、枳实各一钱，陈皮一钱，茯苓五分半，甘草四分，竹茹一团，姜七片，枣一枚，水煎热服。治伤寒瘥后，一切虚烦不眠，气脉不和，心胆虚怯，及食复劳役，病证如初。如头眩身摇加白术，咽痛加桔梗。百般加减由人。**参胡温胆汤**：陈皮、半夏、茯苓、枳实、人参各一钱，竹茹、香附、麦门冬、柴胡、桔梗各八分，甘草三分，姜三片，枣二枚，水煎温服。治心胆虚怯，触事易惊，梦寝不安，气郁生痰，变生诸证，或短气悸乏，或复自汗，四肢浮肿，饮食无味，烦躁不安。

妇人热入血室，桂红海蛤堪调和；

桂枝红花汤：桂枝、赤芍、甘草各一钱半，红花一钱，姜四片，枣二枚，水煎温服，汗出而解。治伤寒发热恶寒，四肢拘急，口燥舌干，经脉凝滞不得往来。**海蛤散**：蛤粉、滑石、甘草各二两，芒硝一两，为末，每二钱，鸡子清调下。治伤寒血结胸，痛不可近。服此小肠利而膻中血自散矣。

寒犯产家，黄龙增损可通用。

黄龙汤：柴胡、黄芩、人参各二钱，甘草一钱，水煎服。治胎前产后及经水适来适断，伤风、伤寒表证，半表里证，及汗后、瘥后劳复，余热气虚，合四君子汤；血虚，合古芎归汤；表邪将欲传里，几至动胎者，加阿胶，倍芩、术。

产前表以前胡芎苏，入里柴壳罩胎儿；

前胡七物汤：前胡、黄芩、山栀、知母各一钱，石膏、大青各二钱，竹茹一弹丸，葱白煎服。治孕妇伤寒，头疼壮热，肢节烦疼。**芎苏散**：川芎、陈皮、芍药、白术各八分，苏叶六分，干葛五分，黄芩、前胡、麦门冬各一钱，甘草三分，姜葱煎服。治孕妇伤寒，寒热头疼，身痛项背强，加减由人。如伤风咳嗽寒热，痰喘不卧，以参苏饮去参加芩、术、瓜蒌、杏仁最妙。**柴胡枳壳汤**：柴胡一钱半，枳壳、黄芩、山栀、知母、麦门冬、干葛各一钱，大青、生地、石膏各二钱，升麻八分，甘草四分，水煎温服。治孕妇伤寒，邪传于里，口渴烦热，腹满便闭谵语，或发斑，昼夜不安。大便闭甚，量加大黄。**柴胡石膏汤**：柴胡二钱，石膏四钱，甘草一钱，姜煎服。治孕妇伤暑，恶寒头痛，壮热躁闷，四肢烦疼，背项拘急，口干舌燥。如气虚加人参。**秦艽散**：秦艽、柴胡、石膏、前胡、赤茯苓、甘草、犀角、升麻、干葛、黄芩各等分，竹茹减半，姜煎，入姜汁调服。治孕妇时气，五六日不得汗，口渴狂言呕逆。**芦根汤**：芦根二钱，麦门冬一钱半，人参、干葛、知母各一钱，竹茹一弹丸，葱白煎服。治孕妇热病，头疼壮热，呕吐食不下，心烦。**栀子大青汤**：栀子、大青、黄芩各一钱半，升麻一钱，杏仁八分，葱白煎服。治孕妇伤寒，发斑变黑或尿血。**苏木汤**：苏木、赤芍、陈皮、黄芩、黄连各一钱，甘草四分，水煎服取汗。治孕妇伤寒，或中时行疫疠，淅淅作寒栗而悸。**罩胎散**：嫩卷荷叶一两，焙蛤粉五钱，为末，每二钱蜜水调服。治孕妇伤寒，大热闷乱，燥渴或发痘疹，恐伤胎脏。

产后表以柴胡防归，近里旋竹破瘀壅。

柴胡防归汤：柴胡、人参各一钱，当归三钱，川芎一钱半，半夏、陈皮、防风各八分，甘草五分，姜、枣煎服。治产后发热，不因难产伤力及亡血过多，恶露未尽，无子蒸乳四证，果系外感风寒表证，脉实，挟食积瘀血，量体加减。**旋覆花汤**：旋覆花、赤芍、前胡、半夏、茯苓、麻黄、杏仁各一钱，五味子十四粒，甘草五分，姜煎服。治产后伤风寒暑，咳喘痰盛，坐卧不安。**竹叶防风汤**：淡竹叶二十四片，防风、人参、桂枝、桔梗、前胡、陈皮、茯苓各一钱，姜、枣煎服。治产后伤风，发热头疼，面赤气喘。**柴胡破瘀汤**：柴胡、黄芩、半夏、甘草、赤芍、当归、生地各等分，五灵脂、桃仁各减半，姜煎服。治蓄血证，及热入血室。如大便闭加大黄一片，然非瘀血证，不可轻用。

汗下暂尔从权，

孕妇伤寒，虽冬月忌用麻、桂、硝、黄。表急芎、苏、葱白疏散，厚朴、枳实消导。万不得已，暂用汗下，即宜古芩术汤加阿胶、人参安之。《百问》云：妇人大病药有序，产前安胎产后补；然后用药疗伤寒，病稍退时药即去。又云：气口紧盛下为宜，人迎紧盛汗乃是；左手关脉若浮紧，当救血室和荣卫；只宜发汗不宜下，汗则液通病去矣。但伤寒药皆不必尽剂，与杂病不同。

和补与男相共。

妇人伤寒，传经、直中及诸类证、杂证与男子相同，但胎前阴证，只宜理中汤加芎、归暂服，不可用乌、附犯胎。其余和解之剂，量病多服，以平为期。

抑论辛甘需枣，气分假之以发散；

桂枝、姜、附、甘草之类，能复阳气。凡伤寒发散药，多用枣煎者，以其能和药也。惟中满呕吐者不宜。

酸苦忌姜，血分赖之以涌泄。

芍药、苦酒、葶苈、青黛、苦参之类，能补阴血，敛津益荣，故不用姜。

山栀无豉吐不宣，麻黄无葱汗不发；大黄非枳实不通，附子无干姜不热。竹沥非姜汁何以行经？蜜导非皂角何以通结？利药不嫌生，尤便于清肌；补汤须用熟，最宜于养血。主乎病者先煎，病在下者早啜。详见卷二“本草”。吁！与其方多而效少，莫若方少而意深。疾各有因，通于彼者塞于此；

即如伤寒初证，其人素有食积痰火，及素虚素实，或酒后、房室后，或恼怒后，各各不同，如此岂可执一试效之方，而均治彼此之疾乎？

药不可执，宜于古者泥于今。

古人治病之方虽存，而受病之因岂能知其悉乎？况古今风气不同，人情亦异。即如男女之欲，古人二三十岁而后动，今才十四五而真元已漏矣。若谓无古今之异，则是三代之礼至今可尽行矣。其不可改者，表里虚实之法、寒热温凉之性耳。许氏谓读仲景书，须守仲景法；得仲景心，不泥仲景方者是也。陶氏所立三十六方，似于伤寒加一疣赘，然古法已湮，亦正欠此一番活动，故备载之。

证自我识，方自我立。草木鸟兽资于学，

固有读医书而不知医者，未有不读医书而知医者也。

神明变化存乎心。

四大家之书，既理会又能通于儒，而后可以神明变化，故曰不知《易》者不可以言医。

汗吐下渗和解温补总方

阳　证

大　汗

寒气入人肌肤，久则侵骨，头痛如劈，身热如火，浮热甚者，俱宜午时前发汗，午后阴分不宜。故曰：汗不太早，汗不厌早，紧急不拘晨夜。以衣被覆首裹足，向火服药，缓缓得汗，令手足濈遍为佳。如难汗，将渣再服；或汗后不解，又可再汗；若急汗如水淋沥，则病邪不除而真阳脱亡。丸、散亦可发汗，不如汤药为验。

麻黄汤 治太阳证，头疼发热恶寒，脊强身痛无汗，脉浮紧而喘。又治太阳八九日不解，以此发汗，必衄乃解，及不得汗发衄。又治太阳阳明合病，喘而胸满，腹不满，邪在表分不可下者。又治阳明脉浮，无汗而喘。凡脉起浮，无余证者，皆宜服之。

麻黄三钱 桂枝二钱 杏仁十粒 甘草六分

姜三片，葱二茎，水煎热服取汗。凡发汗药，一服中病即止，不必尽剂。如感寒深重，服汤不得汗，宜再服之。半日连进二三剂而汗不出者，死。方意以寒伤荣，则荣盛而卫虚，荣脉中寒邪盛，则血脉滞而头项背腰强痛，是用桂、杏之辛甘以散之；卫虚则恶寒无汗，气逆而喘，宜麻黄、甘草之甘以大发之，充其卫分之阳。或疑无汗用桂枝者，盖荣行脉中，并卫气而犯之。《经》曰：寒淫于内，治以甘热，佐以苦辛。又曰：辛甘发散为阳。凡寒淫者皆此例也。

陶氏麻黄汤 即前方加升麻、川芎、白芷、防风、羌活、藁本、姜、葱、豆豉，煎热服。治法同上。如本经寒热头痛，无汗而喘，去升麻加葛根；本经寒热身痛，去杏仁加苍术、芍药；本经寒热身痒，面赤不得小汗者，去杏、芷、升麻加柴胡、芍药；本经寒热头痛，胸中饱闷，加枳壳、桔梗。凡陶氏方原无等分，以意酌量可也。《活人大全》云：太阳证，脉浮无汗，当以急汗，麻黄汤主之。肝之表见证者，加防风、羌活；心之表见证者，加黄芩、石膏；脾之表见证者，加防己、白术；肺之表见证者，加桂枝、生姜；肾之表见证者，加熟附子、生姜。

追魂汤 治卒厥暴死及客忤鬼击飞尸，奄忽气绝，口噤。麻黄三钱，杏仁二十五粒，甘草二钱，水煎，抉口灌服。若更不下，分病人发，左右提搦并引之，药下渐苏。一方有桂枝二钱，服后身和汗出则愈。若入脏，唇青身冷即死。

三拗汤 治感冒风邪寒冷，鼻塞声重，语音不出，咳嗽多痰，胸满短气喘急。麻黄、杏仁、甘草各一钱，姜三片，水煎温服，得汗为度。如胸紧加枳实，有痰加半夏，头痛加石膏、细茶。

五拗汤 即前方加荆芥、桔梗等分。如咽痛甚者，临服入芒硝少许。一方去荆芥、桔梗，用枳实、半夏。

麻黄附子细辛汤 麻黄、细辛各二钱，熟附半枚，寒甚者一枚，姜五片，枣二枚，水煎温服，取汗至足乃愈。如呕吐去细辛，倍生姜。方意以伤寒无热恶寒者，阴经病也。今少阴病始得之，当无热而反发热，但头不痛为异耳，乃邪在表也；脉虽沉，以始得邪气未深，尤当温剂发汗以散之。是用附子、细辛之辛以温少阴之经，麻黄之甘以散少阴之寒。《经》曰寒淫于内，治以甘热，佐以苦辛，以辛润之是也。凡房欲后伤寒者，多患此证。《活人大全》云：少阴证脉沉欲寐，始得之发热，肢厥无汗，为表病里和，当以此汤缓以汗之。随各脏见证加药，同麻黄汤。若少阴外显前证，内见二便闭涩，或泻赤水，谓之有表复有里，宜本方去麻黄，名附子细辛汤。随各脏见证，加药同麻黄汤，但更加大黄以微利之。

麻黄附子甘草汤 治少阴病得之二三日，发热脉沉细，邪犹在表，无吐利厥逆诸里证，宜此汤微汗以缓散之。即前方去细辛，加甘草二钱，煎服。凡方以麻黄为主者，皆自麻黄汤而变之也。

解　肌

微汗也。风伤卫，卫强则荣弱，故以补荣。不可大汗伤血，须半空心时，密室加衣静坐，宜热服药，得粘汗即止。

桂枝汤 治太阳伤风，卫实荣虚，自汗头痛，鼻鸣项强干呕，啬啬恶寒，洒洒恶风，翕翕发热，或热多寒少，面色光而不惨，烦躁身痛，手足不冷，脉浮缓，寸大尺弱者宜。如无汗溺数，手足冷，不恶寒者忌用。夏月误服麻、桂，必发黄、发斑、狂闷而死。

桂枝三钱　白芍三钱　甘草一钱

姜三片，枣二枚，水煎热服微汗。方意以风伤卫，则卫盛而荣虚，卫脉外风邪盛，则发热自汗，气逆鼻鸣干呕，宜桂、姜之辛以散之；荣虚宜恶寒而又恶风者，因自汗腠理疏也，宜芍药之酸以敛之；卫盛荣虚则争为寒热，故用甘、枣之甘以和之。《经》曰风淫所胜，平以辛凉，佐以苦甘，以辛散之，以酸收之，以甘缓之是也。或问《伤寒论》云：阳虚阴盛，汗之则愈，下之则死。又云：桂枝下咽，阳盛则毙。桂枝包麻黄而言，然则桂枝亦发汗药乎？盖表阳虚而后风邪得以乘之，客于荣卫之中，荣卫亦属皮毛表分也，非发散何由得愈？且桂枝虽能止汗，亦能和血而令汗自出也。对肉桂而言，实为发汗；对麻黄而言，则为止汗。要之麻、桂皆表药也，一则大汗，一则解肌，但有汗不得用麻黄，无汗不得用桂枝，实仲景格言也。

陶氏桂枝汤 即前方加防风、川芎、羌活、藁本，姜、枣煎，临熟入饴糖二匙，温服。治法同前。如汗多加白术，汗不止加黄芪，喘加柴胡、杏仁，胸中饱闷加枳、梗。《活人大全》云：太阳表证外见，复有里证便闭溺涩，腹痛或泻赤水，谓之有表复有里，桂枝汤主之。随各脏见证，加药同麻黄汤，但更加大黄以微利之。

附：六经伤风方

太阳，桂枝汤；少阳，柴胡桂枝汤；太阴，桂枝加芍药汤。

杏子汤 治足阳明伤风，恶食，口苦咽干，腹满微喘，发热恶寒，自汗嗜卧，身重溺难，潮热而哕，脉浮弦数。桂枝、芍药、甘草、细辛、干姜、大黄各六分，杏仁、半夏、五味子各七分，茯苓八分，水煎温服。

九味桂附汤 治足少阴伤风，胸满心烦，咽痛自汗，腰连胫骨酸痛，呕吐涎沫，头痛，脉沉而弦。桂枝、芍药、甘草、干姜、生附、茯苓、桃仁各五分，水煎温服。如咽痛，加桔梗二分半。

八物散 治足厥阴伤风，恶风而倦，自汗，小腹急痛，寒热如疟，骨节烦疼，脉尺寸俱微而迟。桂枝、当归、川芎、柴胡、防风各三分，芍药一钱半，甘草、茯苓各五分，姜五片，枣二枚，水煎温服。方论见伤风条下。

葛根汤 治太阳阳明，无汗恶风，发热恶寒，头痛项背腰强，目痛鼻干，不眠，肢体拘急，骨节烦疼，胸胁满闷。不问一切伤寒、温病、时行寒疫等证，兼治刚、柔二痉。

葛根三钱 麻黄二钱 芍药一钱半 桂枝一钱 甘草八分

姜三片，枣二枚，水煎温服取汗。《本草》云：轻可去实。故加麻、葛二味之轻于桂枝汤中，以去表实，甚有意味。麻黄治太阳，葛根治阳明，所谓治阳明而不可弃太阳是也。

葛根解肌汤 即葛根汤加黄芩二钱，治同上，兼治春疫发热而渴，不恶寒。

陶氏解肌汤 即葛根解肌汤去麻、桂，加柴胡、羌活、白芷、桔梗、石膏、升麻，姜煎服。治阳明病将传少阳等证。如无汗恶寒甚者，去芩加麻黄，夏秋换苏叶。

升麻葛根汤 治四时伤寒，时行疫疠表证，或已汗吐下，表证未解，热深毒甚，发为斑疹，春温尤妙。兼治小儿疮疹欲发未发，及解伤酒膈热，口疮咽痛。葛根一钱半，升麻、芍药、甘草各一钱，水煎温服，以病去身清凉为度。如表热加柴胡；内热加黄芩；有吐血、衄血，或斑紫赤，加生地、牡丹皮；热甚加山栀、黄连，或加连翘、天花粉尤妙；大便硬加枳壳、大黄以利之；头痛加川芎；身痛加羌活；胸膈痞闷加枳、梗；咳嗽加杏仁；有痰加半夏；发斑加玄参；如老人去芍药，加柴胡、茯苓、人参。

柴胡升麻汤 治时行瘟疫，壮热恶风，头痛体痛，鼻塞咽干，痰盛咳嗽，涕唾稠粘。葛根、芍药、柴胡、前胡、荆芥、石膏各一钱，桑白皮、黄芩各六分，升麻五分，姜二片，豆豉十粒，水煎温服。凡方以桂枝、芍药为主者，皆自桂枝汤而变之也。

九味羌活汤 不问伤风、伤寒，寒热，头项脊腰四肢强痛，并四时感冒、疫疠、晚发等证，杂病亦可通治。此方不犯三阳经禁，解利神方。

羌活一钱半治太阳肢节痛为君，大无不通，小无不入，如关节痛甚及无汗者倍之　防风一钱半治少阳一身尽痛，随佐使而引之，如有汗者倍防风减羌活　苍术一钱二分雄壮上行，大能除湿，使邪气不传太阴，如有汗者换白术　川芎一钱三分治厥阴头痛在脑　白芷一钱二分治阳明头痛在额　细辛三分治少阴苦头痛或连齿　黄芩一钱二分治太阴肺热在胸　生地一钱二分治少阴心热，有热者可用，无热者去之　甘草五分能缓里和中。述各药主治，使用者详之。

生姜三片，大枣二枚，葱白二茎，水煎热服取汗，如无汗用热粥以助之。此方发春夏秋三时表证，代桂枝、麻黄、青龙、各半四方。盖三时暄热，伤寒则不敢用冬月麻黄而发表，故代以羌活、苍术。伤风则不敢用冬月桂枝而实表，故代以防风、白术。芎、芷、辛发表以代杏仁，地黄救血以代芍药，加黄芩以顺天时也。加减法：太阳证加羌活、藁本；阳明证加升麻、葛根、白芷；少阳证加柴胡、黄芩、半夏；太阴证加苍术、厚朴、枳实；少阴证加桔梗、知母、黄柏；厥阴证加川芎、柴胡；如夏月加石膏、知母；服此汤后不作汗加苏叶；恶风自汗加桂枝；夏月去桂加芍药；汗后不解加大黄；呕逆加姜汁；有痰去地黄加半夏；肌热加柴胡、葛根；喘而恶寒身热加杏仁、生地；虚烦加知母、麦门冬、竹茹；胸中饱闷加枳壳、桔梗；中风行经加附子；便闭加大黄；中风兼五痹等证，各随十二经，内外上下，寒热温凉，四时六气加减补泻用之，炼蜜为丸尤妙。

羌活冲和汤　治伤寒无汗，脉浮紧。羌活、苍术各一钱半，防风、黄芩、川芎、白芷、生地、甘草各一钱，细辛五分，水煎热服取汗。如渴加知母、石膏；湿土司天，倍苍术，久雨亦加。

防风冲和汤　治伤风有汗，脉浮缓。防风、白术、生地各一钱半，羌活、黄芩、白芷、甘草各一钱，川芎五分，水煎温服。汗未止加黄芪、芍药；仍未止用柴胡桂枝汤。

川芎汤　治犯房室感寒，头痛，发热恶寒，无汗，脉浮紧。

川芎、白术、羌活各等分，水煎热服。

吐

凡胸中痰实热郁；或寒结胸中，郁而痛不能食，欲使人按之，而反有涎唾；或下利，寸口脉滑；或宿食在上；或客气胸中，脉结，心下烦满而不能食者，并宜吐之。一服中病即止，不可过也。凡吐时先以布系腰腹，于无风处空心或半空心时，得天气清朗为妙。如风痰急病及伤食者不拘，以吐为度，如不吐，含砂糖一块下药，涎出不损人，此皆自吐之法，不用手探，但药但汤皆可吐，虽杂病但宜升提其气便吐。通用防风、山栀、川芎、桔梗芦、人参芦、茶芽、生姜、韭汁之类，加入二陈汤中吐之妙。

瓜蒂散　治寒邪不在表，亦不在里，而在胸中半表之分。故证如桂枝，但头不疼，项不强，寸脉微浮或大，胸中痞硬，痰涎壅盛，气上冲咽不得息，或懊侬烦躁不得眠。不经汗下，谓之实烦，宜用。如诸亡血及诸虚家，不可用。

瓜蒂　赤小豆各五分

为末，用豆豉煎汤调服，或以盐汤一二碗顿服。服后宜卧片时，欲吐且忍之，良久用指探之随吐，得快乃止。如不吐，饮热汤一碗以助药力。如服药过多者，饮水解之。未吐，次日又服之。

栀豉汤　治阳明病在胸膈，脉大多痰；及汗吐下后，虚烦发躁不得眠；甚则反复颠倒，心中懊侬；及身热不去，心中结痛，或按之软者。又治阳明证下后，外有热，手足温，不结胸，心中懊侬，饥不能食，但头汗等症。

山栀四枚　豆豉六钱

水煎服，得吐即止。《经》曰：酸苦涌泄为阴。其高者越之，胸中痞硬，越以瓜、豉之苦；在上者涌之，痰涎壅盛，涌以赤豆之酸。但瓜蒂性猛，不如栀豉汤更妙，栀豉之苦寒更入酸齑水少许，以吐胸中之邪。如表热加柴胡；痞满加黄连；伤食加山楂、神曲；便闭加大黄。但病人微溏者不可服，里虚而寒在下也。《经》云：先泄而后生他病者，治其本，必且调之，后乃治其他。治痰火于此而悟焉，其神乎！凡方以栀子为主者，皆自栀豉汤而变之也。

下

凡下积聚、癫狂，须五鼓或平旦空心服药。伤寒潮热，不纳饮食者，巳时以后尤好。故曰：下无太晚，下不厌晚。杂病皆同。如不可通，用蜜导法。凡下药，用汤胜丸，水净万物故也。一服中病即止，不必尽剂，通三五次后，以稀粥止之。

大承气汤 治阳明病，脉实身重，汗出不恶寒，谵语烦躁，五六日不大便，脐腹胀满硬痛，烦渴而喘，手足心并腋下濈濈汗出；少阴口燥咽干，晡热，胃热当消谷引饮，今反不能食者，内必有燥屎，若能食者，但便硬耳。又脉滑而数者有宿食。凡病大热大实大满者宜。

大黄 厚朴 芒硝 枳实各二钱半

水一盏，先煎枳、朴，减三分，下大黄煎二三沸，去渣，下芒硝煎一二沸，温服。得利即止，未利再服。其大黄须用酒煨，若生用峻下，则必为邪热于至高之分，是以愈后多患头目等疾。《活人大全》云：里证脉沉宜急下者，大承气汤主之。肝之里见证者，加柴胡、黄芩；心之里见证者，加黄连、麦门冬；脾之里见证者，加白芍、生地；肺之里见证者，加黄芩、石膏；肾之里见证者，加知母、黄柏。

小承气汤 治里证已见三四日，脐腹胀满而不甚坚硬，或胸满潮热不恶寒，狂言而喘。视其病之小热小实小满者，宜大黄五钱，厚朴、枳实各二钱，煎服同前，得利即止。《活人大全》云：里证脉浮宜缓下者，小承气汤主之。肝之里见证者，加柴胡、连翘；心之里见证者，加赤茯、木通；脾之里见证者，加葛根、炒山栀；肺之里见证者，加连翘、黄芩；肾之里见证者，加滑石、黄柏。

调胃承气汤 治伤寒二三日不解，蒸蒸热而不满，腹如仰瓦，腹中转失气，必有燥屎。及太阳邪热入于阳明里之里，故不恶寒反恶热，大便硬，小便赤，谵语而呕，日晡潮热，狂斑烦乱，脉来洪实者，宜大黄四钱，芒硝三钱，甘草一钱，煎服同前。如发狂走骂者，阴不足也，宜加当归。《经》曰微者逆之，顺者从之是也。方意承者，顺也。《本草》云：通可去滞，泻可去壅。塞而不利，闭而不通，可以荡涤，使正气得以顺畅，是以承气名之。《经》曰：燥淫所胜，以苦下之；热淫所胜，治以咸寒。又曰：燥淫于内，治以苦温。是以三承气汤，宜分三焦受病而用之。若三焦伤者，痞满燥实坚俱全，是以大承气汤用大黄、枳实之苦，泄满实以涤热；厚朴之苦温，消痞下气；芒硝之咸寒，润燥软坚。上焦伤者，有痞满实而无燥坚，是以小承气汤用枳、朴除痞满，大黄泄实热，不用芒硝，因不甚燥，恐伤下焦血分真阴，谓下伐其根也。中焦伤者，无痞满而有燥实坚，是以调胃承气汤，用甘草和中，芒硝润燥，大黄泄实，不用枳、朴，恐伤上焦虚无之气。

三一承气汤 治伤寒、杂病、内外所伤，一切风热、风痰、湿热、燥热入里之深，大小便闭，或产难死胎不下，小儿斑疹黑陷等症。即大承气汤加甘草五钱，生姜三片。又能治肝经玉茎中痛。故曰肝苦急，急食甘以缓之，故加甘草以调其中，河间得之于仲景也。

陶氏六一顺气汤 治伤寒热邪传里，大便结实，口燥咽干，怕热谵语，揭衣狂妄，扬手掷足，斑黄阳厥，潮热自汗，胸腹满硬，绕脐疼痛等症。是以代大、小、调胃、三一承气，大柴胡、大陷胸等汤之神方也。大黄、枳实、厚朴、芒硝、柴胡、黄芩、芍药、甘草，煎法如前，临熟入铁锈水三匙，调服立效。取铁性沉重，最能坠热开结故也。凡大柴胡汤、脾约丸、生地芩连汤之类，皆自承气而变之也。

渗

伤寒表证忌渗，惟热近里，未可通利者宜。

猪苓汤 治阳明病，上焦热，脉浮发热；中焦热，渴欲饮水；下焦热，小便不利；三焦俱热，宜使热邪从小便出。兼治少阴挟热下利，咳而呕渴，心烦不得眠，先呕后渴，头痛身痛，胃燥及秋疫发黄等症。惟汗多而渴者不可服。

猪苓 茯苓 阿胶 滑石 泽泻各一钱

水煎去渣，临熟入阿胶煎烊温服。方意以茯苓之甘以行小便，泽泻之咸以泻伏水，滑石、阿胶之滑以利水道。

五苓散 治太阳病，初无热，但狂言烦躁不安，精采与人不相当，及汗后胃中干燥不得眠，尿赤微烦作渴。惟上焦微烦，邪犹在表；唯渴则入里，热未成实；不能消水，停蓄不散。或伤寒下早，心下痞满不痛；或太阳少阳同病；及中暍，霍乱烦躁，中湿关节疼痛，湿痹小便不利、大便反快等症。

猪苓 茯苓 白术 泽泻各一钱半 肉桂五分

为末，每二钱，白汤调服。生津液，和表里。如无热烦躁狂言者，服后以指探吐。方意以伤寒发热而烦，六七日不解，脉浮者，邪在表也。或汗后亡津，胃干烦躁不眠，不能食，但渴欲水者，邪在里也。然上焦虚躁或饮水不散而反吐出，为水逆证。或饮水虽多而小便不利者，皆里热未实，不能化水故耳。是以用白术、茯苓、猪苓之甘，润虚躁而利津液；泽泻之咸，以泻伏水；肉桂之辛甘，以和肌表。《经》曰甘甚反淡，甘缓而淡渗；淡味渗泄为阳，咸味涌泄为阴，辛甘发散为阳是也。加减法：阳证，去桂热服，令汗出即愈；阴证加附子；温热病加甘草；瘀热发黄加茵陈；头目痛加川芎、葱白；咳嗽加五味子；热吐加半夏；热泻合小柴胡汤加黄连；狂言乱语加辰砂；小便闭加瞿麦、滑石；大便难加黄芩；劳复加桔梗；水气加葶苈；发虚热加参、芪、麦门冬，以分阴阳；腹痛加木香；气块加三棱、莪术；鼻衄加茅花；尿血加山栀；身痛加苍术；烦躁去桂加人参；心烦不眠加阿胶。

陶氏五苓散　即五苓散用桂枝，加甘草、滑石、山栀、灯心，临熟入盐一字调服。如中湿身目黄加茵陈；水结胸加灯心、木通。凡导赤、八正散之类，皆自此二方而变化之也。

和　　解

和其内热，解其外邪，伤寒方之王道也。

小柴胡汤　又名三禁汤，禁发汗利大小便者宜此。本治少阳半表里证，头痛项强，耳前后肿或聋，筋脉拘急，身疼胁痛，寒热往来，或呕，或渴，或咳，或悸，胸膈痞满，烦闷硬痛，或汗下前后不解。及瘟疫两感，太阳阳明初证，不敢汗吐与下，过经不解，热入血室等证。杂病蒸热，肌体羸瘦，为用最多。但其间有五证尤为的当，伤寒五六日，胸满，心烦喜呕，身热，心中咳逆，不欲食，或呕，或不呕者，一可服，若因渴欲饮水者，不可服；寒热往来而心悸者，二可服；胁下满硬而痛，耳聋胸痞，小便不利，或渴或不渴者，三可服；发潮热者，四可服；瘥后发热者，五可服。要知无热证者，不可服，为药性颇寒耳。

柴胡三钱　黄芩二钱　人参一钱　半夏一钱　甘草四分

姜三片，枣二枚，水煎去渣，澄清温服，则能入胆。此方内有柴胡、半夏，能利能汗，以解半表里之邪。然本气分药也，而血病每用之者，以柴、芩专能调血故也。况伤寒日稍久不解者，热必伤血，故表恶寒发热而里未实者，加桂以温血；表热汗里又燥渴粪硬者，加大黄以清血。胸中烦而不呕，去半夏、人参加瓜蒌仁；渴者去半夏加人参、瓜蒌根；腹痛去芩加芍药；胁下痞闷去枣加牡蛎、枳实；胁痛加青皮；未经下而心中饱闷加枳、梗；心悸，小便不利去芩加茯苓；不渴，外有微热，去参加桂；咳嗽去参、枣，加五味子、炮干姜；呕加姜汁、竹茹；虚烦加竹叶、粳米；鼻衄加生地、茅花；痰盛或喘加桑白皮、乌梅；热盛错语不眠，加山栀、黄连、黄柏；少阳阳明合病，口燥目疼，加芍药、干葛；坏证加鳖甲；过经不解，晡热已而微利，加芒硝；自汗恶热，谵语烦渴，去半夏合白虎汤；自汗恶风腹痛，或寒多热少脉弱，去芩合桂枝汤；血虚发夜热，合四物汤，去芎加麦门冬；舌干口燥，去半夏加天花粉或贝母；齿燥无津液加石膏；脉弦虚无力，先因房劳梦遗感寒，或病后血气未固，以致咳嗽吐痰，昼轻夜重，发热不止，合四物汤去芎，加麦门冬、知母、黄柏；脉弦虚无力，或浮散，发热烦躁，口渴不饮水，此为虚热，去半夏、黄芩，合生脉散；热入血室，小腹痛，昼明夜昏妄见，或寒热不定似疟，合四物汤加牡丹皮；男子热入血室加生地；妇人热入血室加当归、红花。

陶氏小柴胡汤 即小柴胡汤加陈皮、芍药、川芎，临熟入生艾汁三匙调服。治法、加减亦同。

和解散 寻常感冒，用此等分。柴胡二钱，黄芩、人参、半夏、甘草各一钱，姜三片，枣二枚，水煎服。如呕逆倍生姜加陈皮，头痛加羌活、防风，寒热间作加桂枝，中暑发热头痛加黄连，春温时行加生地、升麻，温疟加常山、槟榔。

火邪汤 即小柴胡汤加黑豆一撮煎服。治火邪诸证。

大柴胡汤 专治少阳病，或因发汗、利小便转属阳明，此为少阳阳明。盖少阳变证阳明，故以小柴变为大柴。兼治里证内热，目不了了，睛不和，口渴烦躁，黄斑，狂妄谵语，大便坚闭，小便赤涩，绕脐刺痛，脉洪数沉实，身热不恶寒反恶热。及老人素虚，或过经不解热未除，或下后仍发潮热，或腹中余垢欠净，胸中胀满而潮者最稳。若身体疼痛，是表未解，不可服之。柴胡三钱，黄芩、芍药、枳壳各一钱，半夏一钱半，大黄三钱壮实者倍之，怯弱者减之，姜三片，枣二枚，水煎，临熟入大黄煎二三沸，温服，取通快则止，未利再服。《经》曰：热淫于内，以苦发之。柴、芩之苦以发传经之热。里不足者，以甘缓之，参、草之甘以缓中和之气。邪半入里，则里气逆而呕，半夏之辛以散之；邪半在表，则荣卫争为寒热，姜、枣之辛甘以和之。此小柴胡治半表里证也。《经》曰：酸苦涌泄为阴。是以大柴胡汤用枳、芍之酸，大黄之苦，以泄上满除中热；去参、草之甘者，恐补中也；仍用柴、芩、半夏、姜、枣者，邪未全入于里也。加减法：昏乱谵语加黄连、山栀；痞满加枳、梗、厚朴；舌胎黄赤，口燥渴饮水，加瓜蒌仁；夏月热病，烦躁，脉洪大，加知母、麦门冬、石膏；发斑加生地、牡丹皮、玄参；发黄加茵陈、黄柏；鼻衄加犀角；大便不通加芒硝。

白虎汤 白虎西方之神，应秋而归于肺，故夏近秋令，中暑烦渴妙药。主治伤寒汗后，脉洪大而渴，中外俱热，未全入里，宜此和解。或吐下后，邪未除，热结在里，心胸烦，渴甚欲饮水，自汗，不恶寒反恶热，大便不闭。及三阳合病，头痛面垢，谵语遗尿，身重难以转侧。一切时气瘟疫，杂病胃热咳嗽、发斑，及小儿疮疱瘾疹伏热等症。

知母二钱 石膏五钱，热甚七钱 甘草六钱 粳米小半合

水煎温服。方意以脉浮为在表，兼滑为在里。表有热，里有寒，宜知母、石膏之苦甘，以解内外之邪热；热则伤气，宜粳米、甘草之甘缓以益气。《经》曰热淫所胜，佐以苦甘是也。或问：白虎性寒，热病里虚，误服多成结胸，夏月阴盛体薄忌之。《百问》云：太阳病汗后，脉洪大者宜。此云里寒者，伤寒邪未入府言寒，已入府言热，非寒冷之寒，与瓜蒂散客寒上焦例同。如虚烦甚加麦门冬；里热大渴烦躁，表热微恶寒脉浮，并加人参；尺寸俱长而疾，自汗大出，身表如水，乃阳明传少阴，宜加桂枝；虚烦谵语，小便淋涩，起卧不安，加山栀。

陶氏白虎汤 即白虎汤加人参、麦门冬、五味子、山栀、姜、枣、竹叶，煎服。治法同上。如心烦加竹茹；大渴心烦背恶寒，去山栀加天花粉。凡黄芩汤、解毒汤、麦门冬汤，一切平和清解之剂，皆自此三方而变化之也。

抑论无汗烦躁而脉浮紧者，可服青龙；无汗喜渴而脉单浮者，勿投白虎；阳明自汗引饮，则五苓散未可轻进；太阳自汗溺数，则桂枝汤不可妄与，其故何哉？盖人身以气液为主，在外则为正汗，以养皮毛而不燥；在内则为津液，以和胃口而不

渴；在下则为小便而不涩，是以三者恒宜相固而不相伤也。小便数则津下脱矣，岂宜桂枝重发其汗？阳明汗多津外泄矣，岂宜五苓复内渗其小便？白虎之名义甚可畏者，性甚寒凉。无汗脉浮，表未全解，犹宜柴胡解肌之药，岂可纯以里寒药治之耶？无汗而不烦躁者麻黄汤，有汗而烦躁者桂枝汤，惟无汗而烦躁者，而后可青龙汤。以加石膏性缓，对麻黄而言，故有是善名也。噫！用之当者，朝大黄，暮附子，不为悖也；用之不当，小柴虽稍平和，亦贻害也。用药者，可不知古人立方之意乎！

阴　证

温　补

温其中，补其虚，素体虚里寒，及汗吐下后，暴虚寒者用之，中病即止。

理中汤　治太阴腹痛，自利不渴，脉沉无力，手足或温或冷，及蛔厥、霍乱等证。

人参　白术　干姜各二钱　甘草一钱半

水煎温服。如作丸，以前三味俱用五钱，甘草三钱，为末，蜜丸弹子大，每一丸白汤化下。大便涩者用丸，利者用汤。方意以干姜之辛，温胃散寒；参、术、甘草之甘，缓脾气调中。《经》曰：脾欲缓，急食甘以缓之。又曰：寒淫于内，平以辛热是也。如寒甚腹痛拘急，四肢逆冷，加附子；脐下动气欲作奔豚，去术加肉桂；吐多去术加生姜；下多还用术；悸者加茯苓；渴者加白术；腹痛里虚倍人参；寒者倍干姜；胃虚则气壅腹满，去术加附子；呕吐不止减甘草加姜汁；吐蛔去甘草加乌梅；呃逆加丁香、柿蒂；哕逆加木香；霍乱转筋加石膏；寒湿发黄加茵陈；脾弱泄不止，溺不利，倍参、术，合五苓散；内虚腹痛合小建中汤。

陶氏理中汤　即前方加肉桂、陈皮、茯苓，姜、枣煎，临服入炒陈壁土一匙，以助胃气，治法同上。如厥阴消渴，气上冲心，饥不欲食，食即吐蛔，腹痛便实，加大黄、蜜少许利之。腹濡满时减者去甘草，呕吐加半夏、姜汁；蜷卧沉重利不止，及利后身体痛，加附子；自利腹痛加木香、磨姜汁。

治中汤 治太阴伤寒，手足温，自利不渴，咽干腹满，痞闷时痛，脉沉细。及食积头痛，发热恶寒，身体不痛等症。即理中汤加青皮、陈皮等分，水煎服。

小建中汤 治伤寒阳脉涩，阴脉弦，法当腹中急痛，有汗；及少阴恶寒，手足蜷而温。凡伤寒初起及过经，当汗吐下，尺脉迟者，宜先服此。又治伤寒二三日，心悸而烦，及诸汗不止等症。

白芍五钱　肉桂三钱　甘草二钱　饴糖半盏

姜五片，枣四枚，水煎去渣，入饴糖烊化温服。如便溏或呕者去饴糖。《经》曰：建中者，建脾也。脾欲缓，急食甘以缓之，饴、枣、甘草之甘以缓中。辛润散也，荣卫不足，润而散之，桂枝、生姜之辛以行荣卫。酸收泄也，正气虚弱，收而行之，芍药之酸以收正气。悸者，气虚也；烦者，血虚也。以气血内虚，与小建中汤先建其里。

玄武汤 见赋。三白汤、人参三白汤、辛黄三白汤，凡方中以三白为主者，皆自此方而变化之也。

四逆汤 治直中阴证，初病无头疼，无身热，无渴，怕寒振栗蜷卧，沉重欲寐，脉来沉迟无力或无；及太阴腹痛，自利不渴，手足厥冷，指甲唇青，呕吐涎沫；或少阴下利清谷，或咳，或悸，里寒外热，脉微欲绝，发躁身反不恶寒，面赤腹痛，或干呕咽痛，或呕吐呃逆，或利止脉不出者，此为阴甚于内，格阳于外，不相通也，急宜此汤散阴通阳。又伤寒表证误下，自利不止，或表证未除而下利不止，急宜此汤救里。凡三阴脉迟身痛并用，阴毒要药也。

干姜五钱　附子生二钱半　甘草一两

水煎温服。方意以甘草、姜、附相合，辛甘大热之剂，散阴复阳。《经》曰：寒淫于内，治以甘热。又曰：寒淫所胜，平以辛热是也。如利止脉不出，加人参；无脉加猪胆汁；面赤加连须、葱白；腹痛加芍药；阴毒心硬肢冷，加麝香、皂荚少许。

陶氏四逆汤 即四逆汤加人参、白术、茯苓、陈皮、半夏、肉桂、五味子，姜煎，临熟入麝三厘调服，中病手足温和即止。治法同上。如呕吐涎沫，或小腹痛，加盐炒吴萸；呕吐不止加姜汁；泻不止加升麻、黄芪；咽痛加桔梗。

当归四逆汤 治厥阴病气弱，手足厥逆，小腹疼痛，或呕哕，或囊缩，血虚则脉细欲绝，亦阴毒要药也。当归、芍药各二钱，肉桂一钱半，细辛、通草、甘草各一钱，姜五片，枣二枚，水煎温服。《经》曰：脉者，血之府也。诸血皆属于心。通脉者，必先补心益血。苦先入心，当归之苦以助心血；心苦缓，急食甘以缓之，通草、甘、枣之甘以缓阴血。如素有寒气加吴萸，倍生姜；寒甚加附子；脉不至加人参。

三味参萸汤 治厥阴病，干呕吐涎，头痛甚极；及少阴吐利，手足逆冷，烦躁欲死；阳明食谷欲呕，得汤反剧，属上焦寒等证尤妙。吴萸三钱，人参二钱，生姜四钱，枣二枚，水煎温服。《经》曰：寒淫于内，治以甘热，佐以苦辛。吴萸、生姜之辛以温胃，人参、大枣之甘以暖脾。如阴逆厥冷，唇青面黑，舌卷卵缩，加附子、细辛。

十全大补汤、十四味建中汤，一切峻补之剂，皆自理中、建中、四逆等汤而变化之也。

炙甘草汤 治伤寒脉代结，心动悸。

甘草三钱　人参二钱二分　生地　桂枝　麻仁　麦门冬各二钱半　阿胶二钱

姜三片，枣二枚，酒七分，水一盏三分，煎至三分服。方意以脉代结者，血气虚弱不能相续也；心动悸者，真气虚也。是用参、草、大枣之甘以补不足；桂、姜之辛以益正气。《本草》云：补可去弱是也。麻仁、阿胶、生地、门冬之甘以润经益血，复脉通心。《经》曰：津耗散则为枯，五脏痿当荣卫涸，温剂所以润之也。单甘草汤、滋阴降火汤、补阴丸、生脉散、补中益气汤，一切滋补之剂，皆自此方而变化之也。

内　伤饥饱劳役 饮食积聚

东垣李先生内伤纂要

内外伤辨

人身以胃气为主，凡言阳气、元气、谷气、荣气、清气、卫气、春升之气，皆胃气之别名耳。脾胃一伤，中气不足，谷气不能上行以滋养心肺，乃下流而乘肝肾，痿厥气逆之渐也。肾受脾湿，闭塞其下，致肾间阴火上冲心肺。心肺者，天之气，是无形之气受病，故饮食劳役失节，为内伤不足之证。肝肾者，地之气，是有形之质受病，故风寒邪侵筋骨，风伤肝筋，寒伤肾骨。为外伤有余之证。

《经》曰：天之邪气感则害人五脏，水谷寒热感则害人六腑。又曰：犯贼风虚邪者阳受之，饮食不节起居不时者阴受之。阳受之则入六腑，阴受之则入五脏，两说似反而实不反也。盖内外之伤，脏腑皆尝受之，但随其所从所发之处而为病耳。《经》曰：东风入肝，西风入肺，南心北肾，西南则舍于脾。观此则天之邪气，固伤五脏矣。然虚邪中人，从皮肤而入络脉、而经而输、伏冲之脉以至于肠胃。又曰：东北风伤人，内舍于大肠，西北舍于小肠，东南舍于胃。则天之邪气，又岂不伤六腑乎？《经》曰：饮食自倍，肠胃乃伤。则水谷寒热，固伤六腑矣。又曰：形寒饮冷伤肺，饮食劳倦伤脾。亦未尝不伤五脏也。至于地湿，亦未必专害皮肉筋脉，而不能害脏腑。邪气水谷，亦未必专害脏腑，而不能害皮肉筋脉也。但以邪气无形，脏主藏精气，故以类相从而多伤脏。水谷有形，腑主传化物，故因其所由而多伤腑。湿气浸润，其性缓慢，故从下而上，从浅而深，而多伤于皮肉筋脉耳，孰谓湿气全无及于脏腑之理哉！观此则知伤寒、温暑、内伤、杂病，阴阳虚实之理一而已矣。仲景、东垣、丹溪、河间，又岂有优劣哉！

有余者泻，不足者补，补泻一差，生死立判。其所以疑而似者，为百病皆起于恶寒、恶风、发热、头疼等症。杂病亦有六经所见之证，外科亦然，所以世俗混而无别。其最易辨者，伤寒恶寒，猛火不除；内伤恶寒，元气下流，心肺无所禀受，皮肤间无阳以护，但见风寒便恶，非常常有之无间断也。稍就温暖即止。伤风恶风，不耐一切风寒；内伤恶风，偏恶些小贼风。避居密室，则不恶矣。外伤恶热，无有休歇，日晡转剧，直待汗下方退；内伤发热，亦似伤寒及中暍之证，但烦躁时止时作，或自袒裸亦便清凉。凡体弱食少过劳，及常斋胃薄之人，因劳役得疾，皆与阳明中暍相似，误服白虎必死。但中暍日晡热甚，或作谵语；内伤日晡病减，为阳明气旺故耳。外伤筋骨疼痛，不自支持便着床枕；内伤倦怠，有似伤寒及中湿之证，但四肢不收，无力嗜卧而已。间有脾为热乘，则骨消筋缓，亦非得病即显是证。

内伤寒热，间作而不齐；或因口吸风寒之气，郁其阴火，使咽膈不通，其吸入之气欲入也，为膈上冲脉之火所拒，使阴气不得入，其胸中之气，为外风寒所遏而不得伸，令人口开眼瞪，极则声发于内，气不能上下，塞于咽中而气欲绝。又或因哕、因呕、因吐而燥热发，必有所因，方有此证，其表虚恶风寒之证复见矣。表虚之弱为阴火所乘，燥发须臾而过，其表虚无阳不任风寒复见矣。是表虚无阳常常有之，其燥热则间而有之。此二者不齐，燥作寒已，寒作燥已，非如外伤之寒热齐作，无有间断也。

外伤寒热，齐作而不同。内伤头痛，时止时作；外伤头痛，非发散直传入里方罢。然岂特初证似太阳可辨哉！内伤则元气不足，神思昏怠，语言倦懒，先重而后轻；外伤则邪气有余，神思猛壮，语言强健，先轻而后重。内伤则手心热而手背不热；外伤则手背热而手心不热。内伤邪在血脉中有余则不渴，间有渴者，心火克肺，乃伤之重者也。外伤邪气传里则大渴。内伤证显在口，虽食亦不知味，多唾涎沫，鼻息不调或有清涕；外伤证显在鼻，伤寒鼻塞，伤风流涕，虽不能食而亦知味。内伤气口脉大，外伤人迎浮紧。外感风寒，则人迎脉缓或紧，而大于气口一倍或两三倍。内伤饮食，则气口脉大于人迎一倍，伤之重者，过在少阴则两倍，太阴则三倍，此内伤饮食之脉。若劳役过甚，心脉变见于气口，是心火刑肺，其肝木挟心火之势，亦来薄肺，故气口脉急大而数，时一代而涩也。涩者，肺之本脉；代者，元气不相接，脾胃不及之脉；洪大而数者，心脉刑肺也；急者，肝木挟心火而反克肺金也。若不甚劳役，唯右关脉数而独大于五脉，数中显缓，时一代也。如饮食不节，寒暑失所，则先右关胃脉损弱，甚则隐而不见，唯内显脾脉之大数微缓，时一代也。宿食不消，则独右关脉沉而滑。

若显内证多者，则是内伤重而外感轻，宜以补养为先，若显外证多者，则是外感重而内伤轻，宜以发散为急，此医之大关键也。奈何业者不学妄行，凡病莫分内外，专以发散为先，实实虚虚，可胜叹哉！

内伤辨 新纂

内伤劳倦饮食之证，固与风寒暑湿之病不同矣。然劳倦伤与饮食伤，又岂无可辨者哉！以劳倦言之，《经》云：阴虚生内热。又云：有所劳倦，形气衰少，谷气不盛，上焦不行，下脘不通，胃气热熏胸中，故内热，此内伤之原也。然人身阴阳，有以表里言者，有以上下之分言者，有以升降呼吸之气言者。此所谓阴虚之阴，盖劳过则气化为火，水谷之味因而少入，是故阳愈盛，阴愈衰也。盖指身中之阴气，与水谷之味耳。夫劳倦饮食损伤气分，既有阴气阳气之分，则思虑色欲损伤血分，又岂无有阴血阳血之异乎？以此见，血阴气阳者，分阴分阳之义也；气血各自有阴阳者，阴阳互为其根之理也。大法阳气虚者，宜桂、附，兼参、芪峻补；阴气虚者，参、术、甘草缓而益之；阴分血虚者，生地、玄参、龟板、知母、黄柏补之；阳分血虚者，茯苓、参、归、远志之类补之。论至于此，东垣、丹溪之功大矣哉。或以下焦阴分为言，或以肾水真阴为言，皆非也。夫有所劳倦者，过动属火也；形气衰少者，壮火食气也；谷气不盛者，劳伤元气则少食而气衰也；上焦不行者，清阳不升也；下脘不通者，浊阴不降也。夫胃受水谷，惟阳升阴降，而后变化出入以滋荣一身，今胃不善纳而气衰少，则清无升浊无降矣。故曰上焦不行，下脘不通。然非谓绝不行不通也，但比之平人则谓之不行不通耳。上不行下不通则郁矣，郁则少火皆成壮火，而胃居上焦下脘两者之间，故胃气热，热则上炎，故熏胸中而为内热也。内伤始病热中，末传寒中，阴盛生寒中，多因调治差误，或妄下之所致。遇寒则四肢厥冷，心胃绞痛，冷汗自出，乃胃之脾胃虚也，宜辛热温药理中下二焦。劳则气耗气短，喘且汗出，内外皆越，故气耗矣。气耗则火旺，火旺则乘其脾土，脾主四肢，烦热无力，懒于语言，动作喘乏，表热或表虚恶寒，心烦不眠。劳役初病，少食，小便赤黄，大便或闭或结或虚坐，只见些少白脓，时有下气，或泄白或黄如糜，苦心下痞塞，或加胃脘当心而痛如刀割之状，有时上支两胁痛，必脐下相火上行，使阳明经气逆胸中，甚则高喘，但病每互出不并作，与外感异耳。宜安心静养，心之意即真土，意虑不宁，则脾劳矣。以甘寒泻其热火，以酸味收其散气，以甘温补其中。《经》言劳者温之，损者益之是也。平人脉大为劳脉，极虚亦为劳。夫劳之为病，其脉浮大，手足烦热，春夏剧，秋冬差。脉大者，热邪也；极虚者，气损也；春夏剧者，时助邪也；秋冬差者，时胜邪也。以建中补中治之，亦温之之意也。《经》曰温能除大热是也。虽然，劳倦亦有二焉，劳力纯乎伤气，而无汗者，补中益气之旨也。夫脾胃虚者，因饮食劳倦，心火亢甚而乘其土位，其次肺气受邪，须用黄芪最多，人参、甘草次之。脾胃一虚，肺气先绝，故用黄芪以益皮毛而闭腠理，不令自汗上喘气短；损其元气，人参以补之；心火乘脾，炙甘草之甘温以泻火热而补脾胃中元气。若脾胃急痛，腹中急缩者，宜多用之。《经》曰：急者缓之。白术苦甘温，除胃中热，利腰脐间血。胃中清气在下，升麻、柴胡以引之，引黄芪、甘草甘温之气味上升，能补卫气之散解而实其表也。又缓带脉之缩急，二味苦平，味之薄者，阴中之阳，引清气上升也。气乱于胸中，为清浊相干，用陈皮以理之，又能助阳气之升，以散滞气，助诸甘辛为用也。脾胃气虚，不能升浮，为阴伤其生发之气，荣血大亏，营气不荣，阴火炽盛，是血中伏火日渐煎熬，气血日减。心主血，血减则心无所养，致使心乱而烦，病名曰悗。悗者，心惑而烦闷不安也。故加辛甘微温之剂生阳气，阳旺则能生阴血，更以当归和之。伤之重者，一日连进二服，得阴阳和而汗自出，病可已矣，然非发散之谓也。劳心兼伤乎血，而有汗者，黄芪建中之义。心力俱劳，气血俱伤者，双和散之所由名也。凡诸益气汤、保元汤之类，皆自补中、建中而推之也。凡归脾汤、养心汤，及节斋新立二方之类，皆自双和而推之也。又房劳伤肾，证与劳倦相似；均一内伤发热证也，劳倦因阳气之下陷，宜补其气以升提之；房劳因阳火之上升，宜滋其阴以降下之。一升一降，迥然不同矣（详发热）。七情动气，脉与饮食无二，盖饮食七情，俱能闭塞三焦，熏蒸肺胃。清道肺为气主，由是而失其宜化之常，所以气口独紧且盛。其症呕泄痞满腹痛，亦大相似。但伤食恶食，七情虽作饱亦不恶食，临时消息问察。俱不可不细辨之。兹述其略，尚当于各类融会而贯通之可也。以饮食伤者言之，《经》云：因而大饮则气逆，因而饱食，筋脉横解，则肠澼为痔。盖饮者，无形之气，伤之则宜发汗，利小便，使上下分消其湿，解酲汤、五苓散之类是也。酒之气味俱阳，若以大热大寒之药下之，是无形之气受伤，而反下有形阴血，致损真水，阳毒太旺，愈增阴火冲上，元气消亡，七神何依？虽不即死，而虚损之病成矣。所以酒疸不许下，下之久久成黑疸，盖以此也。食者，有形之物，伤之则宜损其谷，其次莫若消导，丁香烂饭丸、枳术丸之类主之；稍重则攻化，三棱消积丸、木香见晛丸之类主之；尤重者，则或吐或下，瓜蒂散、备急丸之类主之，此大法也。条分缕析，其间有大饥伤饱而无停滞者，或饮食不调之后加之劳力，或劳力过度之后继以不调，皆谓之不足，而当补益者也。有自己喜食，或与人斗食而停滞者，此为有余，而当消导者也。又有伤生冷硬物者，有伤辛辣热物者，或热物多而寒物少，或寒物多而热物少，或先食热物而后食冷物，以致前食热物亦不消化，所伤之不同如此，安可以执一乎？况人之气禀盛衰，每每相反，有物滞气伤，必补益消导兼行者；有物暂滞而气不甚伤，宜消导独行不须补益者；有既停滞而复自化，不须消导，但当补益，或亦不须补益者。洁古、东垣枳术丸之类，虽曰消导，固有补益之意存乎其间。方以白术甘苦温，甘温补脾之元气，苦味除胃中之湿热，利腰脐间血，故先补脾胃之弱，过于枳实克化之药一倍。枳实味苦寒，泄心下之痞闷，消化胃中所伤，此药下胃，其所伤不能即去，须待一、两时辰许则消化，是先补其虚，而后化其所伤，则不峻利矣。荷叶中空象震，震者动也，人感之生。足少阳甲胆者，风也，生化万物之根蒂也。《内经》云：立端于始，序则不愆。人之饮食入胃，营气上行，即少阳甲胆之气也。其手少阳三焦经之司，胃气、谷气、元气，甲胆上升之气，一也。荷叶空青而象风木，食药感此气之化，胃气何由不上升乎？更以烧饭和药，与白术协力滋养，令胃厚再不至内伤。若伤热用丁香、巴豆热药，伤冷用大黄、牵牛寒药，不但遗留药毒，重泻元气，又且饮食伤中焦，而反泻上焦清气，暗损人寿，不得终其天年，但人不自觉耳。其他如木香分气丸、导气枳实丸、大枳壳丸之类，虽无补益，然施之于物，暂滞气不甚伤者，岂不可哉！但不宜视为通行之药尔。且所滞之物，非枳术丸之力所能去者，亦安可泥于消导而弗之变乎？故备急丸、瓜蒂散等之推逐者，亦未尝委之而弗用也。故善用兵者，攻亦当，守亦当；不善者，则宜攻而守，宜守而攻，其败也，非兵之罪，用兵者之罪耳。观乎此，则知消导补益推逐之理矣。吁！均一内伤也，劳倦不足一而已矣。饮食有有余不足之分焉，误用补益，则甘温助湿生痰，变生呕泻胀满危证；误用推逐，重伤元气，脱下而死。利害匪轻如此，故妄缀之为内伤辨。

脾胃虚实传变论

《经》曰：胃、大肠、小肠、三焦、膀胱五者，天气之所生也，其气象天，故泻而不藏。九窍者，五脏之所主，然必得胃气乃能通利，胃气一虚，口目耳鼻俱为之病。其身热头痛，耳鸣目眩，沉重，为热所伤元气故也。阳气最恶烦劳，顺之则固。惟脾胃和，则谷气上升，为春夏令行而人寿；脾胃不和，则谷气下流，为收藏令行而人夭。凡十一脏，皆取决于胆，胆气升则余脏从之，胆气不升，则飧泄肠澼。天食人以五气，地食人以五味，味藏于胃，以养五气，气或乖错，形何以存，故诸病从脾胃而生明矣。姑以胜衰者言之：胃中元气盛，则能食不伤，过时不饥。脾胃俱旺，则能食而肥；脾胃俱虚，则不能食而瘦；或少食而肥，虽肥而四肢不举，盖脾实而邪气盛也。又有善食而瘦者，胃伏火邪于气分则能食，脾虚则肌肉削。故面热者，胃病也，胃病则脾无所禀受，故亦从而病焉。脾病则下流乘肾，土克水。令人骨髓空虚乏力，足不能履地，是阴气重叠，阴盛阳虚，汗之则愈，下之则死。然非正发汗也，用辛甘之药滋胃，当升当浮，使生长之气旺以助阳耳。夫胃病其脉缓，脾病其脉迟，若火乘土位，其脉洪缓。更有身热心中不快之症，此阳气衰弱，当从升降浮沉补泻法中用药。详后用药法象。

盖治病不达升降浮沉之理，虽愈亦幸耳。昔有病脾胃久衰，视听半失，淫雨阴寒，逾月不止，泄利体重肢节痛，大便泄下，小便闭，若用淡渗之剂，病虽即已，降之又降，是益其阴而重竭其阳，精神愈短。故必用升阳药，以羌活、独活、柴胡、升麻各一钱，防风、甘草各五分，水煎稍热服，阳气升腾而疾去矣。又有脾胃虚损，目疾时作，身面目睛俱黄，小便或黄或白，大便不调，食少气短怠惰，医以泻肝散下数行，而前疾愈甚，适当暑雨，素有黄证，所以增剧也，因立**清神益气汤**治之。茯苓、升麻各二分，泽泻、苍术、防风各三分，生姜四分，此数药能走经除湿热而不守，故不泻本脏肺与脾胃，本中气之虚弱；青皮一分，生甘草、白芍、白术各二分，人参五分，此数药能守本而不走经，不走经者，不滋经络中之邪，守者能补脏之元气；黄柏一分，麦门冬、人参各二分，五味子三分，此药去时令浮热湿热。水煎，空心热服而愈。举此二者，以为证佐。

如脉缓，病怠惰嗜卧，四肢不收，或大便泄泻，此湿胜也，从平胃散。若脉弦，气弱自汗，四肢发热，泄泻，毛枯发落，从黄芪建中汤。

苟脉缓而建中，脉弦而用平胃，则误矣。

脉虚血弱，摘四物汤一二味；脉弱气短，摘四君子汤一二味；或小便赤黄，从五苓散去桂，摘一二味，俱以本证中加之。如妨闷此非腹胀，乃散而不收，可加芍药收之，中焦用芍药，则脾中升阳，使肝胆之邪不敢犯。如腹中窄狭及缩急者去之，及诸涩酸药，亦不可用。腹痛者加甘草、白芍。稼穑作甘，甘者己也；曲直作酸，酸者甲也；甲己化土，此仲景之妙也。五苓散治渴而小便不利，无恶寒者不可用桂。不渴而小便自利，妄见妄闻，乃瘀血证，用炒黄柏、知母。心脏热而窍不利者，导赤散。或虚坐而大便不得者，皆血虚也，血虚则里急，或血气虚弱而目睛痛者，皆加当归身调理脾胃。于此五药中加减，无不应验，然终不能使人完复。

内伤以脾胃虚败为甚，酒色次之。凡虚损，脾胃盛者易复，脾胃弱者只可半愈，故农樵终岁劳苦而不成伤，能纳能化，脾胃盛耳。

后或有因而再至者，亦由督任冲三脉阴火为邪，胃气虚弱之所致也。法须依症加减，如执方疗病，非《素问》之旨也。《经》云：至而不至，是为不及，所胜妄行，所生受病，所不胜乘之也。至而不至者，谓从后来者为虚邪，心与小肠乘脾胃也，脉见浮大而弦，病或四肢烦躁，口苦舌干咽干。盖心主火，小肠主热，火热乘土，湿热相合，故烦躁闷乱；四肢，脾胃之末也，火乘之故发热；饮食劳役所伤，以致脾胃虚弱，乃血所生病，主口中津液不行，故口干咽干也。

心之神，乃真气之别名。今七神离形，而脉中惟有火矣。善治斯疾，惟使心无凝滞。人或逢喜事，或天气暄和，或食滋味，或眼前见可爱事，则慧然无病矣，盖胃中元气得舒伸故也。

忌用五苓散，亡津液。宜补其母于心与小肠中，以补脾胃之根蒂。甘温白术为主，苦寒黄连为使，酸味芍药为之臣佐。以其心苦缓，急食酸以收之；此治心火不能生土，是为不及。火旺则肺金受邪，金虚则以酸补之，次以甘温、甘寒芩、连、知、柏、生地之类之剂于脾胃中泻心火之亢盛，是治其本也。

火盛乘脾，亦为不及。心火者，阴火也，起于下焦，其丝系于心。心不主令，相火代之。相火，下焦包络之火，元气之贼也。火与元气不两立，一胜则一负。如脉见洪大，而烦渴气喘，是火大旺而气大衰也。阴火说自东垣，乃发《素问》之未发者也。

所胜妄行者，言心火旺能令母实。母者，肝木也，木旺则挟火而妄行，故脾胃先受之，或身体沉重，走注胁痛。盖湿热相搏，风热郁不得伸，附着于有形也；或多怒者，风热下陷于地中也；或目病内障，肝主血，开窍于目也；或妄见妄闻起妄心，夜梦亡人，或寒热往来，或四肢满闭，或淋溲便难转筋，皆肝木火盛而为邪也；或生痿，或生痹，或生厥，或中风，或生恶疮，或作肾痿，或上热下寒，皆风热不得升长，而木火过于有形中也。

宜柴胡为君，防风、赤芍、甘草、桂枝为臣，猪苓、泽泻、茯苓、苍术、知母、黄柏、滑石、石膏、羌活、独活、川芎、细辛、蔓荆子为佐，升麻为使。《经》云：惟有阳明、厥阴不从标本从乎中。中乃不定之辞，非中外之中也。盖厥阴为十二经之领袖，主生化阴阳；足阳明为十二经之海，主经营气血，诸经皆禀之。言阳明、厥阴与何经相并而为病，酌中以用药。所以言此者，发明脾胃之病，不可一例而推，欲人知百病皆由脾胃而生也，厘毫之失，灾病立生。假如时在长夏，于长夏之令中立方，谓正当主气衰而客气旺之时也，后之处方者，当从此法加时令药。如长夏则补脾胃泻阴火，升阳汤是也。大抵此法此药，欲令阳气升浮耳，大禁渗泄滋阴之味，亦有从权而用黄柏、知母，为督任冲三脉盛也。

所生受病者，由土弱不能生金，反受火木之邪，而清肃之气伤。或胸满少气，短气气上，精神少而倦惰，惨惨常不乐，皆阳气不足而阴有余也，或咳嗽寒热者，湿热乘其内也。

脾不克化，郁而为痰，变生咳喘眩晕等症。治宜人参为君，白术、芍药为佐，橘皮、青皮以破滞气，桑白皮、甘草、木香、槟榔、五味子为佐，桂枝、桔梗为引用。

所不胜乘之者，水乘木之妄行，而反来侮土，故肾入心为汗，入肝为泣，入脾为涎，入肺为痰为嗽为涕为嚏，为水出鼻，自入则为溺多，为恶寒也。

治宜干姜为君，白术、附子、肉桂为臣、茯苓、猪苓、泽泻为佐使。

一说下元土盛克水，致督任冲三脉盛，火旺煎熬，令水沸腾而乘脾肺，故痰唾出于口也；下行为阴汗，为外肾冷，为足不任地，为腰脊背胛脚下隐痛；或水附木势而上为眼涩、为眵、为冷泪，此皆肺金之虚，而寡于畏也。夫脾胃不足，皆为血病，故九窍不通。诸阳气根于阴血，阴受火邪则阴盛，阴盛则上乘阳分，而阳道不行，无生发升腾之气也。夫阳气走空窍者也，阴气附形质者也，如阴气附于土，阳气升于天，则各安其分也。今所立方中，有辛甘温药者，非独用也；复有甘苦大寒之剂，亦非独用也。以火酒二制为之使，引苦甘寒药至顶，而复入于肾肝之下，此所谓升降浮沉之道，自偶而奇，奇而至偶者也。

阳分奇，阴分偶，泻阴火以诸风药，升发阳气以滋肝胆之用，是令阳气生，上出于阴分；末用辛甘温药，接其升药，使不发散于阳分，而令走于九窍也。升降浮沉说：天以阳生阴长，地以阳杀阴藏。天气旺于寅，寅者，引也。立春少阳之气，始于泉下，引阴升而在天，草木甲拆；立夏少阴火炽，草木盛茂，此谓天以阳生阴长，《经》言岁半以前，天气主之，在乎升浮也。地气旺于申，立秋太阴之气始得大伸，自天而下降彻地，则品物咸殒；立冬少阴之气伏于泉下，冰水地拆，此所谓地以阳杀阴藏，《经》言岁半以后，地气主之，在乎降沉也。春温、夏暑、秋凉、冬冷，正气之序，升已而降，降已而升，如环无端，运化万物，故曰履端于始，序则不愆。人之呼吸升降，亦象天地，饮食入胃，气先归脾肺，上行春夏之令，以滋养周身，乃清气为天者也；升已而下输膀胱，行秋冬之令，为传化糟粕，乃浊阴为地者也。损伤脾胃，真气下溜，或下泄而久不能升，是有秋冬而无春夏，百病皆起。又有久升而不降者，亦病焉。于此求之，则履端之义明矣。

《经》云：食入于胃，散精于肝，淫气于筋。食入于胃，浊气归心，淫精于脉；脉气流经，经气归于肺，肺朝百脉，输精于皮毛；毛脉合精，行气于腑。且饮食入胃，先行阳道，而阳气升浮也。浮者，阳气散满皮毛；升者，充塞头顶，则九窍通利也。若饮食不节，损其胃气，不能克化，散于肝，归于心，溢于肺，食入则昏冒欲卧，得卧则食在一边，气暂得舒，是知升发之气不行者此也。《经》云：饮入于胃，游溢精气，上输于脾；脾气散精，上归于肺。病人饮入胃，遽觉至脐下，便欲小便，由精气不输于脾，不归于肺，则心火上攻，使口燥咽干，是阴气太盛，其理甚易知也。况脾胃病则当脐有动气，按之牢若痛，有是者乃脾胃虚，无是则非也，亦可作辨明矣。

内伤饥饱劳倦总方

补　益

补中益气汤　治形神劳役，饮食失节，虚损身热而烦，脉大而虚，颈痛或恶寒而渴，自汗无力，气高而喘。兼治妇人室女经候不调血脱。益气之大法也。

黄芪一钱，劳役甚者加五分　人参久嗽肺有火者去之　甘草各一钱，三味除肌热燥热圣药　当归和血　白术助脾　陈皮导气，又能同诸甘药益元气，独用泻脾　柴胡引少阳清气左升，大除劳热　升麻引胃气右升，而复其本位。同柴胡，须用酒各炒三遍。如咳嗽及有汗者，用蜜炒敛而降之。五件各五分，虚甚升、柴只用一分，汗多者全去之。参、芪、术有用至一两一服者，甘草有用二三钱一服者。

水煎，巳未午初时温服。伤之重者连进二服，如得微汗即愈。忌多言劳役，静养一二时辰久，方进美膳以助之。常服去升、柴，加黄柏三分以滋肾水，红花二分入心养血，多用破血。

加味黄芪汤　又名保元汤。治阳虚背恶寒。即前方去升、柴、陈、归，加肉桂，甚者加附子。

升阳顺气汤　治春月口淡无味，夏月虽热犹寒，饥饱失常，以致腹胁满闷短气，喜怒不节，以致忧思气结，恐惧气下等症。即补中益气汤去白术，加黄柏、草豆蔻、神曲、半夏。

黄芪人参汤　治夏天气热，精神不足，两脚痿软，烦热呕哕，自汗头痛痰嗽，心胁腹痛，胸中闭塞，小便频数，大便难而闭结，皆热伤肺之所致也，宜常服之。即补中益气汤去柴胡，加苍术、神曲、五味子、黄柏。

清暑益气汤　治长夏湿热蒸人，四肢困倦，精神少，懒于动作，胸满气促，支节痛，或气高而喘，身热而烦，心下膨闭，小便黄而数，大便溏而频，或痢，或渴，不思饮食，自汗体重等症。即补中益气汤去柴胡，用黄芪一钱止汗除热；人参五分，当归、甘草各三分，补中益气；苍术一钱，白术、泽泻各五分，渗利除湿；升麻一钱，干葛二分，善解肌热；又以风胜湿也，湿胜则食不消而作痞满，故炒神曲五分，青皮二分，陈皮五分以消食快气；肾恶燥，故以黄柏三分，借甘味泻热补水；虚者滋其化源，以五味子九粒，麦门冬三分，救暑伤肺金。中暍，忌汗下温针。

升阳补胃汤 治长夏湿热，阳明、少阳下血。即补中益气汤去陈皮，加桂、芍、羌、防、干葛、独活、生地、牡丹皮。

升阳益胃汤 治秋燥令行，湿热少退，体重节痛，口干舌干，饮食无味，大便不调，小便频数，食不消。兼见肺病洒淅恶寒，惨惨不乐，面色恶而不和，乃阳气不伸故也。黄芪二钱，人参、甘草各一钱，白术三分，陈皮四分，柴胡三分，加羌活、独活、防风各五分，以秋旺故用辛温补之；白茯、泽泻各三分，渴者勿用；半夏一钱，黄连一分，白芍五分，姜、枣煎服。后如小便罢而病加剧，去茯苓、泽泻。何故秋旺反用参、术、芍药之类补之？脾胃虚则肺俱受邪，故因时而补易为力也。若喜食不可饱食，恐胃再伤，忌不可啖食以损药力，宜安静少役形体，使胃与药得转运升发，胃气稍强，少食果物以助之。《经》云：五谷为养，五果为助者也。

神圣复气汤 治气乘冬足太阳寒气、足少阴肾水，子能令母实，手太阴肺实，反来侮土，火木受邪。腰背胸膈闭塞，疼痛善嚏，口中涎，目中泣，鼻流浊涕不止或息肉不闻香臭，咳嗽痰沫，上热如火，下寒如冰，头作阵痛，目中流火，视物䀮䀮，耳鸣耳聋，头痛口臭；或恶风寒，喜日阳，夜卧不安，常觉痰塞咽膈不通，口失味，两胁缩急而痛，牙齿动摇不能嚼物，阴汗，前阴冷，行步欲侧，起居艰难，掌中寒，风痹麻木，小便数而昼多夜频，欠气短气作渴，少气不足以息，遗失无度，妇人白带，阴户中痛，牵心而痛，面如赭色，食少大便不调，烦心霍乱逆气，里急而腹皮色白，后出余气复不能努；或肠鸣，膝下筋急，肩胛大痛，此皆寒水木复火土之仇也。干姜（炮）三分，半夏六分，柴胡一钱，藁本八分，防风、人参、郁李仁各五分，升麻七分，附子二分，当归六分，羌活一钱，甘草八分，白葵花五朵（去心），水五钟，煎至二钟；入黄芪、草豆蔻各一钱，陈皮五分，再煎至一钟；入黄连、黄柏（酒洗）、枳壳、生地各三分。已上四味，先一日水浸，又以细辛二分，川芎、蔓荆子各三分，先一日用水半钟，分作二处浸此三味并黄柏等，煎正药作一钟，不去渣，入此浸药，再煎至一大钟，去渣空心稍热服。又治咬颊、咬舌、咬唇、舌强等症。宜食肉汁，不宜食肉，不助经络中火邪也。大抵肾与膀胱经中有寒，元气不足者，皆宜服之，神效。于月生月满时，隔三五日一服，如急病不拘时分。

沉香温胃丸 治中焦气弱，脾胃受寒，饮食不美，气不调和，脏腑积冷，心腹疼痛，大便滑泄，腹中雷鸣，霍乱吐泻，手足厥冷，大便利无度。又治下焦阳虚，脐腹冷痛，一切寒中，及疗伤寒阴湿，形气沉困，自汗等症。沉香、甘草、良姜、当归、吴萸、人参、木香、茯苓、白术、芍药各五钱，附子、巴戟、干姜、茴香各一两，官桂七钱，丁香二钱，为末，醋糊丸梧子大。每五十丸，空心热米饮下，忌一切生冷物。

调　　理

参术调中汤 泻热补气，止嗽定喘，和脾胃，进饮食。即补中益气汤去当归、升、柴。用黄芪四分，人参、甘草各三分，陈皮二分，加白术、桑白皮各五分，泻肺定喘。五味子二十粒，收耗散之气以止嗽。地骨皮二分，善解肌热。茯苓三分，以降肺火。麦门冬二分，以降肺气。青皮一分。散胸中滞气。

调中益气汤 治脉弦洪缓而沉，按之中得一涩，其症四肢满闷，肢节烦疼，难以屈伸，身体沉重，烦心不安，忽肥忽瘦，四肢懒倦，口失滋味，大小便清利而数，或上饮下便，或大便涩滞不行，一日二日一见，夏月飧泄米谷不化，或便后见血见白脓，胸满短气，咽膈不通，安卧嗜睡无力，不思饮食。即补中益气汤去术、归。用黄芪一钱，人参、甘草各五分，升麻、柴胡、橘皮各二分，加苍术四分，木香一分，水煎热服。

节斋补气方 人遇劳倦，辛苦用力过多，即服一二服，免生内伤发热之病。黄芪钱半，人参、白术、陈皮、麦门冬各一钱，茯神八分，甘草七分，五味子二十粒，姜、枣煎服。劳倦甚，加附子四五分。

节斋补血方 人遇劳心思虑，伤损精神，心虚气短，惊悸烦热，宜服人参一钱二分，五味子十五粒，当归、麦门冬、白芍、茯神、酸枣仁、生地各一钱，山栀、甘草、陈皮各五分，川芎四分，空心姜、枣煎服。

双和散 治心力俱劳，气血俱伤，或房室之后劳役，或劳役之后犯房，大病后虚劳气乏等症。黄芪、川芎、当归、熟地各一钱，官桂、甘草各七分半，白芍二钱半，姜、枣煎服。以此调治，但阴虚火动者，宜善加减。又黄芪、当归二味，亦名补血汤，善治内伤发热。人参养荣汤、黄芪建中汤、八物汤、平胃散、五苓散，皆调理间用之剂也。

朱砂安神丸 治劳神过度，以致心神烦乱怔忡，兀兀欲吐，气乱而热似懊侬状，或服升补药后气浮心乱，以此镇固之则愈。方见卷六“杂病用药赋”。

升　　散 外热

升阳散火汤 治男妇四肢发热，肌热，筋痹热，骨髓中热如燎，扪之烙手。夫四肢属脾，脾者土也，热伏地中。此病多因血虚而得，或胃虚过食冷物，抑遏阳气于脾土。火郁则发之，此药乃胃、胆、脾、肺、膀胱经药也。升麻、葛根、独活、羌活、白芍、人参各五分，防风二分半，柴胡八分，炙甘草三分，生甘草二分，水煎服。

升阳汤 治一日大便三四次，溏而不多，有时泄泻，腹中鸣，小便黄。柴胡、益智仁、当归、陈皮各三分，升麻六分，甘草二钱，黄芪三钱，红花少许，水煎热服。

火郁汤　治手足心发热。升麻、葛根、柴胡、白芍各钱半，防风、甘草各一钱，葱白煎服。

泻阴火升阳汤　治肌热烦热，面赤少食，喘咳痰盛，右关脉缓弱或弦或浮数。羌活、甘草、黄芪、苍术各一钱，升麻八分，柴胡钱半，人参、黄芩各七分，黄连酒炒、石膏各五分深秋勿用，水煎服。按此发脾胃火邪之剂，又心、胆、肝、肺、膀胱药也。泻阴火，升发阳气，荣养气血者也。

分　消 内湿

升阳除湿汤　治脾胃虚弱，不思饮食，肠鸣腹痛，泄泻无度，小便黄，四肢困弱。升麻、柴胡、防风、神曲、泽泻、猪苓各五分，苍术一钱，陈皮、甘草、麦芽各三分，姜、枣煎服。如胃寒肠鸣加益智仁、半夏，非肠鸣不得用。

升阳除湿防风汤　治大便闭塞，或里急后重，数至圊而不能便，或有白脓或血。慎勿利之，利之则反郁结而不通，以此举其阳，则阴气自降矣。如脾湿下流肝肾而成泄痢者，宜此补之升之举之，不可疏下。若脉实腹胀，闭塞不通，从权以苦多甘少之药泄之。苍术四两，防风二钱，白术、白茯、白芍各一钱，用水二钟半，先煎苍术至二钟，入诸药，再煎至一钟，空心热服。

妇　人

升阳燥湿汤　治白带下，阴户痛，控心急痛，身黄皮缓，身重如山，阴中如水。防风、良姜、干姜、郁李仁、甘草各一钱，柴胡一钱三分，陈皮、黄芩各五分，白葵花七朵。分作二帖，水煎服。

升阳调经汤　治饮食劳倦，暴崩不止，或下水浆，怠惰嗜卧，四肢困倦，及夏月带下脱漏等症。独活五分，蔓荆子七分，当归、防风、甘草、升麻、藁本各一钱，柴胡、羌活、苍术、黄芪各钱半。空心水煎服，以饭压之。

升阳举经汤 治经水不止。如右尺按之空虚，是气血俱脱大寒之证。虽轻手其脉数疾，举之弦紧或涩，此是阳脱阴火亦亡。或见热证于口鼻眼，或渴，此皆阴燥阳欲先去也。此方切补命门之下脱也。肉桂盛夏勿用，白芍、红花各五分，细辛六分，人参、熟地、川芎各一钱，独活、黑附子、甘草各钱半，羌活、藁本、防风各二钱，白术、当归、黄芪、柴胡各三钱，桃仁十枚。分作四帖，空心水煎服。

益胃升阳汤 治妇人经候不调，或血脱，或脉弱食少，水泄日二三行。即补中益气汤加神曲钱半，黄芩五分。腹痛加芍药。此方气血之药，血脱益气之要法也。

升阳和中汤 治闭目浑身麻木，昼减夜甚，觉而开目则麻渐退，乃阳衰阴旺，非有风邪。法当补肺泻阴火与湿，通行经脉，调和阴阳，此药主之。生甘草去肾热闭、黄柏、白茯、泽泻俱除湿导火、升麻行阳助经、柴胡各一分半，橘皮、当归、白术各二分，白芍、人参各三分，佛耳草、炙甘草各四分，黄芪五分。食远水煎热服。

小　　儿

保元汤 治慢惊风。令脾土实而木不敢犯，又为痧痘始终必用之药也。黄芪钱半，人参一钱，甘草五分，水煎服。加减见小儿。

外　　科

补中益气汤 乃痈疽托里排脓、扶脾胃之圣药也。加减由人。内伤耳鸣目黄，颊颔肿，颈肩臑肘臂外后廉痛，面赤，脉洪大者，以羌活一钱，防风、藁本各七分，甘草五分通其经血；加黄芩、黄连各三分消其肿；人参五分，黄芪七分益元气而泻火邪，另作一服与之。嗌痛颔肿，脉洪大，面赤，加黄芩。内伤发斑者，因胃气虚甚，是火游行于外，亦痰热所致。火则补而降之，热则微汗以散之，切不可下，恐生危证。

上补中益气一方，六经见证详伤寒，百病相兼见杂病。春夏秋冬无不可通，男女内外无所不治。升而浮之，羌、独、葛、防不为发散；降而沉之，木香、槟榔、猪、泽、知、柏不为疏渗；热之，干姜、肉桂，甚则附子；寒之，芩、连、滑石，甚则大黄。学者于此而一悟焉，则处方用药，非惟善于加减变化，而无凝滞乱杂之弊，亦且关键可观，而有洞中悬恻之妙。然后谓之依东垣用药，亦即谓之效仲景处方，盖能依东垣，则仲景在其中矣；能效仲景，则东垣亦在其中矣。二公方药，俱自《汤液》而来，理意同，而品味多寡病不同耳。且清暑益气，仲景法也，吻与东垣相似，尤为证验。以后杂病方中，有言百般加减由人，即此类是也。其余如头痛加芎、芷，活套则不甚录，即头痛太阳川芎，阳明白芷，岂可概加芎、芷哉！诸益气皆自补中而变，或以补中益气为主，而加散邪之药；或以辛凉解散之药为君，而以参、术等药为臣，皆因时令主客，互为胜衰，内外感伤各有轻重，而加减出入之也。其实，通治饮食劳役，或无力动作，懒于言语；或饭后反倦；或当春口淡；或遇夏恶寒者，值秋热令稍退，肺病洒淅，惨惨不乐；或饥常如饱；或便后见些脓血，无非脾湿下流，以致内热变生诸病。但初病热中则可用之，若末传寒中，则不可用也，盖甘酸适足以益其病耳，如黄芪、人参、甘草、芍药、五味子之类是也。以此见诸升益之剂难用，尤甚于桂枝、麻黄汤也。饮食伤成积聚者，消导推逐，尤宜慎重。

内伤饮食积滞方　见卷四“杂病分类·伤食积聚”。

补中益气汤加减　见卷七“杂病用药赋”。